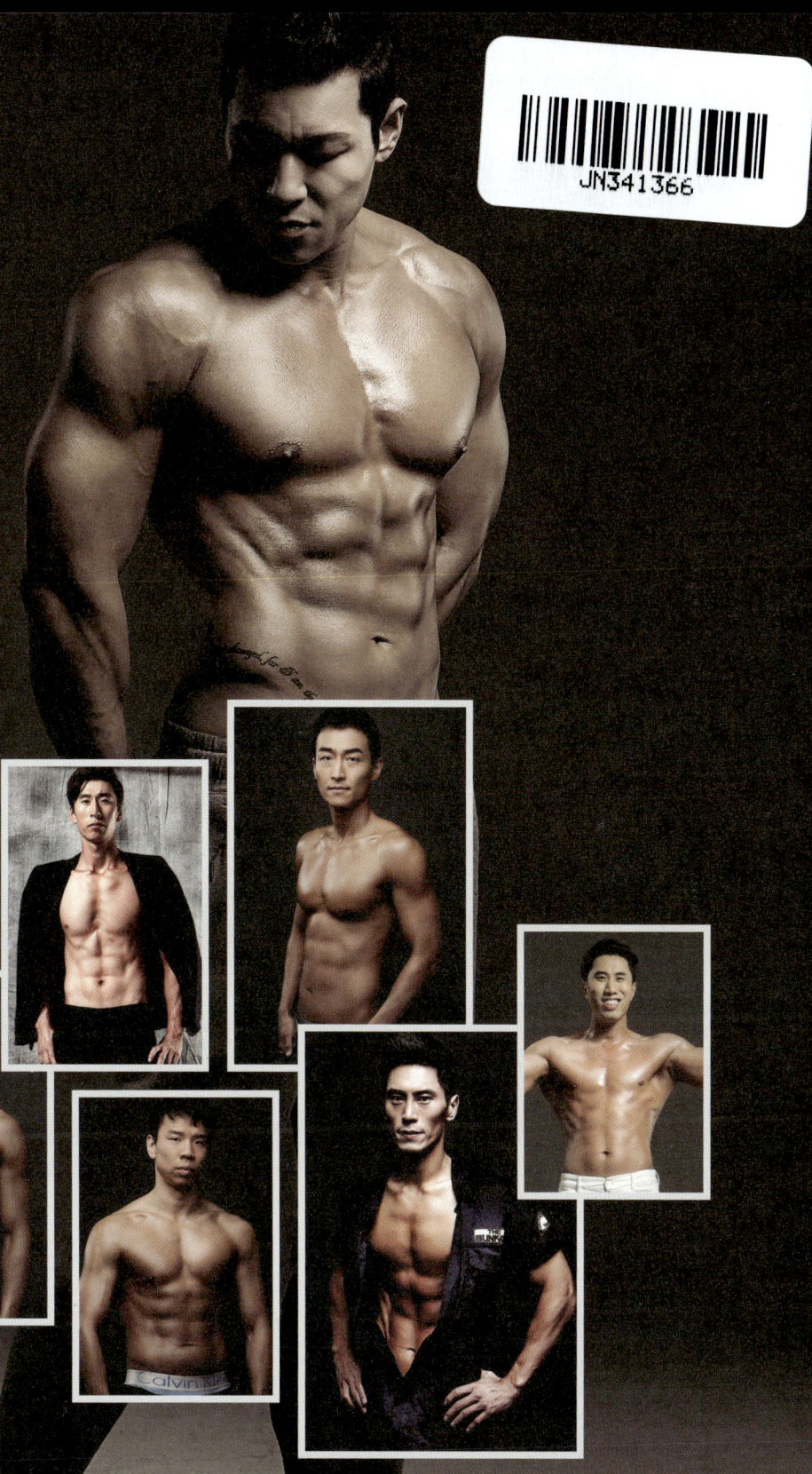

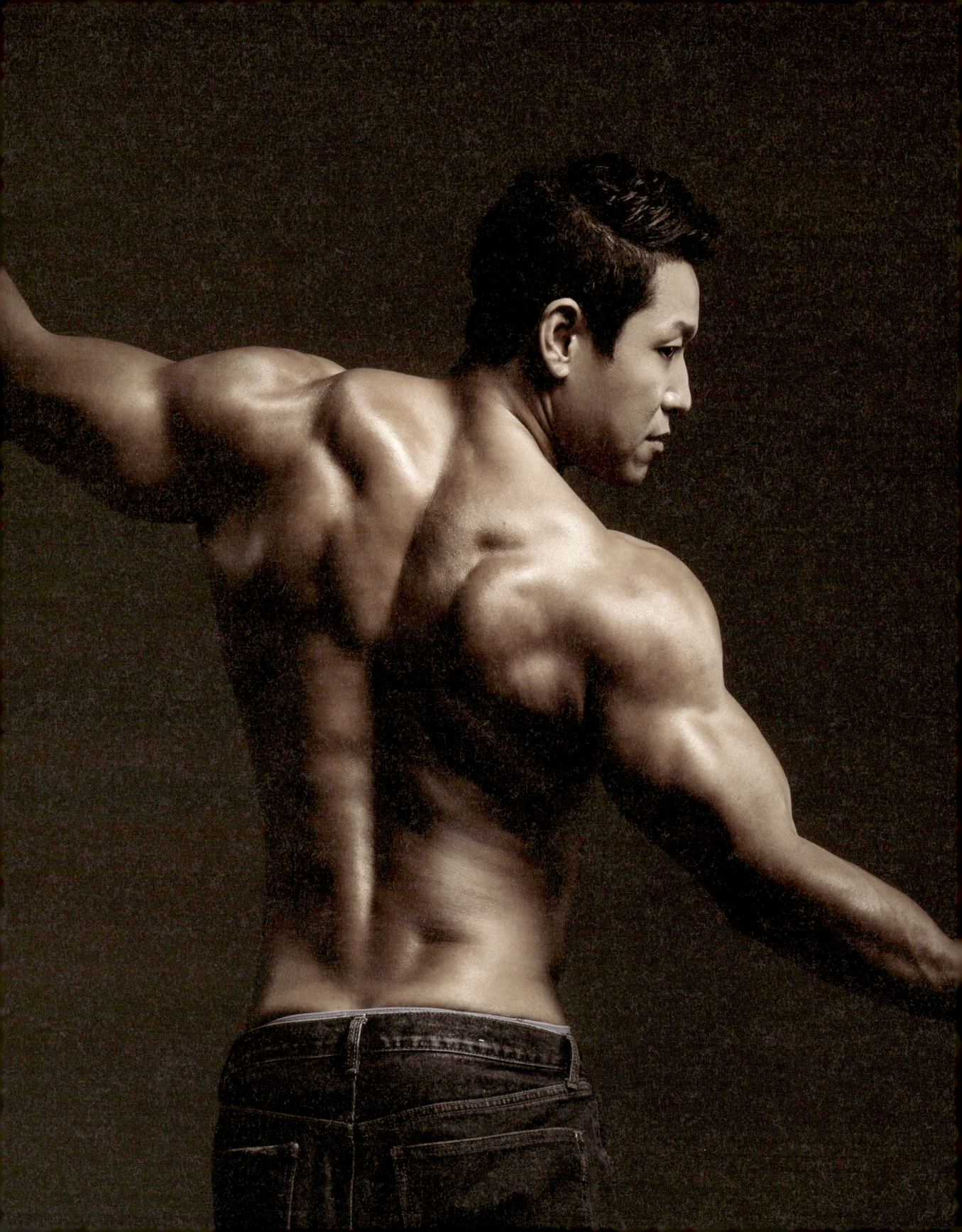

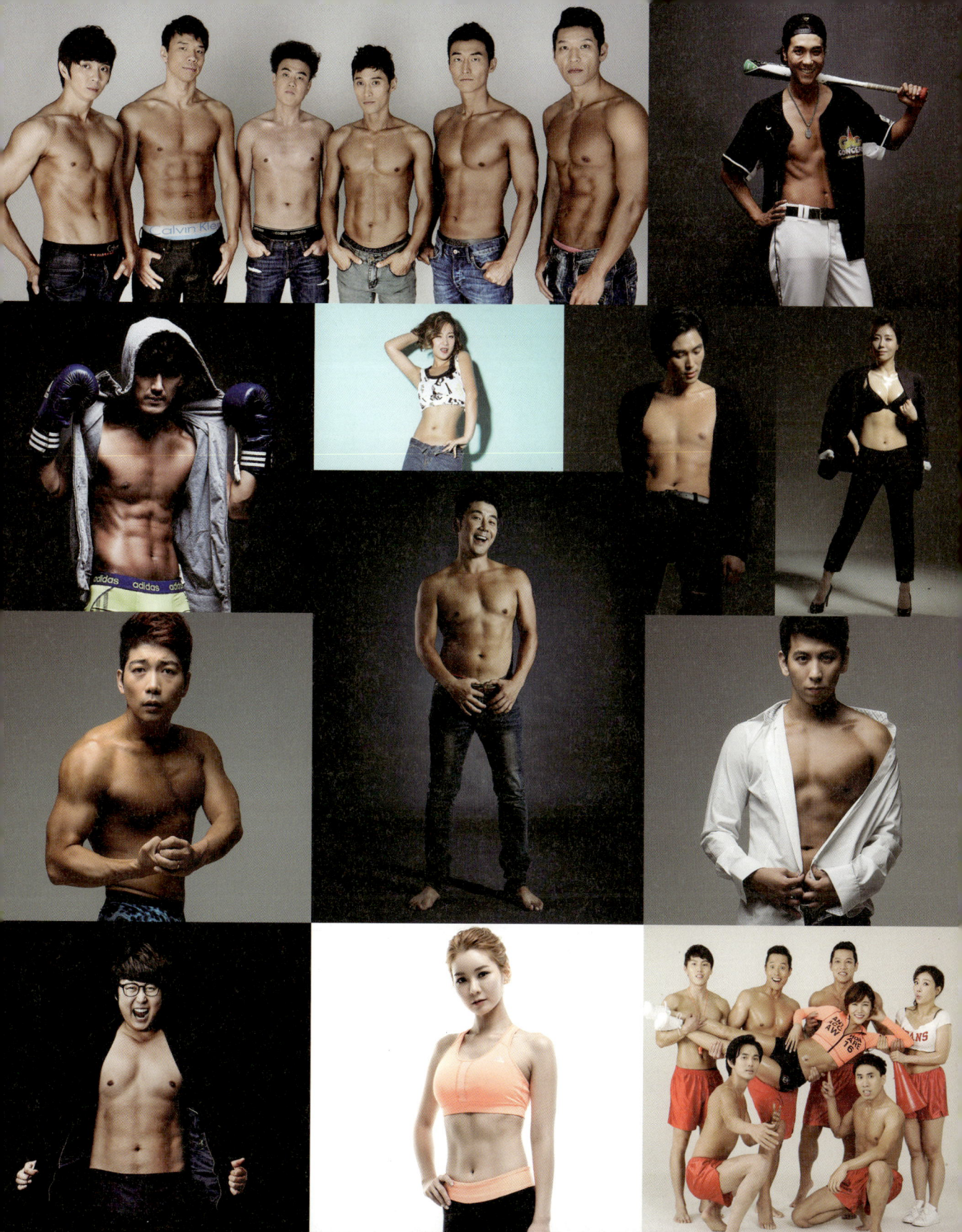

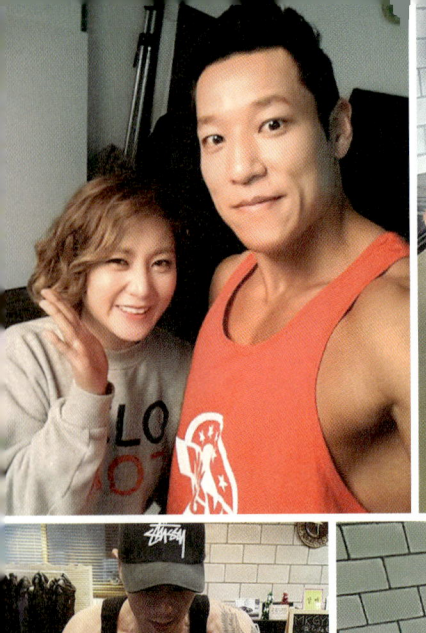
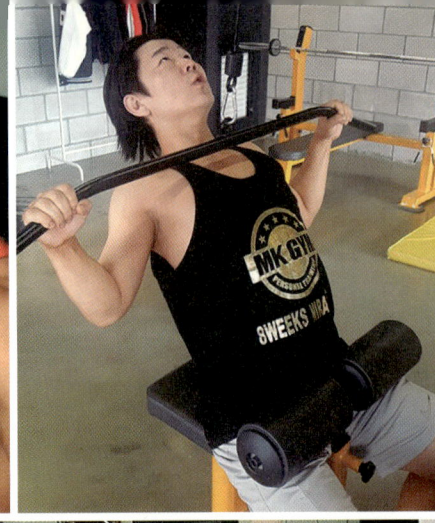
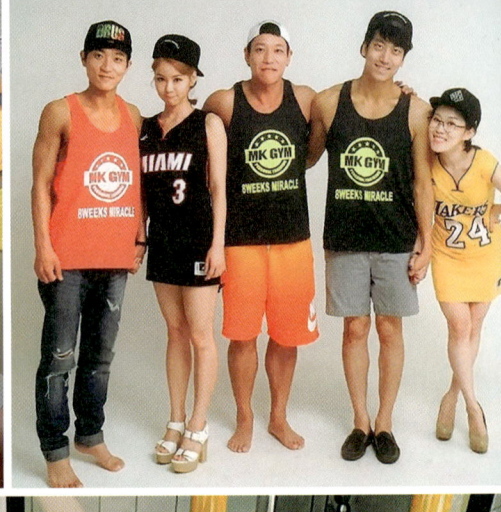
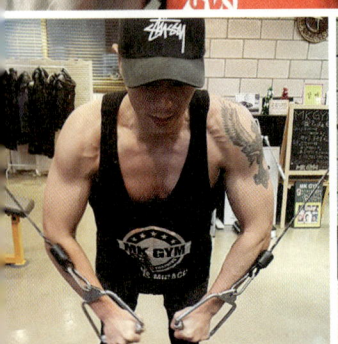
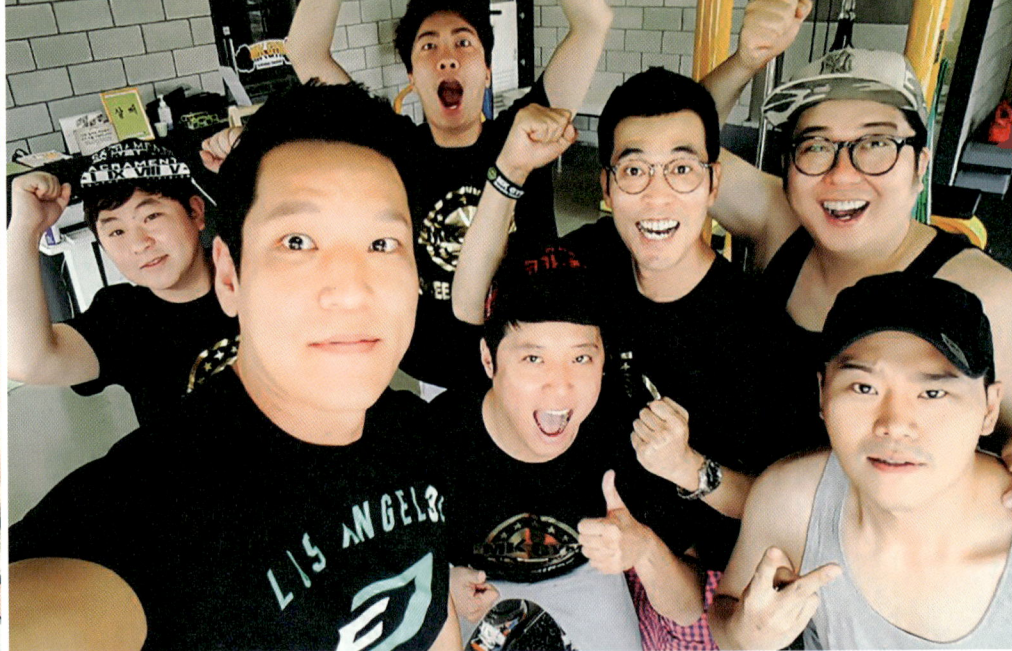
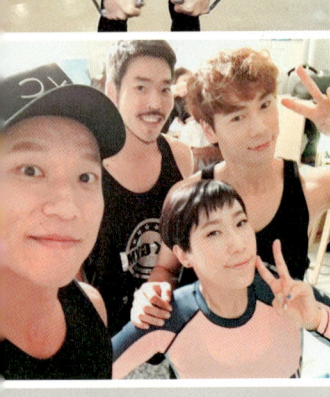
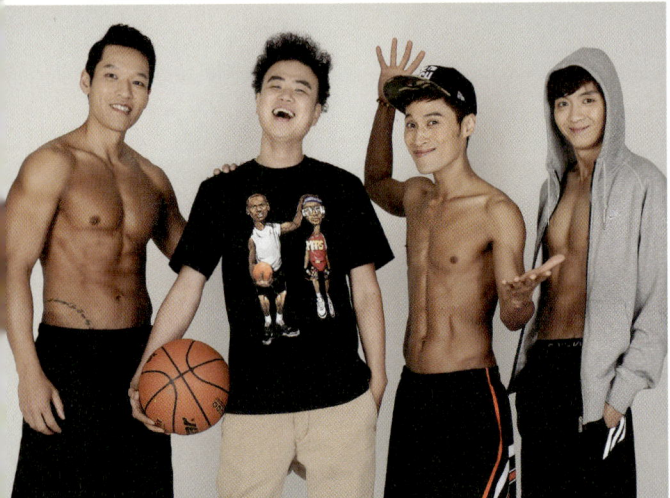
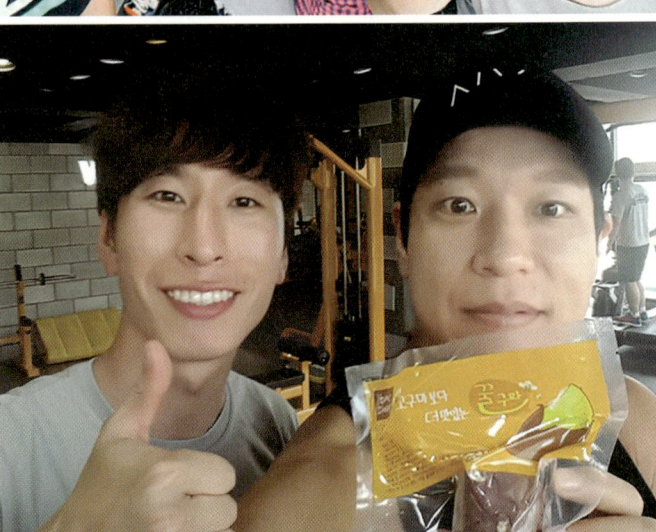

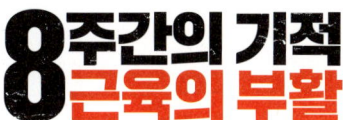

한 그루의 나무가 모여 푸른 숲을 이루듯이
청림의 책들은 삶을 풍요롭게 합니다.

망가진 몸, 저질체력을
완전히 날려버리는
짐승 트레이닝

8 WEEKS TRAINING 주간의 기적
근육의 부활

조명기 지음

청림Life

'저주 받은 몸매'를 가졌다고?
그럼 8주간의 기적에 도전하라!

사람들은 저마다 이상적으로 생각하는 몸의 스타일이 있다. 어떤 사람은 울퉁불퉁한 근육질 몸을 좋아하고 어떤 사람들은 잔근육으로 이루어진 탄탄한 몸매를, 또는 군살 하나도 없는 슬림한 몸매나 소위 옷발이 잘 받는다는 어깨 깡패까지 누구나 꿈꾸는 드림바디가 있다.
그러나 너무나 당연하게도, 원하는 몸매가 하루아침에 저절로 만들어지지는 않는다. 간혹 타고난 몸매의 소유자도 있지만, 이 역시 최소한의 노력은 필요한 법이다. 그렇다면 정말 모든 사람이 빠른 시간 내에 효과를 얻을 수 있는 몸매 만들기 비법은 없는 것일까?

그 해답이 바로 이 책 속에 있다. 나는 지난 2013년 12월부터 지금까지 수십 차례에 걸쳐 '8주간의 기적' 프로그램을 진행했다. 이 프로그램에는 그동안 수많은 연예인들과 일반인들이 참여했고, 모두들 8주 이후에 놀라운 몸의 변화를 체험했다. 특히 그들 중에서도 비만, 허약, 질환 등 '저주 받은 몸'을 가진, 전형적인 30~40대 남성 개그맨들이 8주 만에 어떻게 몸을 개조했는지 그 사례와 비결을 이 책에서 소개하려고 한다.

물론 물리적인 시간만으로 생각했을 때 8주는 운동을 통해 몸을 변화시키기에는 매우 짧은 시간일 수 있다. 그 때문에 이 프로그램에 참여한 개그맨들도 처음에는 "겨우 8주 만에 몸이 변한다고?" "이 단단한 뱃살이 빠진다고?"라며 다들 반신반의했었다. 그러면서도 "속는 셈치고 8주만 눈 딱 감고 한번 해볼까?" "그 정도면 한번 해볼 수 있을 것 같은데."라며 프로그램을 시작했다.
그러나 참여자들은 시간이 지나면서 조금씩 체력이 증가되고 점점 변화되는 몸을 보면서 '몸은 거짓말을 안 하는구나.' 하고 깨달았다고 입을 모아 이야기한다. 그리고 "겨우 이 정도면 되는 것을 내 몸을 너무 방치했다."며 뼈저린 자책을 하기도 한다.

트레이너로서 내가 여러분에게 알려주고 싶었던 것도 바로 이것이다. 정말 꿈꾸는 몸을 만들고 싶다면 단 8주만이라도 자신을 위해 시간을 내라는 것이다. 특히 이 책을 쓰는 가장 큰 목적은 누구나 자신의 건강을 위해서 조금이라도 시간을 투자하길 바라기 때문이다. 그저 보기만 좋은 관상용 몸짱이 아니라, 근육 속까지 건강한 몸을 위해서 하루 30분~1시간만이라도 투자한다면 자신이 원하는 몸은 자연스럽게 따라오게 된다. 드림바디를 원한다면, 먼저 자신에게 투자하라! 8주간의 기적 프로그램만으로 당신의 몸은 완전히 달라질 수 있다!

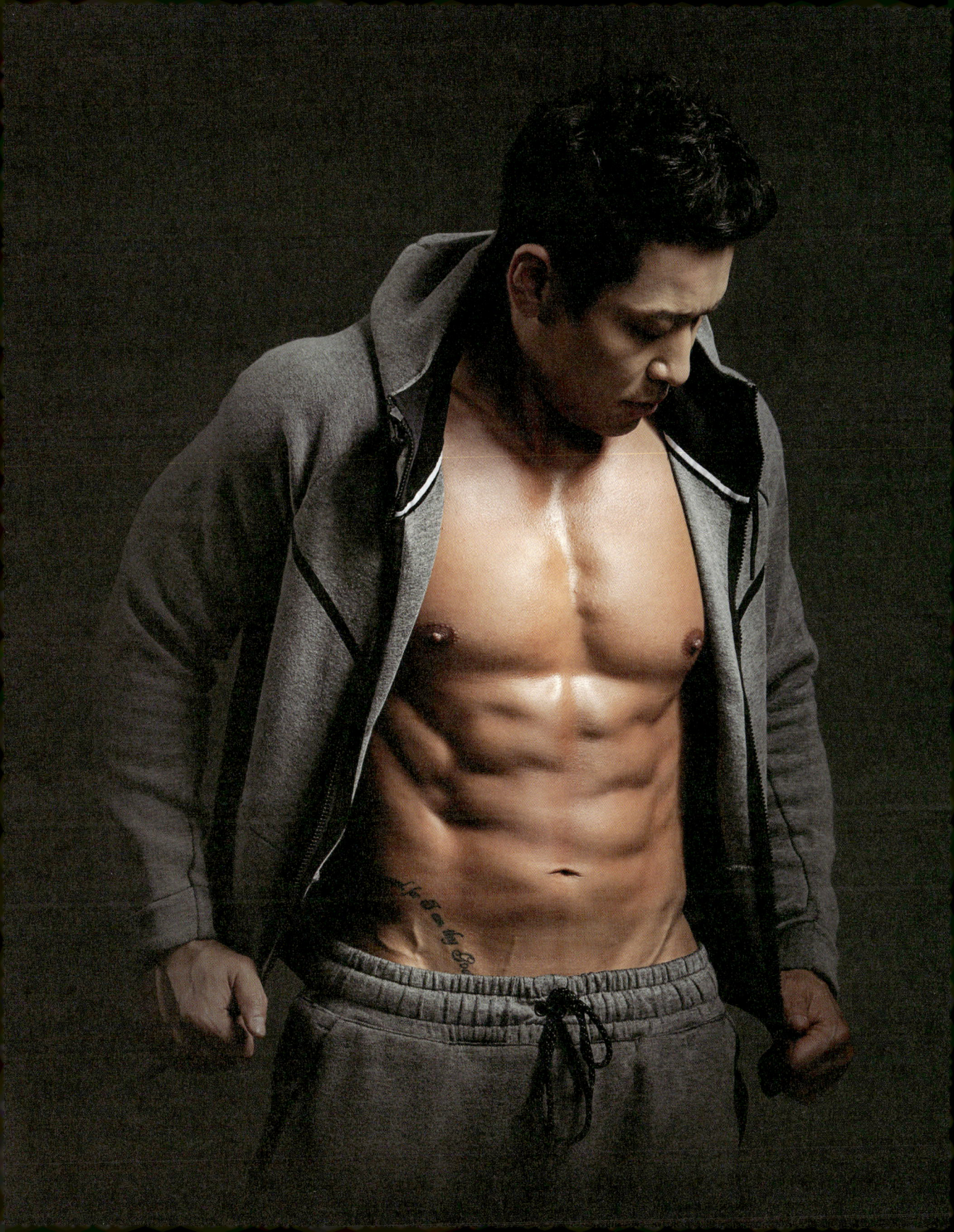

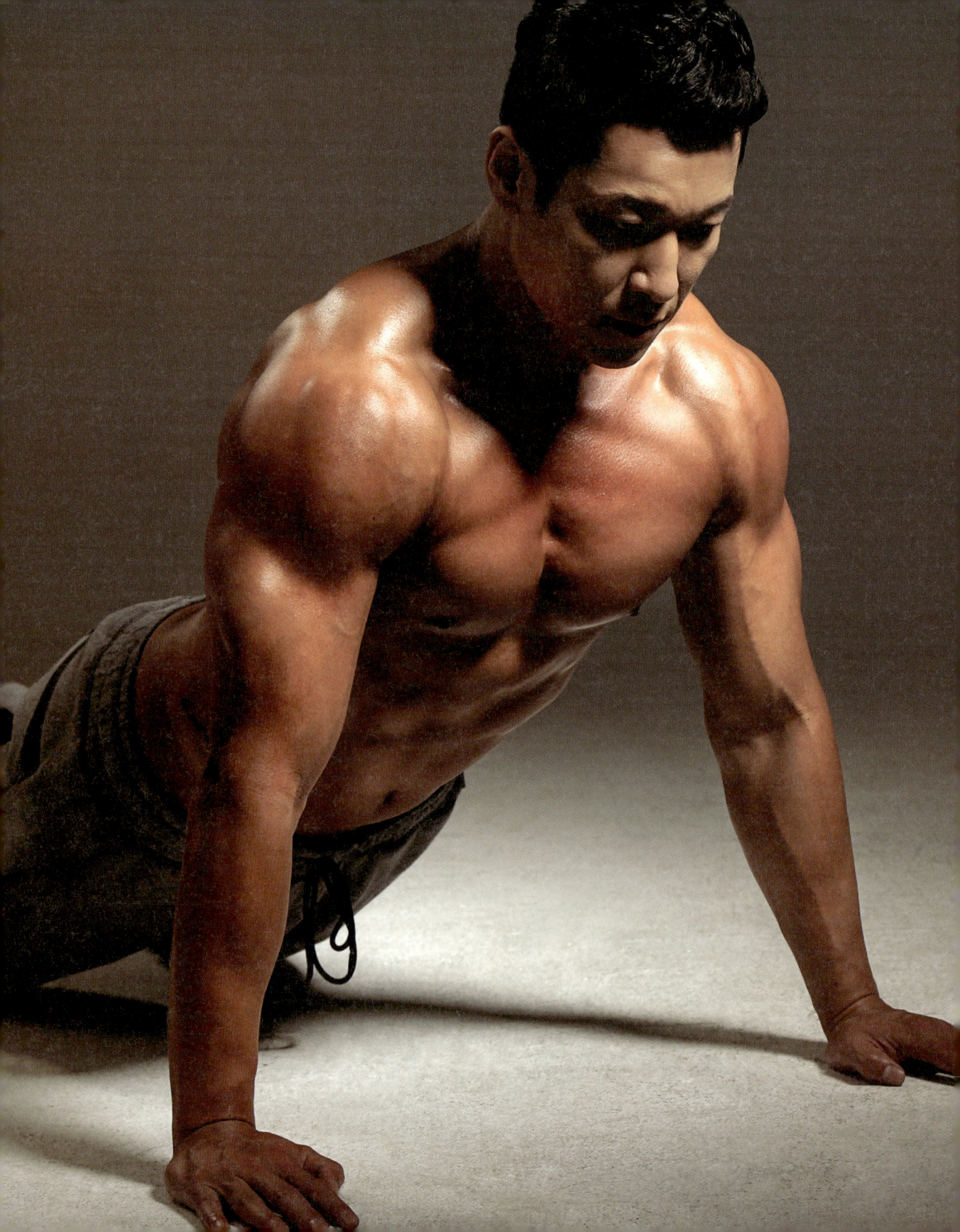

대한민국 30대 남성들을 위한 건강 프로젝트

우리 국민 3명 가운데 1명이 비만이라고 하는데, 특히 사회생활이 바쁜 30대 남성의 비만과 흡연율이 가장 높은 것으로 나타났다. 사회에서 가장 왕성하게 활동할 시기인 남자 30대는 몸에도 많은 변화가 오는 나이인데, 노화가 진행되면서 성인병에 노출되고 복부에 지방이 축적된다. 또한 간, 콜레스테롤 수치 등 건강 위험 그래프가 점점 높아지는 모양새를 그린다. 이처럼 30대는 평생 건강의 분기점이 되는 시기이다. 따라서 이 나이에 기초가 탄탄한 몸을 만들지 못한다면 40대 이후는 점점 떨어지는 체력과 지구력 그리고 근력운동의 그릇을 만들기가 더욱 힘에 부치기 쉽다.

그러나 치열하게 30대를 보내면서 여가시간을 내기 힘들었던 남성들에게 규칙적인 운동은 먼 나라 이야기로만 끝나기가 쉬웠을 것이다. 더욱이 대부분의 남성들은 한 번쯤 군대라는 특수 공간에서 체력단련을 한 경험들이 있기 때문에 언제든지 마음만 먹으면 몸을 만들 수 있다고 다소 안이한 생각을 한다. 하지만 현실은 어떤 운동부터 어떻게 시작을 해야 할지 잘 알지 못해서 망설이는 경우도 많다.

바로 그런 남성들을 위해서 나는 '8주간의 기적'이라는 프로젝트를 시작하게 되었고, 운동에 대한 출발점을 만들어주기 위해 이 책을 쓰게 되었다. 8주간의 기적은 말 그대로 8주 만에 기적이 일어나기를 바라는 마음으로 이름을 붙였다. 바쁜 현대인들은 대부분 규칙적으로 시간 내기가 힘들고 장시간으로 하기엔 결과를 기다릴 여유가 없다. 때문에 8주라는 타이트한 시간 제한을 두고 그 시간 내에 최적화된 효과를 끌어내는 것으로 방향을 잡았다.

나는 직장, 사회, 가정에서 치열한 시간을 보내고 있는 대한민국 30대 남성들에게 하루 단 30분의 자신을 위한 투자가 얼마나 기적처럼 놀라운 결과를 가져오는지 알려주고 싶다. 출근 전 30분, 아니면 퇴근하고 30분이라도 시간을 내어 단 8주만 지속한다면, 분명 우리의 몸은 달라져 있고, 자신감은 그보다 훨씬 상승점에 올라가 있을 것이다.

일도, 건강도 챙겨야 하는 대한민국 남성들이 이 책을 통해 긍정적인 변화를 이룰 수 있기를 진심으로 바란다.

일단 부딪혀보자. 당신도 '8주간의 기적'의 주인공이 될 수 있다!

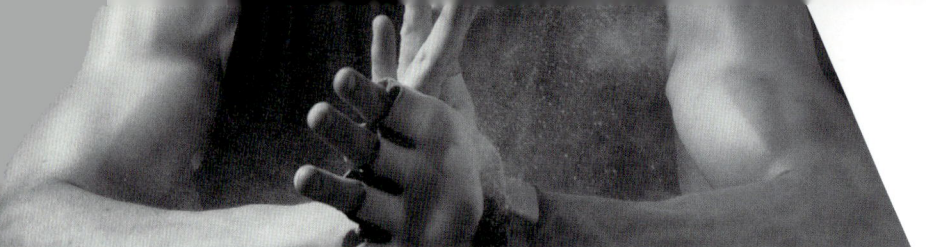

'저주 받은 몸매'를 가졌다고? 그럼 8주간의 기적에 도전하라! 8
대한민국 30대 남성들을 위한 건강 프로젝트 11

/ PART 1 /
강한 남자를 만드는 8주간의 기적

개그맨들의 망가진 몸을 180도 바꾼 전설의 트레이너 _____ 18
　헬스트레이너가 되기로 결심하다　　　　　18
　내 몸에 맞는 운동법은 따로 있다　　　　　18
　8주, 내 안의 숨은 근육이 깨어난다　　　　21

몸매와 건강을 동시에 꽉 잡는 8주간의 기적 운동법 _____ 22
　남자들이여, 딱 8주만 견뎌라!　　　　　　22
　8주간의 기적이 주는 선물　　　　　　　　24
　남자, 라이프스타일을 바꿔라　　　　　　　25

'저주 받은 몸매' 개그맨들, 8주 만에 몸짱으로 거듭나다 _____ 26
　불규칙한 생활 속에서 이뤄낸 몸의 기적　　26
　요요 없는 지속 가능한 운동이 목표!　　　　28

"이것이 바로 남자의 길!" 개그맨 김재우 성공기　　30
"출렁출렁 술배가 단단한 복근으로!" 개그맨 송준근 성공기　　32
"볼품없는 거미형 몸매, 운동이 답이다" 개그맨 김인석 성공기　　34
"요요 없는 최고의 다이어트" 개그맨 오지헌 성공기　　36
"패션의 완성은 몸매!" 개그맨 정승환 성공기　　38
"살 빼고 옷 사자!" 개그맨 오인택 성공기　　40
"야식을 없애니 나도 연예인 얼굴" 개그맨 홍순목 성공기　　42
"내 인생 최고의 드림바디!" 개그맨 이상훈 성공기　　44

체중 감량, 근육량 증가를 도와주는 8주 식단표 _____ 46
　보기 좋은 몸? NO! 건강한 몸이 먼저다!　　46
　지방은 줄이고 근육은 키우는 식단표　　　　46
　운동 효과를 극대화하는 식생활 팁　　　　　49

8주간의 기적 성공 법칙 _____ 50
　누구도 방해할 수 없는 강한 마음가짐　　　50
　하루 30분씩 8주를 지속할 수 있는 성실함　50
　정확한 목표를 설정하라　　　　　　　　　50
　8주간의 기적 서약서　　　　　　　　　　51

내 몸 상태 진단하기 _____ 52
　목표를 수치화하라　　　　　　　　　　　　52
　체질량지수 계산하기　　　　　　　　　　　52
　허리둘레 측정하기　　　　　　　　　　　　53

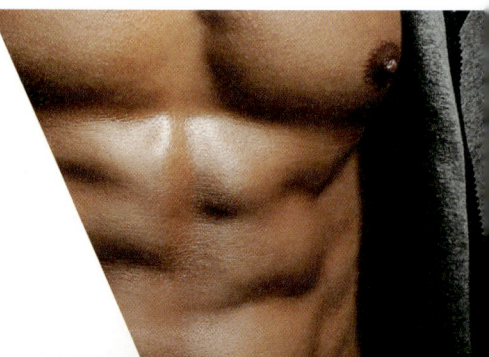

Contents

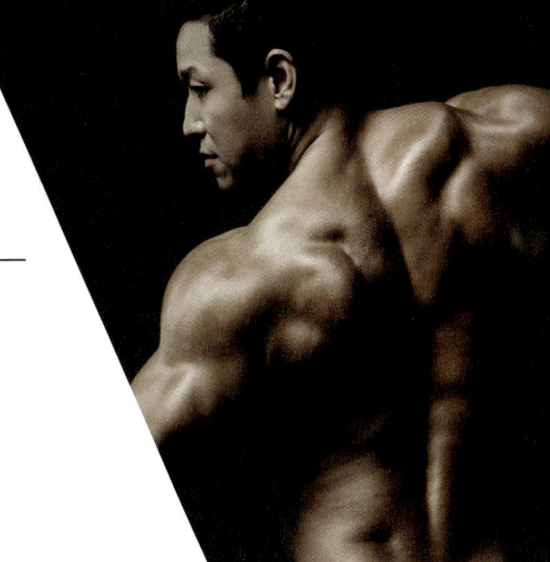

/PART 2/
맨몸 준비운동

어깨 로테이션 56
수평으로 덤벨 쥐기 + 수직으로 덤벨 쥐기 + 머리 위로 올리기 56

버피테스트 58
1단계: 벤치 짚고 버피테스트 58
2단계: 벤치 짚고 버피테스트 + 제자리 점프 60
3단계: 벤치 짚고 버피테스트 + 안쪽 킥 62
4단계: 벤치 짚고 버피테스트 + 바깥쪽 킥 64
5단계: 벤치 짚고 버피테스트 + 바깥쪽 킥 + 스쿼트 66
6단계: 스텝박스 짚고 버피테스트 + 바깥쪽 킥 + 스쿼트 68
7단계: 바닥 짚고 버피피스트 + 바깥쪽 킥 + 스쿼트 70

플랭크 72
1단계: 벤치 위에서 엘보우 플랭크 72
2단계: 스텝박스 위에서 엘보우 플랭크 73
3단계: 바닥에서 엘보우 플랭크 74
4단계: 바닥에서 엘보우 플랭크 + 골반 눌러주기 75

푸시업 76
1단계: 웨이브 푸시업 76
2단계: 바닥에 무릎 대고 푸시업 78
3단계: 바닥에서 푸시업 79

크런치 80
1단계: 무릎 구부리기 + 크런치 80
2단계: 팔, 다리 위로 펴기 + 크런치 81
3단계: 팔꿈치, 무릎 동시에 접기 + 크런치 82
4단계: 팔, 다리 펴기 + 크런치 83

오블리크 크런치 84
바닥에서 오블리크 크런치 84

레그레이즈 85
바닥에서 레그레이즈 85

시저스 킥 86
바닥에서 시저스 킥 86

사이드 밴드 87
덤벨 들고 사이드 밴드 87

/ PART 3 /
8주간의 기적 요일별 운동법

1주 차 운동법 _____ 90
공통 준비운동 _ 92 | 어깨, 가슴 운동 전 준비운동 _ 95

- 월요일 _ 96 플랫 바벨 벤치 프레스 → 밴드 크로스 오버 → 덤벨 컬 → 밴드 컬
- 화요일 _ 100 덤벨 데드리프트 → 슈퍼맨 → 밴드 프레스 다운 → 바닥에서 덤벨 킥백
- 수요일 _ 104 시티드 덤벨 숄더 프레스 → 시티드 덤벨 사이드 래터럴 레이즈 → 스쿼트 → 제자리 런지
- 목요일 _ 108 플랫 덤벨 벤치 프레스 → 인클라인 푸시업
- 금요일 _ 110 덤벨 벤트 오버 로우 → 원 암 덤벨 로우

2주 차 운동법 _____ 112
공통 준비운동 _ 114 | 어깨, 가슴 운동 전 준비운동 _ 117

- 월요일 _ 118 인클라인 덤벨 프레스 → 밴드 인클라인 크로스 오버 → 바벨 컬 → 덤벨 해머 컬
- 화요일 _ 122 바벨 벤트 오버 로우 → 밴드 하이풀리 다운 → 벤치에서 덤벨 킥백
- 수요일 _ 126 덤벨 V자 프런트 레이즈 → 덤벨 1자 프런트 레이즈
- 목요일 _ 128 와이드 스쿼트 → 덤벨 프런트 스쿼트
- 금요일 _ 130 덤벨 컬 → 벤치에서 덤벨 킥백 → 덤벨 해머 컬 → 벤치 딥스

3주 차 운동법 _____ 134
공통 준비운동 _ 136 | 어깨, 가슴 운동 전 준비운동 _ 139

- 월요일 _ 140 인클라인 바벨 프레스 → 인클라인 덤벨 플라이 → 인클라인 스퀴즈 프레스 → 덤벨 컬 → 덤벨 해머 컬
- 화요일 _ 146 슈퍼맨+로우 → 바벨 데드리프트 → 바벨 벤트 오버 로우 → 벤치 딥스 → 시티드 덤벨 오버헤드 익스텐션
- 수요일 _ 152 시티드 덤벨 사이드 래터럴 레이즈 → 팔꿈치 펴고 래터럴 레이즈 → 시티드 덤벨 숄더 프레스 → 시티드 덤벨 벤트 오버 래터럴 레이즈
- 목요일 _ 156 벤치 레그-다운 → 바벨 프런트 스쿼트 → 제자리 덤벨 런지 → 덤벨 와이드 스쿼트
- 금요일 _ 160 푸시업 → 버피테스트 → 덤벨 숄더 프레스 → 제자리 뛰기 → 덤벨 컬 → 마운틴 클라이밍

4주 차 운동법 _____ 166
공통 준비운동 _ 168 | 어깨, 가슴 운동 전 준비운동 _ 171

- 월요일 _ 172 플랫 덤벨 벤치 프레스 → 플랫 덤벨 플라이 → 디클라인 푸시업 → 프리쳐 컬 → 인클라인 덤벨 컬
- 화요일 _ 178 인클라인 덤벨 로우 → 바벨 벤트 오버 로우 → 백 익스텐션 → 밴드 킥백 → 시티드 덤벨 투 암 오버헤드 익스텐션 → 벤치 딥스
- 수요일 _ 184 시티드 덤벨 숄더 프레스 → 바벨 프런트 레이즈 → 덤벨 벤트 오버 래터럴 레이즈 → 덤벨 사이드 래터럴 레이즈
- 목요일 _ 188 덤벨 프런트 스쿼트 → 워킹 런지 → 덤벨 와이드 스쿼트 → 벤치 레그 업-다운
- 금요일 _ 192 점프 스쿼트 → 마운틴 클라이밍 → 케틀벨 스윙 → 밴드 풀다운 → 엘보우 플랭크 → 제자리 뛰기

5주 차 운동법 _____ 198

공통 준비운동 200 | 어깨, 가슴 운동 전 준비운동 203

월요일 _ 204 인클라인 푸시업 → 덤벨 풀오버 → 플랫 덤벨 플라이 → 밴드 크로스 오버 → 밴드 컬 → 인클라인 덤벨 컬

화요일 _ 210 밴드 랫 풀 다운 → 원 암 덤벨 로우 → 시티드 밴드 로우 → 라잉 트라이셉스 덤벨 익스텐션 → 시티드 바벨 오버헤드 익스텐션

수요일 _ 215 벤트 오버 래터럴 레이즈 → 시티드 바벨 숄더 프레스 → 시티드 덤벨 사이드 래터럴 레이즈 → 시티드 덤벨 아놀드 프레스

목요일 _ 220 바벨 스쿼트 → 케틀벨 와이드 스쿼트 → 스텝박스 사이드 점프 스쿼트 → 힙 익스텐션

금요일 _ 224 슈퍼맨 → 크런치 → 푸시업 → 스텝박스에서 킥 → 시저스 킥 → 오버헤드 숄더 프레스 + 익스텐션

6주 차 운동법 _____ 230

공통 준비운동 232 | 어깨, 가슴 운동 전 준비운동 235

월요일 _ 236 디클라인 푸시업 → 플랫 덤벨 프레스 → 플랫 덤벨 플라이 → 손 모아서 인클라인 푸시업 → 덤벨 프리쳐 컬 → 바벨 컬 + 팔꿈치 올리기

화요일 _ 242 바벨 벤트 오버 로우 → 밴드 하이풀리 다운 → 밴드 벤트 오버 로우 → 라잉 트라이셉스 바벨 익스텐션 → 다이아몬드 푸시업

수요일 _ 248 시티드 덤벨 사이드 래터럴 레이즈 → 벤트 오버 래터럴 레이즈 → 덤벨 아놀드 프레스 → 바벨 비하인드 넥 프레스

목요일 _ 252 바벨 스쿼트 → 제자리 덤벨 런지 → 점핑 잭 → 덤벨 스티프 데드리프트

금요일 _ 256 덤벨 숄더 프레스 + 스쿼트 → 버피테스트 → 마운틴 클라이밍 → 리버스 크런치 → 데드리프트 + 벤트 오버 로우 → 덤벨 사이드 레이즈 + 런지

7주 차 운동법 _____ 262

공통 준비운동 264 | 어깨, 가슴 운동 전 준비운동 267

월요일 _ 268 푸시업 → 플랫 덤벨 프레스 + 스쿼즈 프레스 → 덤벨 풀오버 → 밴드 크로스 오버 → 컨센트레이션 컬 → 인클라인 덤벨 해머 컬

화요일 _ 274 바벨 데드리프트 → 덤벨 벤트 오버 로우 → 밴드 하이풀리 다운 → 팔 펴고 백 익스텐션 → 시티드 원 암 덤벨 오버헤드 익스텐션 → 밴드 프레스 다운

수요일 _ 280 밴드 프런트 래터럴 레이즈 → 밴드 사이드 래터럴 레이즈 → 벤트 오버 래터럴 레이즈 → 덤벨 아놀드 프레스

목요일 _ 284 덤벨 프런트 스쿼트 → 원 레그 데드리프트 → 사이드 런지 → 점핑 잭

금요일 _ 288 암 워킹 + 푸시업 → 프런트 레이즈 + 사이드 레이즈 → 오블리크 크런치 → 워킹 런지 → 스파이더맨 푸시업 → 클로즈 그립 푸시업

8주 차 운동법 _____ 296

공통 준비운동 298 | 어깨, 가슴 운동 전 준비운동 301

월요일 _ 302 손 모아서 인클라인 푸시업 → 인클라인 벤치 프레스 → 인클라인 덤벨 프레스 → 밴드 크로스 오버 → 바벨 컬 + 팔꿈치 올리기 → 팔 모으고 덤벨 해머 컬

화요일 _ 308 바벨 데드리프트 → 덤벨 벤트 오버 로우 → 원 암 덤벨 로우 → 슈퍼맨 → 클로즈 그립 푸시업 → 덤벨 킥백

수요일 _ 314 시티드 덤벨 숄더 프레스 → 시티드 바벨 숄더 프레스 → 시티드 덤벨 사이드 래터럴 레이즈 → 덤벨 슈러그 → 업라이트 덤벨 로우

목요일 _ 320 스쿼트 → 케틀벨 와이드 스쿼트 → 스텝박스 제자리 런지 → 케틀벨 스윙

금요일 _ 324 벤치 짚고 버피테스트 + 바깥쪽 킥 → 덤벨 데드리프트 + 로우 → 덤벨 벤트 오버 레이즈 + 로우 → 벤치 딥스 → 스텝박스 위에서 제자리 뛰기

운동하는 남자들의 Q&A _____ 332

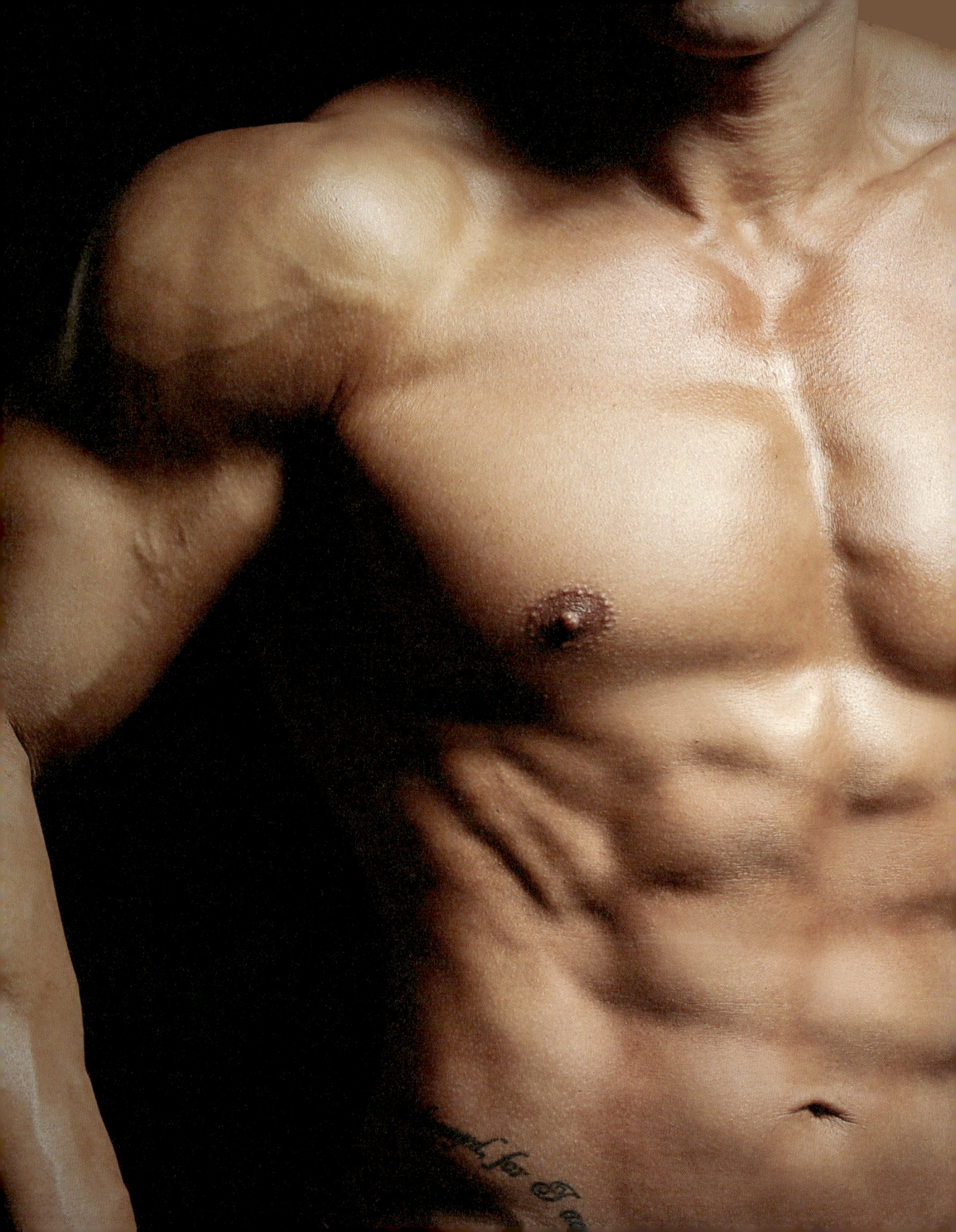

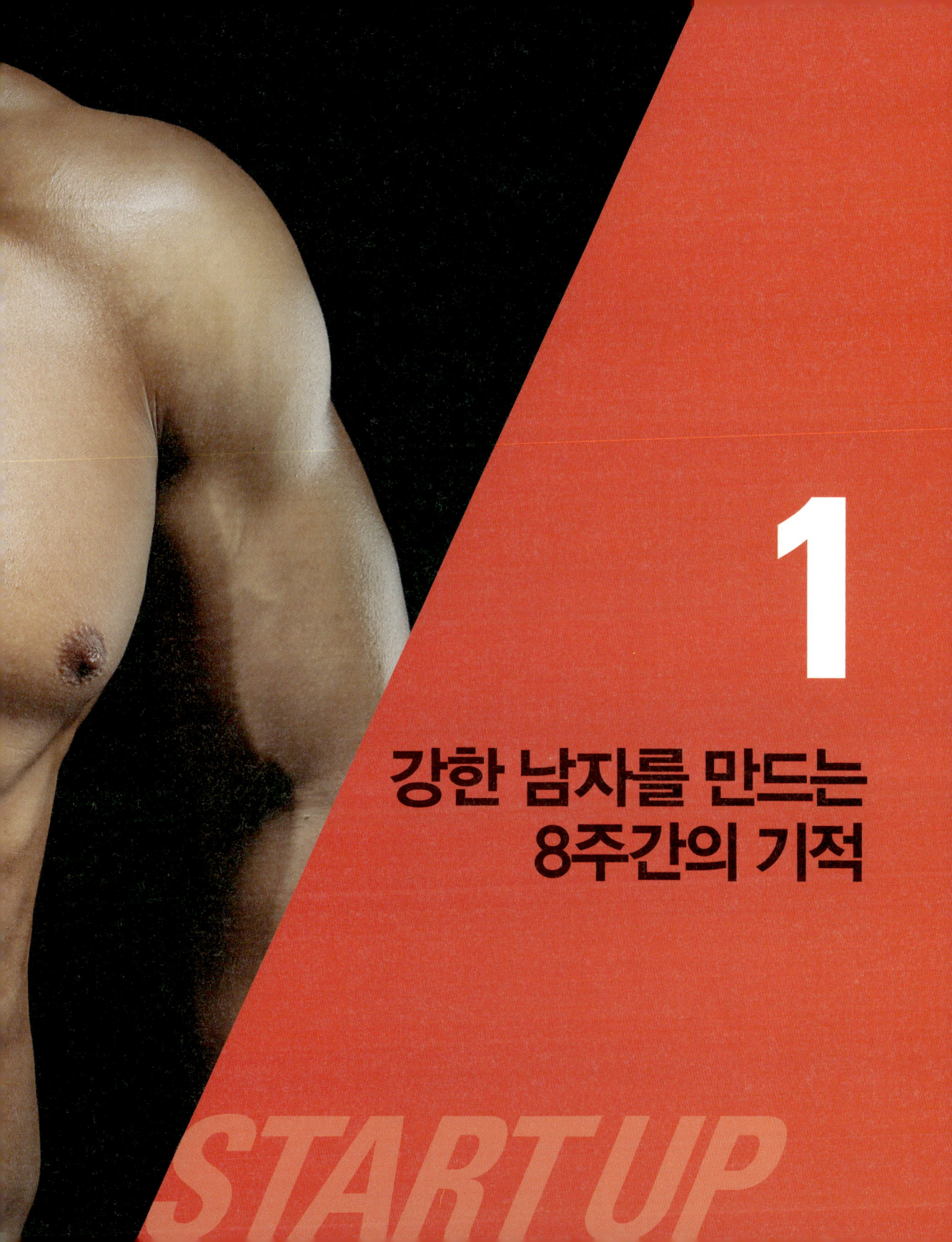

1

강한 남자를 만드는 8주간의 기적

STARTUP

개그맨들의 망가진 몸을
180도 바꾼
전설의 트레이너

헬스트레이너가 되기로 결심하다

중학교 2학년 때 갑자기 17cm나 키가 크면서, 농구선수가 되고 싶었다. 고등학교에 진학하면서 농구부에 들어가려고 했지만, 농구를 시작하기에는 늦은 나이였기에 입부조차 쉽지 않았다. 2번의 테스트를 통과하고서야 간신히 농구를 시작하게 되었다. 그리고 농구를 하면서 운동선수들이 얼마나 열심히 운동을 하는지 체감하고, 수차례 부상과 한계 앞에서 좌절도 하는 등 여러 가지 경험을 하게 되었다.

불과 3년간 선수 생활을 했을 뿐이지만, 나름 두각을 나타내고 인정을 받으면서 부산대학교 체육교육학과에 스카우트되었다. 물론 농구가 주 종목이었지만 사범대인 만큼 많은 종목을 체험하면서 여러 가지 공부도 하게 되었다. 이때 생리학, 해부학, 역학, 트레이닝론 등등 운동에 필요한 유용한 관련 지식들을 배울 수 있었고, 나만의 운동을 계속할 수 있는 이론적 토대를 쌓게 되었다.

군대에서 중대장으로 복무하면서 부하들 중에 고도비만인 친구들, 극도로 허약한 친구들이 군 생활을 힘들어하는 것을 보고 일과를 마친 후 특별히 지도하여 훈련을 시켰다. 얼마 지나지 않아 확연하게 달라지는 부하들을 보면서 사람의 몸을 변화시키는 일에 대해 관심을 갖게 됐다. 이 때문에 군복무를 마친 후 전문 트레이너가 되기로 진로를 정했다. 헬스클럽에서 근무하면서 운동을 통해 사람들의 몸이 변화하는 모습을 볼 때면 보람과 성취감을 느꼈고, 사람의 몸을 변화시키는 일이 꽤 매력적이라는 확신을 얻게 되었다.

내 몸에 맞는 운동법은 따로 있다

다른 사람들의 몸이 변화하는 것을 지켜보면서, 먼저 헬스트레이너로서의 나 자신을 완벽하게 만들어야겠다고 생각했다. 실제로 농구선수로서 다져진 몸도 다른 이들은 보기 좋다고 했지만, 웨이트 트레이닝을 하면서 선수시절과는 전혀 다른 몸을 만들어야 한다는 것을 깨달았기 때문이었다. 그리고 다른 몸을 만들기 위해서는 운동법 역시 달라져야 했다.

농구선수 생활을 할 때는 농구에 도움이 되는 기능적 운동들을 우선적으로 실시했다. 예를 들면 농구선수들은 점프 동작을 많이 하기 때문에 하체운동에 집중해야 했다. 웨이트 동작을 해도 스쿼트나 런지 같은 하체운동에 집중해서 운동을 실시했다. 또한 팔이나 어깨가 너무 두꺼우면 슛 동작이 자연스럽지 않기 때문에 상체운동보다는 코어(몸의 중심) 트레이닝과 하체 트레이닝에 비중을 많이 두는 편이었다. 따라서 농구선수 시절 내 몸은 하체와 코어는 좋았지만 상체(어깨, 팔, 등)가 약했었다.

하지만 헬스트레이너로서 몸을 만들면서, 웨이트 동작은 신체의 어느 한 부분도 소홀히 해서는 안 된다는 것을 알게 되었다. 상하체의 균형을 맞춰야 하기 때문에, 상체운동, 하체운동, 코어운동을 모두 골고루 실행해야 했다. 따라서 무엇보다도 몸의 균형을 맞추고 근육을 세밀하게 다지는 스트레칭과 헬스에 집중했다.

또한 농구는 칼로리 소모는 많지만 심폐지구력과 기술을 필요로 하는 운동이기 때문에 특정 근육만 발달되는 경향이 있었다. 그러나 웨이트 트레이닝은 온몸을 탄탄하고 건강하게 만들기 위해 모든 근육을 사용해야 하기 때문에 신체 밸런스를 고르게 만드는 데 효과적이다. 그래서 현재는 약한 부분은 강화시키고 강한

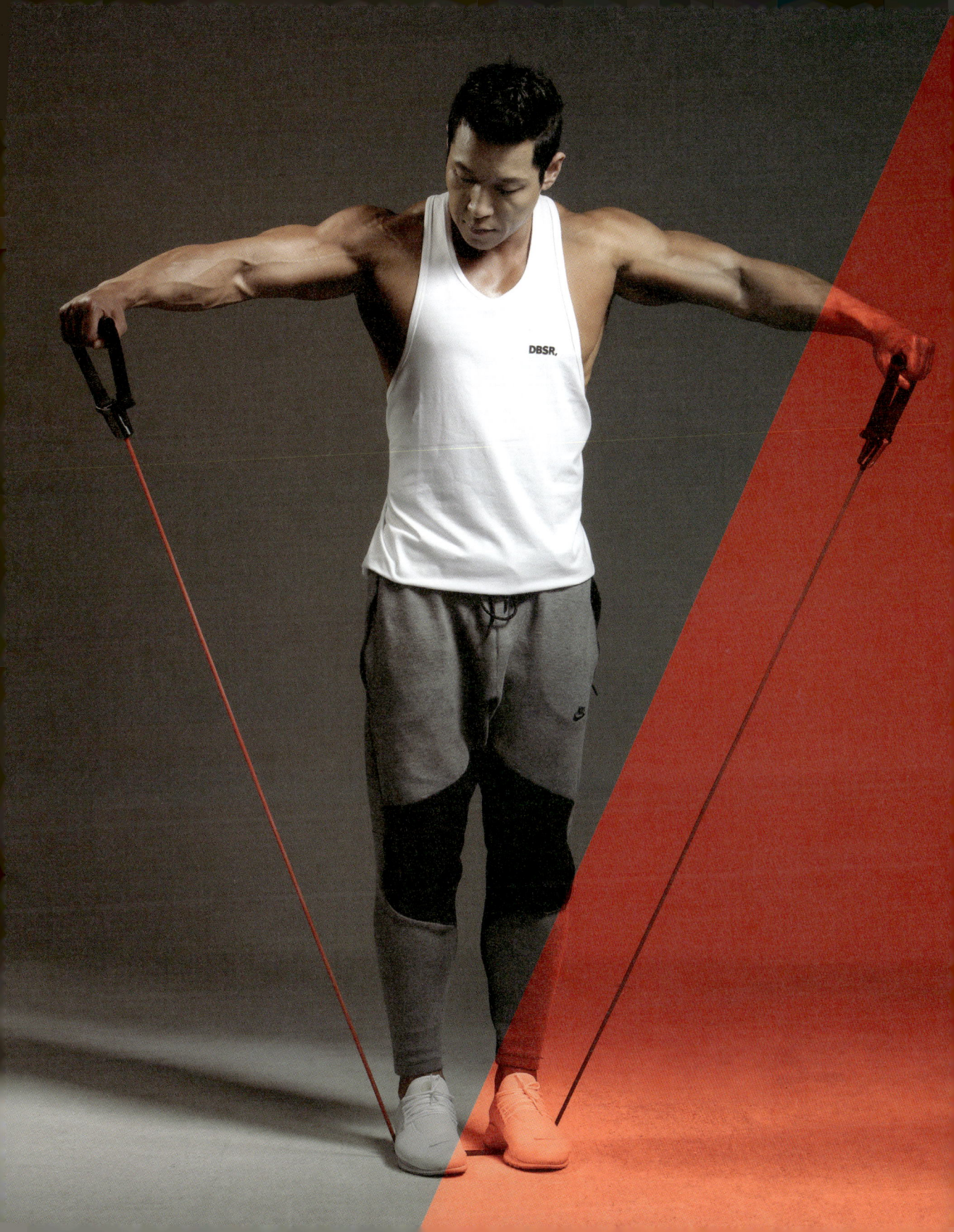

EIGHT WEEKS MIRACLE TRAINING

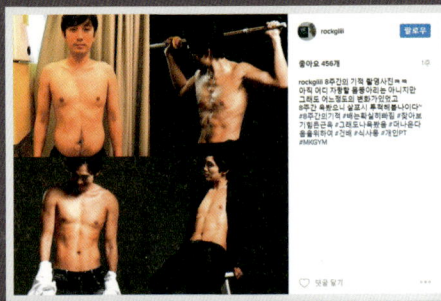
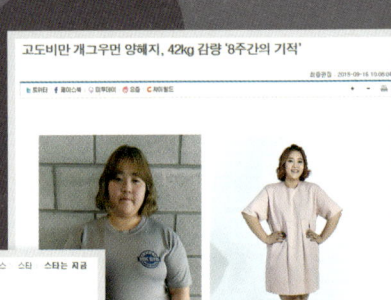
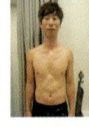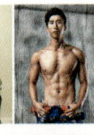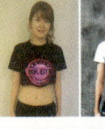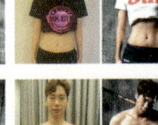
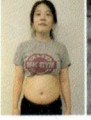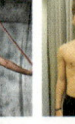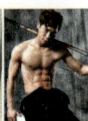
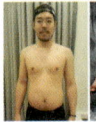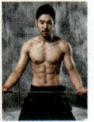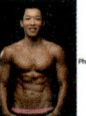
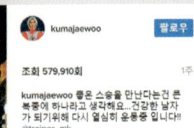
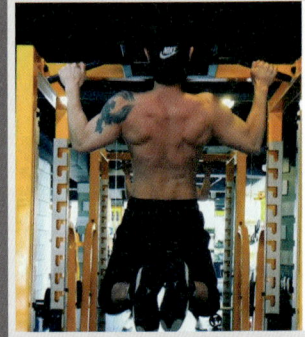
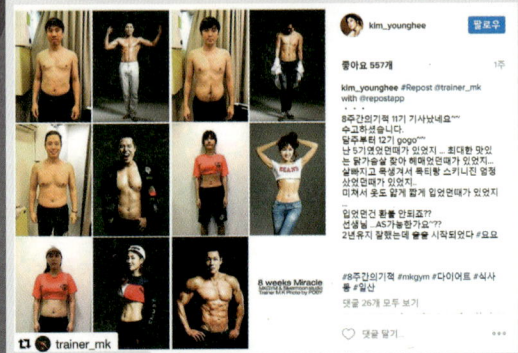

부분은 유지하면서 몸의 밸런스를 맞추는 데 집중해서 운동을 실시하고 있다.

8주, 내 안의 숨은 근육이 깨어난다

이전보다 더 세밀한 근육과 균형 잡힌 몸을 만든 나를 보면서 회원들, 주위 사람들이 자신들도 이상적인 몸을 만들고 싶다며 의논해왔다. 이때 '8주간의 기적' 프로젝트를 구상하게 되었다. 먼저 내 또래 30대 남성들이 어떻게 운동을 하도록 만들 수 있을까를 고민하다가 기간을 정하기로 했다.

그즈음인 2013년 초반, 우연한 기회로 Y-STAR 방송국에서 6주 동안 MC의 체형을 변화시키는 〈궁금타 6주간의 기적〉 프로그램을 진행했었는데, 프로그램을 마치면서 개인적으로는 아쉬움이 남았다. 물론 몸의 변화는 있었지만, 보다 기초를 다지기 위해서는 6주보다 조금 더 시간이 필요하다는 생각이 들었기 때문이었다. 그래서 더 확실한 몸의 변화와 운동의 필요성 및 효과에 대한 긍정적인 마인드를 가지기 위해서는 '8주'라는 시간이 필요하다는 결론에 도달했다. 보통 다이어트 목표로 운동을 할 때 12주를 계획하는 경우가 많은데, 바쁜 현대인들에게는 3개월도 길고 부담이 되는 시간이다. 따라서 8주 동안 최대의 효과를 얻을 수 있도록 프로그램을 디자인했다.

그리고 2013년 말경, 개그맨 오지헌, 송준근, 김인석 등 1기 참여자들과 의기투합해서 8주간의 기적 프로그램을 시작했다. 각자의 체질과 라이프스타일에 맞는 식단과 운동법을 프로그래밍하고, 부족한 부분이 있으면 밸런스를 맞추기 위해 부분적으로 강화하는 솔루션을 제안했다. 프로그램은 대성공이었고, 놀라운 변화로 세간의 화제를 모으기도 했다. 개인적으로는 8주만으로 충분히 변화를 일구어낼 수 있다는 경험치와 자신감도 얻었다. 이후 희망자들이 모일 때마다 기수를 이어 2017년 현재 12기까지 모두 150여 명의 참여자가 신체의 기적을 경험해왔다.

이렇듯 8주간의 기적 프로그램에 참여한 이들은 새로 태어난 것 같다고들 한다. 근육이 잡힌 몸과 건강, 자신감도 되찾고 더불어 운동에 대한 재미까지 1석 4조를 얻었으니 당연히 환골탈태라 할 만하다. 이렇게 사람들의 몸이 변화하고 그들이 꿈꾸던 몸매를 만들어가는 변화를 지켜보면서 보람도 물론 느끼지만, 마치 내가 사람들의 몸을 드림바디로 만드는 조각가가 된 듯한 생각도 들게 되었다.

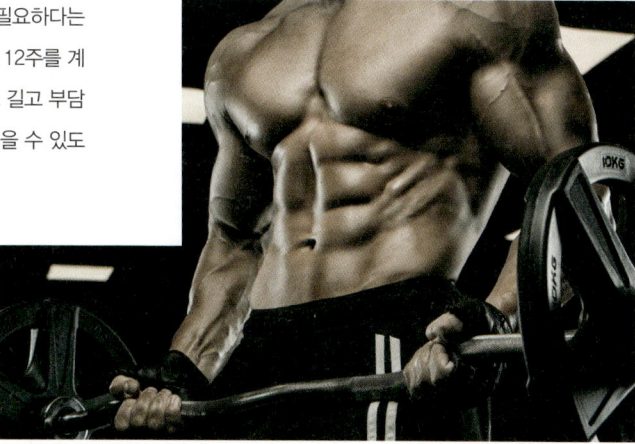

몸매와 건강을 동시에 꽉 잡는
8주간의 기적 운동법

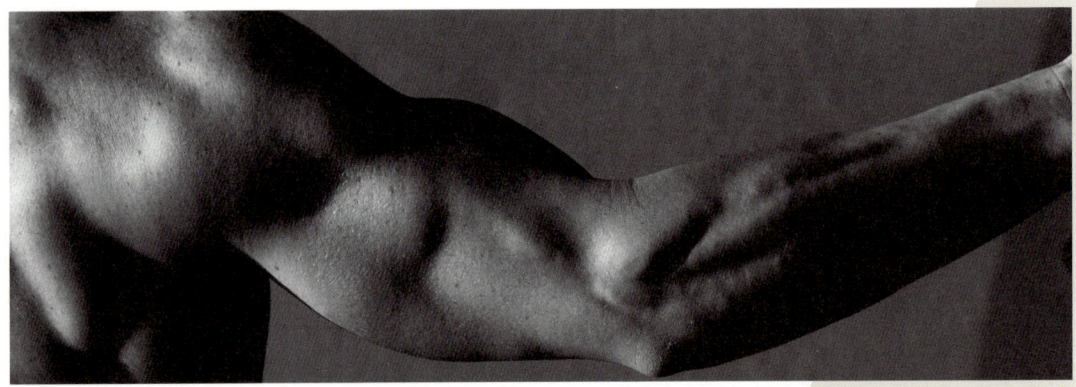

남자들이여, 딱 8주만 견뎌라!

우리나라 남성들 중 헬스클럽에 등록해보거나 운동 한 번 시도해 보지 않은 사람이 있을까? 하지만 야근이며 회식이며 늘 불쑥불쑥 치고 들어오는 스케줄 때문에 등록해놓은 헬스클럽을 반도 못 가는 경우가 다반사, 신년 계획으로 세운 운동계획도 늘 작심삼일로 끝나기 일쑤다.

따라서 숨쉬기 운동밖에 할 수 없다는 우리 시대 남성들에게 이 책에서 하고 싶은 이야기는, 굳이 장소, 시간, 복장, 남의 시선 따져가며 운동하지 말라는 것이다. 물론 최적의 환경에서 보다 체계적으로 운동을 할 수 있다면 좋겠지만, 꼭 시설 좋은 헬스클럽을 다녀야만 몸이 좋아지는 것은 절대 아니다. 본인의 의지만 있다면 내 몸 안에 숨어있던 근육, 꿈에서만 가능했던 드림바디를 누구나 현실로 만들 수 있다는 것을 강조하고 싶다.

단, 8주만 견뎌라! 일수로 따지면 56일, 시간으로 따지자면 1,344시간이다. 8주간의 기적 프로그램은 주말을 제외한 평일 5일 동안 30분~2시간씩, 일주일에 최대 10시간, 8주면 불과 80시간만 운동하면 된다! 하루 24시간을 기준으로 했을 때 단 3~4일밖에 안 되는 시간만 운동을 하는 것이다. 지금 이 순간부터 시작한다면 8주 후에는 분명히 운동이 재미있고, 스스로 운동을 하는 모습을 발견할 수 있을 것이다.

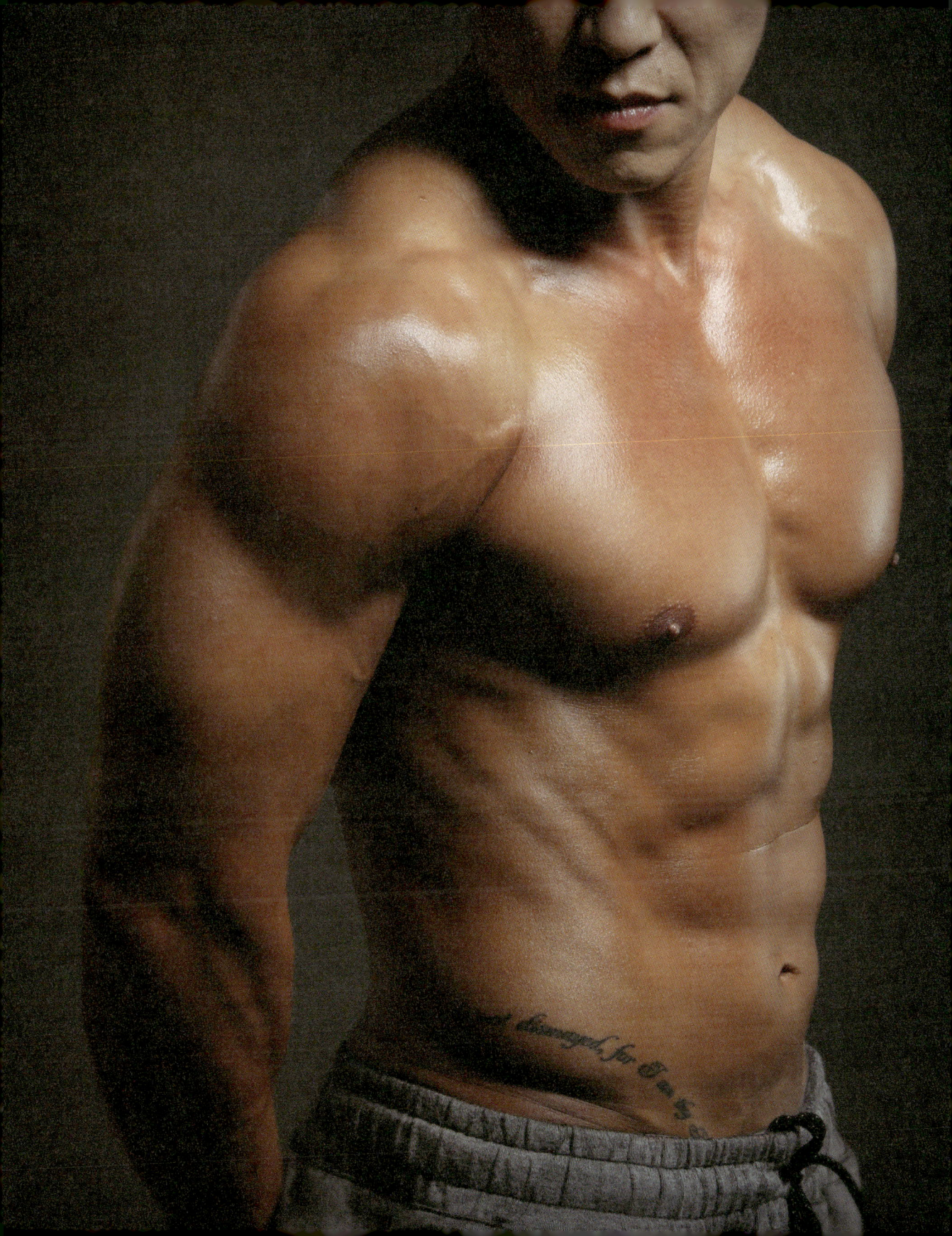

8 WEEKS

8주간의 기적이 주는 선물

나 스스로의 체험을 비롯해 8주간의 기적을 경험한 이들이 공통적으로 말하는 것은 몸의 변화 그 이상의 기적을 만나게 된다는 것이다.

1 자신감이다.

운동을 통해서 몸이 변하고 몸이 좋아지게 되면 자신감이 향상된다. 옷을 입을 때도 자신감 있게 몸매가 잘 드러나는 핏의 옷을 선택하게 된다. 잘 생긴 사람들이 거울 앞에 자주 서서 자신의 모습을 보고 싶어 하는 것처럼, 몸이 좋아지게 되면 거울 앞에서 자신의 몸을 자꾸 보려는 행동을 하게 될 것이다. 이처럼 몸의 긍정적인 변화는 어느 곳에서나 자신감이 생기게 해주고, 성취감이 동반상승되는 효과를 느끼게 될 것이다.

2 운동의 습관화다.

운동을 하게 되면 건강해지고, 몸이 아름답게 변하는 것을 경험하게 될 것이다. 비록 8주 동안 실시하지만, 꾸준히 하게 되면 그만큼 몸은 더 아름답게 변할 것이다. 몸이 변하면 주변 사람들로부터 부러움을 사게 되고, 그 상태를 유지, 발전시키기 위해서 더 운동에 애착을 갖게 된다. 그럼 어디서든 장소에 구애 받지 않고 운동을 실시하게 될 것이다. 건강을 잃으면 모든 것을 잃는다고 하지 않던가. 건강이 행복과도 직결되는 만큼, 아무리 바빠도 시간을 쪼개서 운동을 생활화하는 습관을 갖게 되는 것만으로도 8주간의 운동은 충분한 선물이 된다.

3 평생 어떻게 운동을 해야 될지 알게 된다.

이 프로그램의 가장 중요한 목적은 8주 동안 자신의 한계를 시험하고 정확한 운동법을 통해 몸이 얼마나 변하는지 체험한 후, 그 변화를 계기로 평생 동안 운동을 생활화할 수 있도록 하기 위함이다. 따라서 8주 동안 내가 부족한 부분이 어떤 부분이고, 나한테 필요한 근육이 무엇인지 정확히 알 수 있다. 8주 후에도 그 부족한 부분을 운동을 통해서 채워나가는 재미를 느끼게 될 것이다.

4 생활패턴이 바뀐다.

운동을 하게 되면 체육관이나 운동을 좋아하는 사람들과의 만남이 많아지고, 서로 자극이 되고 격려하면서 더 운동이 생활의 일부분을 차지하게 될 것이다. 그렇게 되면 생활패턴 자체가 변화하게 된다. 8주간의 기적 프로그램으로 건강한 몸 만들기에 성공한 사람들은 전보다 더 부지런해지고, 건강에 부쩍 관심을 가지게 된다.

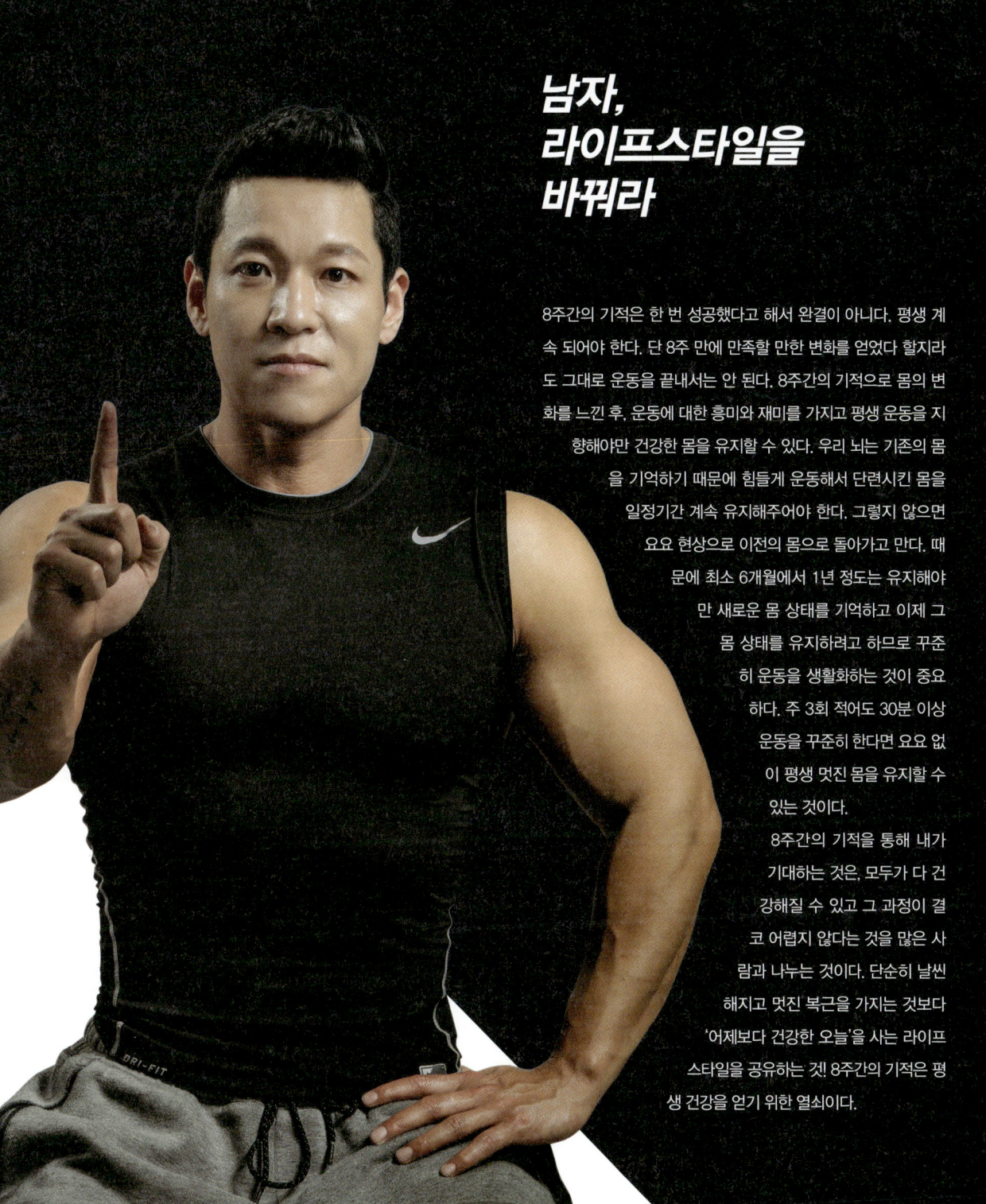

남자, 라이프스타일을 바꿔라

8주간의 기적은 한 번 성공했다고 해서 완결이 아니다. 평생 계속 되어야 한다. 단 8주 만에 만족할 만한 변화를 얻었다 할지라도 그대로 운동을 끝내서는 안 된다. 8주간의 기적으로 몸의 변화를 느낀 후, 운동에 대한 흥미와 재미를 가지고 평생 운동을 지향해야만 건강한 몸을 유지할 수 있다. 우리 뇌는 기존의 몸을 기억하기 때문에 힘들게 운동해서 단련시킨 몸을 일정기간 계속 유지해주어야 한다. 그렇지 않으면 요요 현상으로 이전의 몸으로 돌아가고 만다. 때문에 최소 6개월에서 1년 정도는 유지해야만 새로운 몸 상태를 기억하고 이제 그 몸 상태를 유지하려고 하므로 꾸준히 운동을 생활화하는 것이 중요하다. 주 3회 적어도 30분 이상 운동을 꾸준히 한다면 요요 없이 평생 멋진 몸을 유지할 수 있는 것이다.

8주간의 기적을 통해 내가 기대하는 것은, 모두가 다 건강해질 수 있고 그 과정이 결코 어렵지 않다는 것을 많은 사람과 나누는 것이다. 단순히 날씬해지고 멋진 복근을 가지는 것보다 '어제보다 건강한 오늘'을 사는 라이프 스타일을 공유하는 것! 8주간의 기적은 평생 건강을 얻기 위한 열쇠이다.

'저주 받은 몸매' 개그맨들, 8주 만에 몸짱으로 거듭나다

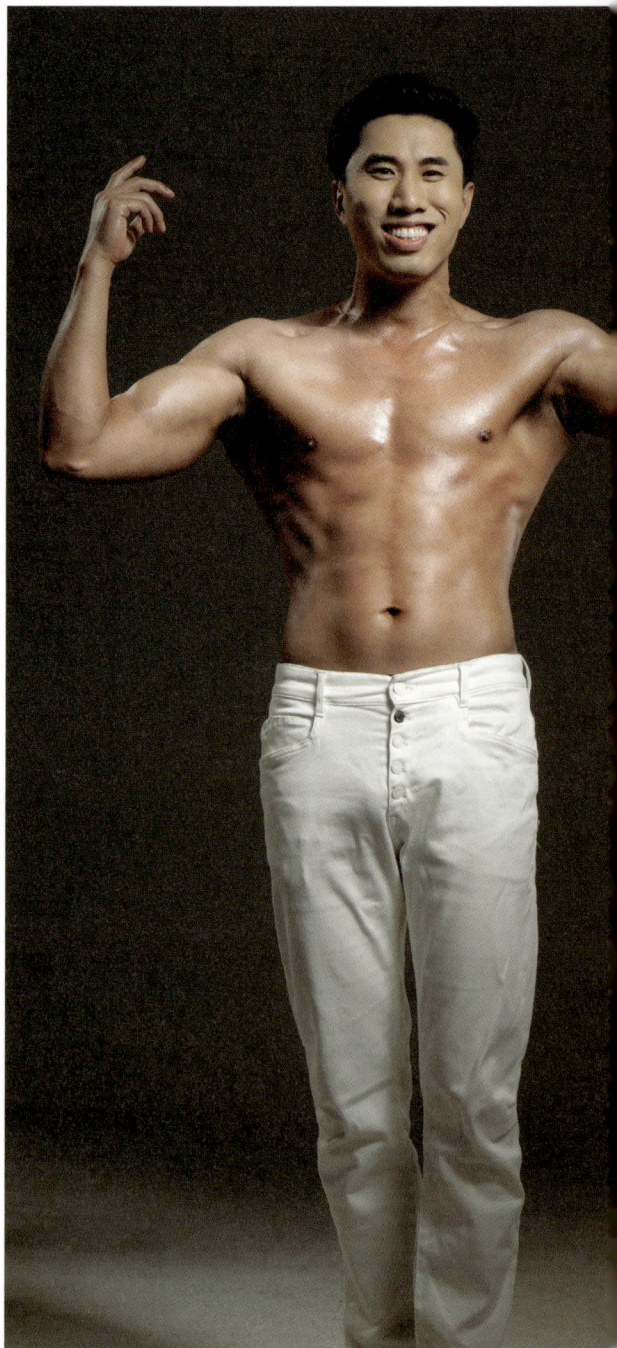

11기 정태호

불규칙한 생활 속에서 이뤄낸 몸의 기적

톡 튀어나온 볼록한 배, 실종된 근육 대신 촘촘한 지방, 허약하고 무기력한 체질까지 전형적인 운동 부족 개그맨들이 철저한 식이 조절과 운동으로 몸짱, 근육짱으로 변신, 8주간의 기적을 성공적으로 이루어냈다. 비만에 허약하기까지 한 몸, 한 번도 날씬한 적 없었던 뚱뚱한 몸, 복부에만 유독 지방이 쌓인 몸, 운동을 꾸준히 해도 식스팩 한 번 구경해보지 못한 몸 등등. 대한민국 30대를 대표하는 이들의 몸에서 누구나 해당하는 포인트 한 가지쯤은 발견할 수 있을 것이다. 8주간 열심히 운동하며 식이요법을 병행해 놀라운 결과를 얻은 개그맨들의 성공 노하우를 공개한다.

성공적으로 변화를 이뤄낸 개그맨들에 대해 어떤 이는 '직장인과 달리 시간이 여유로운 연예인들이니까 가능하지.'라는 생각을 할 수도 있을 것이다. 하지만 방송 스케줄과 아이디어 회의 그리고 각종 행사 등에 밤낮을 가리지 않고 참여해야 하는 불규칙한 생활이 허약한 몸을 만든 원인이 되었다. 특히 이들에게 운동의 시작은 몸매가 아니라 건강이었고, 8주간의 기적 프로젝트는 이들의 건강 개선이 주 목표였다. 하지만 건강관리를 시작하니 자연스럽게 몸에 변화가 나타났다. 마침내 멋진 몸을 갖게 되면서 자신감이 생겼고, 그럴수록 운동에도 더 동기부여가 되었다. 보기 좋은 몸이라서 건강한 몸이 아니라, 건강한 몸이 되니까 보기 좋은 몸이 된 것이다.

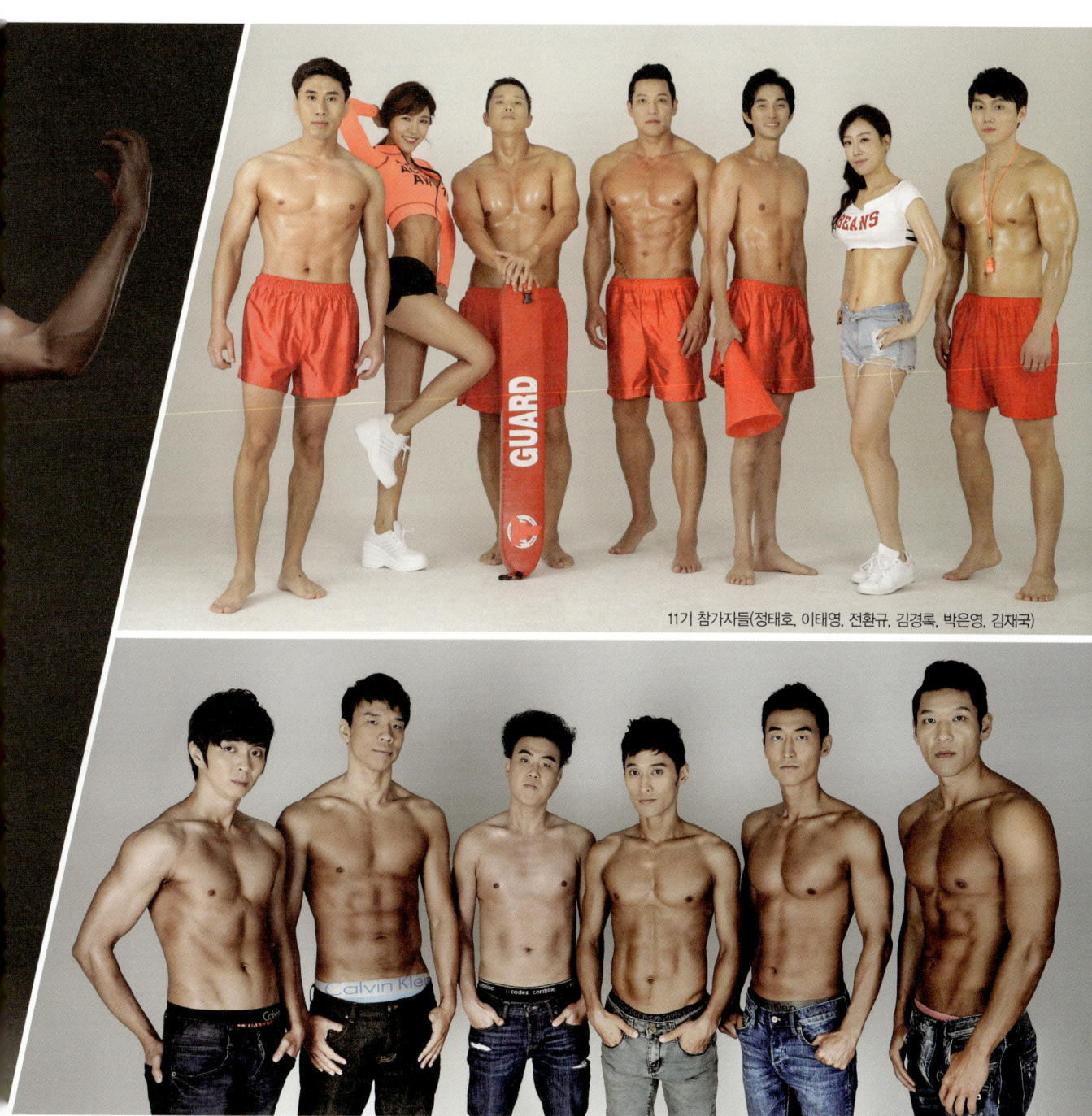

11기 참가자들(정태호, 이태영, 전환규, 김경록, 박은영, 김재국)

1기 참가자들(홍경준, 오지헌, 채경선, 송준근, 김인석)

요요 없는 지속 가능한 운동이 목표!

8주간의 기적 프로젝트를 관통하는 원칙은 지속 가능한 운동과 다이어트! 참가한 이들 모두에게 공통적으로 적용되는 핵심은 바로 '자연스러운 변화와 유지 가능한 몸'이었다.

프로젝트에 참가한 모든 개그맨들에게 주간 식단을 구성해주면서 요요가 없는 변화만이 진정으로 건강해지는 것이라는 점을 거듭 강조했다. 체력이 많이 낮은 상태였던 참가자들의 특성을 고려하여 맞춤형 운동 프로그램과 자연식을 강조하는 편이 프로젝트 종료 후에도 몸 관리에 유리할 것이라고 판단했다. 이를 위해 평소 식사 관리하는 법을 익히는 것이 가장 중요했다.

무엇보다도 요요를 피하기 위해서는 참가자들의 근육량을 늘리는 것도 중요한 과제였다. 근육량 증가는 기초대사량을 높이고 살이 잘 찌지 않는 체질로 바꾸는 것이 핵심이기 때문이다. 이 때문에 처음 1~2주간은 기초적인 근력 운동 방법을 익히는 데 집중했다.

하지만 직업적 특성상 다들 일정이 수시로 변경되는 터라 운동 관리를 하기가 매우 어려웠다. 때문에 나와 주 4회 이상 직접 만나서 운동할 수 없는 날에는 매일 운동 과제를 SNS로 공유하고 과제 수행을 인증하는 방식으로 참가자들의 운동 관리를 진행했다. 참가자들이 건강해져야겠다는 의지를 가지고 트레이너의 지도를 잘 따라준 덕분에 성공적인 결과를 얻을 수 있었다.

8주 단계별 프로그램

1~2주 차
체력 상태를 끌어올리는 데 목적을 두고 실시한다. 대부분 운동을 처음 시작하는 사람들은 체력이 부족한 경우가 많다. 체력이 바탕이 되어야만 필요한 운동량을 소화할 수 있기 때문에 이 시기의 운동은 체력을 어느 정도 올리는 데 목적이 있다.

3~4주 차
분할 운동 위주로 실시하고, 보완해야 되는 운동을 주 2회 이상 실시하면서 강화시키는 데 목적을 두고 실시한다.

5~6주 차
분할 운동 위주로 하되, 무게를 조금씩 올려가면서 근육의 자극을 느끼는 데 목적을 두고 운동을 실시한다.

7~8주 차
평생 운동을 실시할 때 어떻게 운동을 해야 되는지에 대한 방향성에 중점을 두고 실시한다.

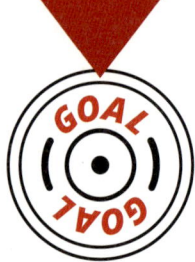

6기 맹승지

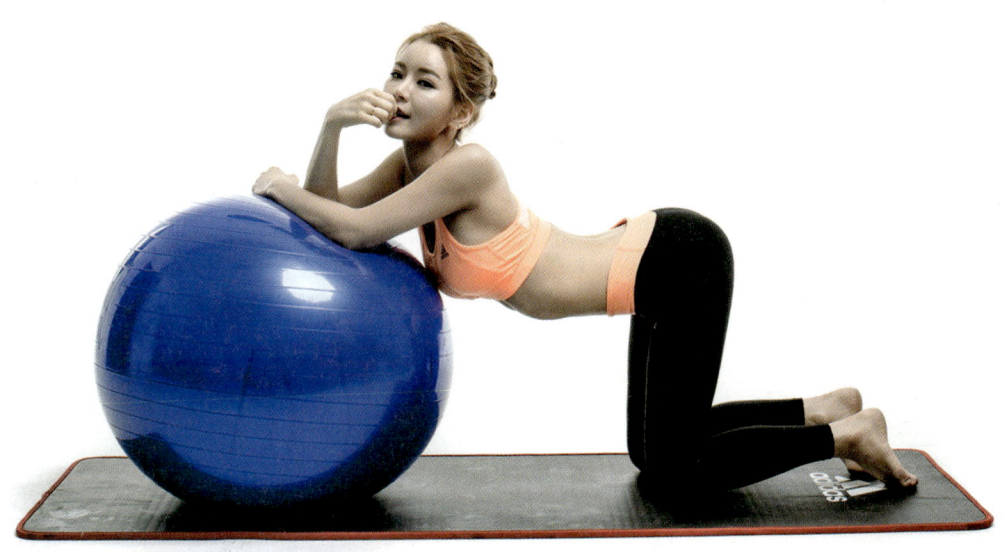

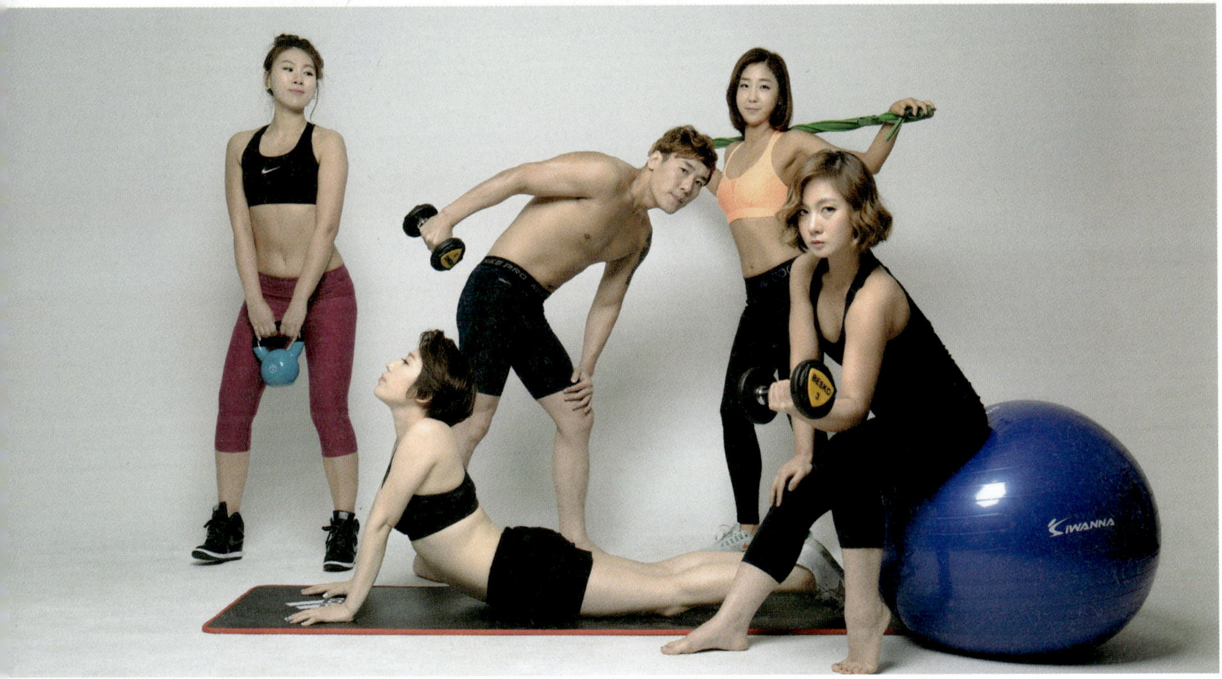

5기 참가자들(정지민, 성민, 김영희, 김현주, 박나래)

"이것이 바로 남자의 길!"
개그맨 김재우 성공기

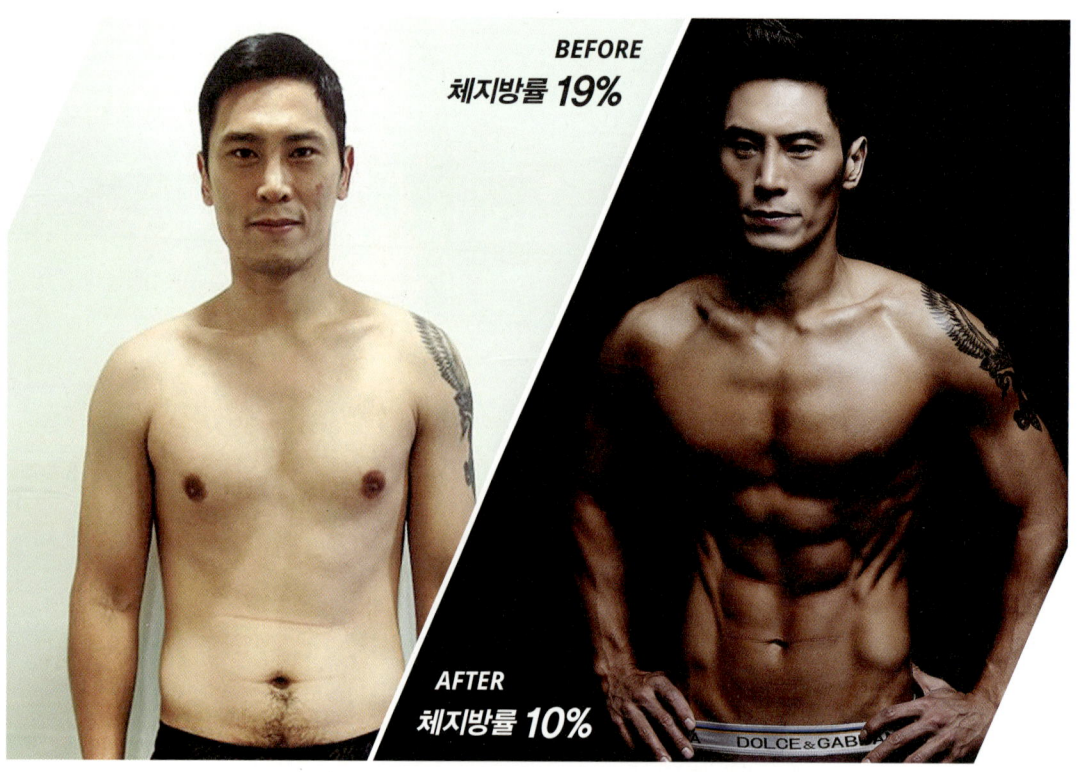

군디컬드라마 〈푸른거탑〉 김병장, 인스타그램 스타로 크게 주목받은 김재우. 남들 보기엔 뺄 곳 없는 몸매의 소유자였지만, 스스로는 옷 속에 감춰진 군살 때문에 스트레스를 받았다. 인생의 터닝포인트로 참가한 8주간의 기적 프로그램을 마친 후에는 체지방률이 19%에서 10%까지 떨어졌다. 이제 쫄쫄이 티셔츠도 마음 놓고 입게 된 김재우의 기적 같은 체험 노하우! "사실 내 인생에 8주도 못 버티면 내 자신에게 너무 실망스러울 것 같았다."는 김재우는 8주 동안 정말 열심히 자신과의 약속을 지키기 위해서 운동을 했고 놀라운 성과를 얻었다.

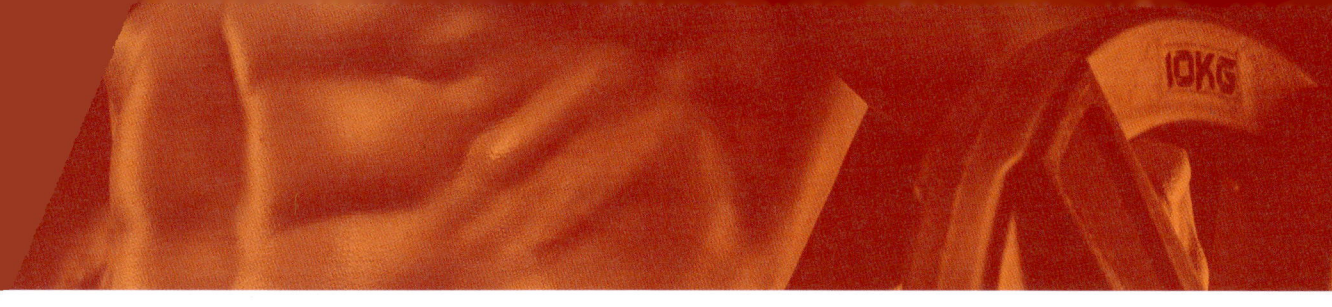

옆구리살, 뱃살을 없애준 기적의 식단

평소 식습관이 불규칙한 건 기본이고 식사량이 매우 많았다. 매운 떡볶이를 혼자 다 먹는 나를 보고 조명기 트레이너가 매우 놀라는 일도 있었다. 평소 만두라면 자다가도 일어날 정도로 좋아하고 피자, 파스타 등 안 가리고 먹는다. 다행히 술은 잘 먹지 않지만 식습관으로만 봐도 내 뱃살에는 이유가 있다. 그러나 운동을 시작하면서는 무조건 조명기 트레이너가 정해준 식단을 지키려고 노력했다.

8주간의 기적을 믿고 따르라

운동을 시작하고 3주가 지난 다음부터 조명기 트레이너에게 계속 질문했었다. 진짜 몸 좋아지는 거 맞냐고. 그때마다 조명기 트레이너는 그냥 믿고 따라오라고 말했다. 정말 딱 6주가 지난 후부터 많은 변화가 생겼다. 그때서야 '몸은 정말 거짓말을 안 하는구나.'라는 생각이 들었다. 자신의 몸을 믿고 맡긴 트레이너가 있다면 그 트레이너가 '똥'을 먹으라고 해도 먹어라! 절대 잘못된 것을 먹게 하거나 알려주지 않는다.

조명기 트레이너의 진단

김재우는 복부는 물론, 특히 옆구리살이 많이 나온 체형이다.
그래서 옆구리 운동을 중심으로 프로그램을 진행했다.

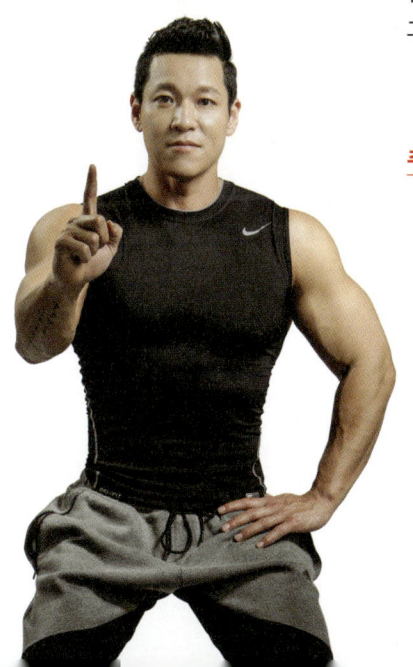

추천 운동

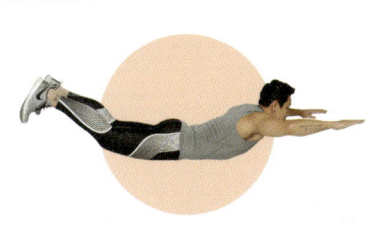

슈퍼맨

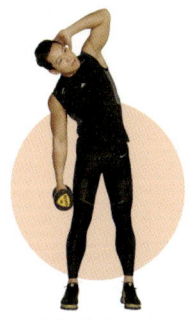

덤벨 사이드 밴드

"출렁출렁 술배가 단단한 복근으로!"
개그맨 송준근 성공기

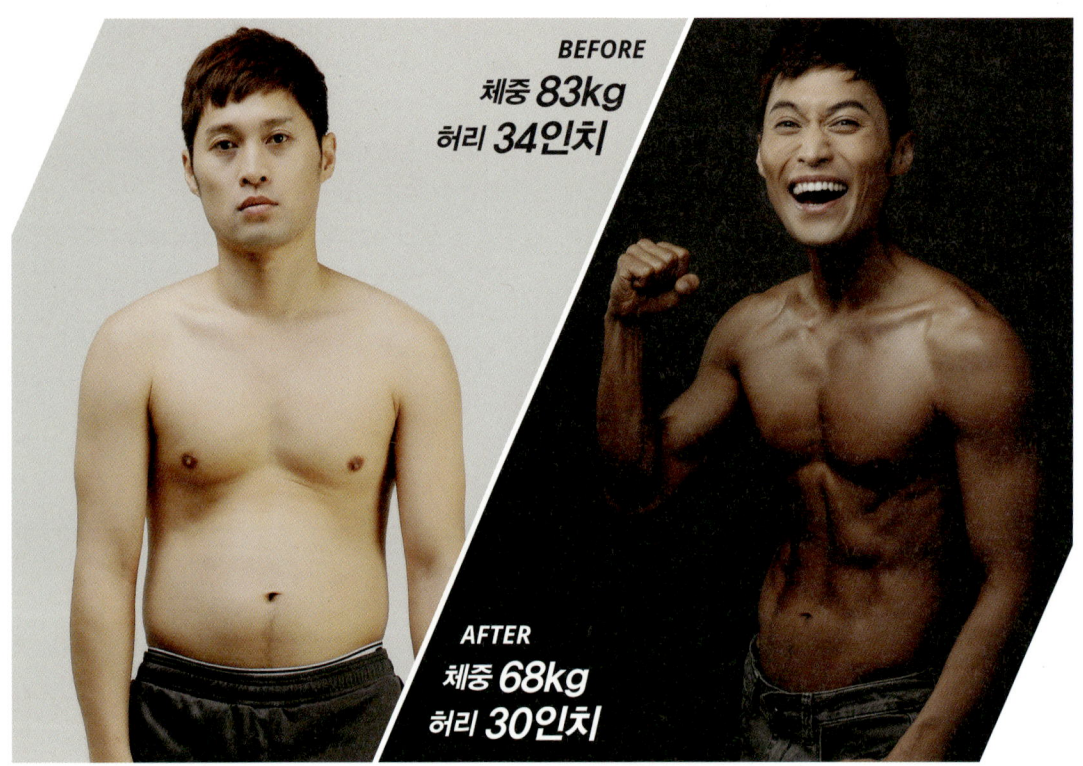

BEFORE 체중 83kg 허리 34인치
AFTER 체중 68kg 허리 30인치

'우쥬플리즈 닥쳐줄래?' '반갑다리야~' '랏다, 랏다, 아랏따' 등의 유행어를 남기며 인기 캐릭터를 선보인 개그맨 송준근. 자신이 살이 쪘다는 것을 한 번도 인식하지 못했었는데, 어느 순간 숨이 차고, 근력도 떨어져서 딸 아이를 안을 때 팔에 힘이 없다는 것을 느끼기 시작했다. 거울을 보는 순간, 몸이 텔레토비처럼 둥글게 되어 있고, 팔다리는 얇은 거미 같았다고 한다. 춤추는 연기를 해야 할 때면 근력 부족으로 연습량을 소화할 수 없을 정도로 힘들었다. 그래서 가족의 행복과 자신의 건강을 위해서 더 늦으면 안 될 것 같은 생각에 운동을 시작하게 되었다. 프로젝트에 참여한 후 날씬해져 춤추기가 가벼워졌다. 특히 같이 했던 멤버들 중 잔근육이 가장 잘 발달해 부러움을 한 몸에 받고 있다.

과체중과 심각한 체지방

결혼 후 잦은 회식자리로 인해서 체중이 많이 늘었다. 짜고 매운 자극적인 음식을 자주 먹었고, 식사시간은 불규칙했다. 과체중으로 인해서 무릎이 자주 아프고 심하게 코를 고는 증세까지 나타나 문제가 심각했다. 근육량 역시 현저히 낮았고 별다른 건강 관리나 운동이 없다 보니 과체중과 체지방 문제가 심각한 지경에 이르렀다.

더 좋은 몸을 위해 묵묵히

사실 처음 1~2주는 몸이 너무 피곤하고 근육통도 심했다. 원체 운동을 하질 않아서, 괜히 운동을 시작했다는 생각이 들 때도 있었다. 근데 4~5주차가 되면서 서서히 뱃살이 들어가고 몸에 라인이 생길 때 운동하길 정말 잘했다는 생각이 들었다. 마지막 주에 체중이 많이 감소되었는데 운동을 할 때 힘쓰는 게 너무 힘들었다. 하는 수 없이 운동 강도를 낮췄지만, 더 좋은 몸을 위해서 꾹 참고 했던 기억이 난다. 원래 한번 시작하면 독하게 끝을 봐야 하기 때문에 더 멋진 몸을 상상하면서 묵묵히 참고 했다. 진짜 힘들 땐 한 끼 정도 먹고 싶은 음식을 먹고 운동을 조금 더 했다. 장을 자주 보는 것도 하나의 재미였다.

조명기 트레이너의 진단

송준근은 전체적으로 체지방이 많고 복부 쪽이 특히 심각했다. 때문에 근력량을 높여서 기초대사량을 늘리고 가슴운동과 복근운동에 조금 더 할애해 운동을 실시했다. 체지방 감소를 목표로 집중 트레이닝에 들어갔는데 무리한 운동보다는 단계적으로 난이도를 높여가면서 운동을 권했다.

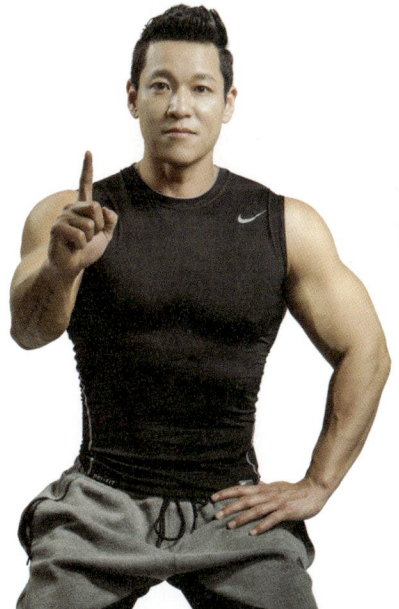

추천 운동

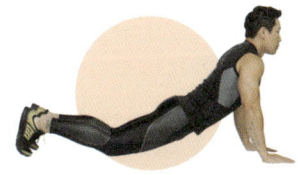

웨이브 푸시업

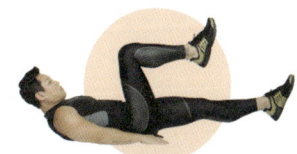

시저스 킥

"볼품없는 거미형 몸매, 운동이 답이다"
개그맨 김인석 성공기

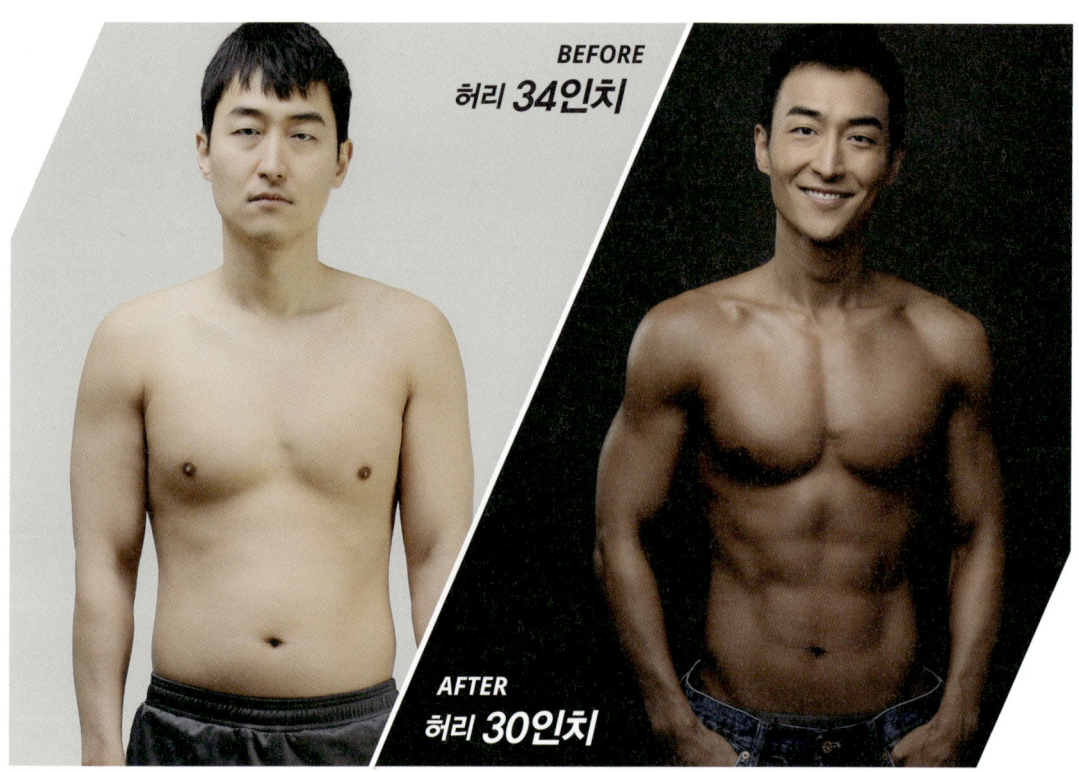

훈남 개그맨 김인석은 얼굴에 살이 없고 팔다리도 길고 날씬해서 외형적으로는 "살이 어디 있어서 운동을 해?"라는 이야기를 듣곤 했다. 하지만 알고 보면 복부가 지방으로 첩첩산중인 복부비만형 몸매의 소유자였다. 연기자로 도전하면서 스트레스와 피로가 쌓여 체력도 바닥이었다는 그는 프로그램에 참여해 8주가 지난 후 허리둘레가 34에서 30인치로 줄어드는 놀라운 결과와 함께 어깨가 더 넓어지고 팔도 두꺼워졌다. 그야말로 당당한 근육맨이 된 그는 이제 거울을 볼 때마다 "내 몸도 이쁘구나!"를 연발하는 나르시스트가 되었다.

불규칙한 생활과 운동 부족

평소 불규칙한 식생활과 잦은 술자리, 낮밤이 바뀐 생활패턴으로 모든 게 엉망이었다. 특히 운동부족으로 복부비만이 위험 수준에 이르렀다. 여름에는 보이는 부분만 운동을 하고, 잘 보이지 않는 부분은 소홀하게 운동한 것이 신체 불균형으로 이어졌던 것이다.

저칼로리 고단백 도시락

단단한 몸을 만들려면 단백질은 필수가 아닌가. 운동하는 동안 어머니께서 계란과 소고기, 닭가슴살 등 고단백 저칼로리의 식단으로 매일 도시락을 싸주셨다. 함께 운동을 시작한 오지헌과 운동이 끝나고 밥을 먹었는데, 나중에는 오지헌의 아내분과 우리 어머니가 서로 배틀이라도 하듯이 여러 가지 요리를 해주셨다. 그 효과를 톡톡히 봤던 만큼 고기와 생선처럼 안전한 고단백질 식품을 꾸준히 먹는 것을 독자들에게 추천한다.

목표를 정확하게 세우면 성취감이 배가 된다

중간에 몸의 변화가 느리다 싶으면 유산소 운동을 더 열심히 하는 것이 좋다. 그리고 트레이너가 시키는 대로 믿고 힘들어도 따라가다 보면 어느새 몸이 좋아져 있을 것이다. 무엇보다도 목표를 정확히 세우고 운동을 해야 된다.

조명기 트레이너의 진단

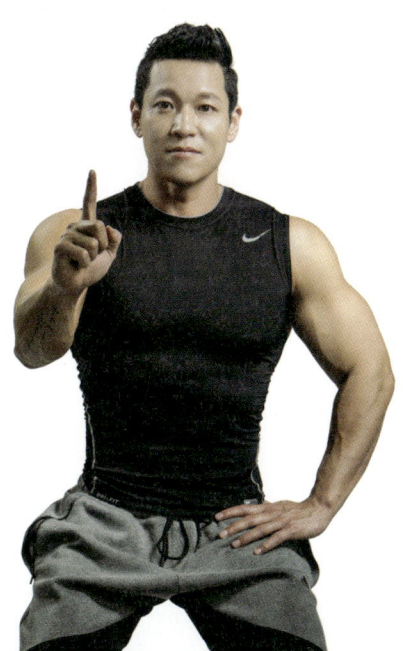

김인석은 예전에 운동을 했었기 때문에 팔이나 상체 근력은 발달된 상태였다. 하지만 복근과 하체에 근력이 없고 체지방이 많이 쌓인 상태의 심한 복부비만이었기 때문에 불균형을 개선하고 전신의 밸런스를 잡아야 했다.
또한 유산소 운동과 식단을 통해서 피부를 얇게 만드는 데 주력했다.

추천 운동

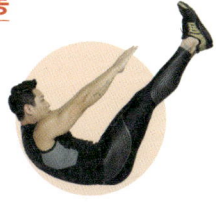
크런치/V업

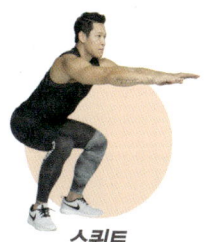
스쿼트

"요요 없는 최고의 다이어트"
개그맨 오지헌 성공기

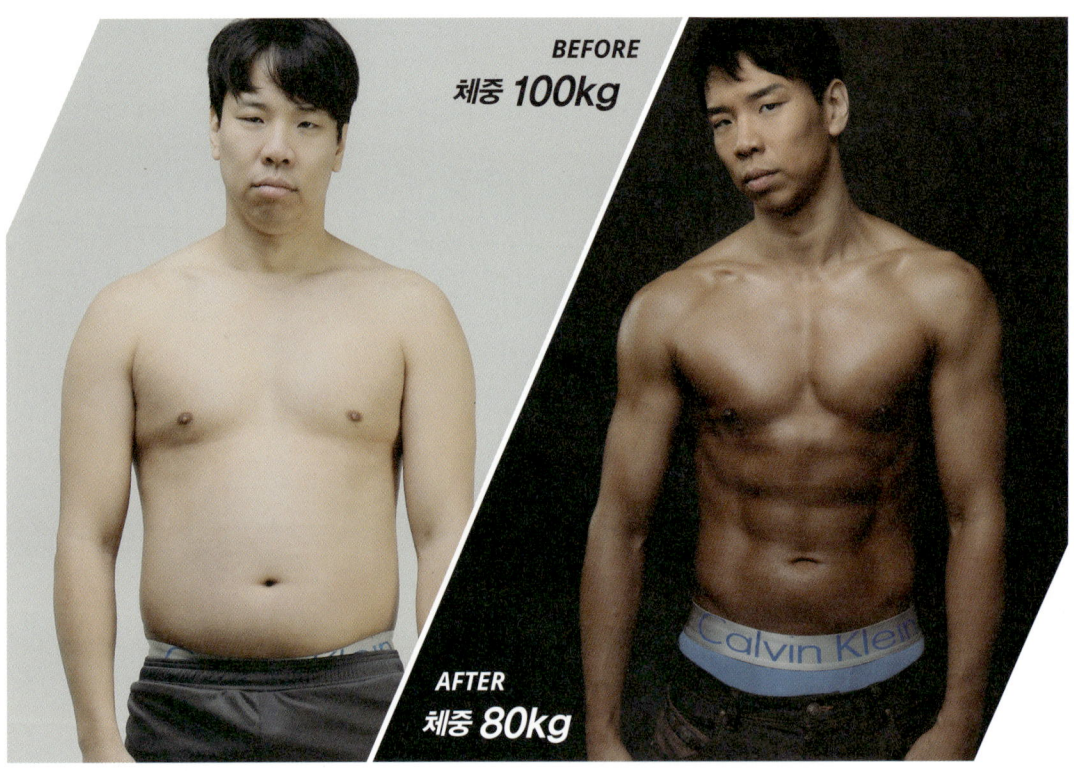

다이어트는 처음보다 두 번째가 더 어려운 법이다. 2011년, 혹독한 다이어트로 몸무게를 40kg 감량해 이슈가 되었던 오지헌. 하지만 극심한 요요로 체중이 전보다 더 불어나 100kg에 육박했고 자포자기 상태가 되어 식습관 관리도 하지 않다 보니 건강까지 악화되었다. 그러나 몸짱이었던 모습을 기억하는 대중들은 복근을 보여달라고 하니 스트레스도 만만치 않았다. 다행히 동료들과 8주간의 기적 프로젝트에 참여한 후 무려 체중 20kg 감량에 성공했다. 특히 이번에는 근력운동을 통해서 다시 요요가 오지 않는 몸을 만드는 데 집중해 아직도 날씬하고 탄탄한 몸을 잘 유지하고 있다.

폭식과 불규칙한 식습관이 문제

평소 아이 셋 육아와 개그맨 생활을 병행하면서 시간이 날 때 불규칙하게 식사를 하다 보니 폭식을 하는 습관이 있었다. 또한 예전보다 게을러지면서 운동부족이 누적되다 보니 어느새 몸이 예전 상태로 돌아가 있었다. 문제는, 다시 살이 찌면서 코를 심하게 골았는데 무호흡증까지 발견되면서 체중을 줄이는 게 시급했다.

많이 먹으면 운동도 많이 하라

나는 탄수화물 중독자라고 할 만큼 식습관이 편중되어 있었다. 때문에 탄수화물은 줄이고 단백질이 강화된 식단을 지키기 위해 노력했다. 아내도 기름기 없는 건강한 음식을 해주어서 많이 도움이 되었다. 그런데 워낙 식사량이 많은 편인 탓에 한 번에 양을 줄이기는 어려웠고, 운동기간 중 조명기 트레이너와 월남쌈 뷔페집을 자주 방문해서 양껏 먹었다. 단, 많이 먹은 후에는 먹은 만큼 운동을 해야만 했다. 아무리 힘들어도 한 주에 두 번 이상 운동을 하면 몸이 더 이상 망가지지는 않는다.

조명기 트레이너의 진단

오지헌은 전신의 근육량을 높여 요요를 막는 것이 최우선 과제였다.
특히 원래 골격 자체가 크기 때문에 큰 골격에 맞게 근육의 사이즈도 크게 만들어서 잘 유지하는 게 좋다는 진단을 내렸고, 오지헌은 그대로 실행했다. 특히 허리가 많이 약해서, 등과 허리 운동에 신경을 써서 운동을 많이 했고 차츰 단계별 운동을 실시했다.

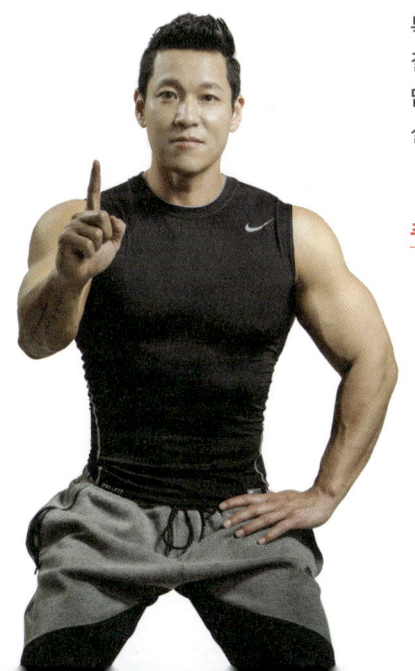

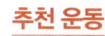

추천 운동

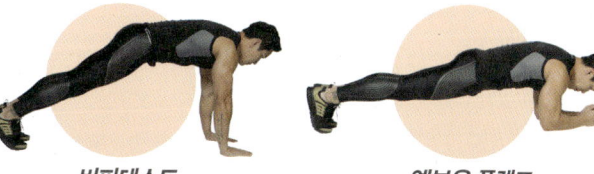

버피테스트   엘보우 플랭크

"패션의 완성은 몸매!"
개그맨 정승환 성공기

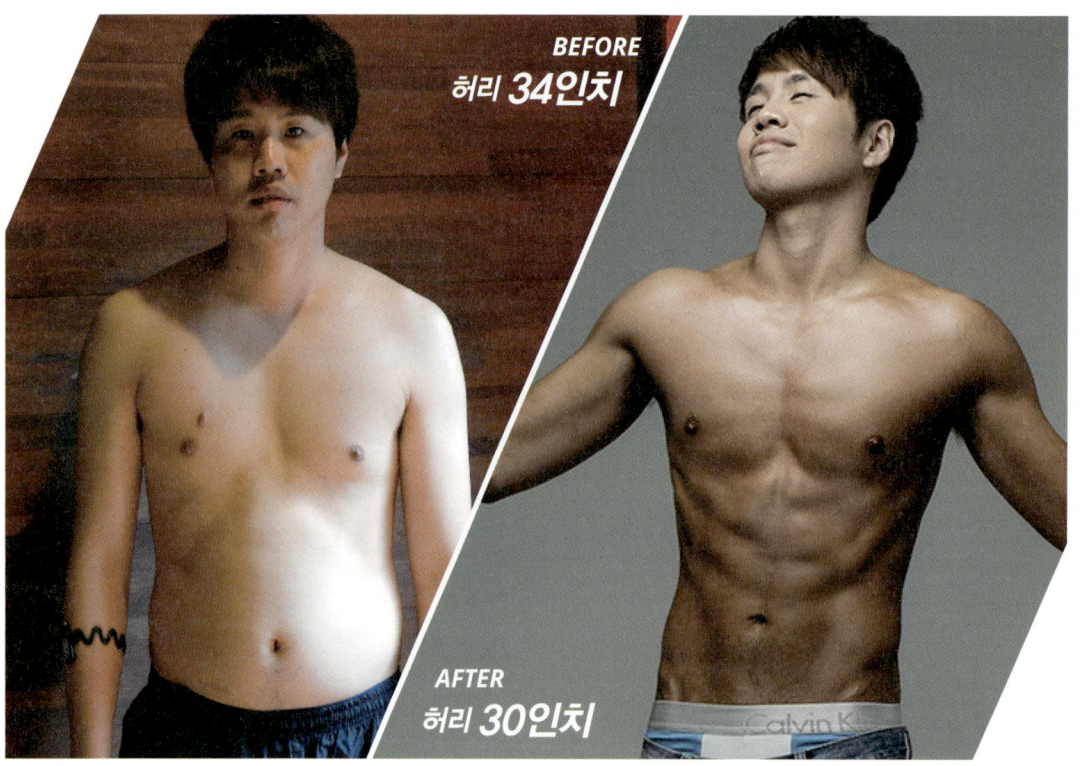

〈개그콘서트〉 '301, 302'라는 코너에서 활약한 정승환은 팔다리만 보면 다들 날씬한 줄 알지만, 불규칙한 식습관과 야식 등으로 인해 배가 많이 나왔다. 체형이 바뀌면서 입지 못하는 옷이 늘어만 가고 자신의 몸을 볼 때마다 스스로가 너무 한심해 보였다. 8주간의 기적에 참여한 후 절대 안 빠질 줄 알았던 뱃살이 쏙 들어갔을 때 너무도 신기했다는 정승환은 못 입던 옷들을 다시 입을 수 있게 된 것이 가장 뿌듯하다고 한다. 그런데 배가 나온 후 산 옷들은 다시 못 입게 되었다는 아쉬움도 이어졌다.

야식과 술이 만든 복부비만

처음부터 뚱뚱한 몸은 아닌데 불규칙한 식습관과 야식을 주식처럼 즐기면서 나날이 뱃살이 늘어만 갔다. 더불어 술도 빠질 수 없이 많이 마신 덕분에 팔다리는 얇고 배만 나온 전형적인 복부비만으로 ET같은 체형이 되었다.

술 마시면, 유산소 운동 플러스!

잦은 회식자리에서 술을 참는 게 가장 힘들었다. 그래서 한 번 몰래 마셔봤는데, 신기하게도 생각만큼 마시고 싶지는 않았다. 그런데 어느 날 '이 정도는 괜찮겠지.' 하고 안심하고 마셨다가 바로 조명기 트레이너에게 들켜서 유산소운동을 엄청 했던 아픈 기억이 있다.

기대치를 높게 잡아라

운동을 시작하고 4주 정도 지나니까 아침에 기상할 때 몸이 가볍게 느껴지고 배가 확실히 들어가는 게 느껴졌다. 스스로에 대한 기대치를 어느 정도 높이고 그 기대치에 맞추기 위해서 노력하다 보니 기대 이상으로 몸이 좋아졌다.

조명기 트레이너의 진단

정승환은 팔다리는 얇은데 배만 나오는 ET같은 체형이었다. 그래서 전체적인 밸런스를 맞추기 위해 어깨와 가슴운동을 중점적으로 많이 실시하였다.

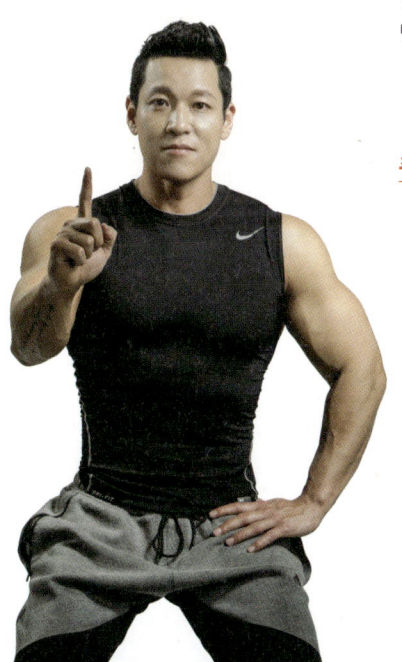

추천 운동

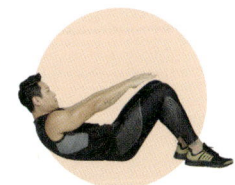

무릎 구부리고 크런치

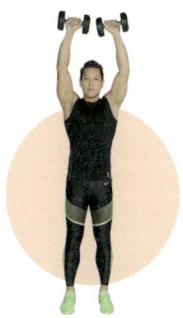

덤벨 숄더 프레스

"살 빼고 옷 사자!"
개그맨 오인택 성공기

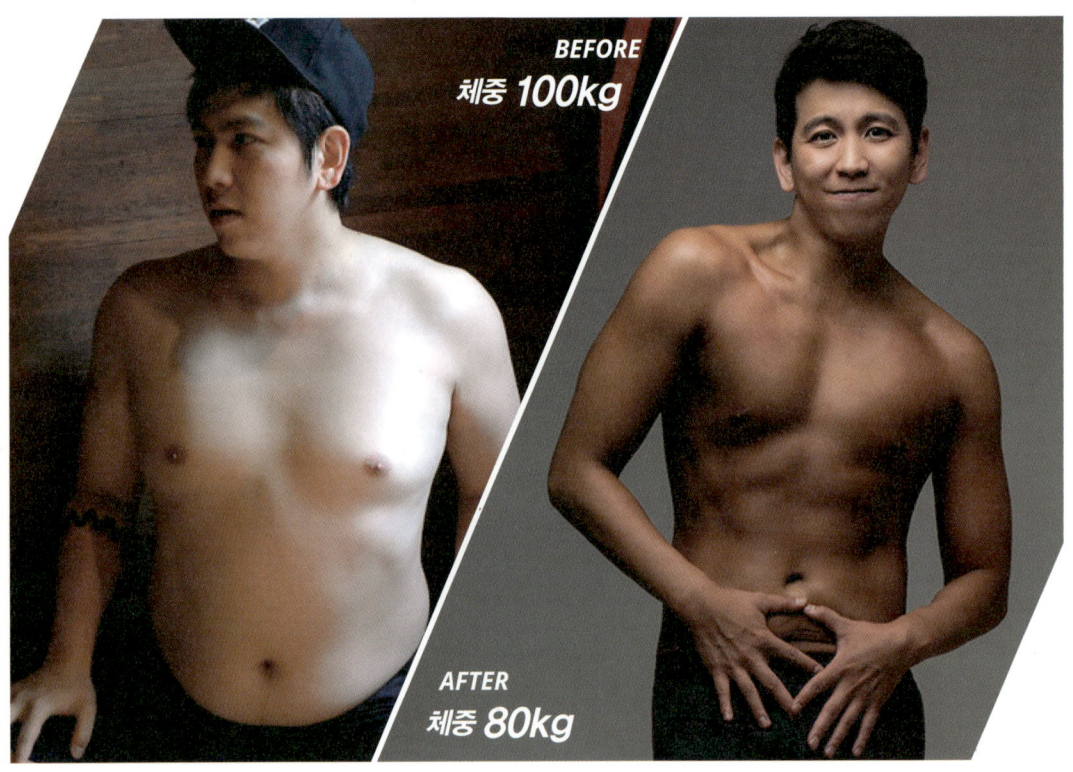

〈웃찾사〉에서 '웅이 어멈'으로 웃음을 선사한 오인택. 원래 뚱뚱한 체질은 아닌데, 갑자기 체중이 늘어서 100kg에 육박했다. 주변에서 얼굴은 잘 생겼는데 돼지 같다고 놀림을 받을 때마다 웃으면서 넘겼지만, 사실 스트레스를 많이 받았다고 한다. 패션에 관심도 많았지만 살이 찌면서 매일 츄리닝만 입고 다녀야 하는 스스로가 보기 싫었다고. 8주간의 기적 1기들의 변화를 보고 제대로 운동을 하기로 결심했다는 오인택은 8주간의 운동을 마친 후 체중이 20kg 감량하고 패션 감각을 마음껏 발휘하는 중이다.

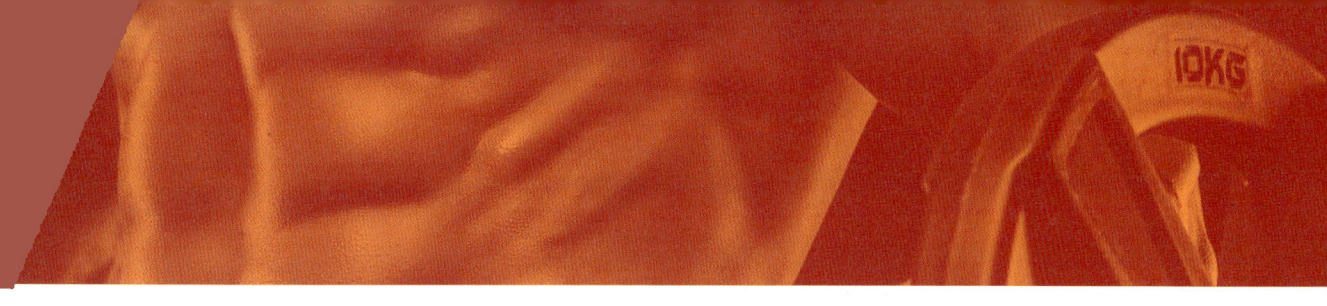

잦은 술자리와 불규칙한 식습관

프로그램 때문에 회의를 하고 나면 동료들과 저녁 늦게 술 한 잔 하는 일이 많았다. 그리고는 아침 늦게 일어나서 해장하는 패턴이 반복되는 불규칙한 식생활의 악순환이었다. 또한 늦은 밤 술과 함께 기름진 음식을 섭취하는 식습관으로 지방간의 우려와 건강까지 위험하다는 경고를 받고 있었다.

좋아진 나를 상상하라

4주 차까지는 체중이 많이 줄었다. 근데 워낙 살이 많이 쪄 있어서 그런지 근육은 잘 보이지 않았다. 그래도 잘 생겨진 몸, 좋아진 나를 계속 상상하면서 운동을 했다. 마지막 7주 차쯤 되었을 때 몸에서 조금씩 근육들이 보이면서 운동이 더 재미있어졌다. 역시 근육이 보여야 제맛이다. 몸은 거짓말을 하지 않는다는 것도 한 번 더 느끼게 되었다.

조명기 트레이너의 진단

오인택은 가슴과 팔은 좋은데 등이 많이 약한 상태였다. 그래서 등을 강화하는 운동에 초점을 두고 운동을 실시하였다.
특히 체력이 너무 약해서 심폐지구력을 강화시키는 운동을 단계별로 증가시켜 나갔다. 조금만 움직여도 숨이 너무 찼는데 시간이 지날수록 조금씩 적응해 나가면서 운동 효과가 나타나기 시작했다.

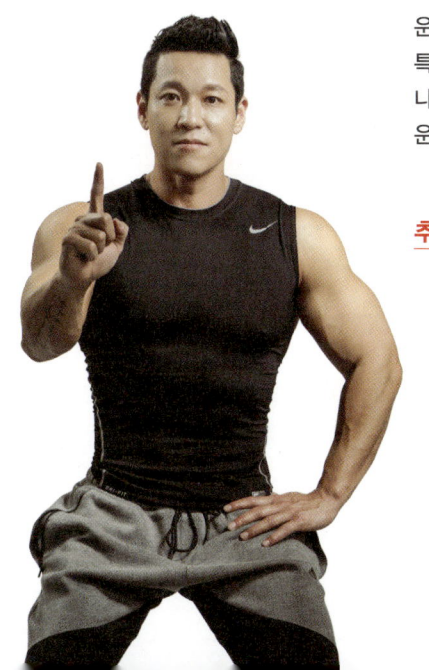

추천 운동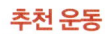

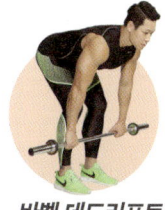
바벨 데드리프트

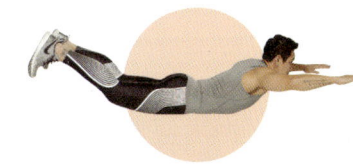
슈퍼맨

"야식을 없애니 나도 연예인 얼굴"
개그맨 홍순목 성공기

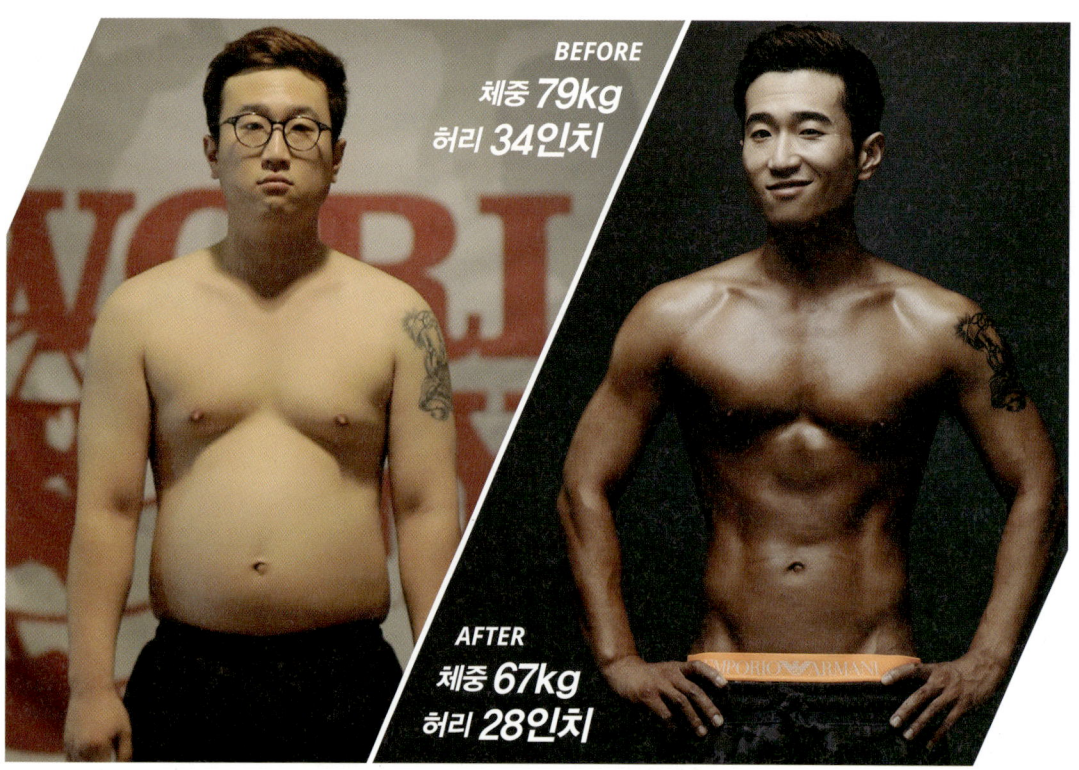

〈개그콘서트〉 '황해'에서 활약한 덕분에 보이스피싱 전화를 숱하게 받았다는 홍순목. 평소 복부비만과 체중과다로 연예인 같지 않은 비주얼이 고민이었다. 키는 작은 편인데 허리둘레가 34인치이다 보니 기껏 비싸게 주고 산 옷들이 맞지도 않고 폼도 나지 않아 스트레스는 더 커져만 갔다. 뚱뚱한 캐릭터도 아닌데 살이 너무 많이 쪄서 애매한 캐릭터가 된 것도 고민이었다. 다행히 8주간의 기적 프로그램에 참여한 후 날씬해져서 매일 옷 입는 즐거움을 만끽하고 있다. 철저한 식습관 관리와 적극적인 운동이 드림바디의 답이었다고 말하는 홍순목은 기본이야말로 최고의 진리임을 다시금 깨닫게 되었다고 한다.

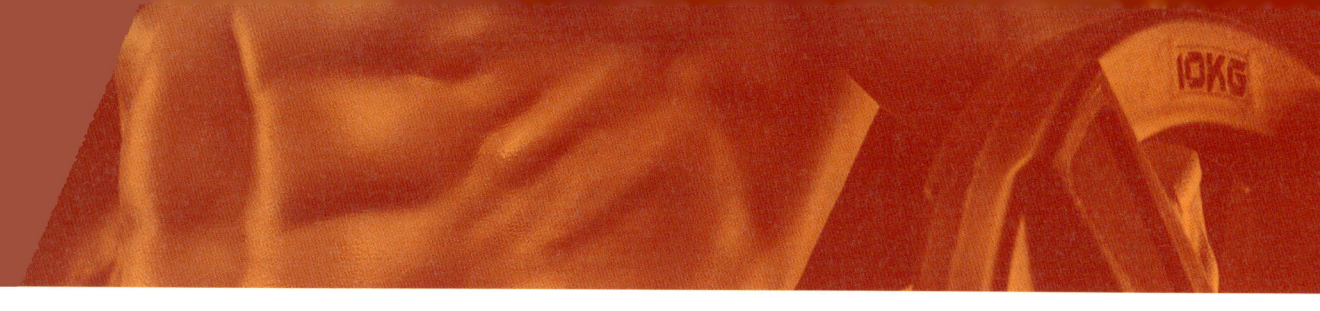

심각한 복부비만으로 건강 적색신호

평소 야식과 기름기 많은 음식을 즐겼다. 보는 사람마다 만삭 임산부 아니냐는 놀림을 받을 만큼 복부비만이 심각했다. 이로 인한 스트레스뿐만 아니라 실제로 복부비만으로 인해 건강까지 위험하다는 경고를 받으면서 더 이상 이대로는 안 되겠다는 위기감에 봉착했다.

다른 사람에게 확인을 받아라

운동 4주차가 되면서 뱃살도 들어가고 주변에서 얼굴이 좋아졌다는 얘기를 듣곤 했다. 물론 스스로도 내 몸이 달라지고 있다는 것을 느끼고 있었지만, 남들에게 확인받을 때마다 뿌듯하고 운동을 더 열심히 해야겠다는 동기부여가 되었다. 스트레스를 받으면 운동을 포기하고 싶다는 생각이 드는데 그럴 때마다 자신만의 노하우를 만들어서 스트레스를 줄여야 한다. 나처럼 조금 마시고 운동을 더 하는 방법도 있다.

조명기 트레이너의 진단

홍순목은 복부가 심하게 나온 체형이다. 특히 옆구리 쪽이 많이 나왔는데, 이를 해결하기 위해서 허리 강화운동과 옆구리 운동을 중점적으로 실시하도록 했다. 처음부터 무리하기보다는 운동의 재미를 느끼는 간단한 운동부터 시작했고, 차츰 강도를 높였다.

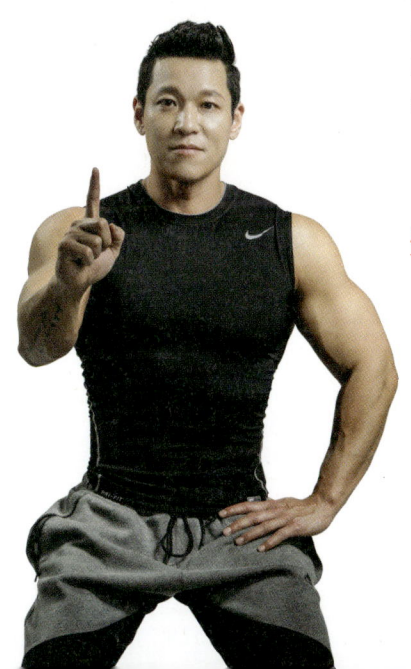

추천 운동

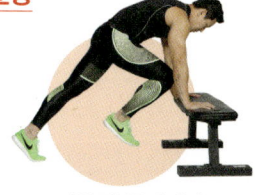

마운틴 클라이밍

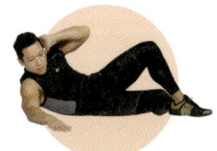

오블리크 크런치

"내 인생 최고의 드림바디!"
개그맨 이상훈 성공기

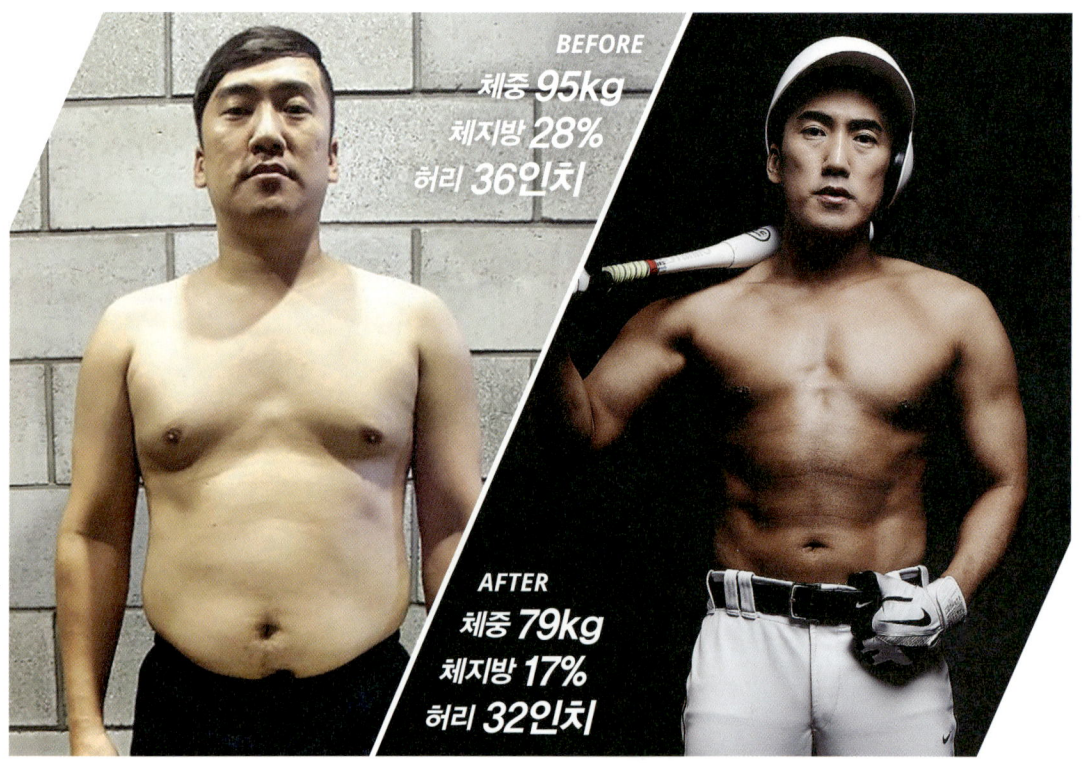

BEFORE
체중 **95kg**
체지방 **28%**
허리 **36인치**

AFTER
체중 **79kg**
체지방 **17%**
허리 **32인치**

〈개그콘서트〉 '니글니글', '후궁뎐' 등에서 활약한 이상훈은 체중이 급격히 늘어나면서 95kg에 육박했다. 개그맨이 되기 전에 물리치료사로 일했기 때문에 남들보다 몸에 대해 알고 있는 편이었는데, 스스로 혈관질환 등 건강에 심각한 위기감을 느끼면서 운동을 시작하게 되었다. 8주간의 기적 프로그램을 마친 후 "내가 살아오면서 이렇게 몸 좋은 적이 있었던가?"라고 스스로 감탄할 정도로 건강한 몸으로 탈바꿈했다. 목표를 이루어낸 자신에게도 뿌듯한 마음이 들었다는 이상훈의 건강전선은 이제 이상 無! '진짜 몸'이 좋은 남자로 거듭나게 되었다.

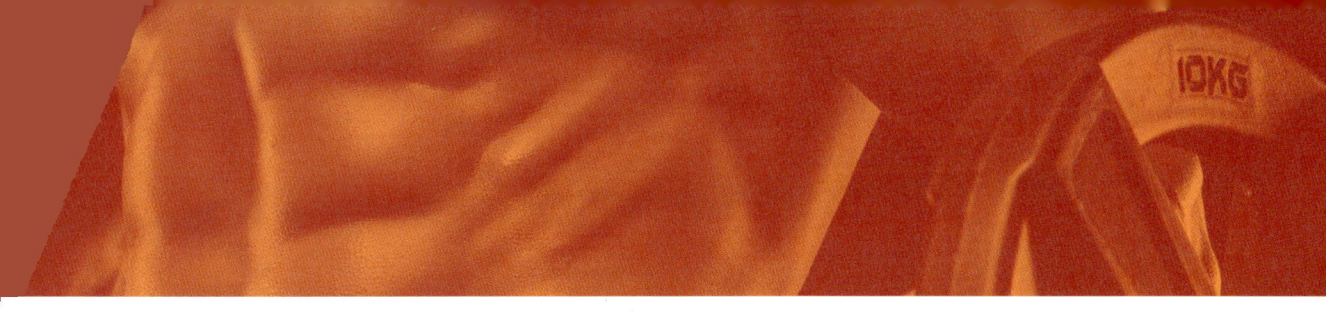

급격하게 늘어난 체중과 심각한 내장지방

불규칙한 식습관과 음주와 간식 등으로 인해 체중이 급격히 늘었다. 특히 내장지방이 심각한 수준에 이르러 이를 줄이는 것이 시급했다. 운동을 통해서 살을 빼는 것보다도 건강한 몸을 만드는 데 집중했다.

몸의 변화를 사진으로 기록

체중과 체지방의 변화를 확인하면서 목표의식이 더 뚜렷해지고 더 열심히 하고 싶어졌다. 특히 중간에 몸이 변하는 과정을 조명기 트레이너가 수시로 사진을 찍어서 확인시켜주었다. 처음에는 잘 못 느꼈는데 지방이 빠지면서 얼굴도 몸도 잘생겨지는 나를 보면서 점점 욕심이 생겨 더 열심히 했다. 운동을 시작하는 남자들은 나처럼 사진을 자주 찍어서 비교하는 방법이 많은 도움이 될 것 같다. 그리고 자신과의 약속을 두 달만 지키면 충분히 원하는 몸과 건강까지 얻을 수 있다. 누구나 할 수 있다. 도전해보라!

조명기 트레이너의 진단

내장지방을 줄이기 위해 이상훈에게 내린 특단의 운동법은 플랭크 동작이다.
숙제로 내주면서 집에서까지 시켰던 운동이 바로 플랭크이다.
플랭크는 코어(몸의 중심) 속 근육을 발달시키는 데 많은 도움을 주는 운동이다.

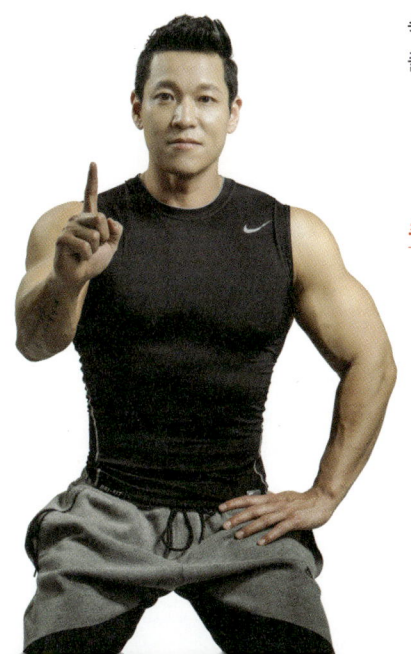

추천 운동

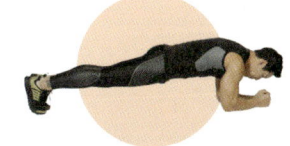

엘보우 플랭크

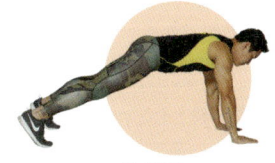

암 워킹

체중 감량, 근육량 증가를 도와주는
8주 식단표

보기 좋은 몸? NO! 건강한 몸이 먼저다!

흔히 운동을 하는 이유 중에는 보기 좋은 몸을 가장 큰 목표로 삼는 분들이 많은데, 사실 보기 좋은 몸이 되기 위해서는 먼저 건강한 몸이 되어야 한다. 굶거나 닭가슴살만 먹는다고, 또는 하루 종일 운동만 한다고 살이 빠지고 근육질 몸매가 되는 것은 아니다. 또한 체중 관리를 한다고 아예 먹지 않으면 스트레스도 심하고 몸에도 좋지 않다. 건강한 다이어트를 위해서는 체중 감량에 좋은 음식을 가려 먹는 것이 좋다. 탄수화물은 쌀밥 대신 잡곡밥과 현미밥을 먹고, 한 번에 많이 먹기보다는 하루 5끼 이상 수시로 섭취해 공복감을 느끼지 않도록 유지하는 것이 좋다. 무엇이든 조금씩 절제하면서 섭취하는 것이 가장 중요하다. 식단의 기본 법칙은 '탄수화물:단백질:지방=3:6:1'로, 하루 물 3L 이상 마시기, 과일 챙겨 먹기도 빼놓지 않아야 한다.

지방은 줄이고 근육은 키우는 식단표

참가자들에게 제시했던 표준 식단이다. 개인별로 그때그때 개선된 식단을 제안하기도 했다.

요일	식단
아침	사과 1개, 종합비타민(하루 중 아무 때나 섭취 가능)
간식	고구마 1개(100g), 아메리카노, 방울토마토 10개
점심	닭가슴살 한 조각(100g) 또는 고등어 한 마리, 현미밥(일반식 : 저지방 저염분)
간식	삶은 달걀 2~3개(노른자는 1~2개만), 아몬드 10알 미만
저녁	현미밥, 반찬(두부, 콩, 브로콜리, 등푸른 생선, 소고기 앞다리살 등) 찌개보다는 국(미역국, 북어국, 콩나물국 등), 반찬을 섭취할 것!
간식	닭가슴살 한 조각(100g) 또는 삶은 달걀 2개, 방울토마토 10~20개
운동 30분 전	아메리카노
운동 직후	포도주스

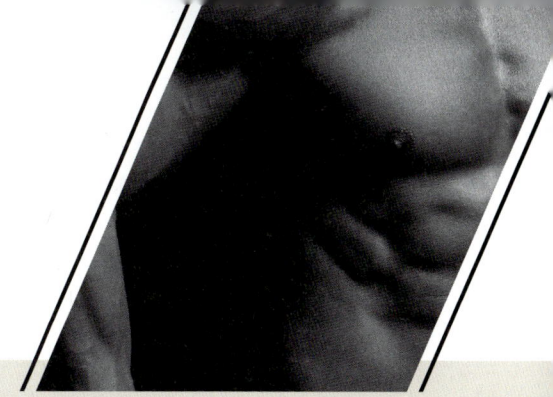

* 한 끼 섭취량 기준

영양소	음식 종류 및 섭취량	먹는 방법
탄수화물	• 바나나 1개 • 현미밥 2/3공기 • 감자 1개 / 고구마 1개 • 호밀식빵, 호밀빵(버터, 설탕 무첨가 제품) 1조각 • 떡(절편 등 당도가 들어 있지 않는 제품) 4조각	매일 두 가지만 선택해서 아침, 점심에 하나씩 나누어 섭취
단백질	• 달걀 2개 • 닭가슴살 한 조각(100g) / 참치 캔, 연어 캔 100g(기름 제거 후 섭취 가능) • 두부 반 모(드레싱 섭취 불가) • 데친 오징어 한 마리 • 생연어, 연어구이, 무염 생선 등 100g (소금으로 절이지 않은 제품만 섭취 가능) • 소고기 등심 100g • 돼지고기 기름 없는 부분(삶은 고기만 섭취 가능) 100g	매일 세 가지만 선택해서 아침, 점심에 탄수화물과 함께 섭취(단, 저녁은 단백질만 섭취!)
간식	• 아몬드 등 견과류 8알 • 배, 수박, 자몽, 키위, 방울토마토 등 당도가 낮은 과일 100g(말린 과일, 말린 고구마 등 당도를 함축시킨 식품은 섭취하지 말 것!) • 아메리카노(시럽 첨가하지 않음) • 요거트(저지방은 실제로 단당류 함량이 높으므로 일반 요거트에 과일 등 견과류 첨가해서 섭취) • 채소는 생으로 작게 썰어서 하루 100g씩 수시로 먹는다.	매일 두 가지만 선택해서 아침과 점심 사이에 한 번, 점심과 저녁 사이에 한 번 섭취(자는 시간이 너무 늦어지거나 스케줄이 엉키는 날에는 저녁에 자기 전에 한 가지만 추가 섭취 가능!)

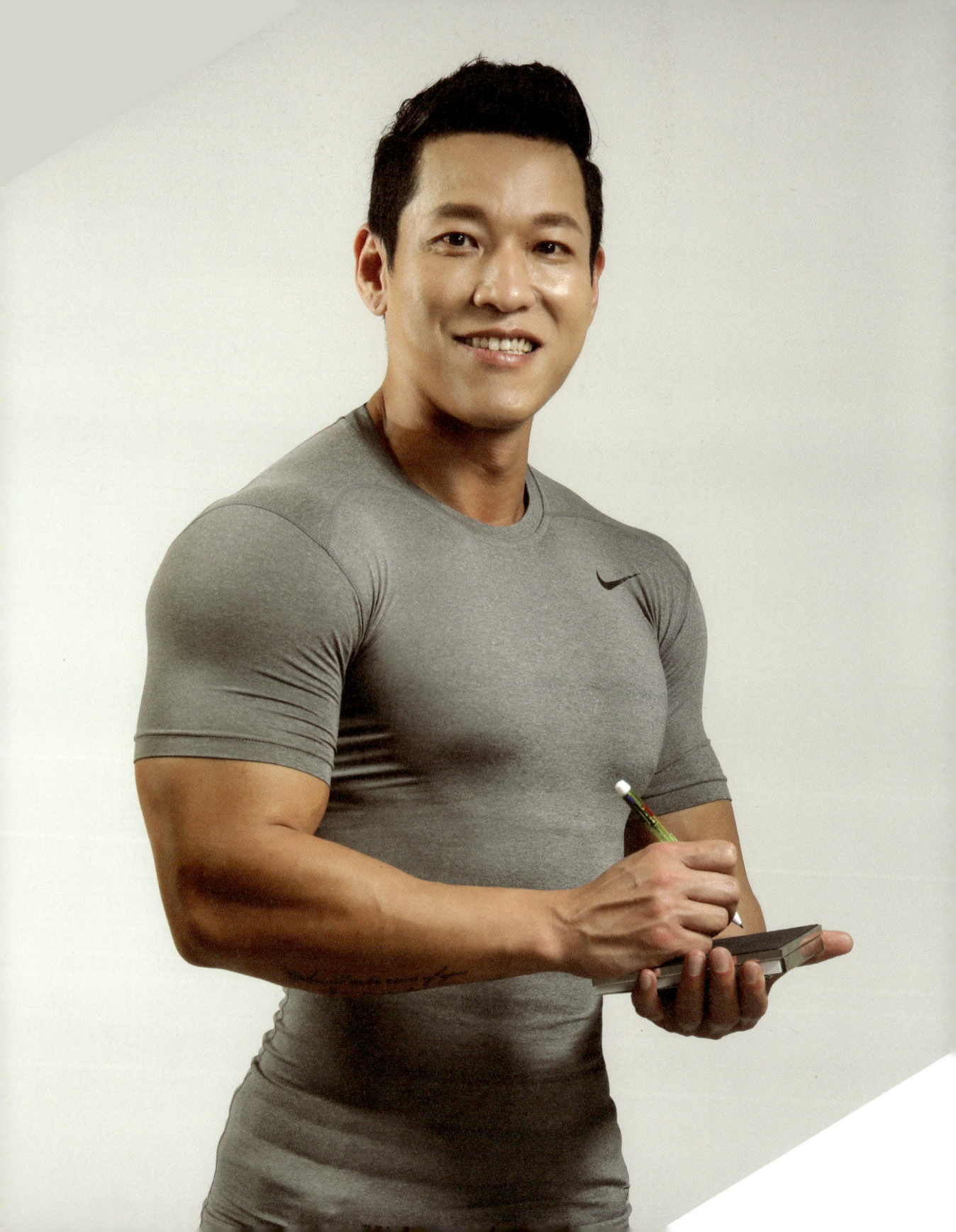

운동 효과를 극대화하는
식생활 팁

1 수분은 따뜻하게 섭취할 것
차가운 수분은 체온을 떨어뜨려 지방연소를 방해한다. 따뜻하게 마시는 것이 좋다.

2 매 식사 시 수분이 많이 함유된 채소와 같이 섭취할 것
야채는 식이섬유소로서 포만감이 많아서 식사량 조절에 도움이 된다. 특히 음식에 수분이 많이 포함돼 있으면 포만감을 증가시키고 식후에 음식 섭취량을 감소시키는 효과가 있는데, 삶거나 끓이는 조리법으로 야채와 수분 함량을 높이면 좋다.

3 중국음식, 술은 절대 금지!
중국음식은 기름지고 당분도 많이 포함되어 있어 다이어트에는 피해야 할 음식이다. 술은 더더욱 당연. 술은 칼로리가 비교적 높은데다가 식욕 촉진 효과가 크기 때문에 평상시보다 함께 먹는 음식의 섭취량이 증가한다.

4 쌀밥이 아닌 현미밥
현미밥은 탄수화물의 비율이 낮아 체내에 쌓이는 지방의 양이 적으므로 다이어트에 도움이 된다.

5 운동 중 물을 많이 섭취할 것(2~3L 이상 섭취) / 탄산음료 섭취 금지
하루 2~3L 이상 섭취하되 수시로 조금씩 마시는 방법이 좋다. 차로 마셔도 되고 다양하게 마시면 된다. 몸 안의 노폐물이 제거되어야 효과적인 다이어트를 할 수 있는데 노폐물을 운반, 배출하기 위해서도 물 섭취가 꼭 필요하다. 체지방 감량 효과도 있으므로 물만 꾸준히 잘 섭취해도 다이어트 효과가 있다.

6 비타민 영양제, 오메가 3 등 영양제를 꼭 섭취
체중을 감량하는 데 너무 집중하다 보면 건강을 해칠 수도 있다. 따라서 균형 잡힌 영양 섭취가 중요하며, 특히 체내에서 합성되지 않는 비타민 등 영양제 섭취가 도움이 된다.

7 간식은 끼니 중간에 공복상태가 생기지 않게 챙기기
공복 상태가 지나치면 폭식을 하게 되기 쉽다. 따라서 중간중간 조금씩 간식을 먹는 것이 좋은데 삶은 달걀, 아몬드 10알 정도 등 에너지 밀도가 낮은 음식을 섭취하면 공복감도 줄이고 칼로리도 낮출 수 있다.

8 쌀밥, 면, 빵 등 탄수화물 식품은 섭취 금지
탄수화물이 많이 함유된 빵, 과자, 면, 쌀밥 등은 지방 합성을 촉진해 다이어트뿐만 아니라 건강을 위해서라도 피하는 것이 좋다.

8주간의 기적 성공 법칙

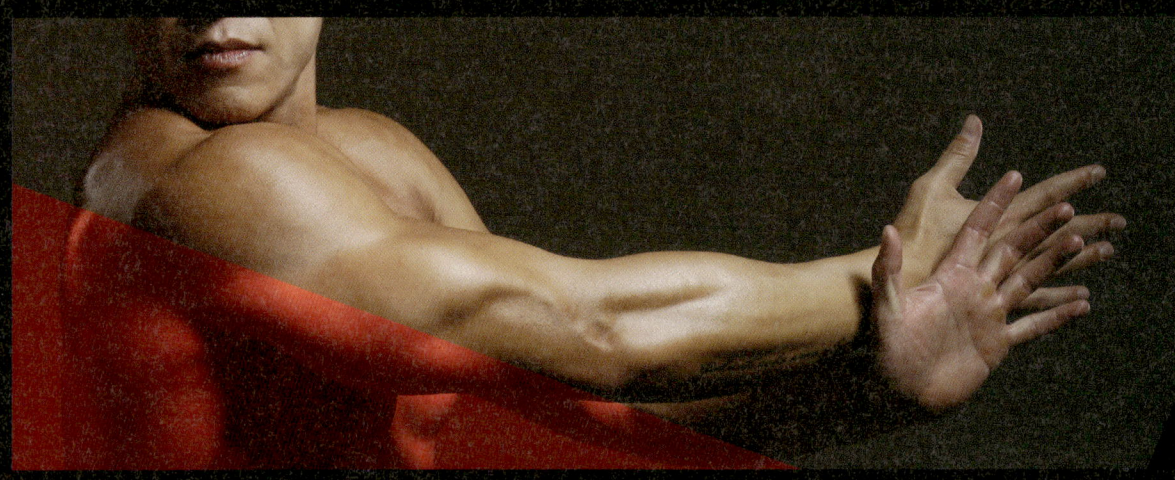

누구도 방해할 수 없는 강한 마음가짐

8주간의 기적을 성공하기 위한 첫 번째 필수 요소는 '마음가짐'이다.
8주간의 기적은, 8주 동안 본인의 몸 상태에 적합한 운동을 통해 최상의 컨디션을 만들고, 그것을 지속시키는 데 그 목적이 있다. 많은 다이어트 프로그램이나 운동이 그렇듯, 처음 시작할 때는 열정이 넘치지만 시간이 지날수록 그 의지는 무뎌지기 쉽다.
따라서 가장 중요한 첫 번째는 바로 본인의 마음가짐이다. 이를 위해 그동안 8주간의 기적 프로그램 참여자들은 운동 계약서를 작성하고 시작했다. 독자 여러분도 마음을 다진다는 의미에서 자신과의 계약서를 작성해보기를 권한다.

하루 30분씩 8주를 지속할 수 있는 성실함

8주간의 기적은 데일리 준비 운동과 부위별 운동으로 실시된다. 데일리 운동은 매일 매일 운동을 실시해서 몸이 운동형으로 바뀌게 되는 데 걸리는 시간을 최소화시키는 데 그 목적이 있다. 헬스클럽을 가지 못했더라도, 스케줄이 바빠서 운동을 빼먹었어도, 집에서 손쉽게 할 수 있는 운동을 8주 동안 꾸준히 실시하고 이것이 몸에 배어 습관이 되어야 된다.

정확한 목표를 설정하라

자신이 실현할 수 없는 목표를 설정해 놓게 된다면, 운동에 대한 부정적인 시각이 강해져서 지속적으로 운동을 실시하기 힘들어지는 경우가 많다. 8주 동안 본인이 어느 정도 몸 상태가 될 것인지, 정확히 판단하고 본인 체력에 맞는 운동법을 실시하는 것이 무엇보다 중요하다.

8주간의 기적 서약서

나 (_____)는 오늘부터 아래의 내용을 반드시 지킬 것을 약속합니다.

1. 운동을 2일 이상 하지 않았을 때에는 중도포기로 간주한다.
2. 8주간 조명기 트레이너가 알려주는 운동법과 식단을 지키기 위해 노력한다.
3. 8주 후에도 운동, 식단 관리를 꾸준히 하여 요요 현상을 막는다.
4. 운동 사진을 수시로 찍어 몸매의 변화를 관찰한다.
5. 힘들어도 욕하거나 포기하지 않는다.
6. 식단을 어겼을 시에는 반드시 유산소 운동을 실시한다.

시작일 :
현재 체중 / 허리둘레 :
목표 체중 / 허리둘레 :

성명 :　　　　　　　　(서명)

내 몸 상태 진단하기

목표를 수치화하라

8주간의 기적 프로그램을 성공시키기 위해서는 자기 자신의 몸을 정확히 아는 것부터 시작해야 한다. 자신의 현재 몸 상태를 알아야 문제점을 정확히 짚어내고 그에 대한 해결책을 찾을 수 있다.

헬스클럽에 등록해도 제일 먼저 하는 일이지만, 8주간의 기적을 진행하기 위해서도 제일 처음 체성분 검사를 해본다. 체성분 검사 결과에 따라서 절망의 한숨을 내쉴 수도, 안도의 한숨을 내쉴 수도 있을 것이다. 하지만 절망할 필요는 없다. 현재의 결과에서 변화하기 위해 시작한 만큼 앞으로 달라질 수치에 대한 희망이 원동력이 되어줄 것이다.

체질량지수 계산하기

자신을 아는 첫 번째, 바로 체질량지수 산출부터 시작하자. 비만을 평가하는 가장 보편적인 방법으로 체중을 신장의 제곱으로 나눈 값을 체질량지수라고 한다. 건강에 대한 위험을 상대적으로 잘 반영해주기 때문에 가장 많이 사용하는 방법이다.

먼저 체중과 신장을 정확히 측정해야 한다. 체중은 8시간 금식 후 소변을 본 후가 가장 정확하므로 아침에 측정하는 것이 좋다. 신장은 머리, 등, 엉덩이를 벽에 붙이고 호흡을 깊게 들이마신 상태에서 측정한다. 이때 체중과 신장은 소수점 한 자리까지 측정한다. 체질량지수를 계산하는 공식은 이렇다.

$$\text{체질량지수} = \frac{\text{체중(kg)}}{\text{키(m)} \times \text{키(m)}}$$

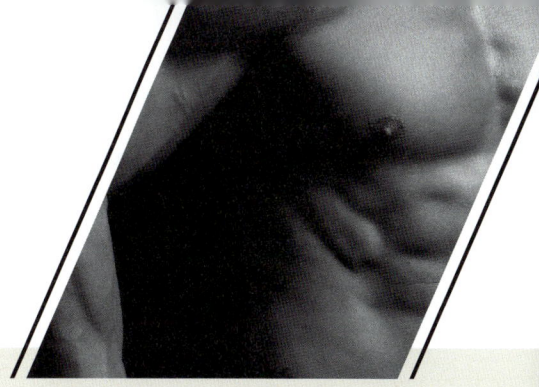

18.5 미만	저체중
18.5 ~ 22.9	정상
23 ~ 24.9	과체중
25 ~ 30	경도 비만
30 ~ 35	중증도 비만
35 이상	고도 비만

예를 들어 체중이 75kg이고 신장이 170cm인 경우, 계산은 75를 1.7 제곱으로 나누면 된다. 수치가 나왔다면 왼쪽 표를 보고, 나는 지금 어떤 상태인지 진단해보자.

체질량지수가 25를 넘으면 비만과 관련되는 각종 질환들이 2배 정도 증가하며, 이에 따른 사망률도 증가한다. 현대를 살아가는 우리는 운동부족과 열량은 높으나 영양은 부족한 식사의 변화로 비만 위험 속에 살아가는 경우가 많다. 특히 우리나라 사람들의 특성 중 하나가 몸에 좋다면 그것만 집중적으로 먹는 경향이 있는데, 이 때문에 오히려 특정 영양성분이 과공급되고 다른 영양성분이 부족해진다.

건강을 위해 가장 중요한 것은 필요한 영양성분들을 균형 있게 공급해주는 식단과 꾸준한 운동 그리고 적절한 스트레스 관리와 휴식이 필요하다.

* 체질량지수로 비만을 진단할 수 없는 경우

보디빌더나 운동선수와 같이 상대적으로 근육량이 많은 사람, 성장기 어린이나 노인, 임산부, 수유 중인 여성, 정확한 신장을 측정할 수 없는 척추질환자, 허리둘레를 이용한 복부비만의 경우는 체질량지수로 비만을 정확하게 진단하기 어렵다.

허리둘레 측정하기

아래의 방법들을 참고로 하여 허리둘레를 재보자. 남자는 90cm 이상, 여자는 85cm 이상이면 비만임을 기억해두자.

- 양발을 30cm 정도 벌려 편하게 숨을 내쉰 상태에서 측정
- 골반의 가장 높은 부분과 갈비뼈 가장 낮은 부분의 중간 위치에서 측정
- 줄자가 피부를 누르지 않을 정도에서 0.1cm까지 측정
- 복부가 겹쳐지는 경우는 똑바로 서서 피하지방을 들어 올려 측정

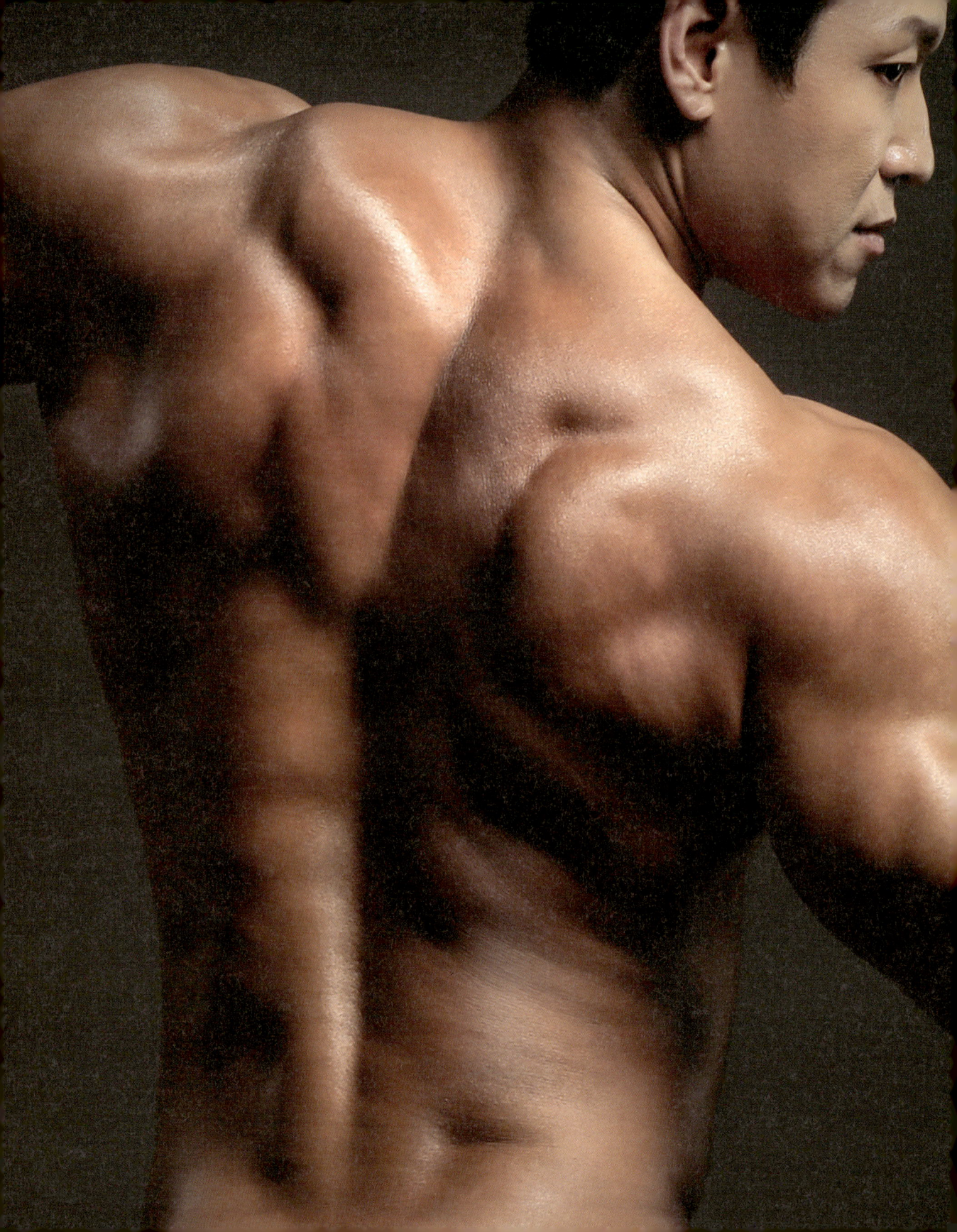

2

맨몸 준비운동

WARMING UP

어깨 로테이션
SHOULDER ROTATION

준비운동 순서	운동횟수	
수평으로 덤벨 쥐기 + 수직으로 덤벨 쥐기 + 머리 위로 올리기	한 동작당 20회	2~3세트

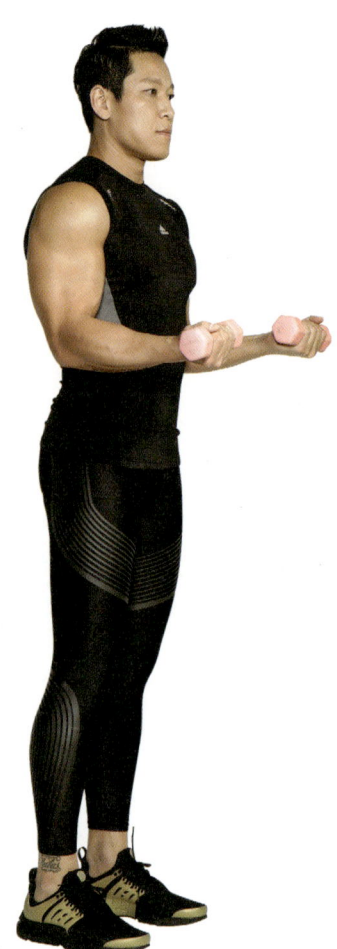

1 손바닥을 위로 하여 덤벨을 쥐고(언더그립) 팔꿈치를 직각으로 굽힌다.

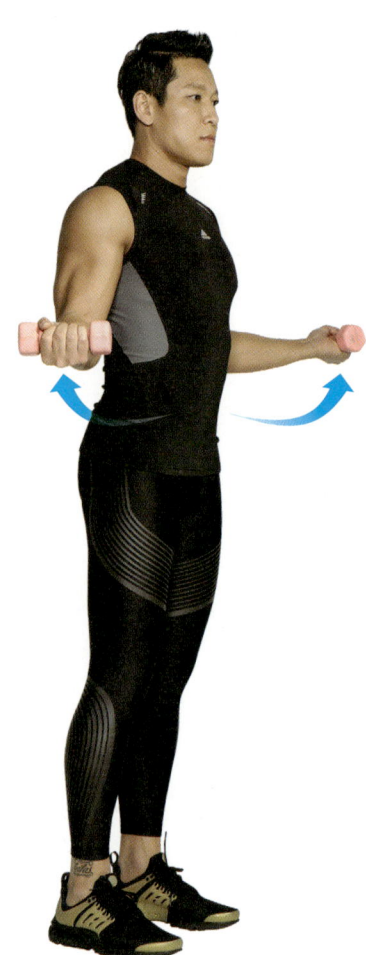

2 겨드랑이를 붙인 채로 양팔을 양쪽으로 벌린다. 이때 팔뚝 바깥쪽 근육이 당기는 느낌이 든다.

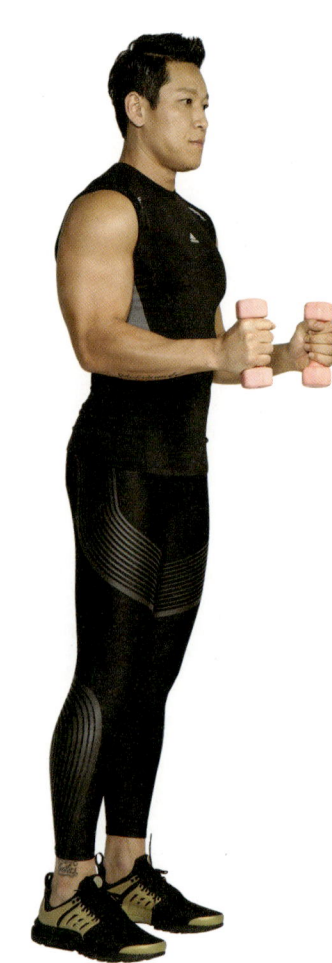

3 덤벨을 세로로 세워서 쥐고 팔꿈치를 직각으로 굽힌다.

운동효과
① 어깨, 가슴 운동 전에 실시하면 효과를 높일 수 있다.
② 뭉친 근육을 풀어주어 부상을 막는다.

운동부위
어깨
가슴

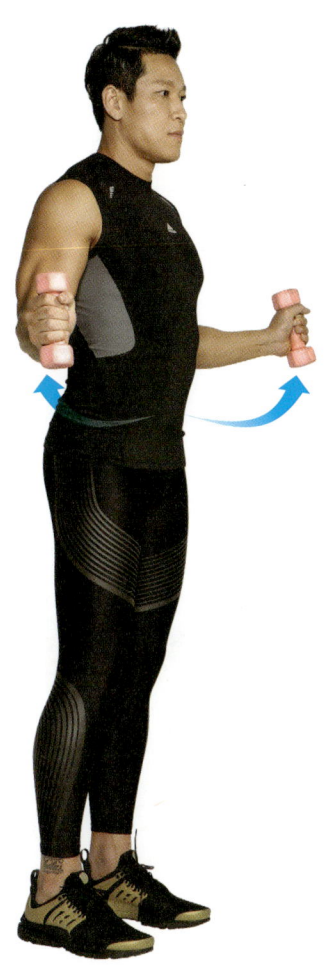

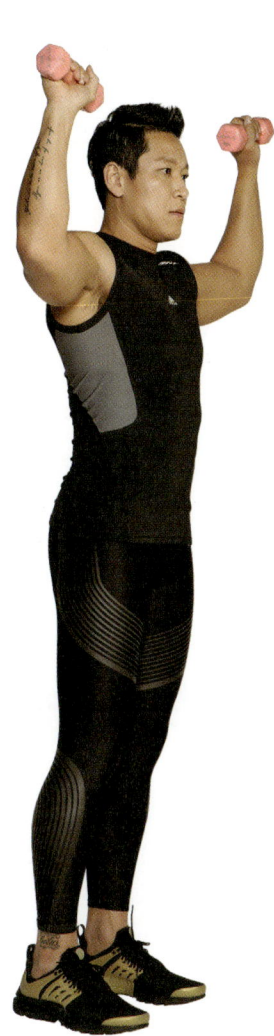

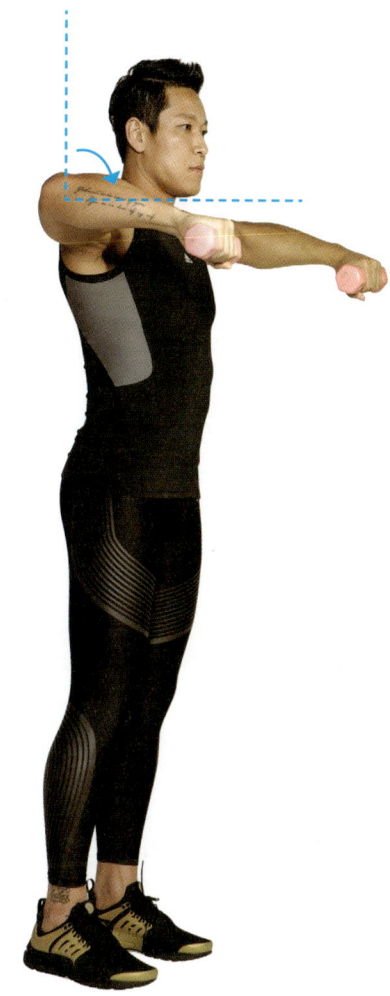

4 겨드랑이를 붙인 채로 양팔을 양쪽으로 벌린다. 이때 팔뚝 바깥쪽 근육이 당기는 느낌을 받는다.

5 덤벨을 쥔 두 손을 머리 위로 들어 팔꿈치를 직각으로 굽힌다.

6 양팔을 어깨높이로 내린다. 1~6을 자연스럽게 이어서 실시한다.

버피테스트
1단계
BURPEE TEST

준비운동 순서 벤치 짚고 버피테스트

운동횟수 1세트당 15회 | 3세트

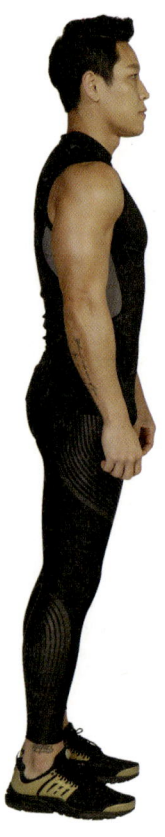

1 벤치 앞에 양쪽 다리를 어깨너비로 벌리고 선다.

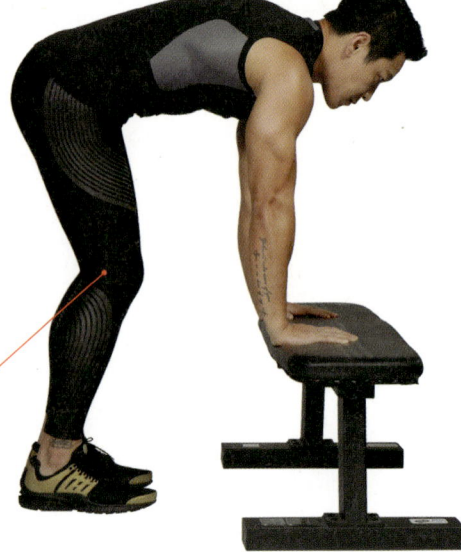

2 허리를 숙여 두 손은 벤치 위를 짚고 무릎은 살짝 굽힌다.

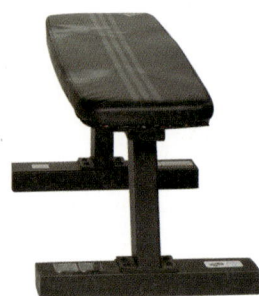

POINT 무릎을 구부려 점프 준비 자세를 취한다.

운동효과
① 심폐지구력을 향상시킬 수 있다.
② 전신 근력 강화에 효과적이다.

운동부위
전신

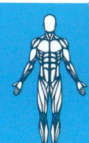

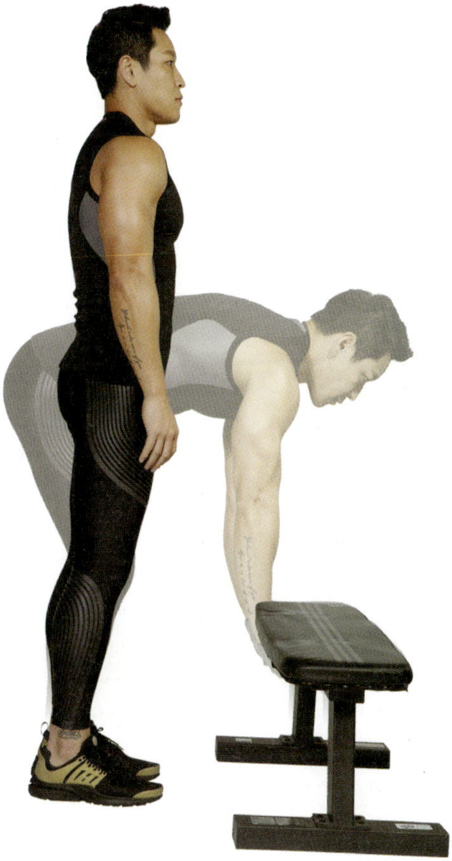

4 양쪽 다리를 동시에 점프하여 몸 쪽으로 무릎을 끌어 당긴다. 상체를 일으킨다.

3 손바닥을 벤치에 단단히 밀착한 채 하반신만 점프하며 양쪽 다리를 동시에 뒤로 쭉 뻗는다.

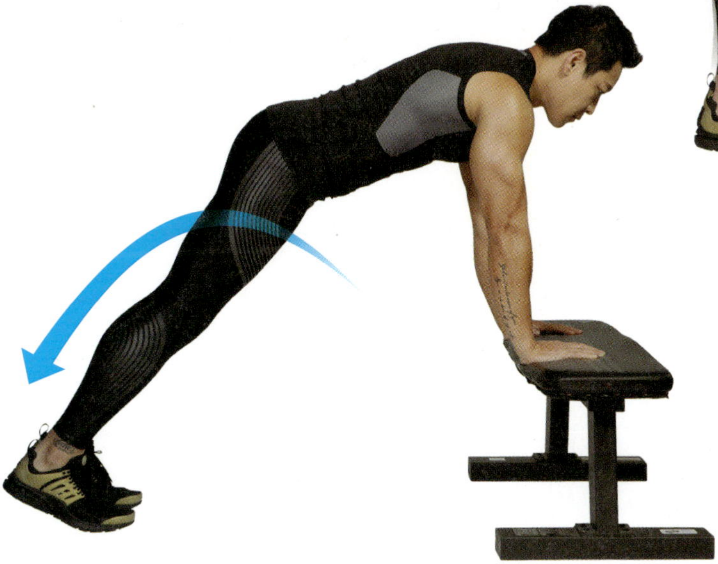

버피테스트 2단계
BURPEE TEST

준비운동 순서
벤치 짚고 버피테스트 + 제자리 점프

운동횟수
1세트당 15회 | 3세트

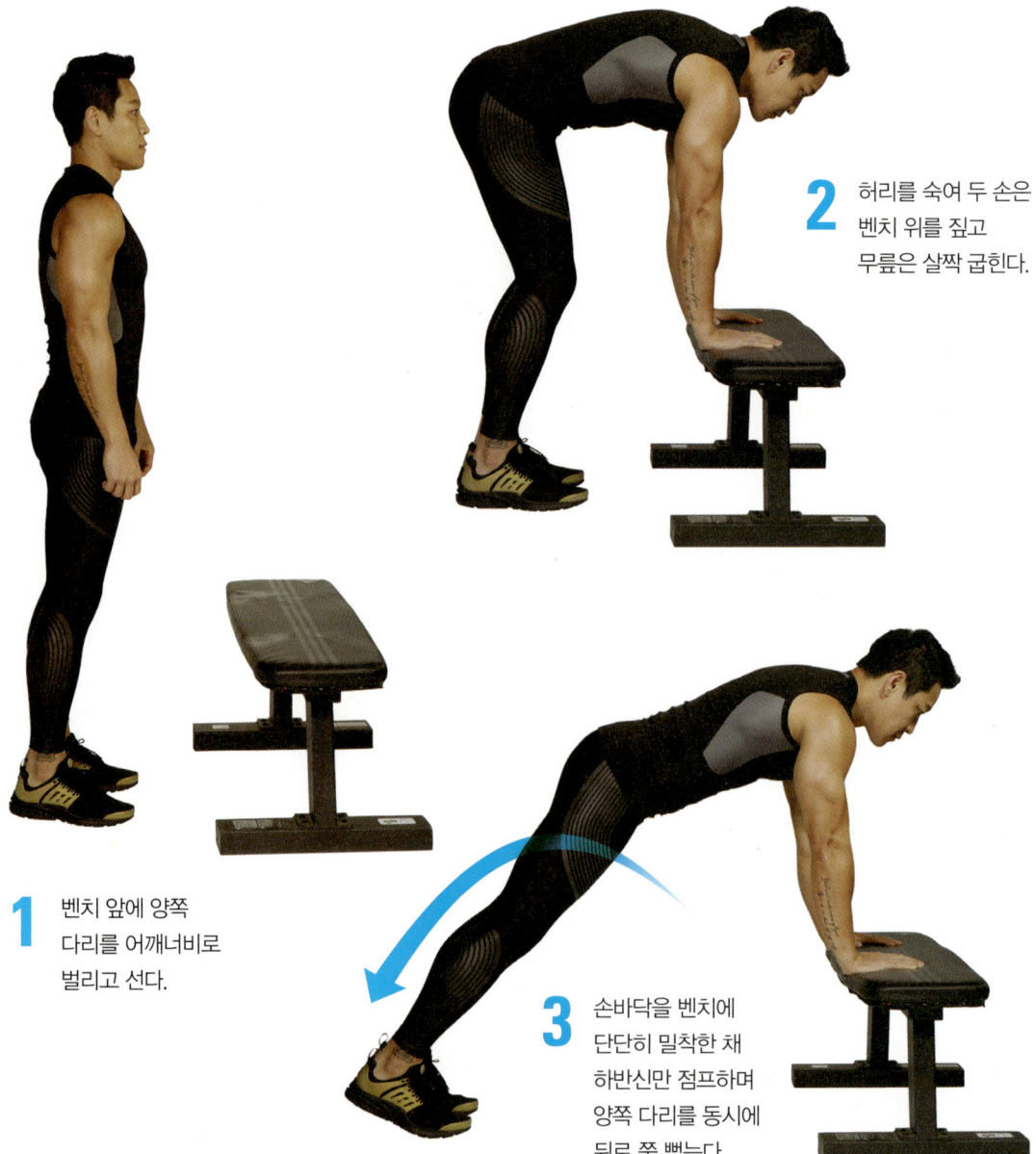

1 벤치 앞에 양쪽 다리를 어깨너비로 벌리고 선다.

2 허리를 숙여 두 손은 벤치 위를 짚고 무릎은 살짝 굽힌다.

3 손바닥을 벤치에 단단히 밀착한 채 하반신만 점프하며 양쪽 다리를 동시에 뒤로 쭉 뻗는다.

운동효과	운동부위
❶ 심폐지구력을 향상시킬 수 있다. ❷ 전신 근력 강화에 효과적이다.	전신 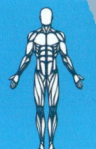

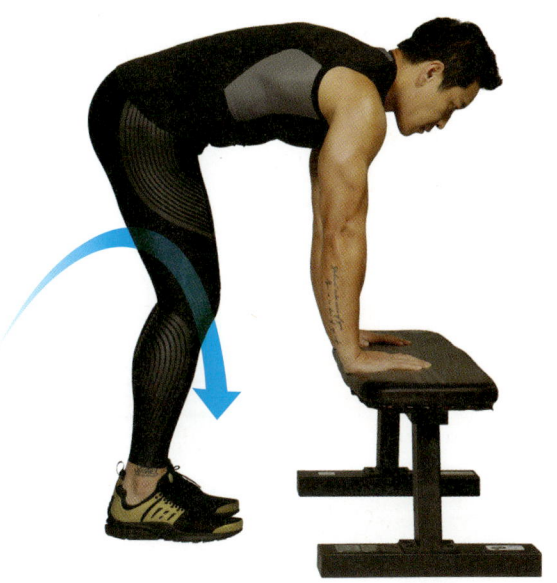

4 양쪽 다리를 동시에 점프하여 몸 쪽으로 끌어당긴다.

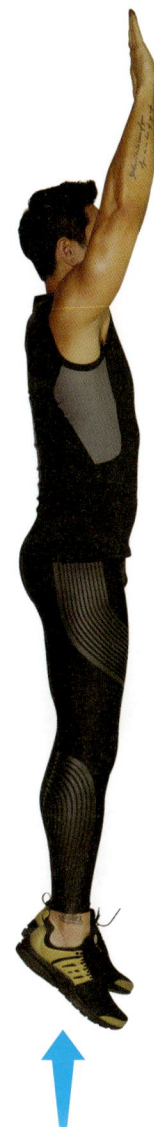

5 양손을 머리 위로 들며 제자리에서 점프한다. 이때 높게 뛰지 않고 양발을 지면에서 떨어뜨린다는 느낌으로 뛴다.

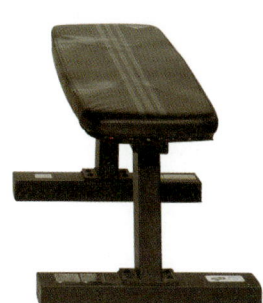

버피테스트
3단계
BURPEE TEST

준비운동 순서	운동횟수
벤치 짚고 버피테스트 + 안쪽 킥	1세트당 15회 / 3세트

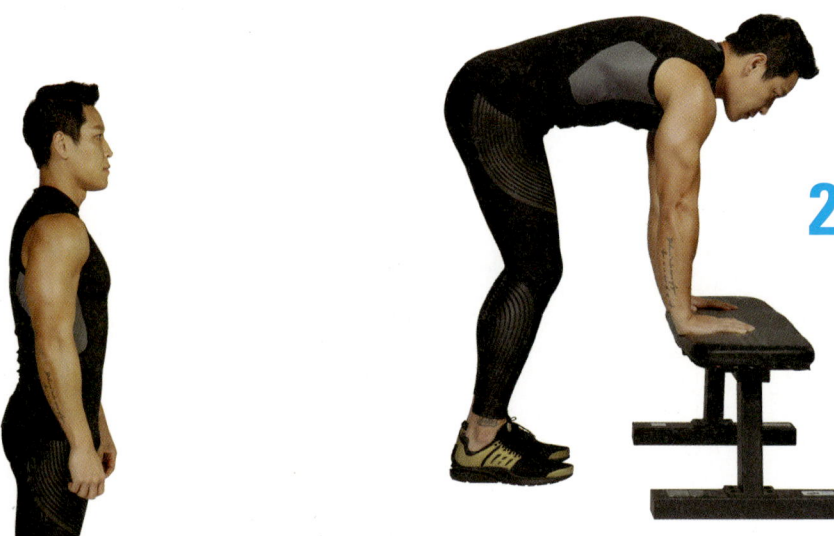

2 허리를 숙여 두 손은 벤치 위를 짚고 무릎은 살짝 굽힌다.

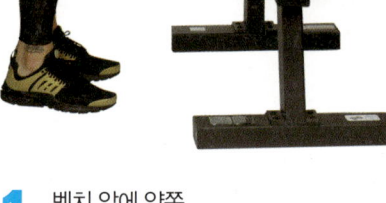

1 벤치 앞에 양쪽 다리를 어깨너비로 벌리고 선다.

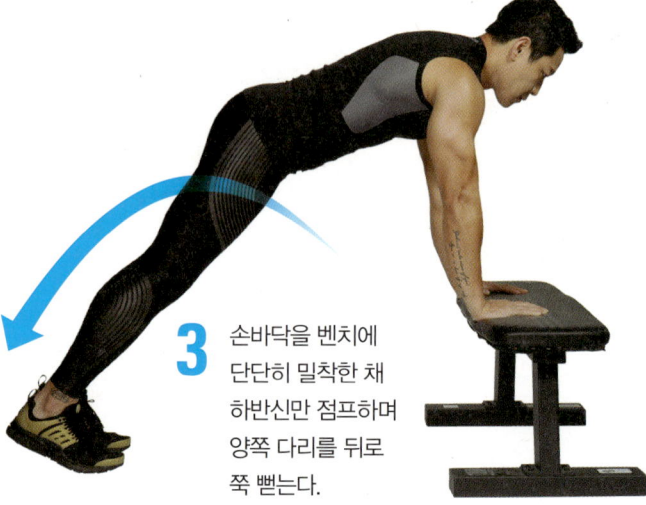

3 손바닥을 벤치에 단단히 밀착한 채 하반신만 점프하며 양쪽 다리를 뒤로 쭉 뻗는다.

운동효과
① 안쪽 킥 동작을 추가하여 운동 강도를 높인다.
② 복부 및 코어 근육 강화에 도움이 된다.

운동부위
전신

4 왼쪽 무릎을 구부려서 오른쪽 팔꿈치로 보낸다.

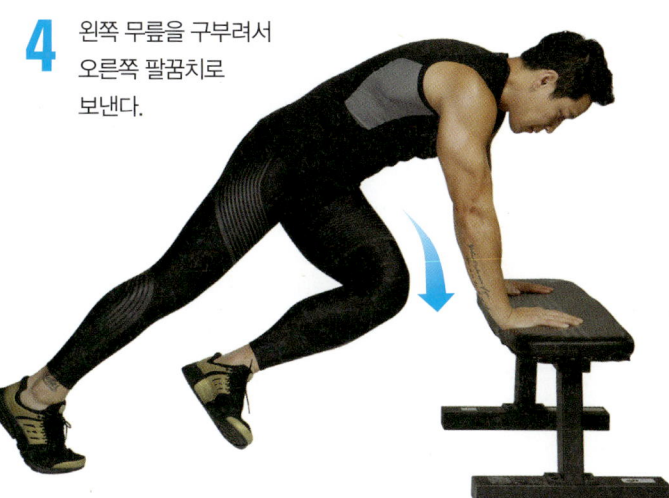

6 양쪽 다리를 동시에 점프하여 몸 쪽으로 무릎을 끌어 당긴다. 상체를 일으킨다.

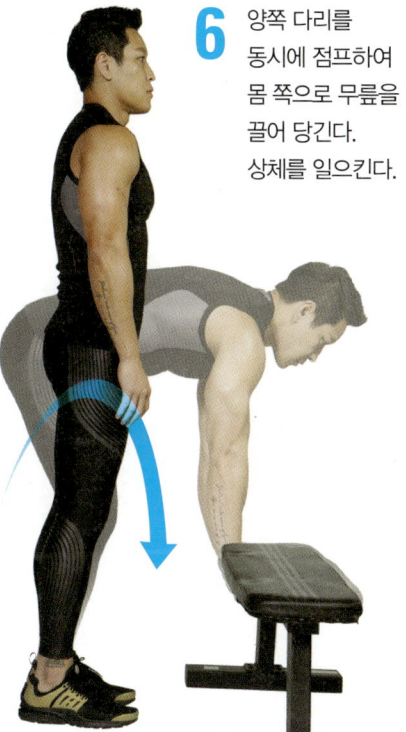

5 오른쪽 무릎도 동일한 방법으로 실시한다.

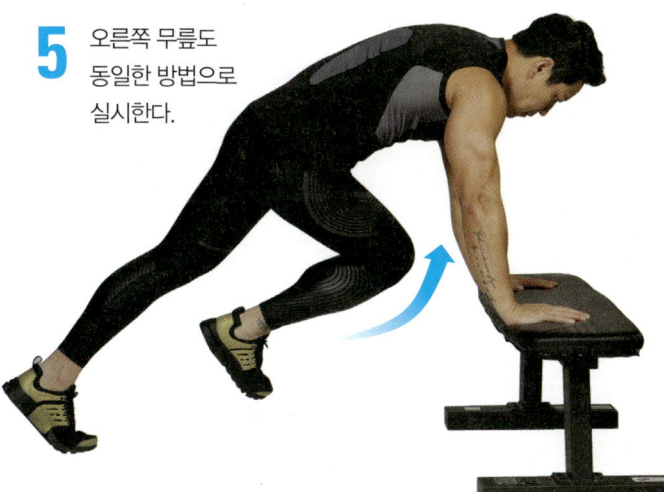

버피테스트
4단계
BURPEE TEST

준비운동 순서
벤치 짚고 버피테스트
＋ 바깥쪽 킥

운동횟수
1세트당 15회 | 3세트

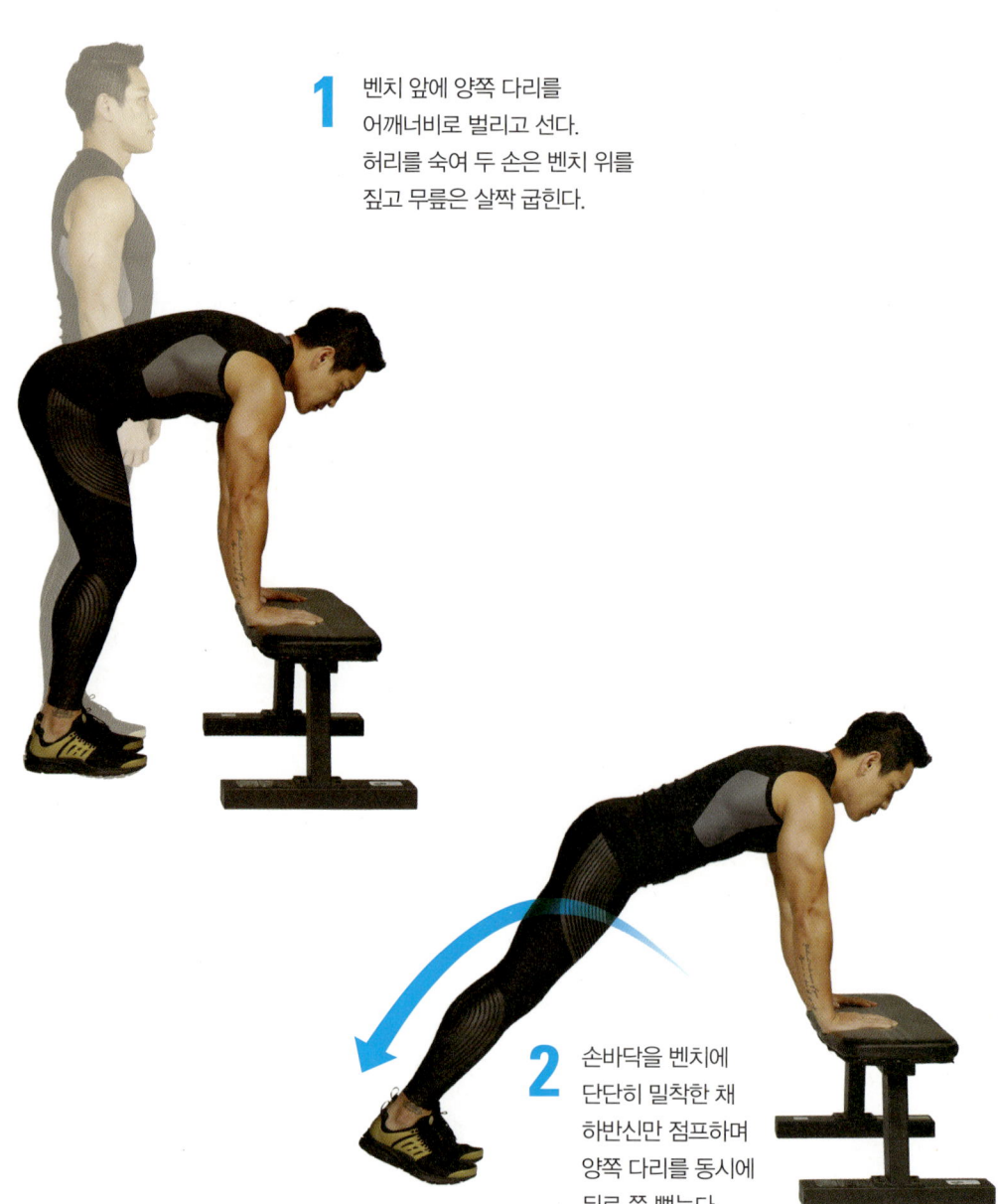

1 벤치 앞에 양쪽 다리를 어깨너비로 벌리고 선다. 허리를 숙여 두 손은 벤치 위를 짚고 무릎은 살짝 굽힌다.

2 손바닥을 벤치에 단단히 밀착한 채 하반신만 점프하며 양쪽 다리를 동시에 뒤로 쭉 뻗는다.

운동효과

① 상체, 하체를 골고루 발달시켜 밸런스를 맞춘다.
② 바깥쪽 킥 동작을 추가하여 옆구리 근육을 강화시킨다.

운동부위
전신

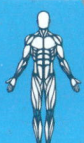

3 오른쪽 무릎을 구부려서 같은 쪽 팔꿈치 방향으로 보낸다.

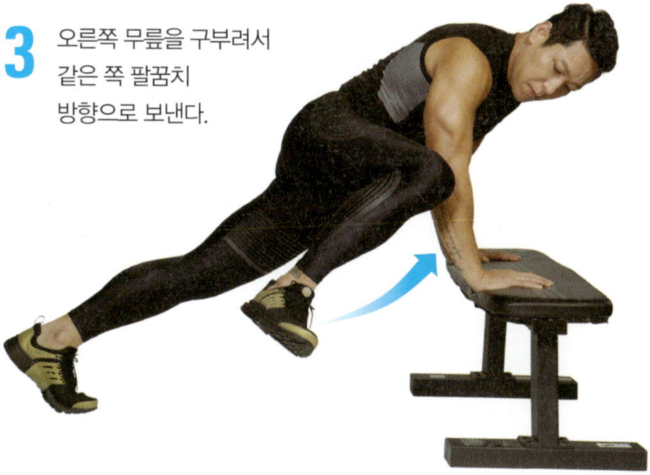

5 양쪽 다리를 동시에 점프하여 몸 쪽으로 무릎을 끌어 당긴다. 상체를 일으킨다.

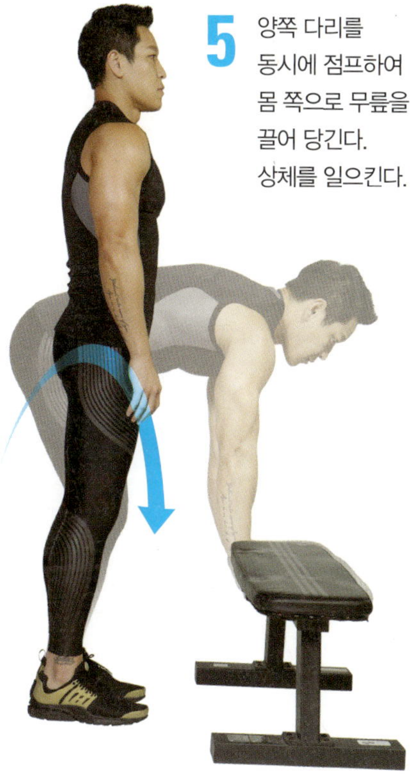

4 왼쪽 무릎도 동일한 방법으로 실시한다.

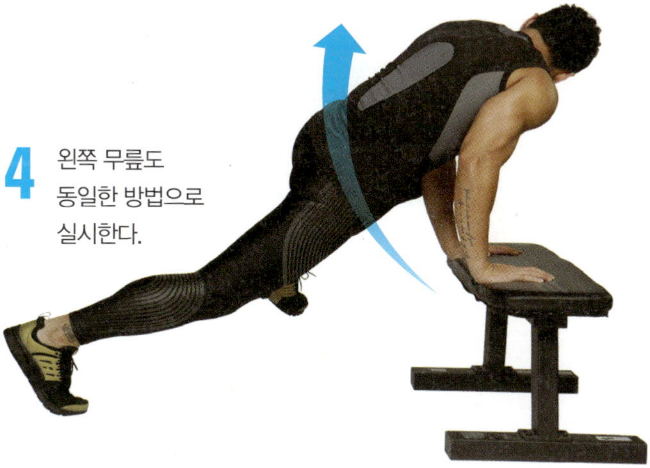

버피테스트
5단계
BURPEE TEST

준비운동 순서
벤치 짚고 버피테스트
＋ 바깥쪽 킥 ＋ 스쿼트

운동횟수
1세트당 15회 | 3세트

1 64쪽의 버피테스트 **1, 2** 동작을 실시한다.

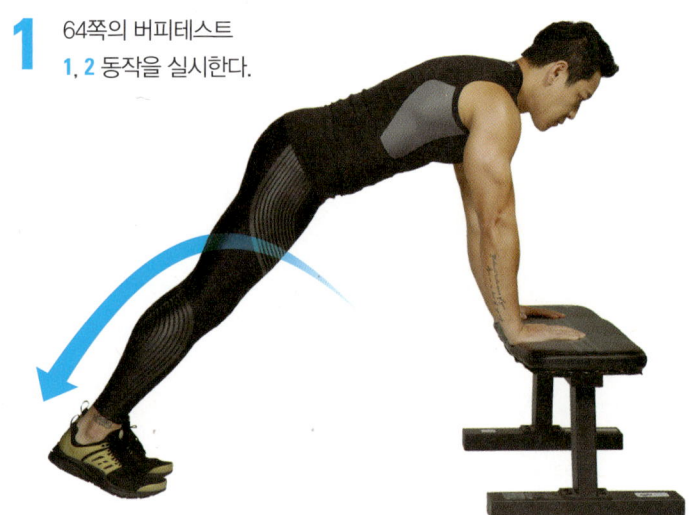

2 오른쪽 무릎을 구부려서 같은 쪽 팔꿈치 방향으로 보낸다.
왼쪽 무릎도 동일한 방법으로 실시한다.

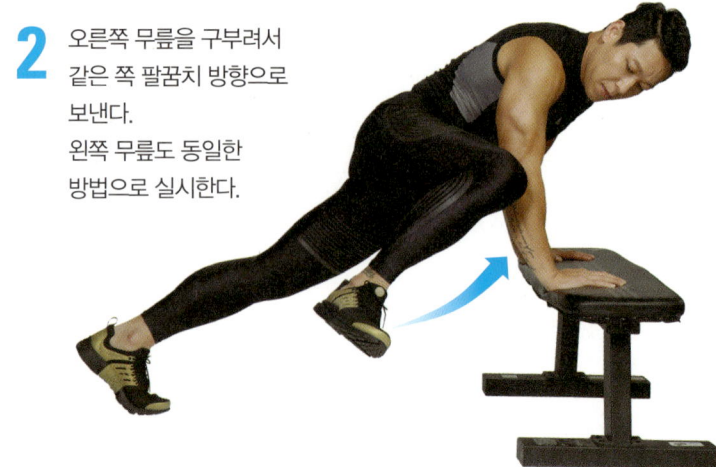

운동효과	운동부위
❶ 운동 강도를 높여 더욱 단단한 근육을 얻는다. ❷ 스쿼트 동작을 추가하여 엉덩이, 허벅지 근육을 강화시킨다.	전신

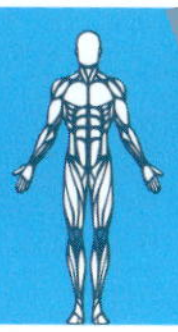

3 양쪽 다리를 동시에 점프하여 몸 쪽으로 무릎을 끌어 당긴다. 상체를 일으킨다.

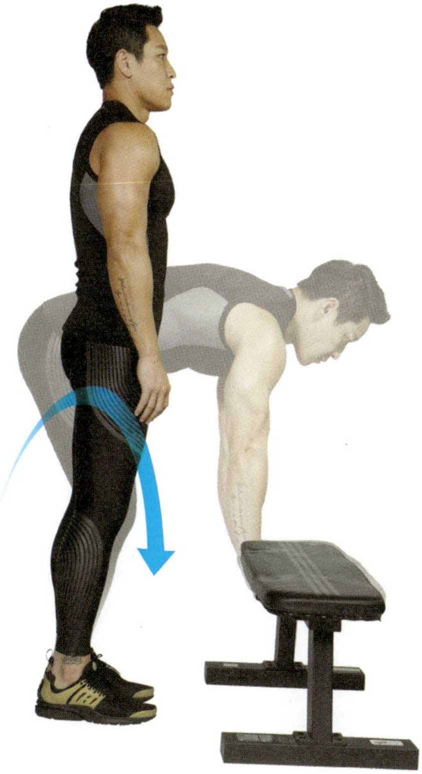

4 일어난 상태에서 그대로 스쿼트 동작을 실시하며 마무리한다.

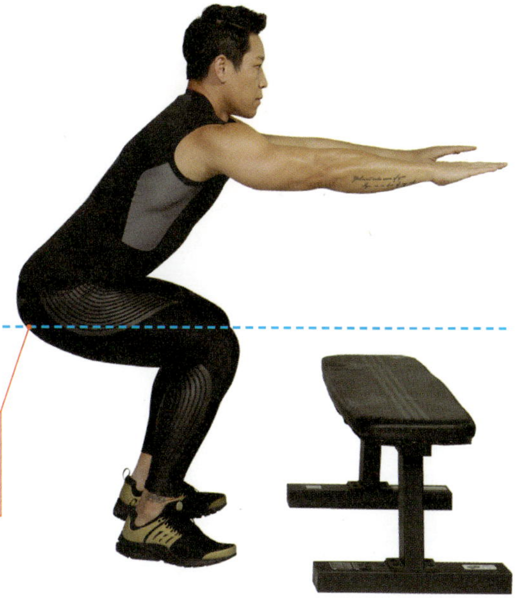

POINT 엉덩이가 지면과 수평을 이루도록 한다.

버피테스트
6단계
BURPEE TEST

준비운동 순서 스텝박스 짚고 버피테스트 + 바깥쪽 킥 + 스쿼트

운동횟수 1세트당 15회 / 3세트

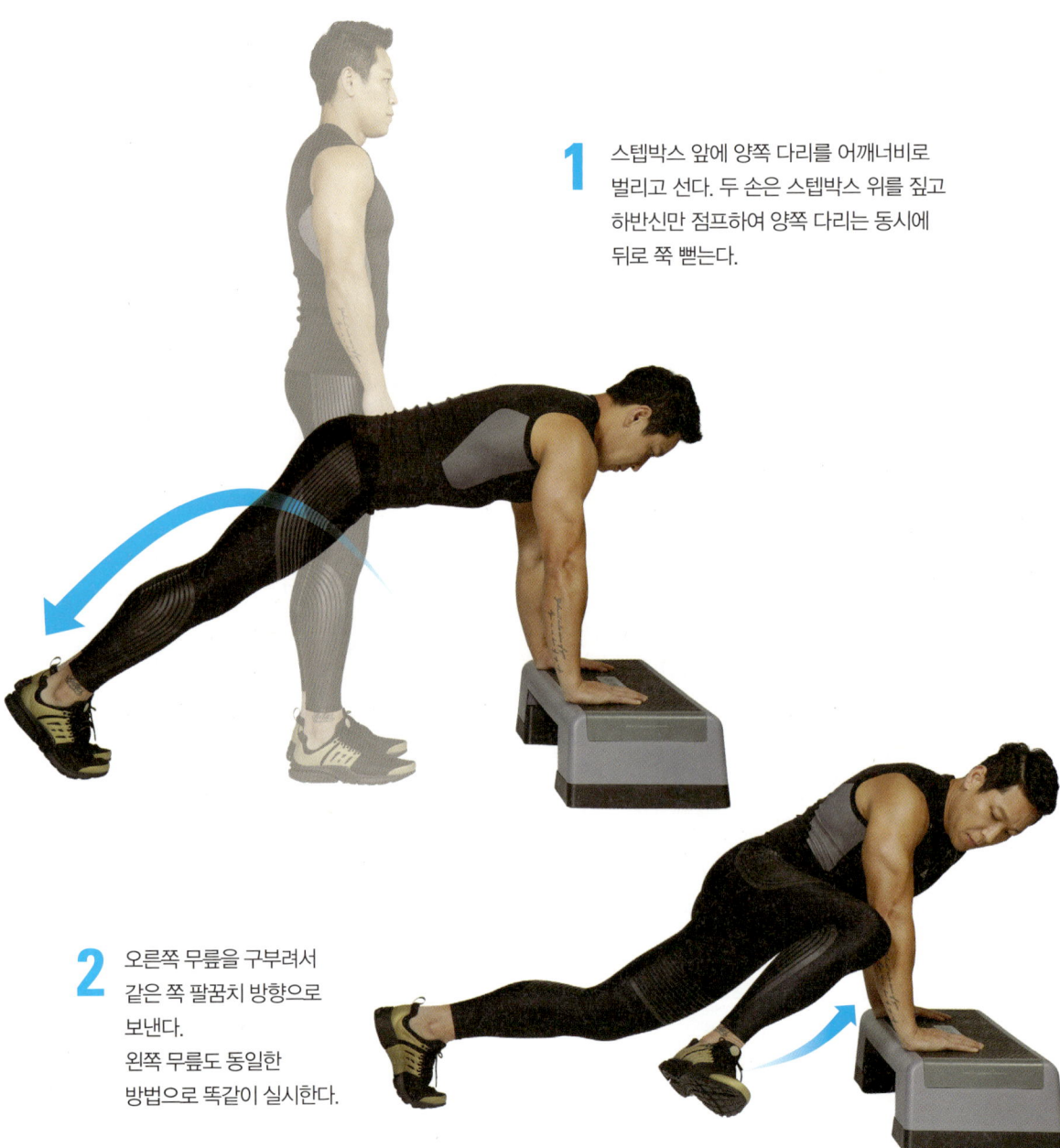

1 스텝박스 앞에 양쪽 다리를 어깨너비로 벌리고 선다. 두 손은 스텝박스 위를 짚고 하반신만 점프하여 양쪽 다리는 동시에 뒤로 쭉 뻗는다.

2 오른쪽 무릎을 구부려서 같은 쪽 팔꿈치 방향으로 보낸다. 왼쪽 무릎도 동일한 방법으로 똑같이 실시한다.

운동효과
① 스텝박스로 운동 효과를 높일 수 있다.
② 복근, 등 근육, 허벅지 바깥 근육을 함께 단련시킬 수 있다.

운동부위
전신

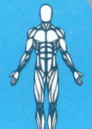

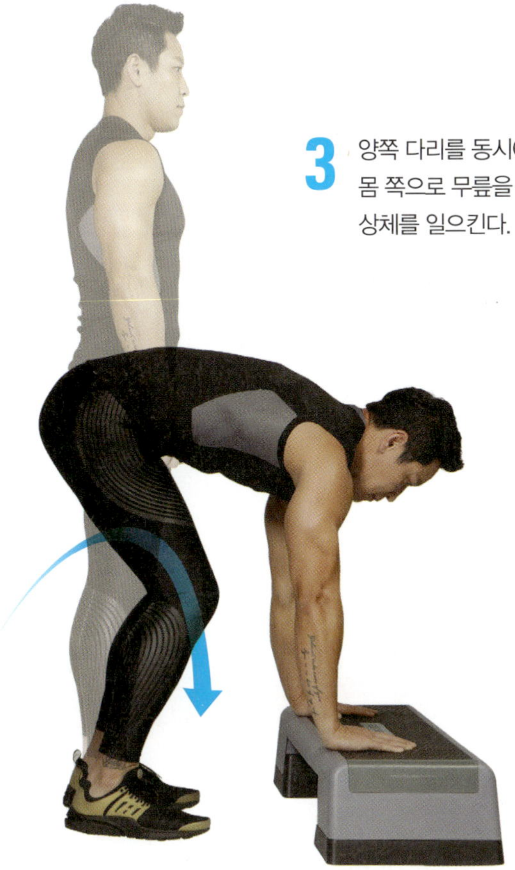

3 양쪽 다리를 동시에 점프하여 몸 쪽으로 무릎을 끌어 당긴다. 상체를 일으킨다.

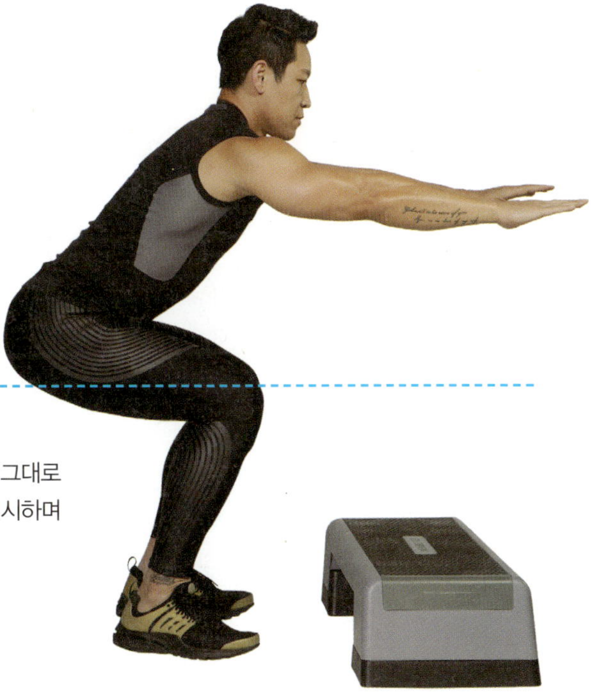

4 일어난 상태에서 그대로 스쿼트 동작을 실시하며 마무리한다.

버피테스트
7단계
BURPEE TEST

준비운동 순서	운동횟수	
바닥 짚고 버피테스트 + 바깥쪽 킥 + 스쿼트	1세트당 15회	3세트

1 양쪽 다리를 어깨너비로 벌리고 선 다음, 양손으로 바닥을 짚고 다리를 동시에 점프하여 뒤로 쭉 뻗는다.

2 오른쪽 무릎을 구부려서 같은 쪽 팔꿈치 방향으로 보낸다. 왼쪽 무릎도 동일한 방법으로 똑같이 실시한다.

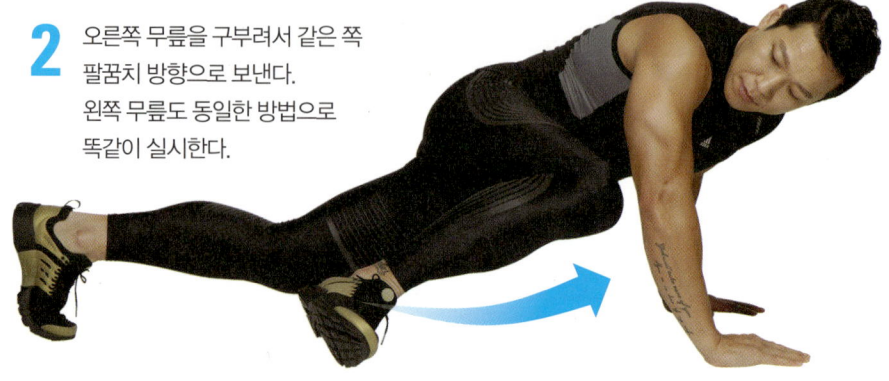

운동효과
① 벤치, 스텝박스를 짚고 하는 것보다 훨씬 난이도가 높다.
② 복근, 등 근육, 허벅지 바깥 근육을 함께 단련시킬 수 있다.

운동부위 전신

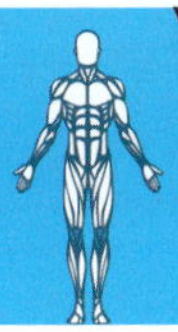

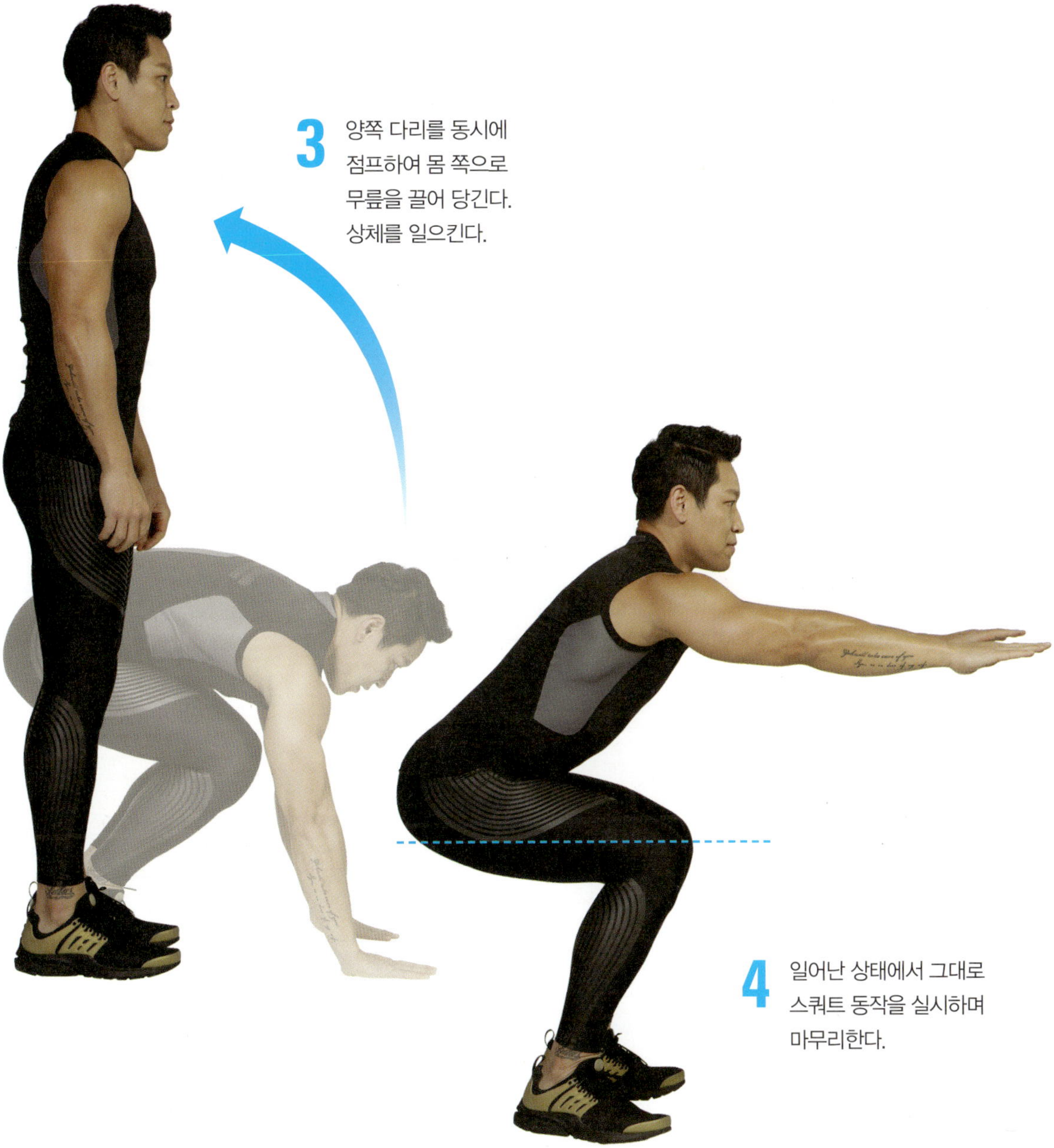

3 양쪽 다리를 동시에 점프하여 몸 쪽으로 무릎을 끌어 당긴다. 상체를 일으킨다.

4 일어난 상태에서 그대로 스쿼트 동작을 실시하며 마무리한다.

플랭크
1단계
PLANK

준비운동 순서	운동횟수		운동부위
벤치 위에서 엘보우 플랭크	1세트당 20초~1분	3세트	코어

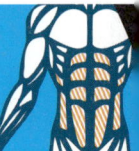

운동효과
① 코어 근육 강화에 도움이 된다.
② 바닥을 짚고 하는 동작보다 쉬워서 초보자에게 적합하다.

TIP
각 주마다 유지시간을 다르게 한다.

- **1주 차** 20초
- **2주 차** 30초
- **3주 차** 40초
- **4주 차** 1분

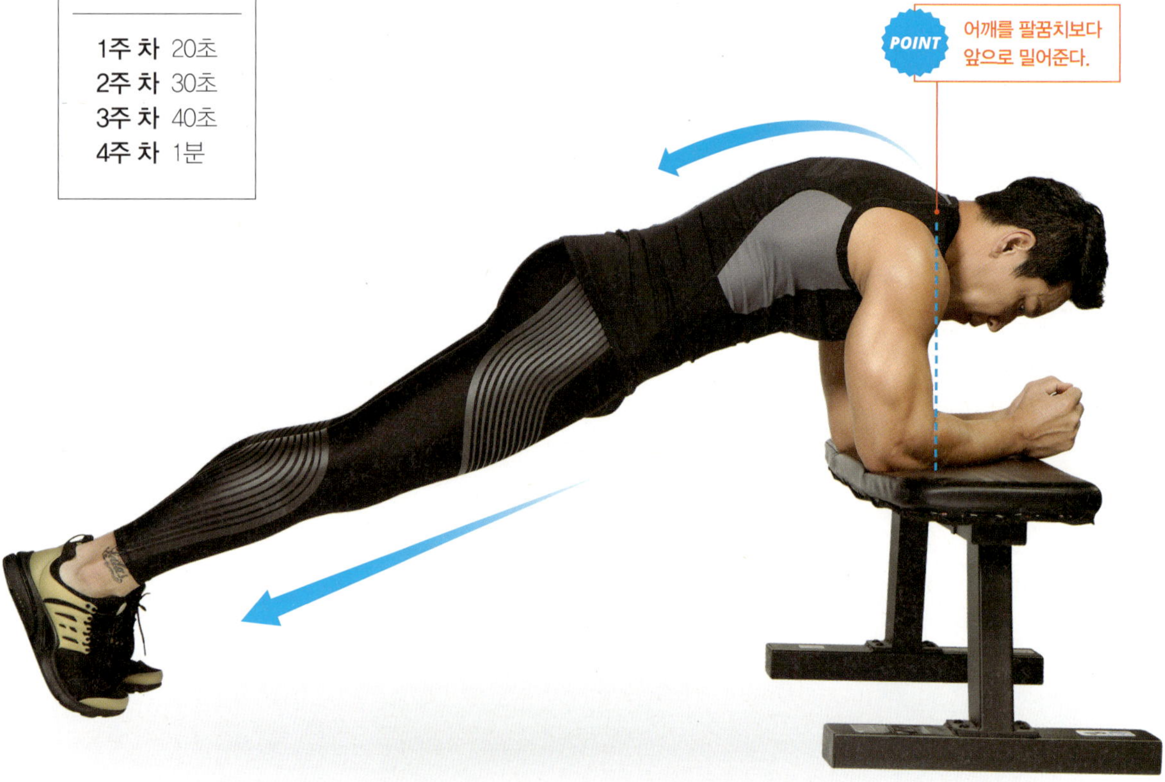

POINT 어깨를 팔꿈치보다 앞으로 밀어준다.

1 양쪽 팔꿈치를 벤치에 대고 다리를 뒤쪽으로 쭉 뻗는다.

2 배꼽을 몸 안쪽으로 보내듯 허리를 살짝 말아 올리고 복근의 긴장을 유지한다.

플랭크
2단계
PLANK

준비운동 순서	운동횟수		운동부위
스텝박스 위에서 엘보우 플랭크	1세트당 1분씩	3세트	코어

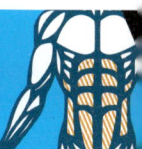

운동효과
① 복근에 더 강한 자극을 준다.
② 단순하지만 많은 에너지를 소비하는 동작이다.

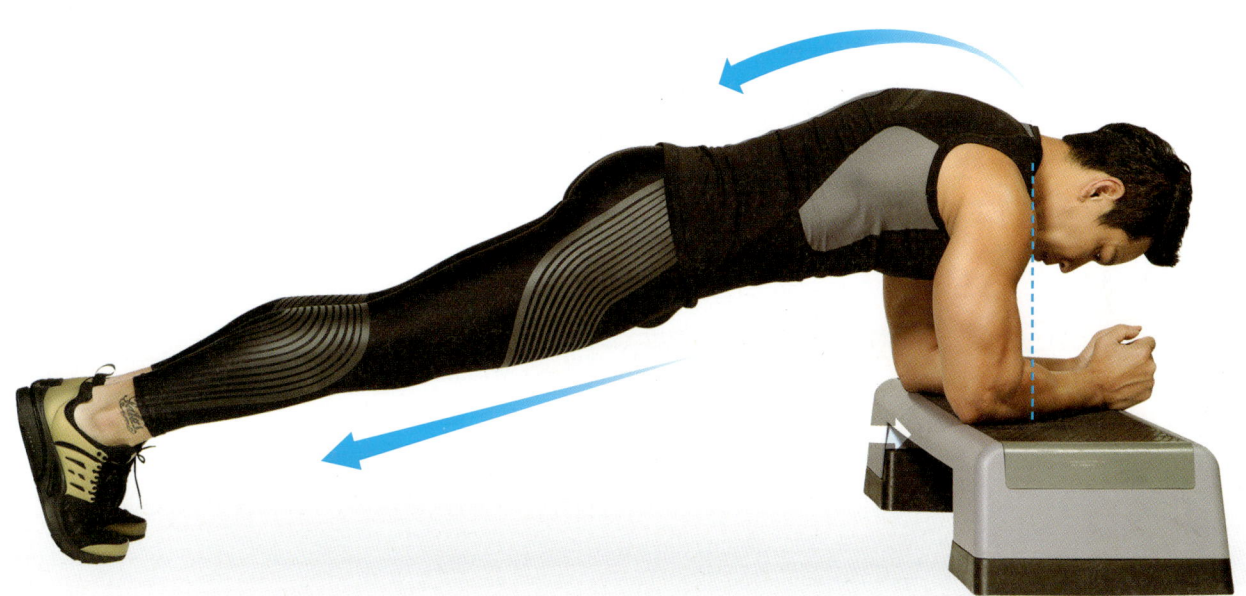

1 양쪽 팔꿈치를 스텝박스에 대고 다리를 뒤쪽으로 쭉 뻗는다.

2 배꼽을 몸 안쪽으로 보내듯 허리를 살짝 말아 올리고 복근의 긴장을 유지한다.

플랭크
3단계
PLANK

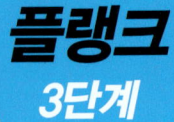

준비운동 순서	운동횟수		운동부위
바닥에서 엘보우 플랭크	1세트당 1분씩	3세트	코어

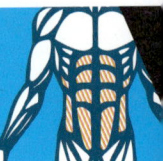

운동효과
❶ 복부와 코어 근육에 강한 자극을 준다.
❷ 지구력을 길러주는 운동이다.

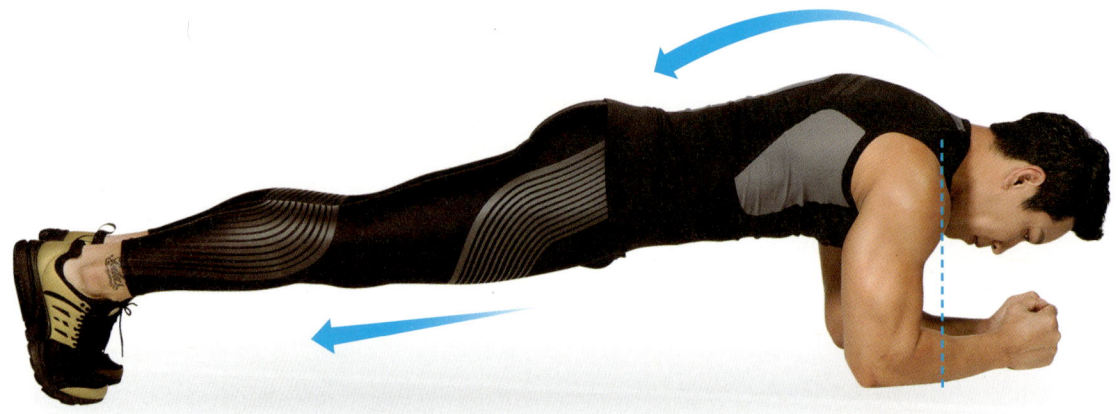

1 양쪽 팔꿈치를 바닥에 대고 다리를 뒤쪽으로 쭉 뻗는다.

2 배꼽을 몸 안쪽으로 보내듯 허리를 살짝 말아 올리고 복근의 긴장을 유지한다.

플랭크
4단계
PLANK

준비운동 순서	운동횟수		운동부위
바닥에서 엘보우 플랭크 + 골반 눌러주기	1세트당 1분씩	3세트	코어

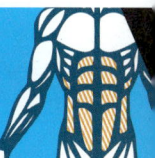

운동효과
❶ 복부와 허리 힘을 길러준다.
❷ 옆구리 근육 강화에 효과적이다.

1 74쪽 플랭크 동작에서 골반을 오른쪽으로 돌려준다.

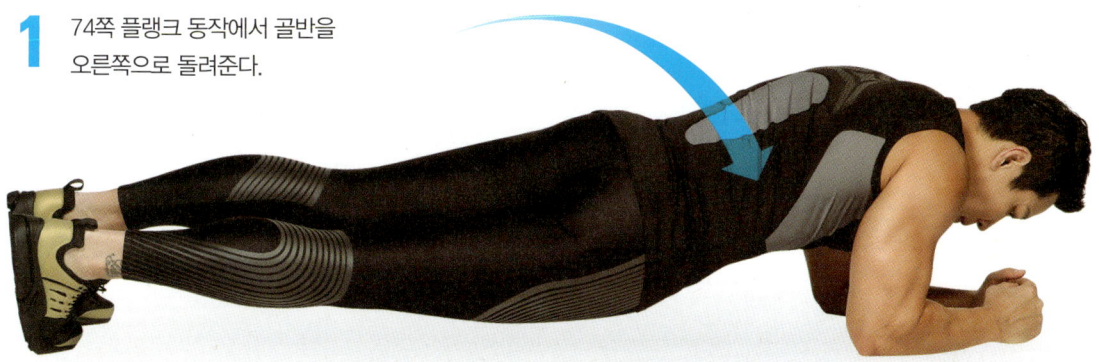

2 반대 방향으로도 실시한다.

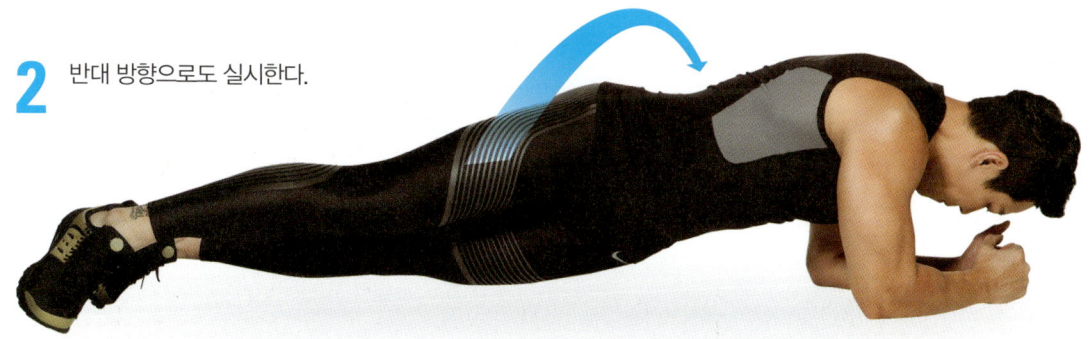

푸시업
1단계
PUSH-UP

준비운동 순서	운동횟수	
웨이브 푸시업	1세트당 10회	4세트

1 바닥에 엎드린 다음 팔꿈치를 구부려 손바닥을 가슴 옆에 놓는다.

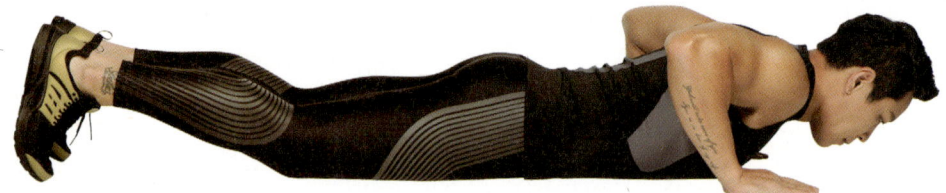

2 두 팔로 상체를 들어 올린다.

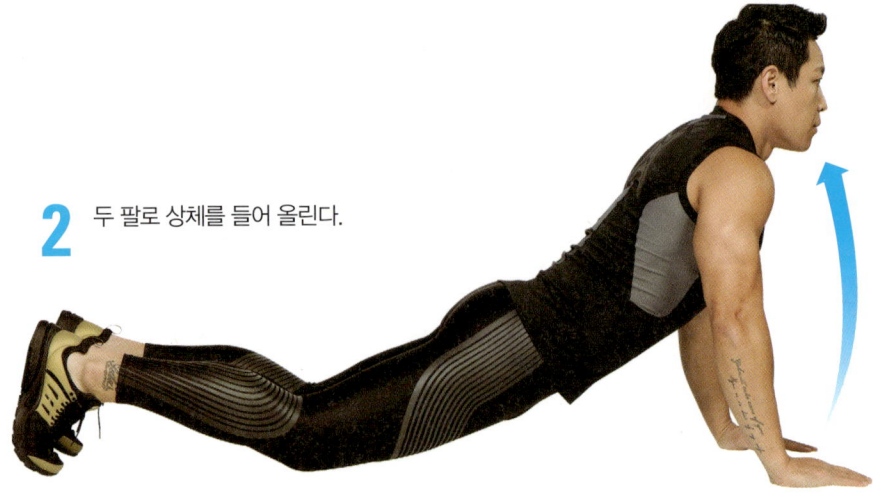

운동효과
① 매끄러운 상체 라인을 만들어준다.
② 일반적인 푸시업보다 난이도가 낮아서 초보자도 쉽게 실시할 수 있다.

운동부위
어깨
가슴
팔

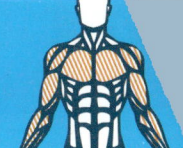

3 팔목, 발목에 힘을 주고 골반과 허벅지를 끌어 올린다.

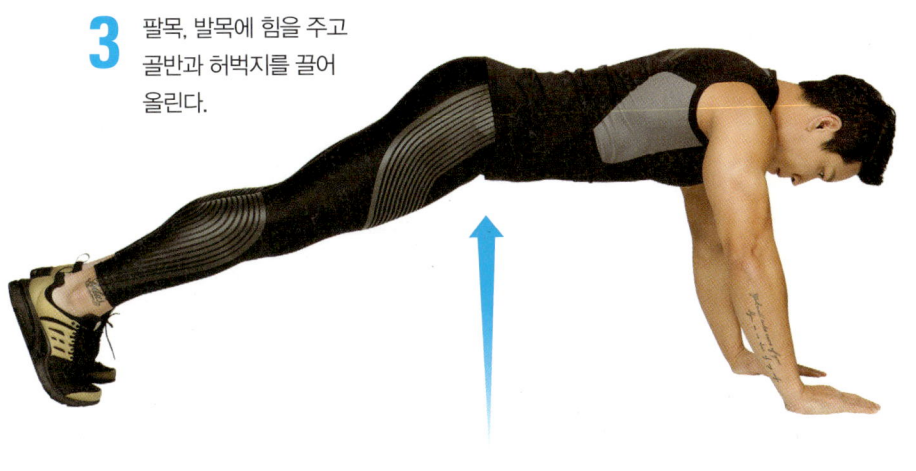

4 허벅지, 골반, 배, 가슴 순서로 천천히 아래로 내려온다.

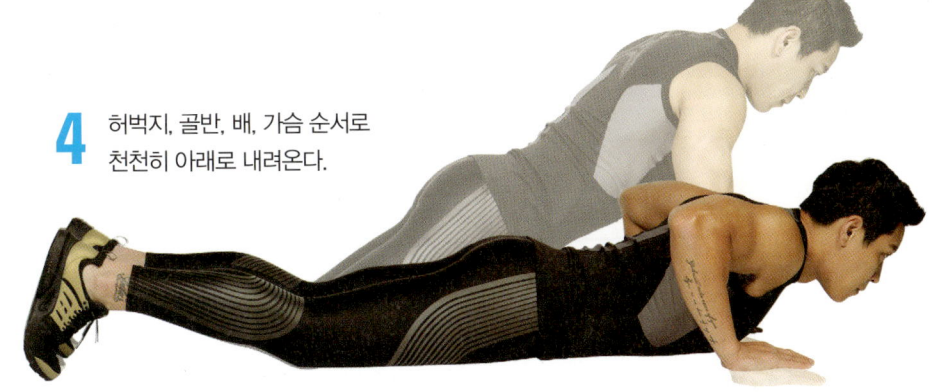

푸시업
2단계
PUSH-UP

준비운동 순서
바닥에 무릎 대고 푸시업

운동횟수
1세트당 15회 | 3세트

운동부위
어깨 가슴

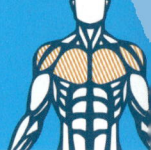

운동효과
① 빈약한 어깨, 가슴을 크고 단단하게 키울 수 있다.
② 일반적인 푸시업보다 난이도가 낮아서 초보자도 쉽게 실시할 수 있다.

1 양손은 어깨너비보다 한 뼘 정도 넓게 바닥을 짚는다. 이때 무릎은 바닥에 대고 두 발은 교차시킨다.

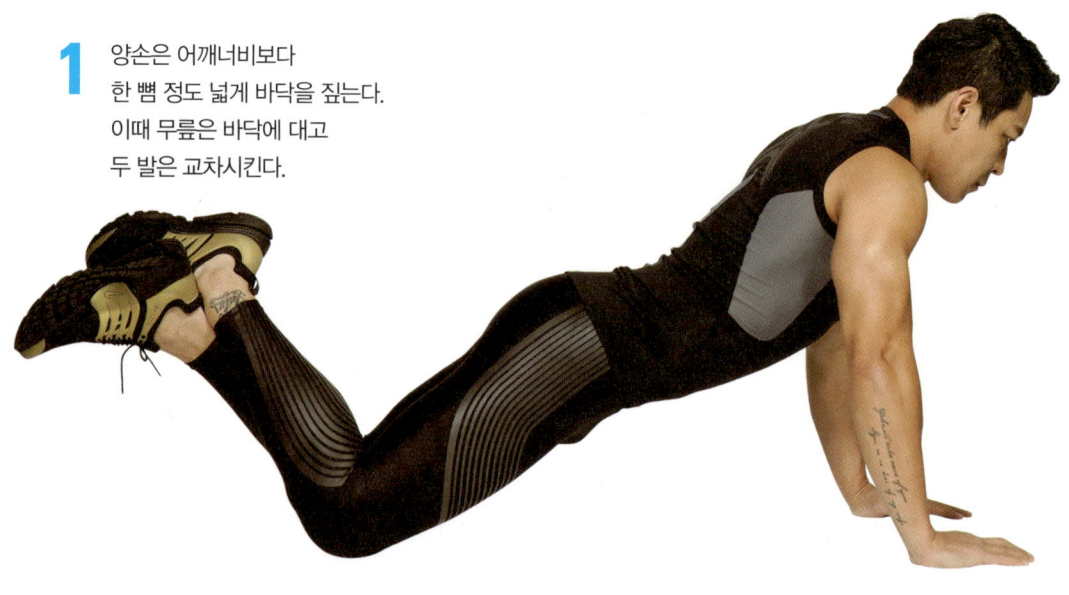

2 팔꿈치를 구부리면서 가슴을 바닥 쪽으로 천천히 내렸다 올라온다.

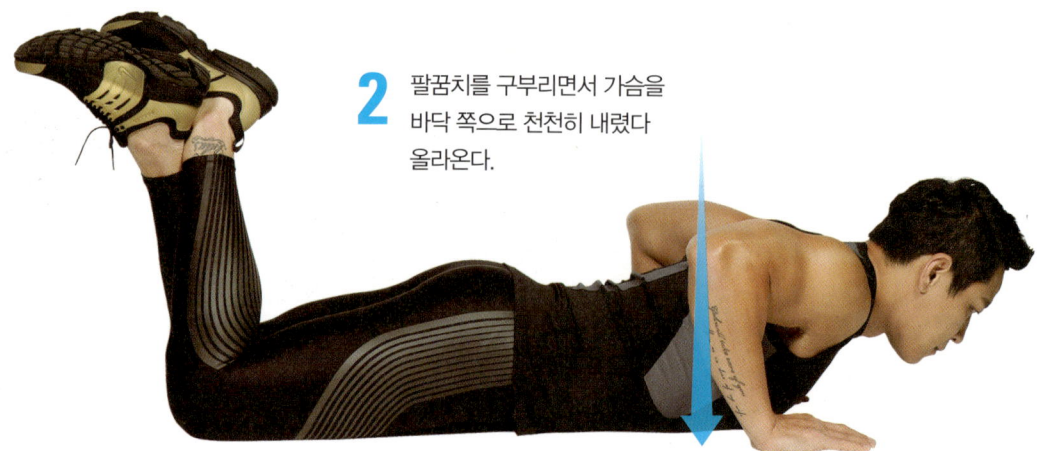

푸시업
3단계
PUSH-UP

준비운동 순서	운동횟수		운동부위
바닥에서 푸시업	1세트당 10~15회	4세트	어깨 가슴

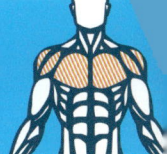

운동효과
❶ 어깨, 가슴, 등의 근육을 선명하게 만들어준다.
❷ 상체의 근력을 강화시킨다.

1 양손은 어깨너비보다 한 뼘 정도 넓게 바닥을 짚는다. 다리는 무릎을 펴고 뒤로 쭉 뻗는다.

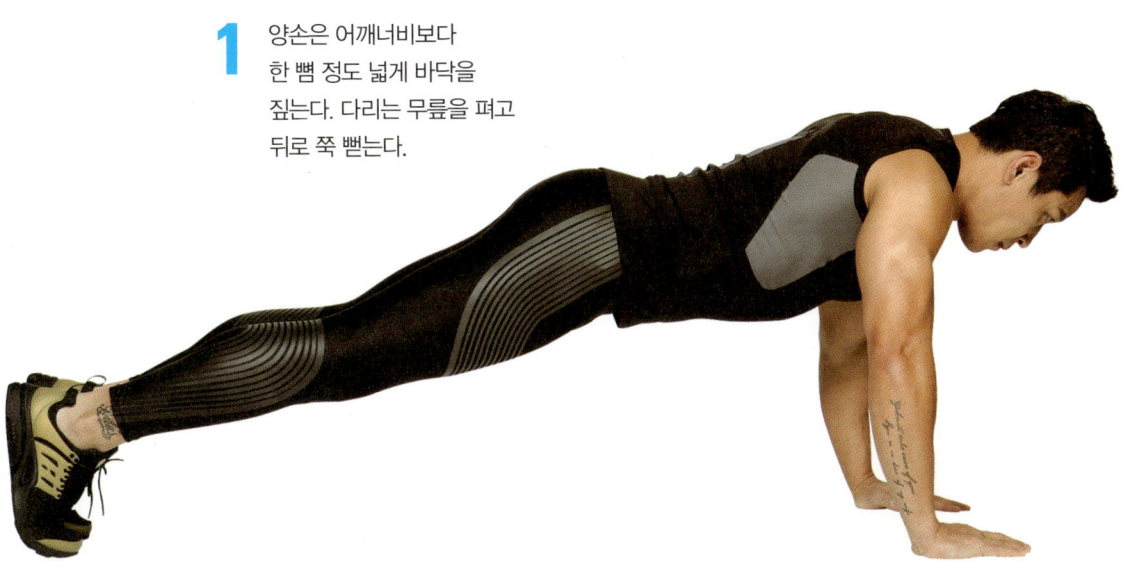

2 팔꿈치를 구부리면서 가슴을 바닥 쪽으로 천천히 내렸다 올라온다.

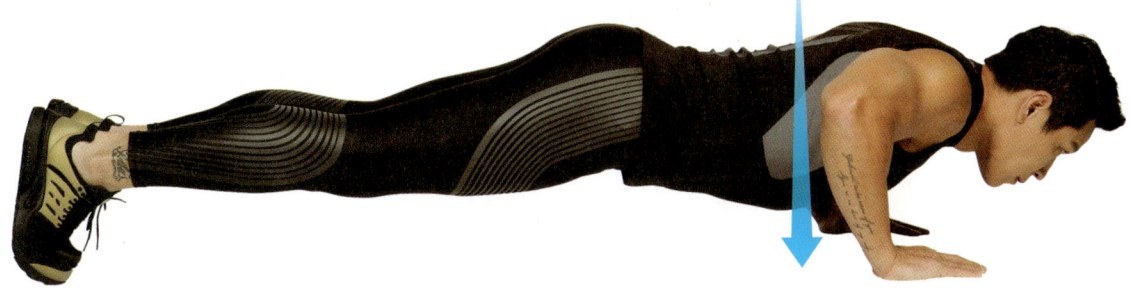

크런치
1단계
CRUNCH

준비운동 순서	운동횟수		운동부위
무릎 구부리기 + 크런치	1세트당 15회	3세트	복근

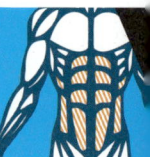

운동효과
❶ 뱃살, 옆구리살을 없앨 수 있다.
❷ 복근을 강하게 단련시킨다.

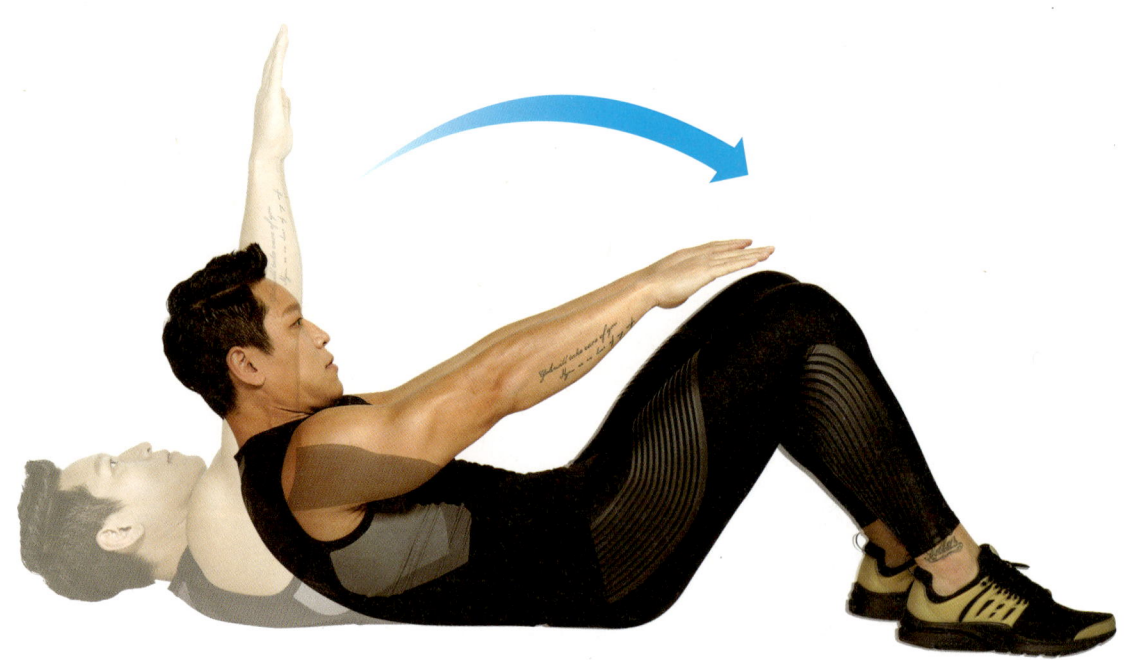

1 바닥에 누워 팔을 하늘로 쭉 뻗고 무릎을 구부린다.

2 손을 무릎 위에 올린다고 생각하고 상체를 일으킨다. 이때 복근에 힘을 주어야 한다. 정지한 상태로 1~2초를 유지하고 다시 처음 자세로 돌아간다.

크런치
2단계
CRUNCH

준비운동 순서	운동횟수		운동부위
팔, 다리 위로 펴기 + 크런치	1세트당 15~20초	3세트	복근

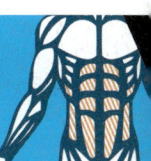

운동효과
① 다리를 올리면 복부의 긴장을 더 높일 수 있다.
② 복부 지방 제거에 효과적인 운동이다.

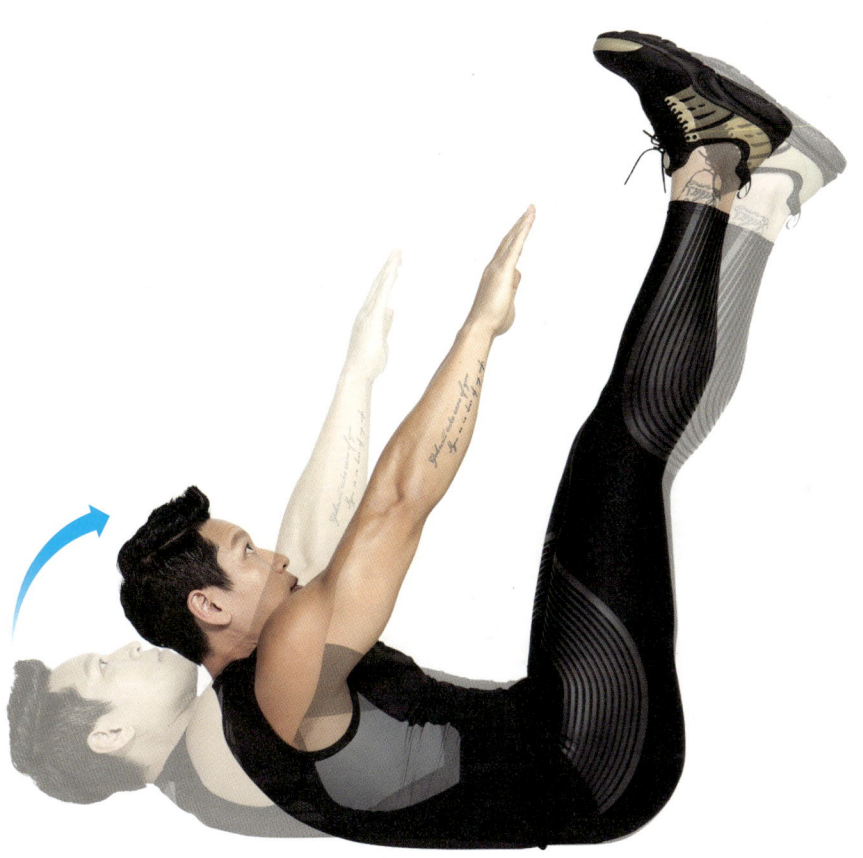

1 바닥에 누워 팔과 다리를 모두 하늘로 쭉 뻗는다.

2 손을 발끝에 올린다고 생각하고 상체를 일으킨다. 이때 복근이 조이는 것을 느끼며 동작을 1~2초간 유지한다.

크런치
3단계
CRUNCH

준비운동 순서	운동횟수		운동부위
팔꿈치, 무릎 동시에 접기 + 크런치	1세트당 15회	3세트	복근

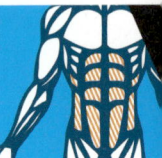

운동효과
❶ 복부를 더 강한 힘으로 수축시킬 수 있다.
❷ 탄력 있는 복근을 만들 수 있다.

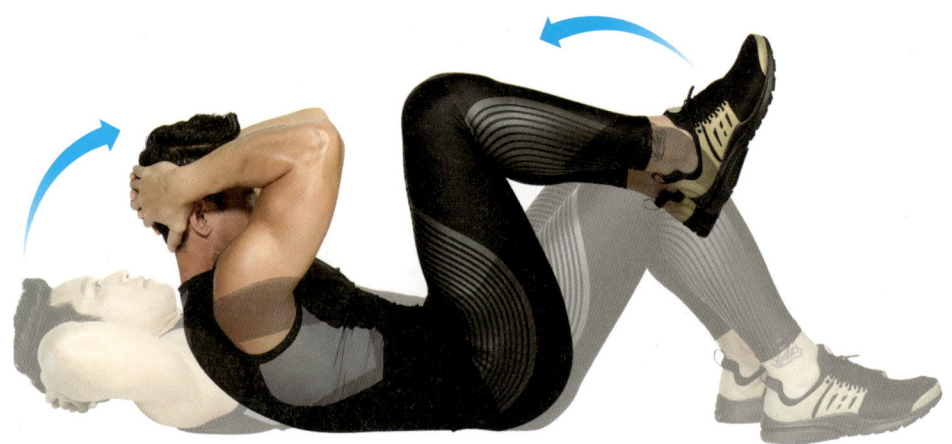

1 두 손을 머리 뒤에 대고 눕고, 무릎은 구부린다.

2 복근에 힘을 주어 머리와 두 발을 동시에 천천히 들어 올린다. 거의 닿을 정도로 모으면서 1~2초간 유지한다.

크런치
4단계
CRUNCH

준비운동 순서	운동횟수	운동부위
팔, 다리 펴기 + 크런치	1세트당 15회 / 3세트	복근

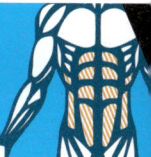

운동효과
1. 복부를 더 강한 힘으로 수축시킬 수 있다.
2. 치골 라인도 매끈하게 다듬어준다.

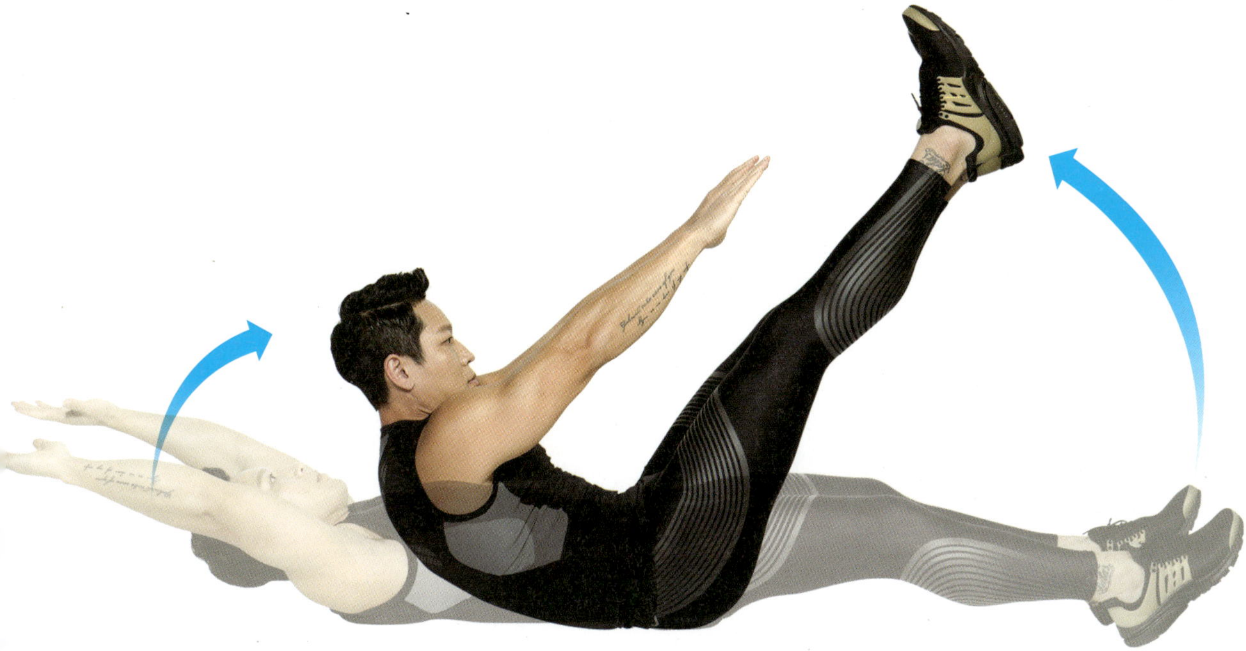

1 양팔, 양다리를 쭉 펴고 바닥에 눕는다.

2 복근에 힘을 주고 팔과 다리를 동시에 위로 끌어 올린다. 이때 손끝과 발끝을 서로 만나게 한다고 생각하며 강하게 몸 안쪽으로 모은다.

오블리크 크런치
OBLIQUE CRUNCH

준비운동 순서	운동횟수		운동부위
바닥에서 오블리크 크런치	1세트당 15회	3세트	복근

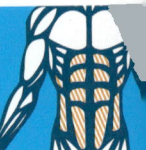

운동효과
① 옆구리 군살을 완벽하게 제거할 수 있다.
② 내외복사근을 단련하여 복근을 크고 선명하게 만들어준다.

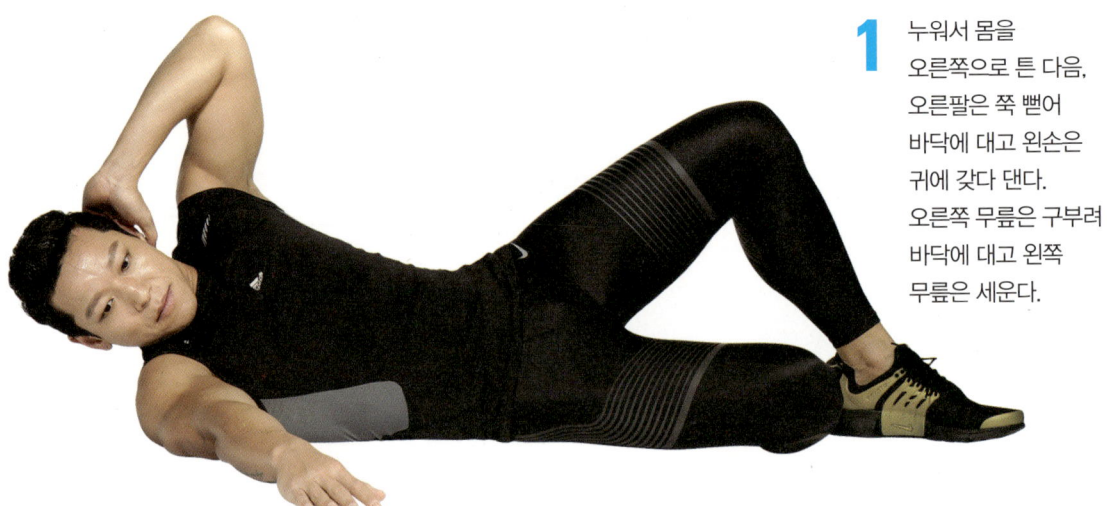

1 누워서 몸을 오른쪽으로 튼 다음. 오른팔은 쭉 뻗어 바닥에 대고 왼손은 귀에 갖다 댄다. 오른쪽 무릎은 구부려 바닥에 대고 왼쪽 무릎은 세운다.

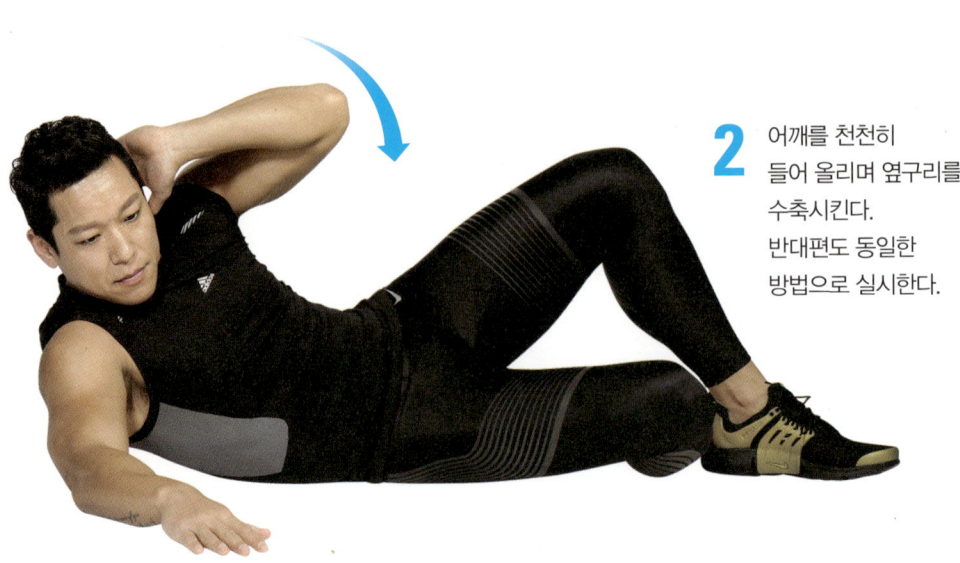

2 어깨를 천천히 들어 올리며 옆구리를 수축시킨다. 반대편도 동일한 방법으로 실시한다.

레그레이즈

LEG RAISE

준비운동 순서	운동횟수	운동부위
바닥에서 레그레이즈	1세트당 15회 / 3세트	복근

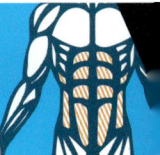

운동효과
① 아랫배의 지방을 제거하는 데 효과적이다.
② 복근과 코어근육을 동시에 단련시킬 수 있다.

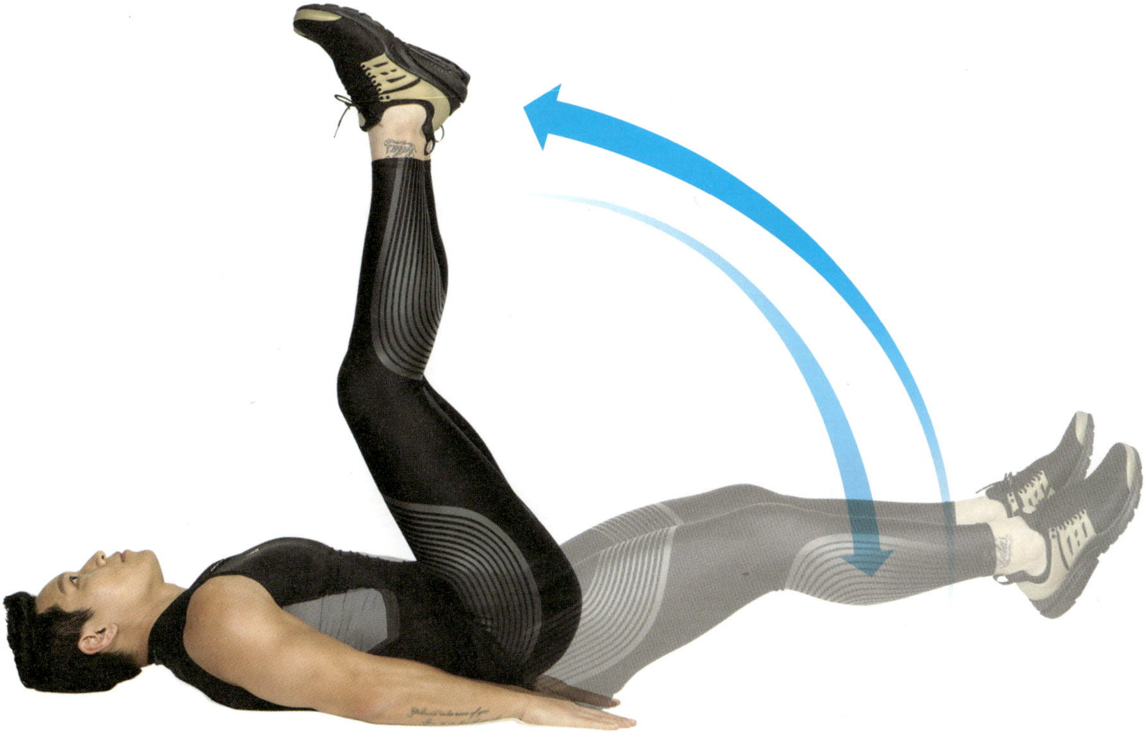

1 양손을 엉덩이 밑에 놓고 다리를 살짝 들어 올린다.

2 복근의 힘으로 다리를 힘껏 들어 올렸다 내린다. 이때 엉덩이도 살짝 들어 올린다.

시저스 킥

SCISSORS KICK

준비운동 순서	운동횟수		운동부위
바닥에서 시저스 킥	1세트당 20회	3세트	복근

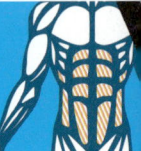

운동효과
❶ 복부의 전면과 측면, 옆구리의 군살을 제거할 수 있다.
❷ 허벅지 안쪽 근육도 함께 단련시킬 수 있다.

1 오른쪽 무릎은 굽히고 왼쪽 무릎은 쭉 편다. 이때 복근에 힘을 주고 머리와 왼쪽 다리를 바닥 위로 살짝 들어 올린다.

POINT 양 종아리가 수평을 이루도록 한다.

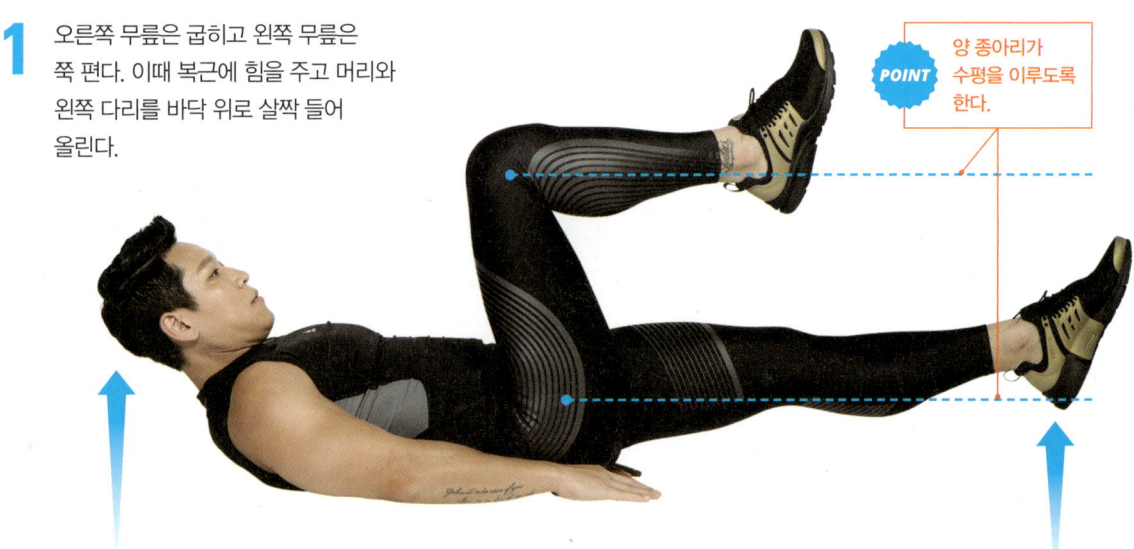

2 오른쪽 다리를 쭉 뻗으며 동시에 왼쪽 무릎을 굽힌다. 이때 다리가 바닥에 닿지 않도록 하여 복근의 긴장을 유지한다. 오른쪽, 왼쪽 번갈아 실시한다.

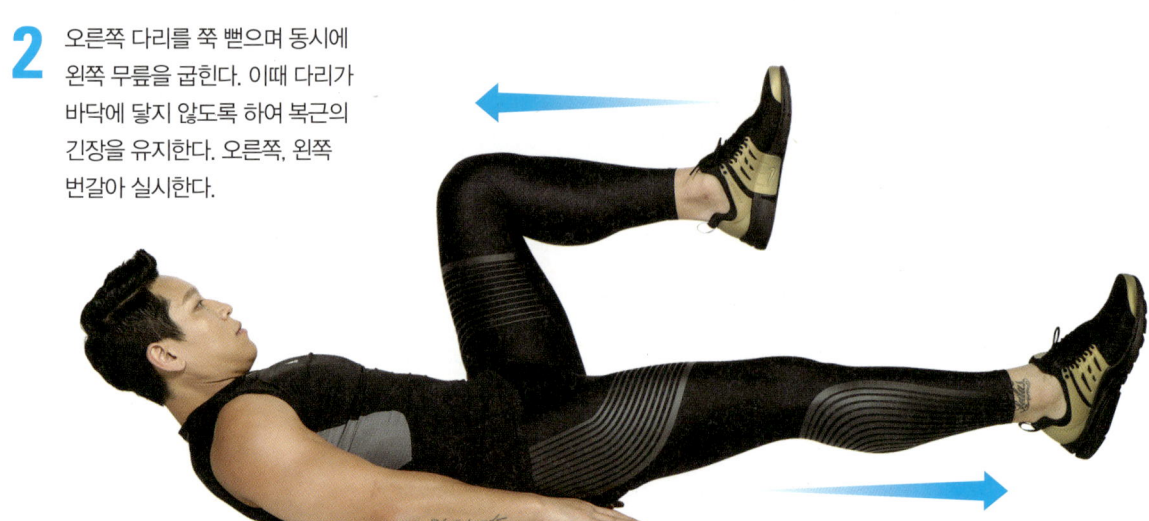

사이드 밴드
SIDE BAND

준비운동 순서	운동횟수		운동부위
덤벨 들고 사이드 밴드	1세트당 20회	3세트	복근

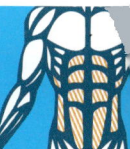

운동효과
1. 척추기립근 단련에 효과적이다.
2. 옆구리살을 완벽하게 제거한다.

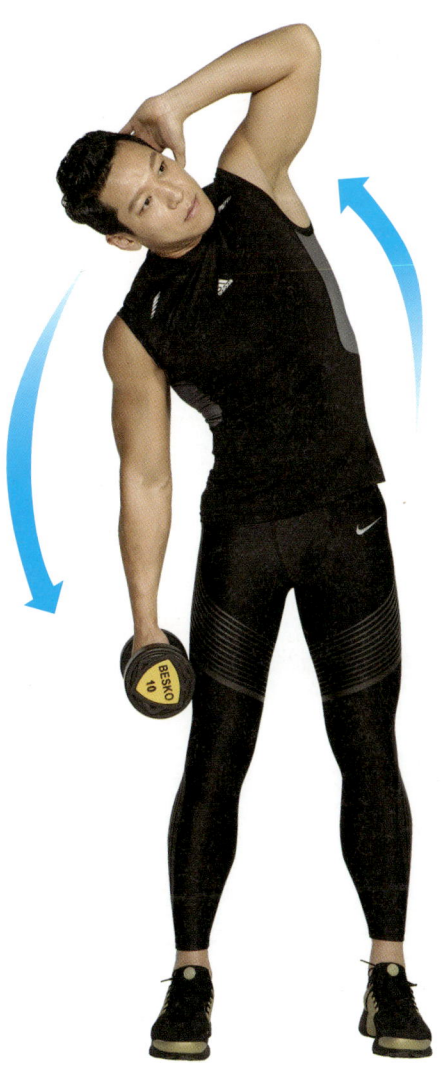

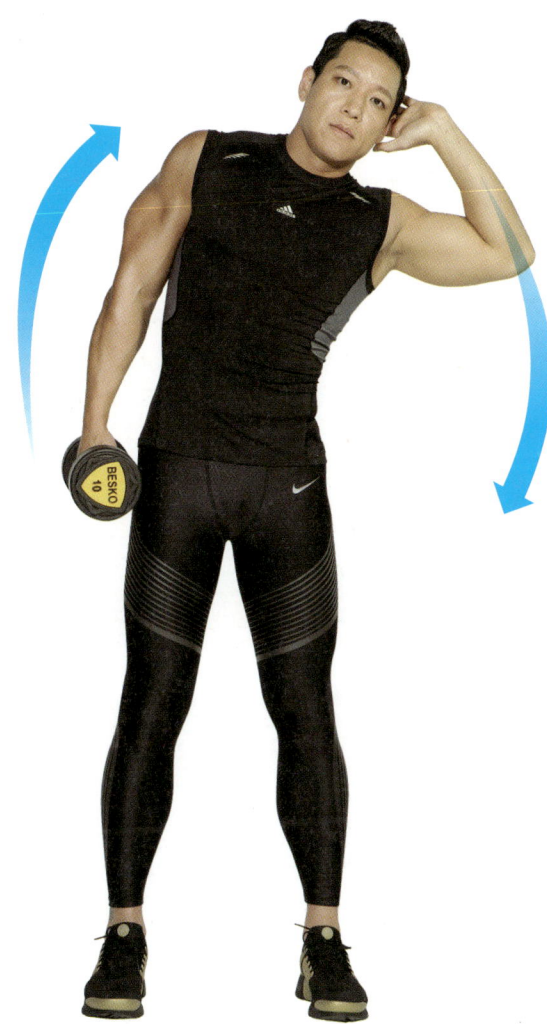

1 다리를 어깨너비로 벌리고 선다. 오른손에 덤벨을 들고 왼손은 머리 뒤에 댄 다음, 오른쪽으로 상체를 기울인다.

2 덤벨을 끌어 올리는 느낌으로 상체를 일으킨다. 이때 왼쪽 옆구리가 강하게 수축된다. 반대쪽도 동일한 방법으로 실시한다.

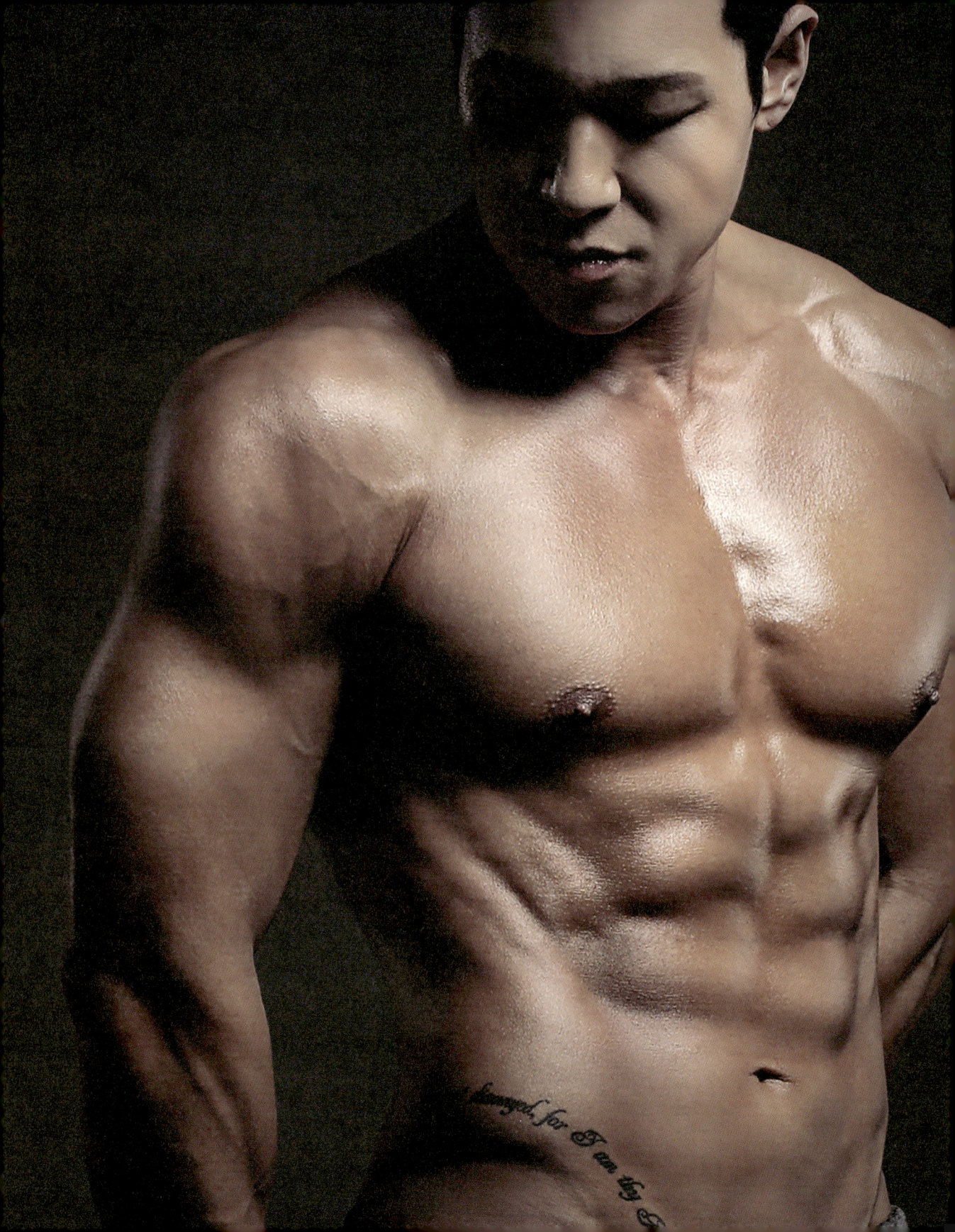

3

8주간의 기적 요일별 운동법

MAIN EXERCISE

1st WEEK / 1주 차 운동법

운동 목표

1주 차는 기초 체력을 기르는 것이 가장 중요한 포인트이다.
그동안 잠들어 있던 운동 본능과 근육들을 깨우는 일이 급선무!

주의 사항

1주 차는 무리 없이 소화할 수 있는 운동이 대부분이지만, 만약 통증이
느껴진다면 무리하지 말고 뭉친 근육을 풀어주도록 한다.
준비운동을 반드시 실시한다.

운동 포인트

컨디션을 잘 조절하면서 몸에 무리가 가지 않도록 해야 한다.
과도하게 힘을 주거나 횟수를 높이지 않는다.

운동 플랜

요일	부위	종목	중량	1세트 횟수	세트 수
월요일	가슴	플랫 바벨 벤치 프레스	20kg	20회	4
		밴드 크로스 오버	밴드	20회	4
	이두	덤벨 컬	3kg	20회	3
		밴드 컬	밴드	20회	3
화요일	등	덤벨 데드리프트	5kg	15회	4
		슈퍼맨	맨몸운동	20회	3
	삼두	밴드 프레스 다운	밴드	20회	3
		바닥에서 덤벨 킥백	2kg	20회	4
수요일	어깨	시티드 덤벨 숄더 프레스	5kg	15회	4
		시티드 덤벨 사이드 래터럴 레이즈	2kg	20회	3
	하체	스쿼트	맨몸운동	20회	4
		제자리 런지	맨몸운동	20회	4
목요일	가슴	플랫 덤벨 벤치 프레스	5kg	15회	4
		인클라인 푸시업	맨몸운동	15회	4
금요일	등	덤벨 벤트 오버 로우	5kg	20회	4
		덤벨 원 암 로우	5kg	15회	4

1주 차
준비운동 — 공통 준비운동

주의 사항
1. 기초 체력이 없는 남자들을 위한 필수 준비운동임을 명심한다.
2. 매일매일 거르지 않고 실시한다.

1. 벤치 짚고 버피테스트
BURPEE TEST (BENCH)

15회씩 3세트 · 참고 58p.

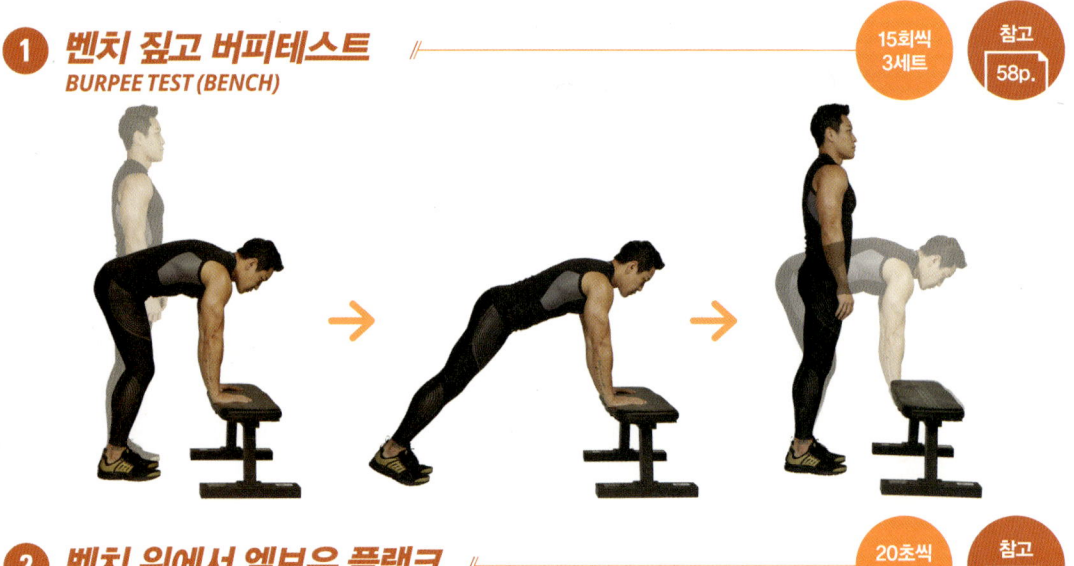

2. 벤치 위에서 엘보우 플랭크
ELBOW PLANK (BENCH)

20초씩 3세트 · 참고 72p.

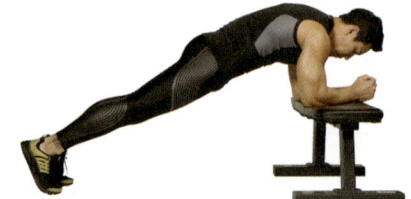

③ 웨이브 푸시업
WAVE PUSH-UP

10회씩 4세트

참고 76p.

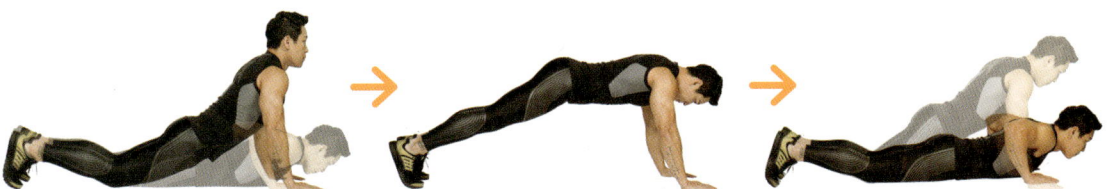

④ 무릎 구부리기 + 크런치
CRUNCH

15회씩 3세트

참고 80p.

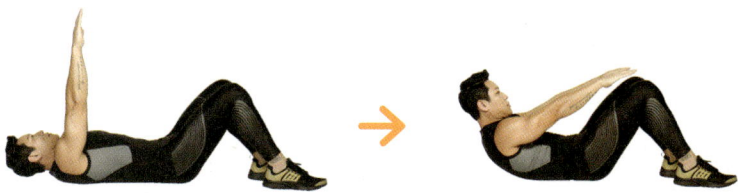

⑤ 오블리크 크런치
OBLIQUE CRUNCH

15회씩 3세트

참고 84p.

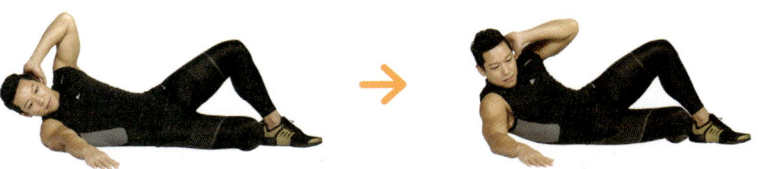

6 레그레이즈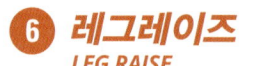
LEG RAISE

 15회씩 3세트
 참고 85p.

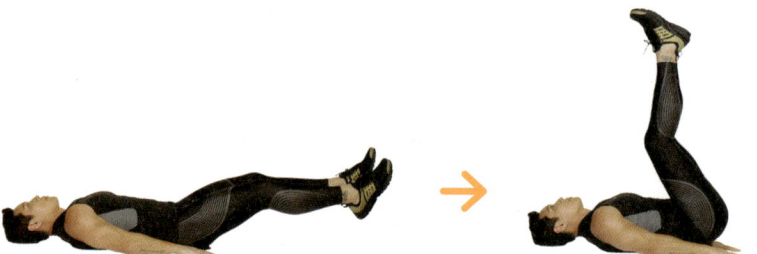

7 시저스 킥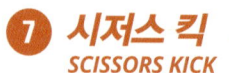
SCISSORS KICK

 20회씩 3세트
 참고 86p.

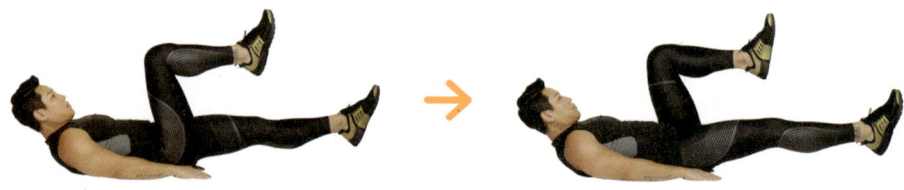

8 사이드 밴드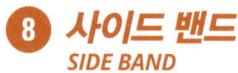
SIDE BAND

 20회씩 3세트
 참고 87p.

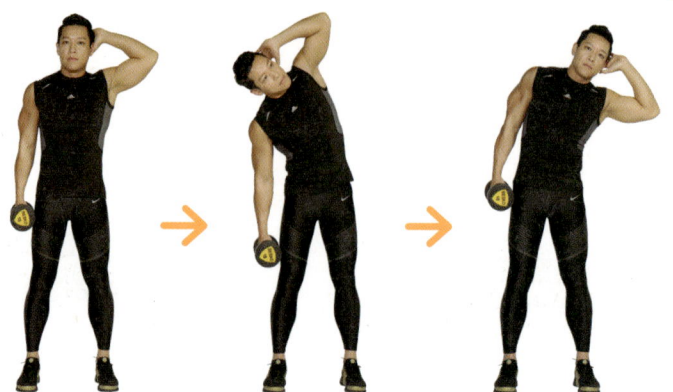

1주 차
준비운동
어깨, 가슴 운동 전 준비운동

주의 사항
① 어깨, 가슴 운동 전에 반드시 실시하여 통증, 부상, 피로도를 줄인다.
② 상체, 하체는 고정시킨 채 실시한다.

 각 20회씩 2~3세트

 참고 56p.

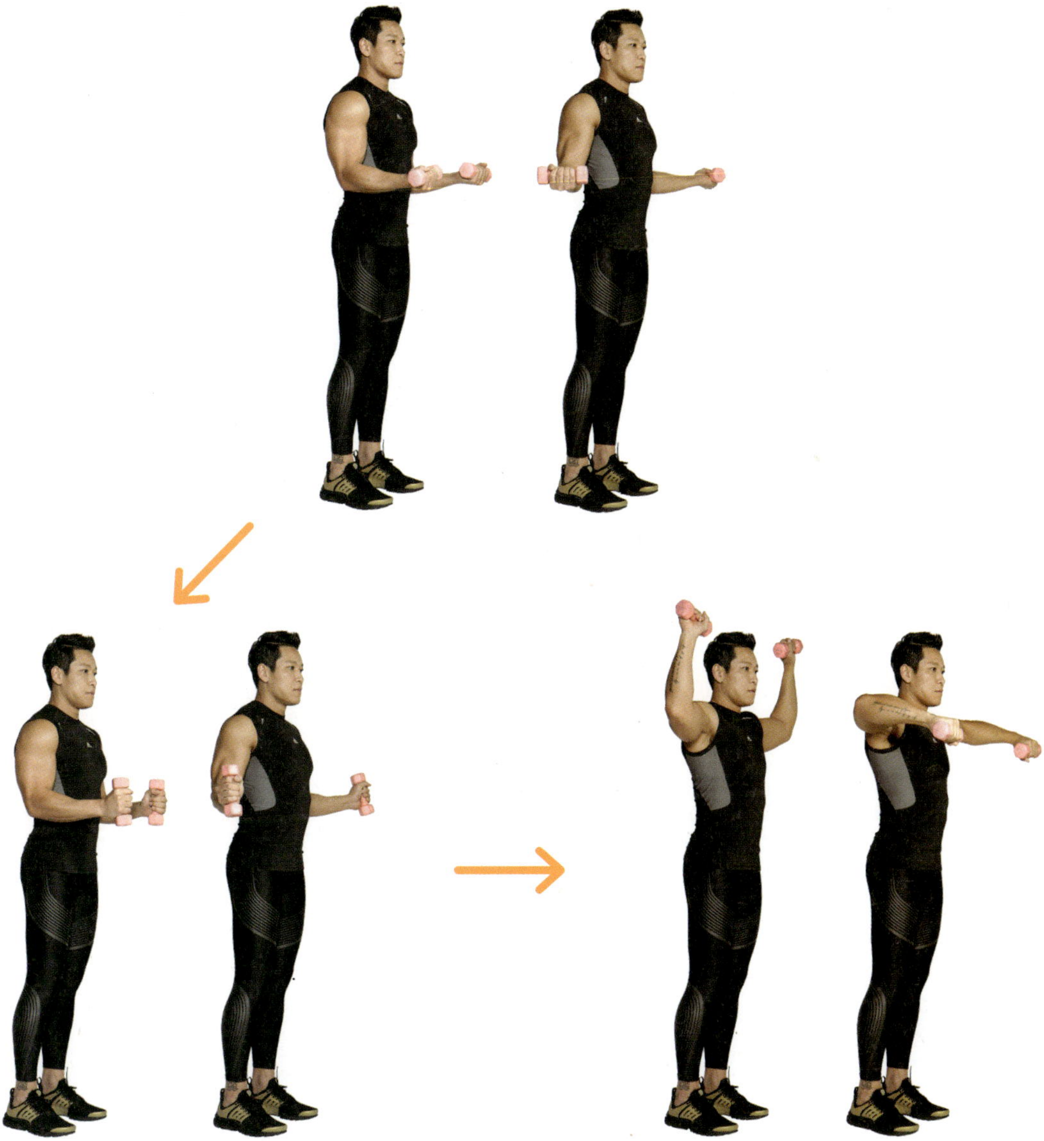

플랫 바벨 벤치 프레스

1주 차 월요일 MONDAY

운동횟수	운동효과	운동부위
20회씩 4세트	넓고 탄탄한 가슴 근육을 얻는다.	가슴

들숨 / 날숨

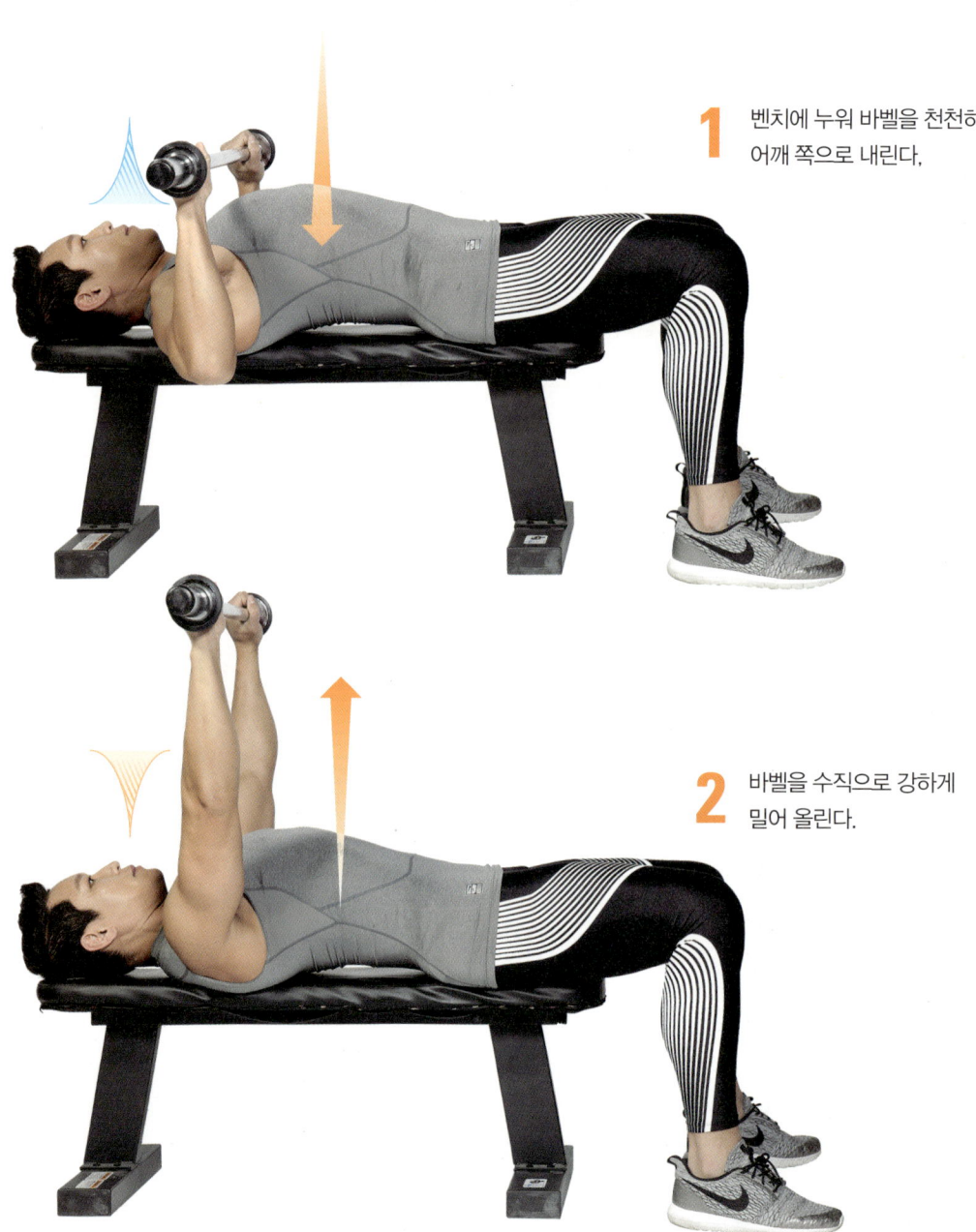

1. 벤치에 누워 바벨을 천천히 어깨 쪽으로 내린다.

2. 바벨을 수직으로 강하게 밀어 올린다.

1주 차 월요일 MONDAY

밴드 크로스 오버

운동횟수	운동효과	운동부위
20회씩 4세트	넓고 탄탄한 가슴 근육뿐만 아니라 속근육도 발달시켜준다.	가슴

▶ 들숨 ◀ 날숨

1 자신의 키만큼 높은 곳에 밴드를 걸고, 양손으로 밴드 손잡이를 잡는다. 양발은 어깨너비로 벌린다.
팔꿈치를 살짝 구부린 상태에서 가슴을 최대한 이완시킨다.

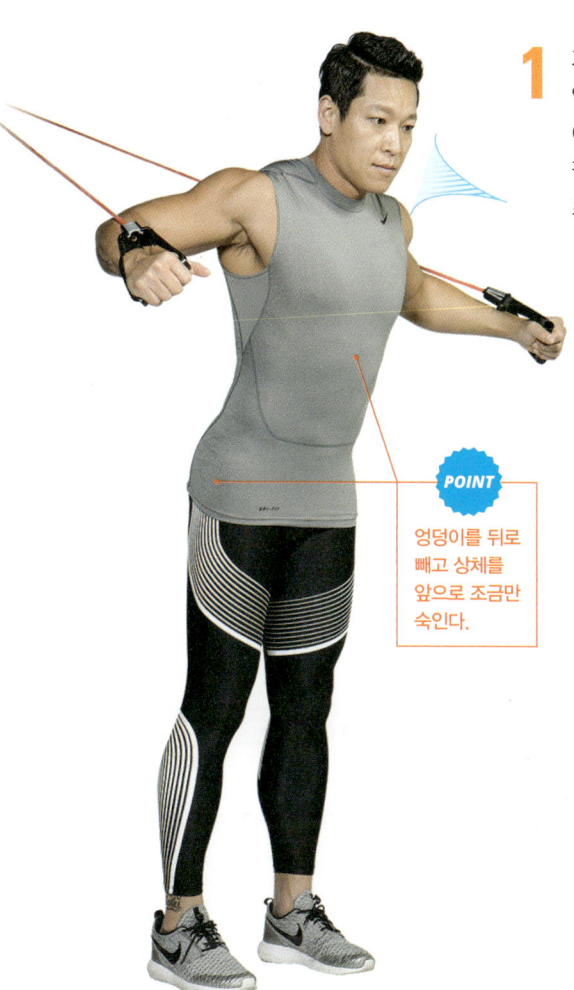

POINT
엉덩이를 뒤로 빼고 상체를 앞으로 조금만 숙인다.

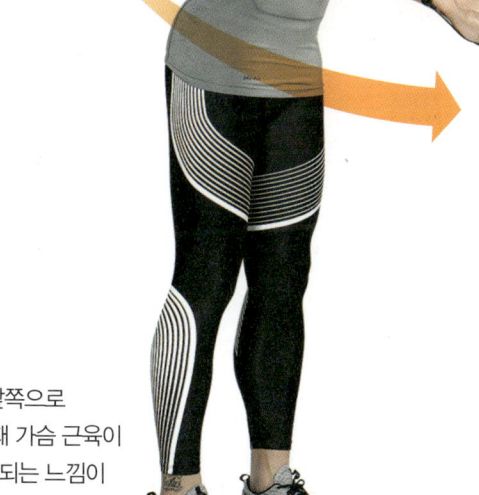

2 팔을 배꼽 앞쪽으로 쭉 편다. 이때 가슴 근육이 강하게 수축되는 느낌이 들어야 한다.

1주 차 월요일 MONDAY

덤벨 컬

운동횟수: 20회씩 3세트
운동효과: 팔꿈치를 접는 근육(상완이두근)을 강화시킨다.
운동부위: 이두

들숨 ▲ 날숨

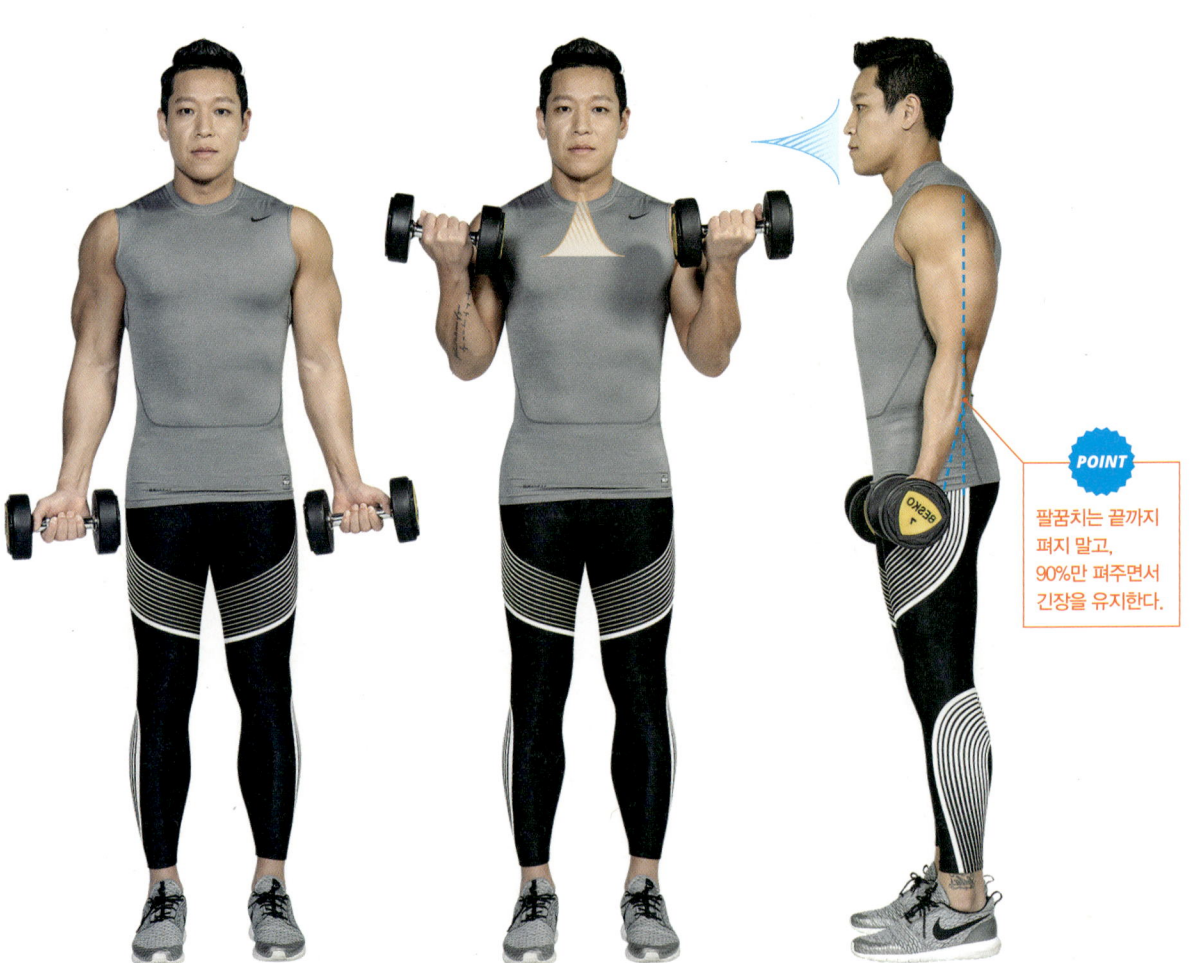

POINT 팔꿈치는 끝까지 펴지 말고, 90%만 펴주면서 긴장을 유지한다.

1 양손에 덤벨을 들고 다리는 어깨너비로 벌리고 선다.

2 덤벨을 어깨 쪽으로 끌어 올렸다가 다시 팔꿈치를 펴준다.

1주 차 월요일 MONDAY

밴드 컬

운동횟수 20회씩 3세트

운동효과 상완이두근이 크고 단단해진다.

운동부위 이두

▶ 들숨 ◀ 날숨

1 양손에 밴드 손잡이를 쥔다. 다리는 어깨너비로 벌리고 밴드 가운데를 밟는다.

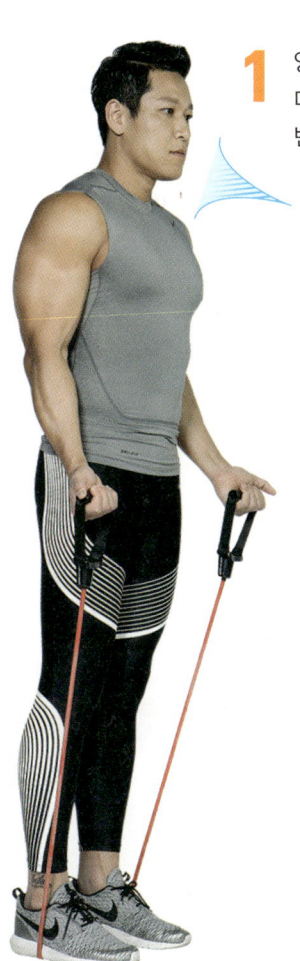

2 양손을 위로 끌어 올렸다가 내리되, 힘을 빼지 않고 양손을 천천히 내린다.

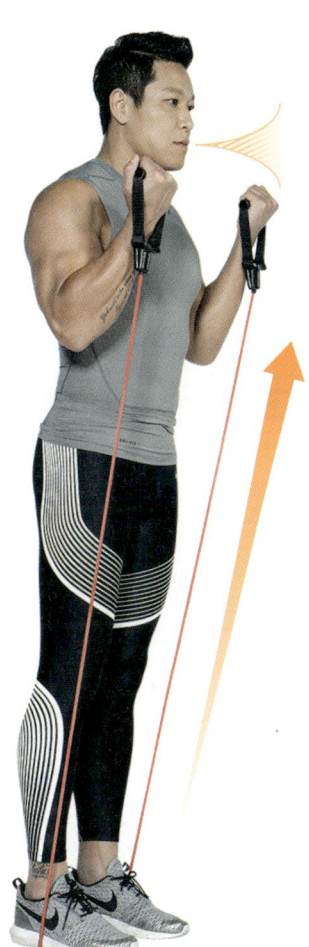

덤벨 데드리프트

1주 차 화요일 TUESDAY

운동횟수	운동효과	운동부위
15회씩 4세트	등, 엉덩이 근육을 함께 강화시킨다.	등

1 다리는 어깨너비로 벌리고 서서 양손에 덤벨을 잡는다.

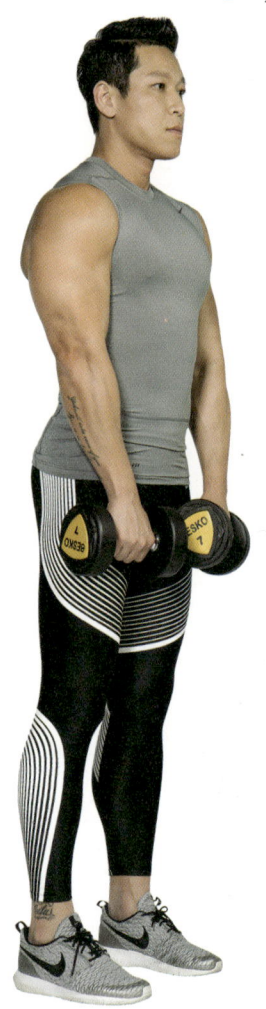

2 상체를 천천히 숙이며, 무릎을 약간 구부린다. 가슴이 지면과 수평이 되면, 다시 척추를 펴면서 올라온다.

POINT 척추를 곧게 펴 등의 긴장을 유지한다.

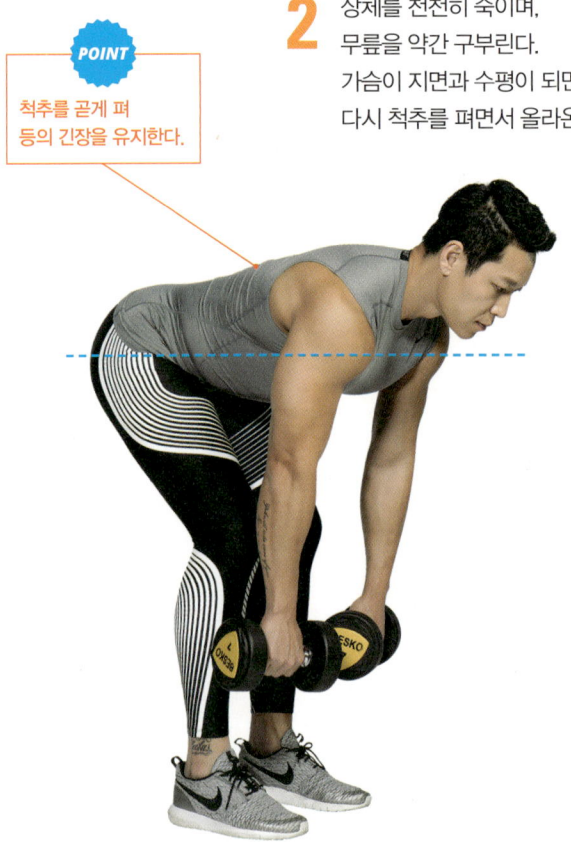

1주 차 화요일 TUESDAY

슈퍼맨

운동횟수	운동효과	운동부위
20회씩 3세트	등, 허리 근육을 함께 강화시킨다.	등

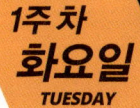

1 바닥에 엎드려 양손을 위로 쭉 펴준다.

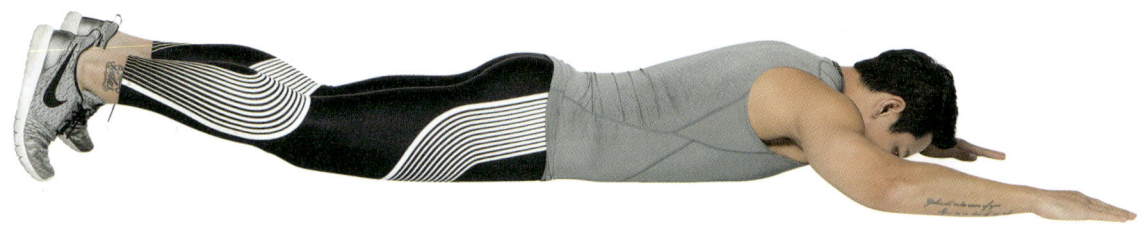

2 바닥에서 팔과 다리를 동시에 들어 올린다.

POINT 등과 허리 근육을 강하게 수축시킨다.

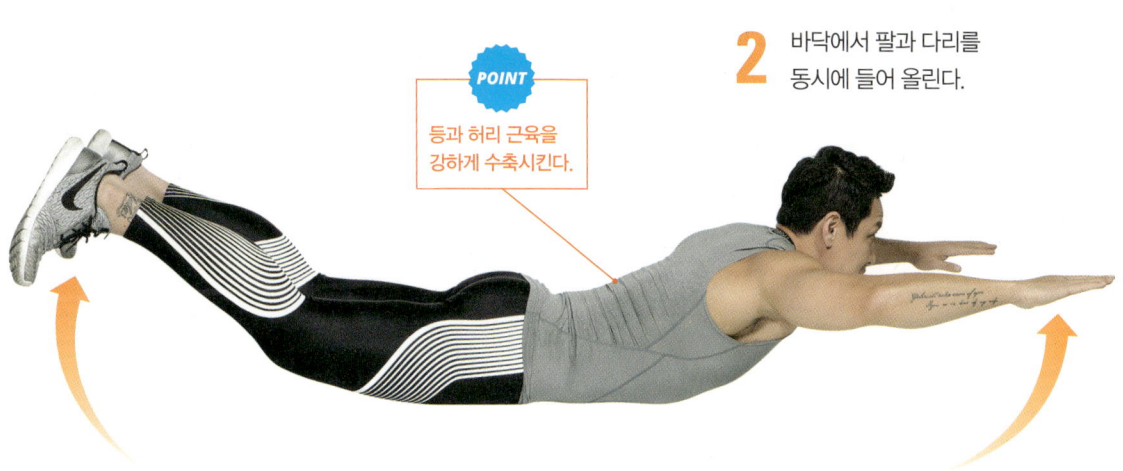

| 1주 차 **화요일** TUESDAY | # 밴드 프레스 다운 | 운동횟수
20회씩
3세트 | 운동효과
팔의 뒤쪽 근육(상완삼두근)을 단련시킨다. | 운동부위
삼두 |

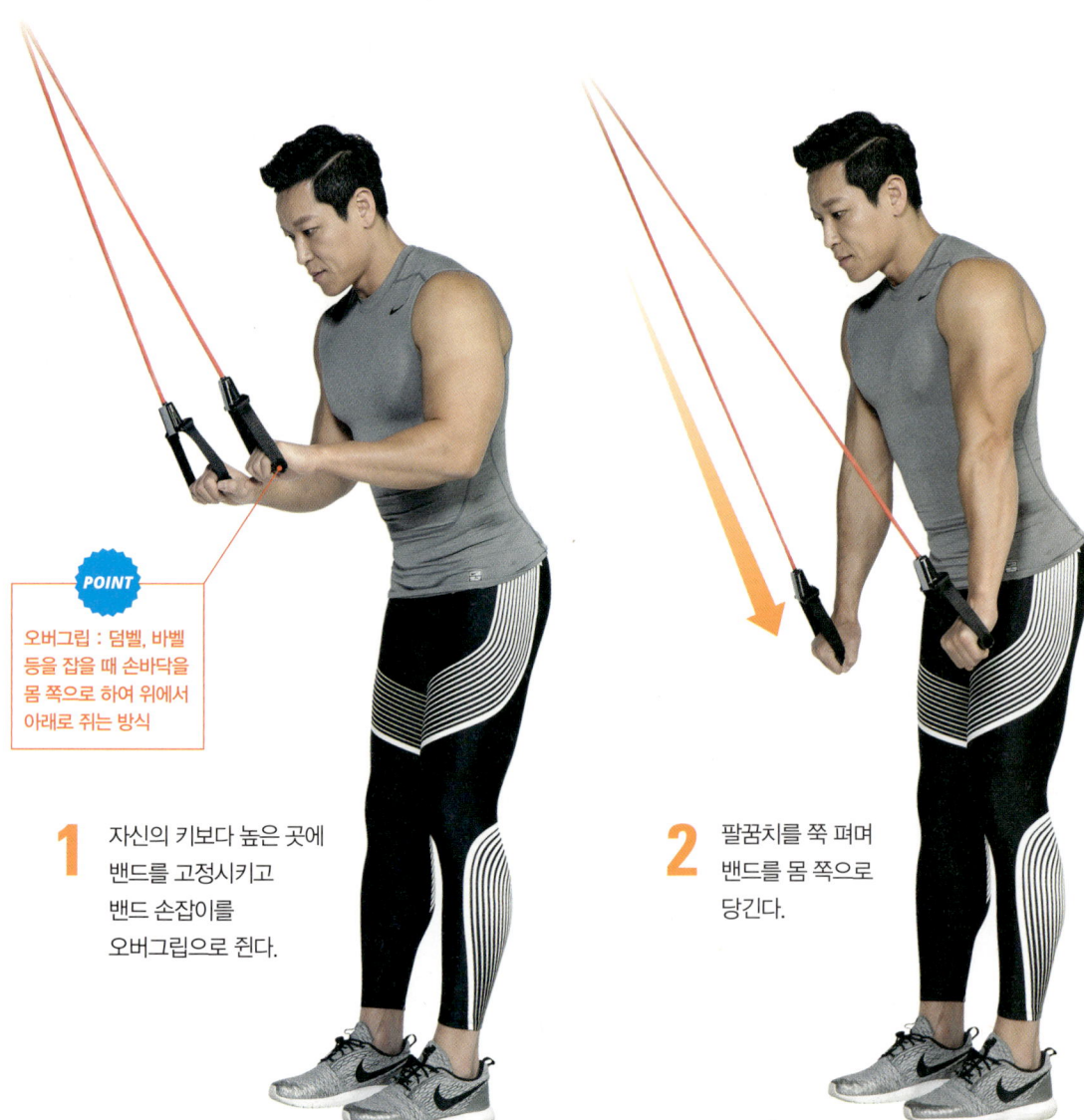

POINT
오버그립 : 덤벨, 바벨 등을 잡을 때 손바닥을 몸 쪽으로 하여 위에서 아래로 쥐는 방식

1 자신의 키보다 높은 곳에 밴드를 고정시키고 밴드 손잡이를 오버그립으로 쥔다.

2 팔꿈치를 쭉 펴며 밴드를 몸 쪽으로 당긴다.

| 1주 차 **화요일** TUESDAY | ## 바닥에서 덤벨 킥백 | **운동횟수** 20회씩 4세트 | **운동효과** 상완삼두근을 더 굵고 강하게 만든다. | **운동부위** 삼두 |

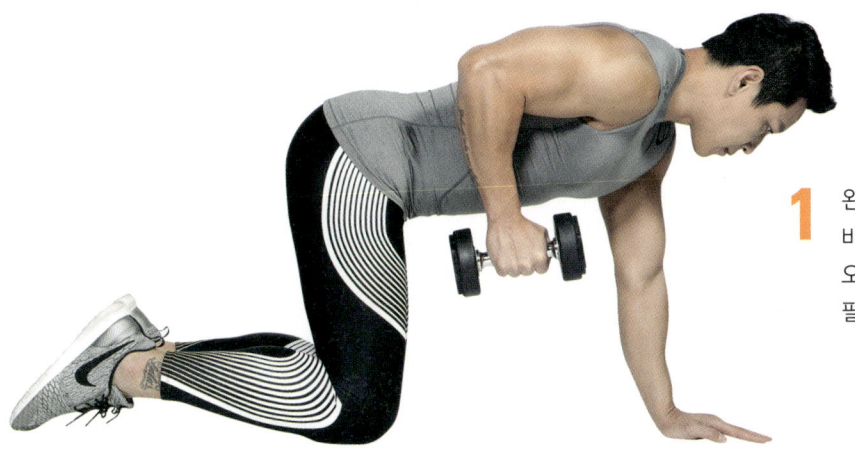

1 왼쪽 손바닥과 양 무릎을 바닥에 대고 엎드린다. 오른손에 덤벨을 쥐고 팔꿈치를 옆구리 쪽에 댄다.

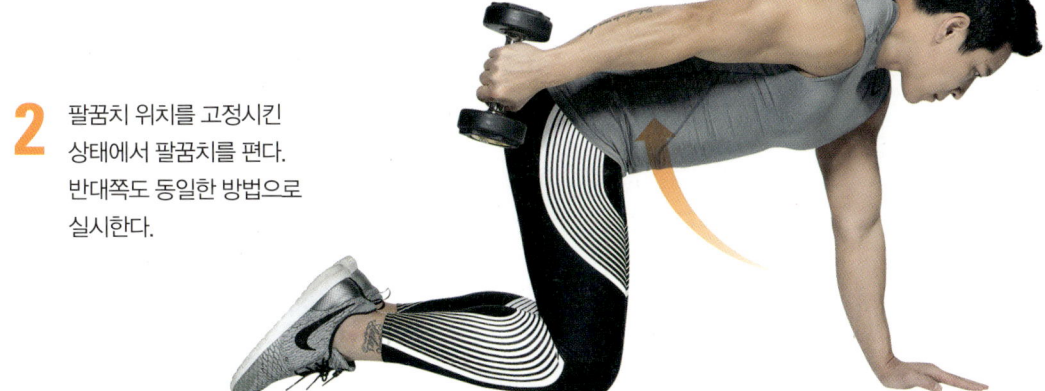

2 팔꿈치 위치를 고정시킨 상태에서 팔꿈치를 편다. 반대쪽도 동일한 방법으로 실시한다.

1주 차 수요일 WEDNESDAY
시티드 덤벨 숄더 프레스

운동횟수	운동효과	운동부위
15회씩 4세트	어깨 굴곡을 만드는 삼각근이 강화되어 어깨가 넓어진다.	어깨

들숨 ∧ 날숨

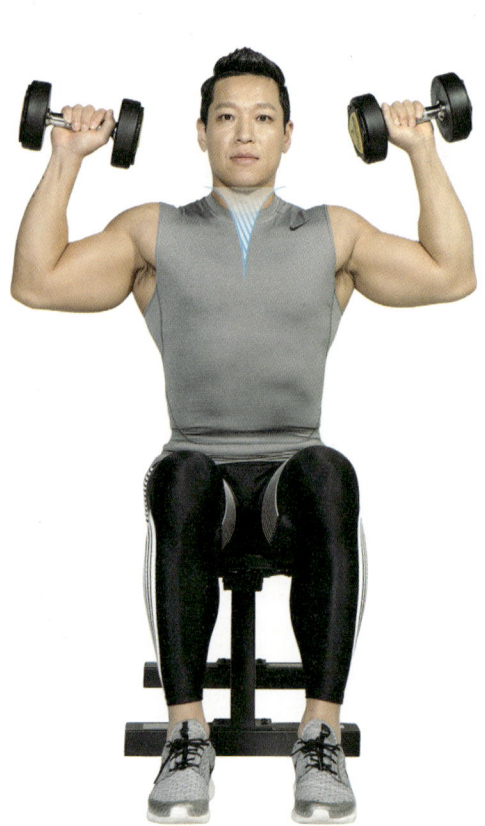

1 벤치에 앉아 양손에 덤벨을 쥐고 귀 옆까지 들어 올린다.

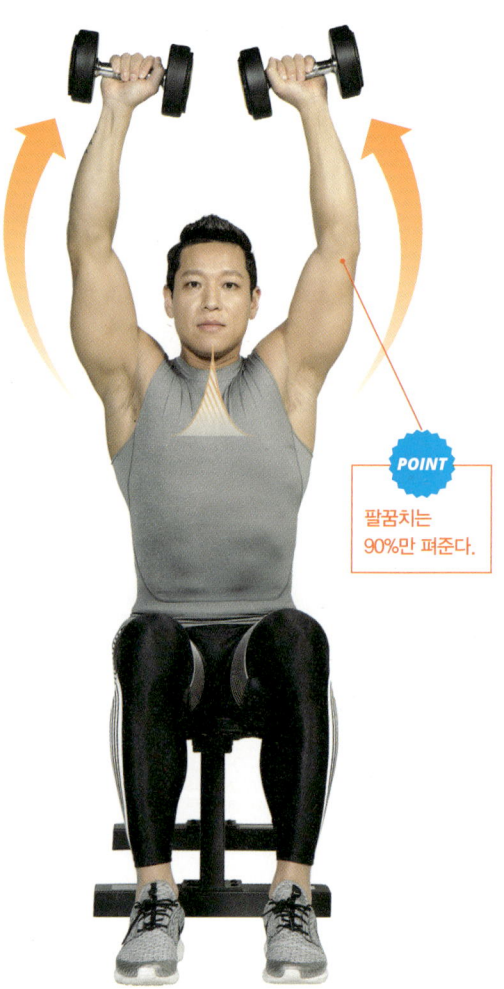

POINT 팔꿈치는 90%만 펴준다.

2 덤벨을 머리 위로 강하게 들어 올린다.

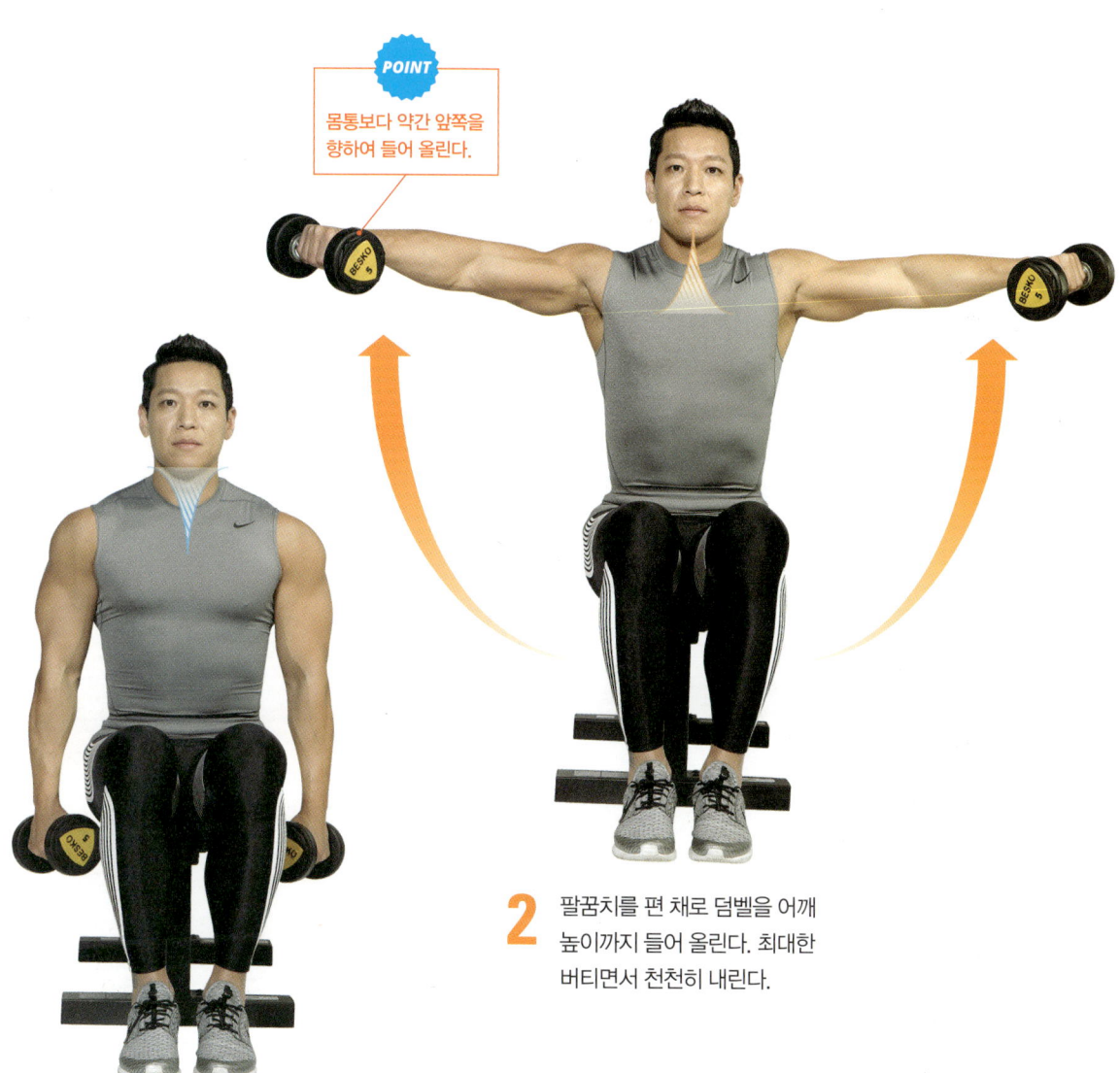

스쿼트

1주 차 수요일 WEDNESDAY

운동횟수	운동효과	운동부위
20회씩 4세트	엉덩이 근육을 발달시킬 수 있는 대표적인 운동이다.	하체

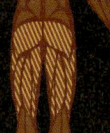

1 자연스럽게 다리를 어깨너비로 벌리고 선다. 이때 발끝을 바깥쪽으로 살짝 벌린다.

3 다리 전체에 힘을 주며 지면을 강하게 밀어내듯이 일어난다.

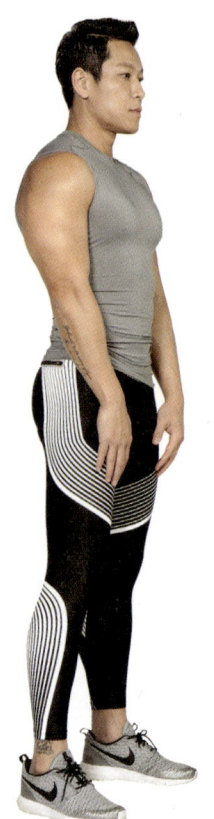

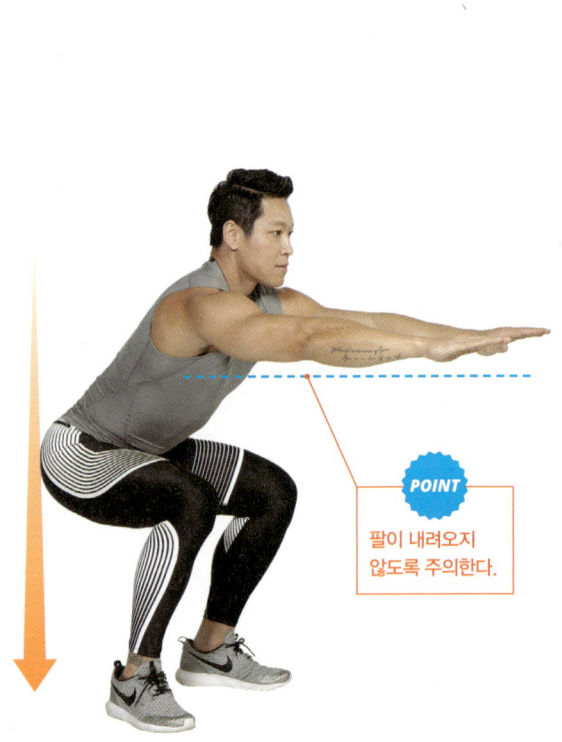

POINT 팔이 내려오지 않도록 주의한다.

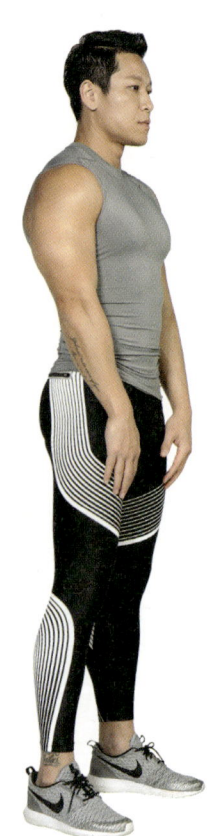

2 무릎을 구부리면서 천천히 앉는다. 동시에 팔은 앞으로 쭉 뻗는다. 이때 상체를 살짝 앞으로 숙여서 무게중심을 잡아준다.

1주 차 수요일 WEDNESDAY

제자리 런지

운동횟수 20회씩 4세트

운동효과 허벅지, 엉덩이의 군살을 빼고 탄력을 만든다.

운동부위 하체

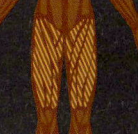

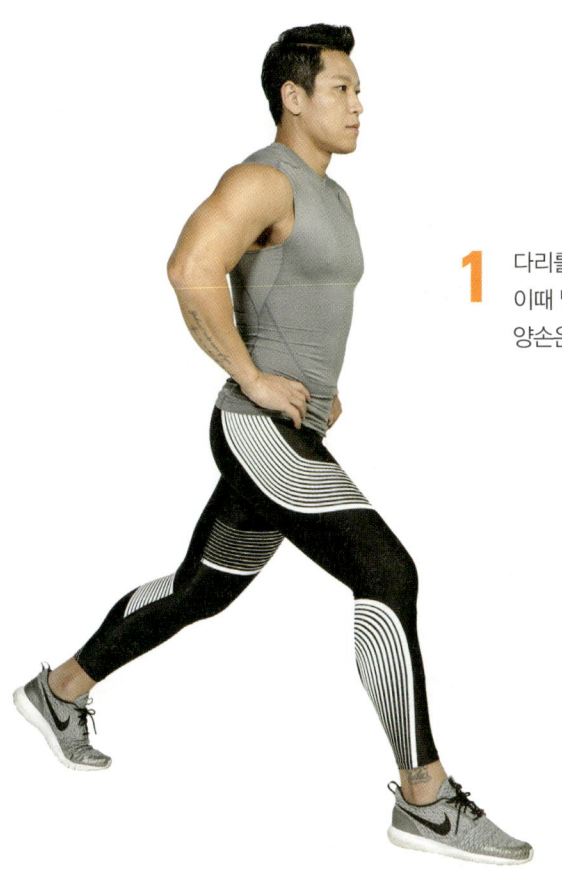

1 다리를 앞뒤로 벌리고 선다.
이때 발끝은 정면을 향한다.
양손은 허리를 잡는다.

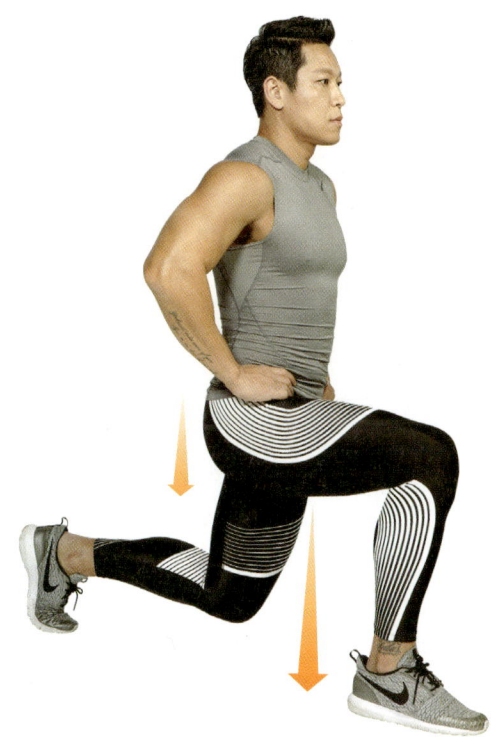

2 뒤쪽 다리의 무릎을 밑으로 누르듯이 구부린다.
반대쪽도 동일한 방법으로 실시한다.

플랫 덤벨 벤치 프레스

1주 차 목요일 THURSDAY

운동횟수	운동효과	운동부위
15회씩 4세트	가슴 근육이 전체적으로 발달한다.	가슴

🙂 들숨 🙁 날숨

1 벤치 위에 누워 덤벨을 천천히 가슴 높이로 내린다.

POINT 팔은 90%만 펴고 긴장상태를 유지하며 반복한다.

2 덤벨을 내릴 때보다 약간 빠르게 밀어 올린다.

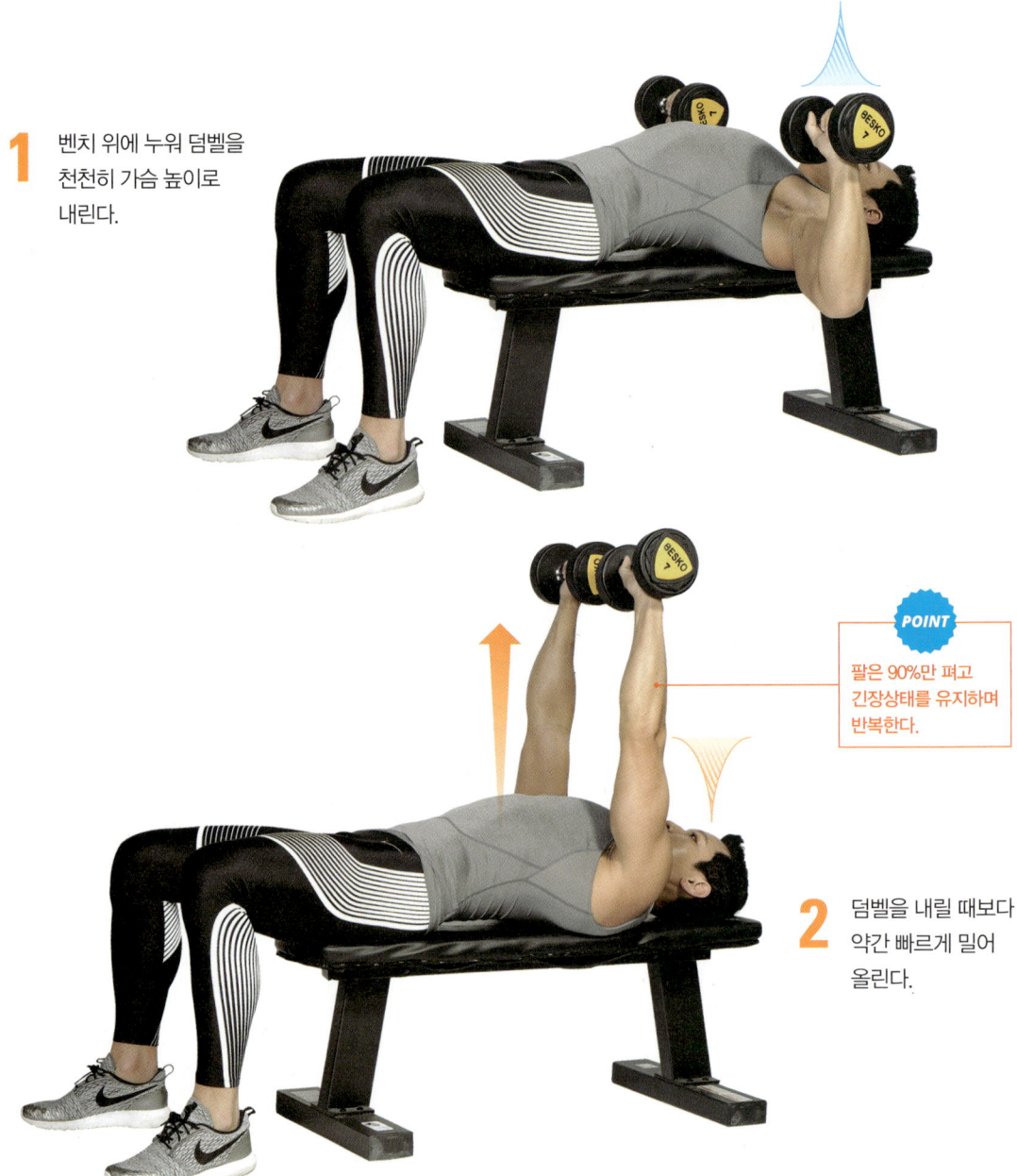

1주 차 목요일 THURSDAY — 인클라인 푸시업

운동횟수	운동효과	운동부위
15회씩 4세트	바닥에서 실시하는 것보다 가슴 아래쪽 근육이 더 탄탄해진다.	가슴

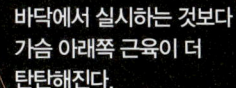

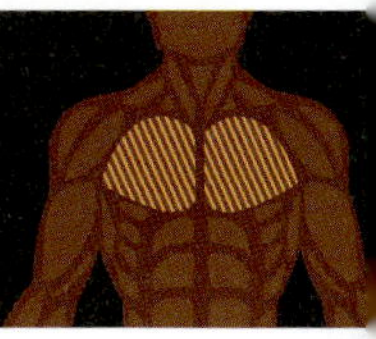

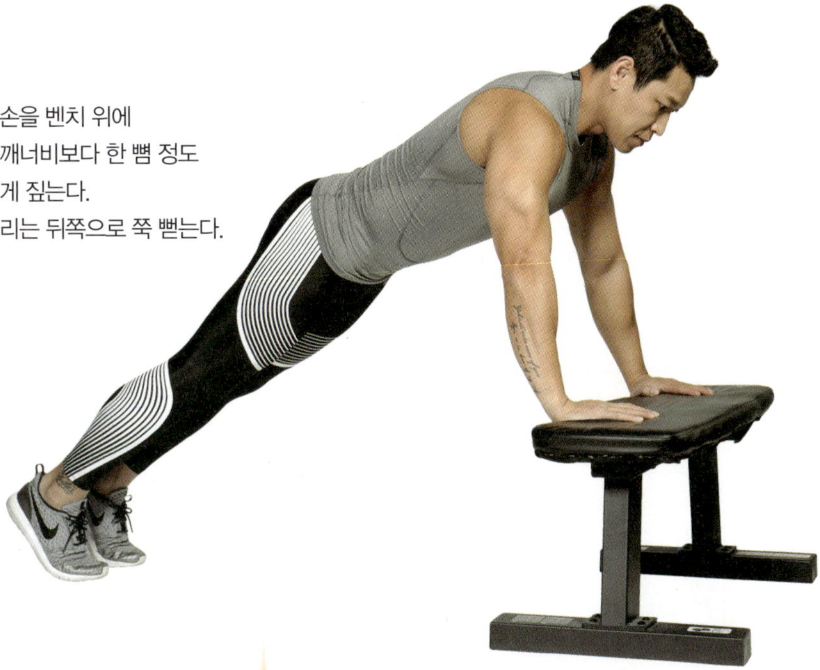

1 양손을 벤치 위에 어깨너비보다 한 뼘 정도 넓게 짚는다. 다리는 뒤쪽으로 쭉 뻗는다.

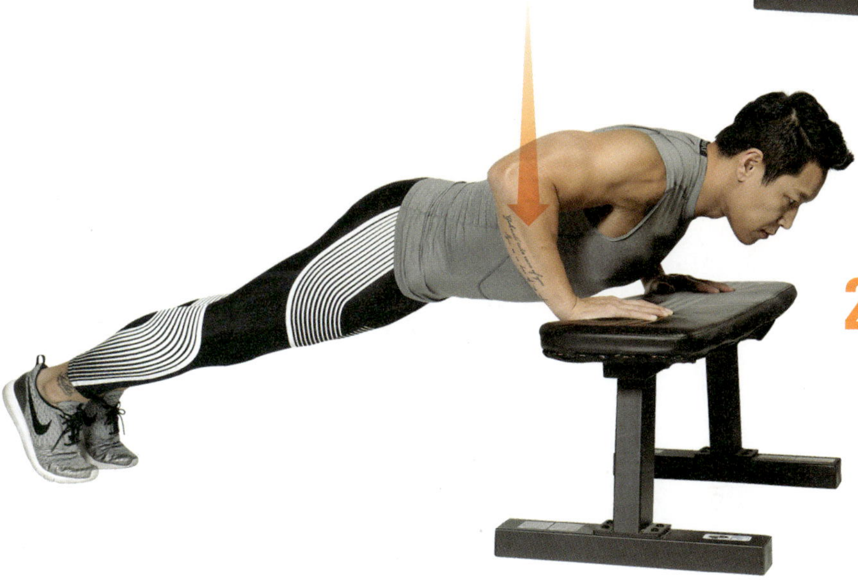

2 팔꿈치를 구부리면서 가슴을 벤치 쪽으로 내렸다 올라온다.

| 1주차 금요일 FRIDAY | 덤벨 벤트 오버 로우 | 운동횟수: 20회씩 4세트 | 운동효과: 상체 기울기에 따라 등 전체를 골고루 발달시킬 수 있다. | 운동부위: 등 |

▼ 들숨 ▲ 날숨

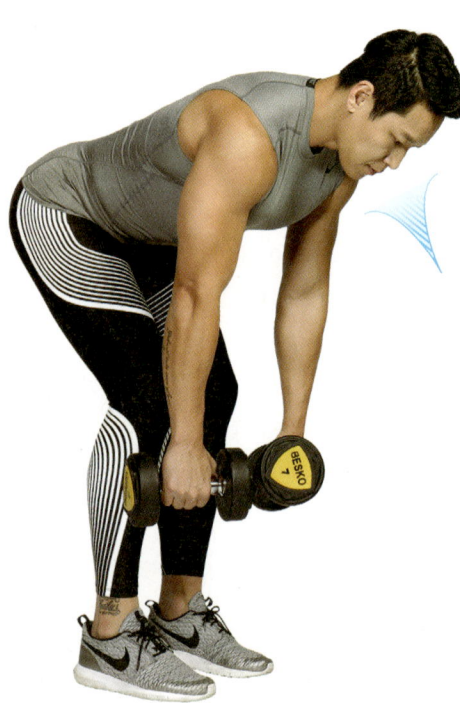

1 다리는 어깨너비로 벌리고 무릎은 살짝 구부린 채 상체는 45도 정도 앞으로 숙인다. 덤벨은 무릎 높이에 위치한다.

POINT 양쪽 날개뼈가 맞닿을 수 있도록 가슴을 최대한 편다.

2 덤벨을 엉덩이 옆으로 끌어당겨 3초 정도 유지하고, 다시 내린다.

1주차 금요일 FRIDAY

원 암 덤벨 로우

운동횟수	운동효과	운동부위
15회씩 4세트	등 근육은 물론 어깨 근육을 활성화시킨다.	등

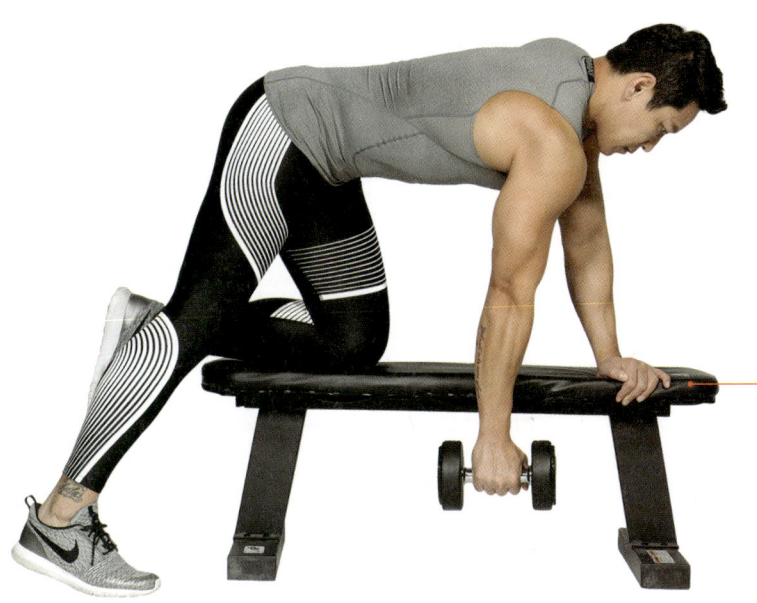

1 한 손으로 덤벨을 잡고 반대쪽 손과 무릎은 벤치에 댄다. 등을 곧게 지탱한다.

POINT 벤치 가장자리를 짚는다.

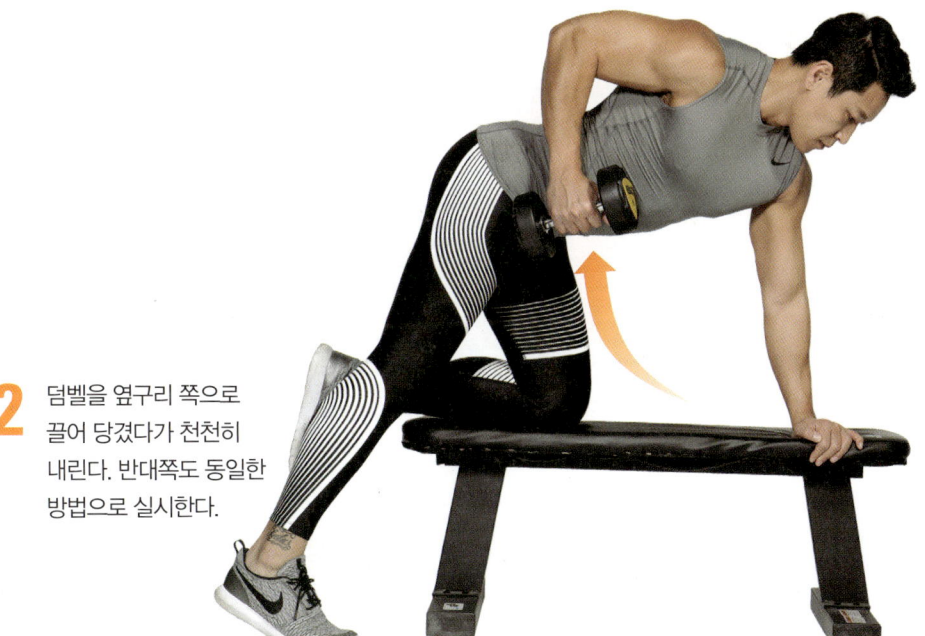

2 덤벨을 옆구리 쪽으로 끌어 당겼다가 천천히 내린다. 반대쪽도 동일한 방법으로 실시한다.

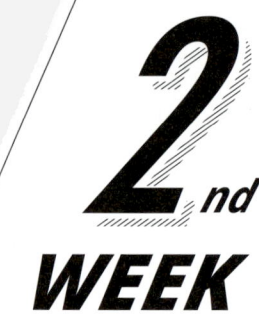

2주 차 운동법

운동 목표

2주 차는 난이도를 높여 보다 많은 자극을 몸에 주는 것이 목표다.
근육의 활동범위를 넓히고 부위별 근력을 골고루 발달시키도록 하자.

주의 사항

1주 차 운동보다 난이도가 높아져 통증을 수반할 수 있다.
운동 전과 후에 스트레칭을 충분히 해주도록 하자.

운동 포인트

2주 차 운동만으로는 몸의 극적인 변화를 얻기 힘들다.
하지만 분명 지방은 빠지고 근육은 더 탄탄해지는 과정이므로
꾸준히 운동을 지속하도록 한다.

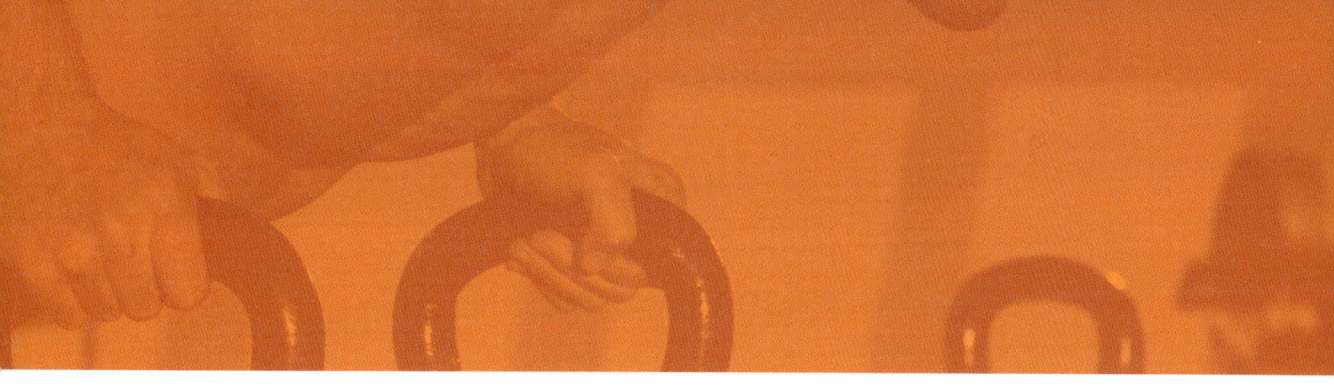

운동 플랜

요일	부위	종목	중량	1세트 횟수	세트 수
월요일	가슴	인클라인 덤벨 프레스	5~10kg	20회	4
		밴드 인클라인 크로스 오버	밴드	15회	4
	이두	바벨 컬	5kg	15회	3
	팔	덤벨 해머 컬	5kg	15회	4
화요일	등	바벨 벤트 오버 로우	20kg	15회	4
		밴드 하이풀리 다운	밴드	20회	3
	삼두	벤치에서 덤벨 킥백	4kg	20회	3
수요일	어깨	덤벨 V자 프런트 레이즈	3kg	20회	4
		덤벨 1자 프런트 레이즈	3kg	15회	4
목요일	하체	와이드 스쿼트	맨몸운동	20회	4
		덤벨 프런트 스쿼트	5kg	20회	4
금요일	팔	덤벨 컬	5kg	15회	3
	삼두	벤치에서 덤벨 킥백	5kg	15회	3
	팔	덤벨 해머 컬	5~10kg	12~15회	4
	삼두	벤치 딥스	맨몸운동	15~20회	4

2주 차 준비운동

공통 준비운동

주의 사항
1. 부위별 근력 운동을 대비하여 전신 근육을 골고루 활성화시킨다.
2. 매일매일 거르지 않고 실시한다.

① **벤치 짚고 버피테스트 + 점프**
BURPEE TEST (BENCH) + JUMP

15회씩 3세트 · 참고 60p.

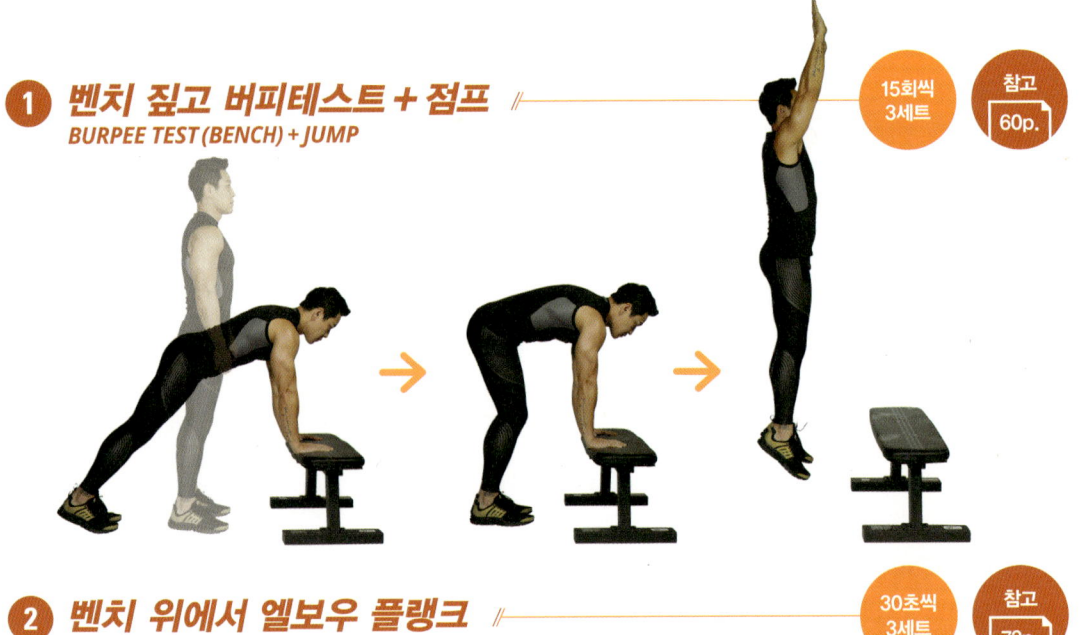

② **벤치 위에서 엘보우 플랭크**
ELBOW PLANK (BENCH)

30초씩 3세트 · 참고 72p.

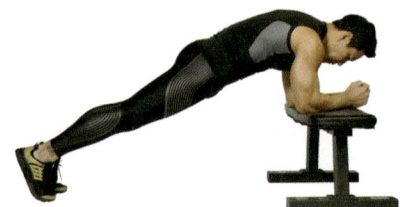

③ 바닥에 무릎 대고 푸시업
PUSH-UP

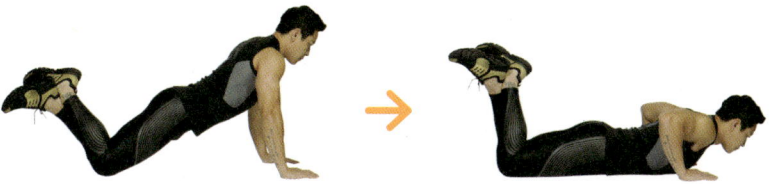

④ 무릎 구부리기 + 크런치
CRUNCH

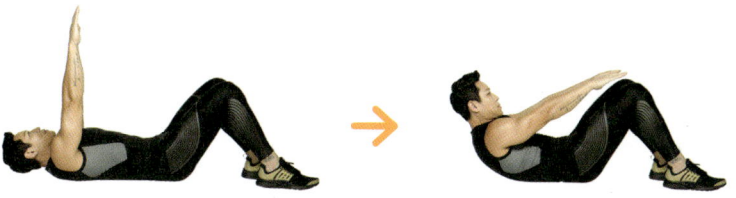

⑤ 오블리크 크런치
OBLIQUE CRUNCH

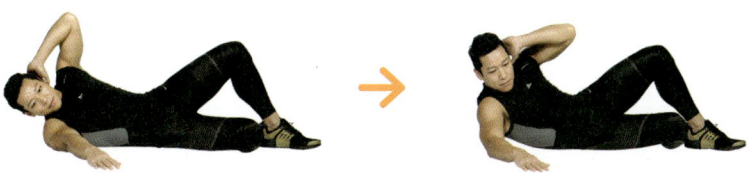

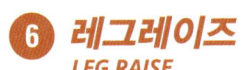 **6 레그레이즈** / LEG RAISE 15회씩 3세트 참고 85p.

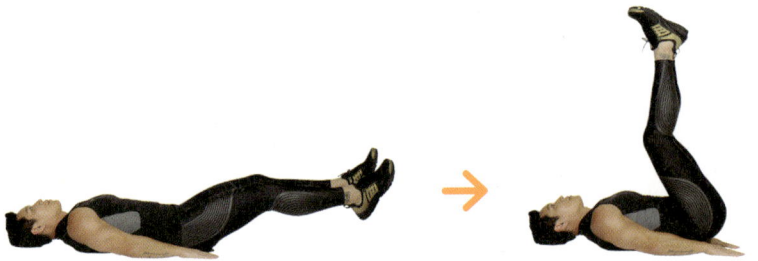

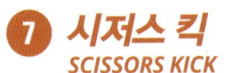 **7 시저스 킥** / SCISSORS KICK 20회씩 3세트 참고 86p.

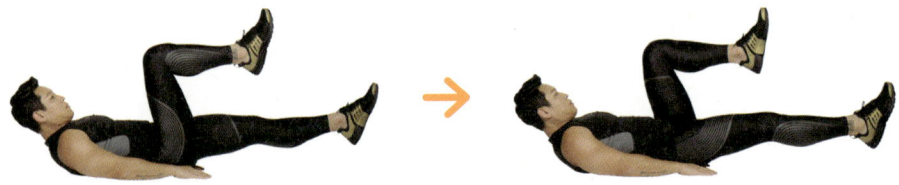

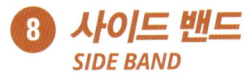 **8 사이드 밴드** / SIDE BAND 20회씩 3세트 참고 87p.

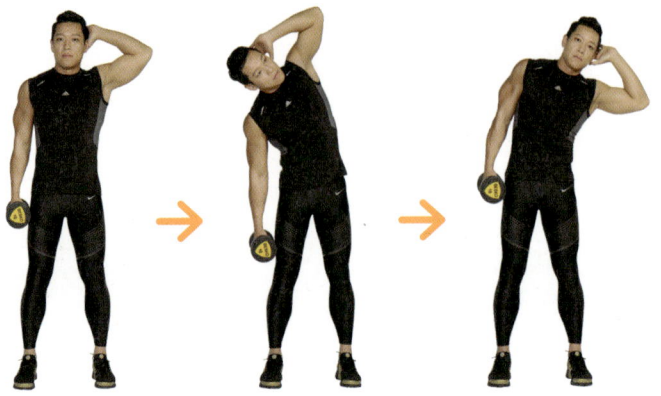

2주 차 준비운동

어깨, 가슴 운동 전 준비운동

주의 사항
1. 어깨, 가슴 운동 전에 반드시 실시하여 통증, 부상, 피로도를 줄인다.
2. 상체, 하체는 고정시킨 채 실시한다.

각 20회씩 2~3세트

참고 56p.

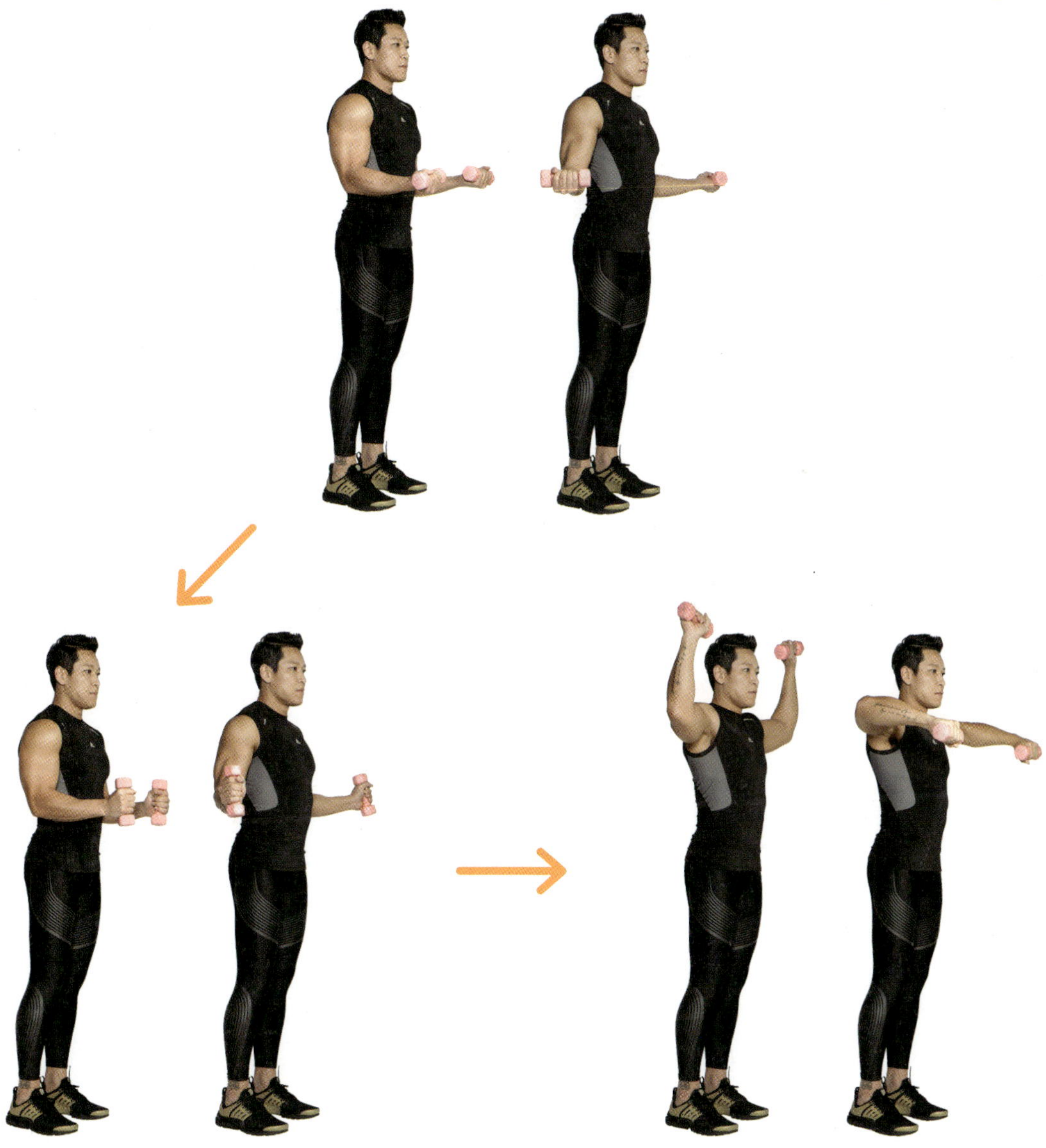

2주 차 월요일 MONDAY — 인클라인 덤벨 프레스

운동횟수: 20회씩 4세트
운동효과: 가슴의 위쪽 부분을 발달시킨다.
운동부위: 가슴

들숨 　 날숨

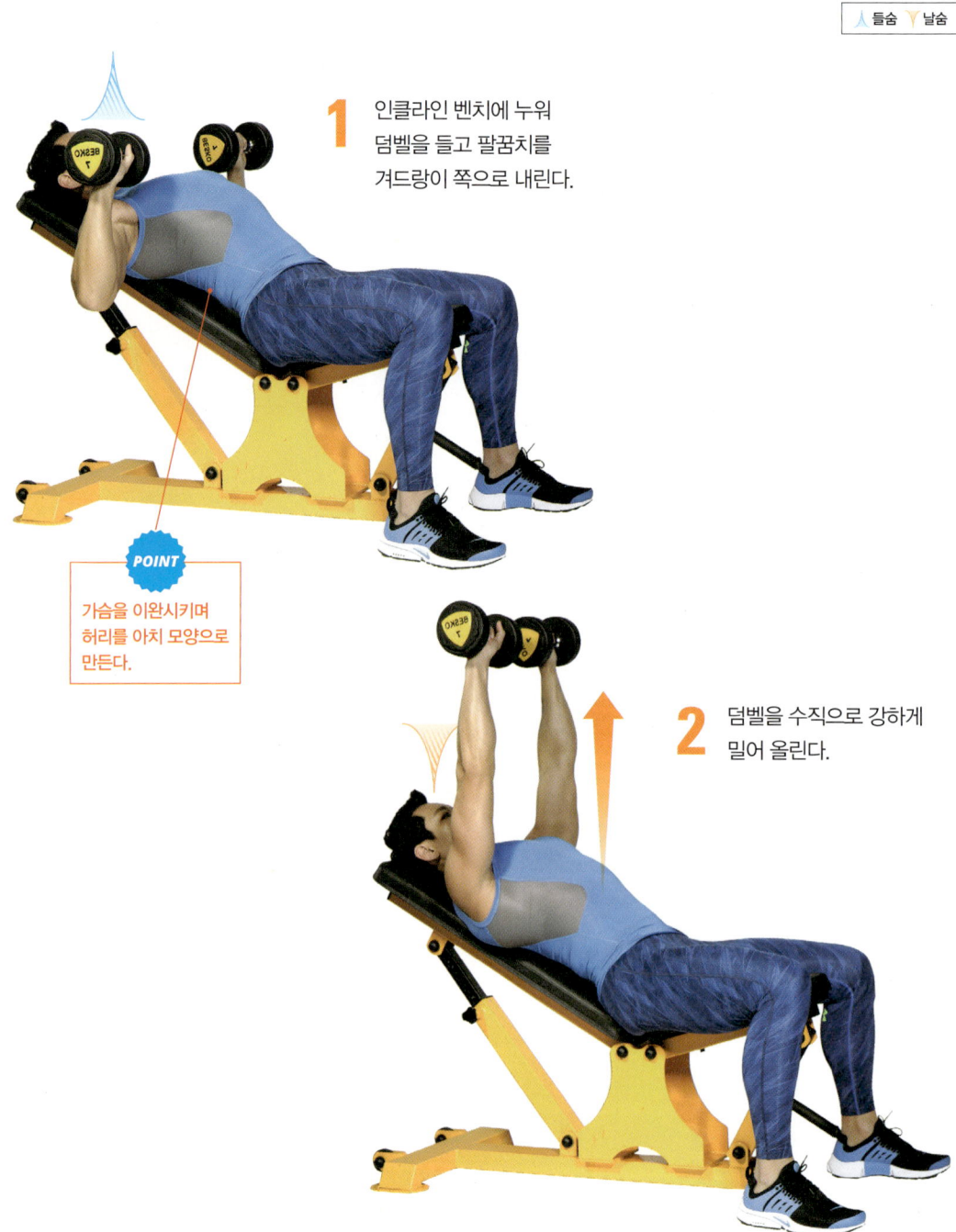

1. 인클라인 벤치에 누워 덤벨을 들고 팔꿈치를 겨드랑이 쪽으로 내린다.

POINT 가슴을 이완시키며 허리를 아치 모양으로 만든다.

2. 덤벨을 수직으로 강하게 밀어 올린다.

밴드 인클라인 크로스 오버

2주 차 월요일 MONDAY

운동횟수	운동효과	운동부위
15회씩 4세트	넓고 탄탄한 가슴 근육뿐만 아니라 속근육도 발달시켜준다.	가슴

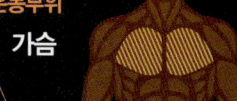

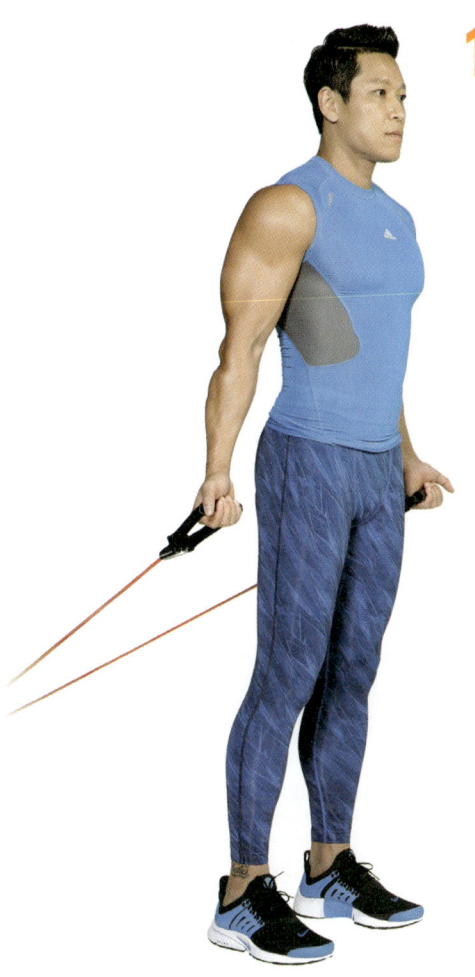

1 등 뒤 아래쪽에 밴드를 걸고 양손에 밴드 손잡이를 잡는다.

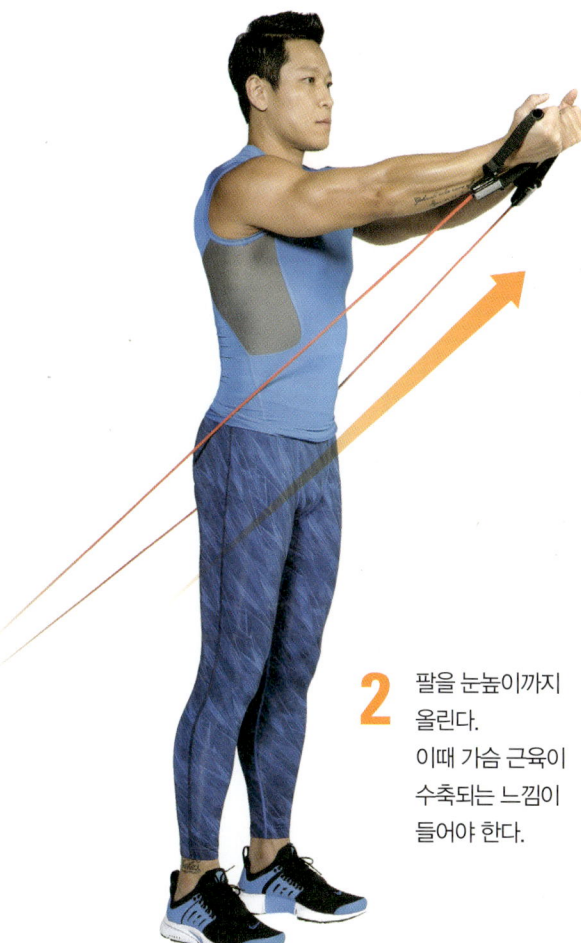

2 팔을 눈높이까지 올린다. 이때 가슴 근육이 수축되는 느낌이 들어야 한다.

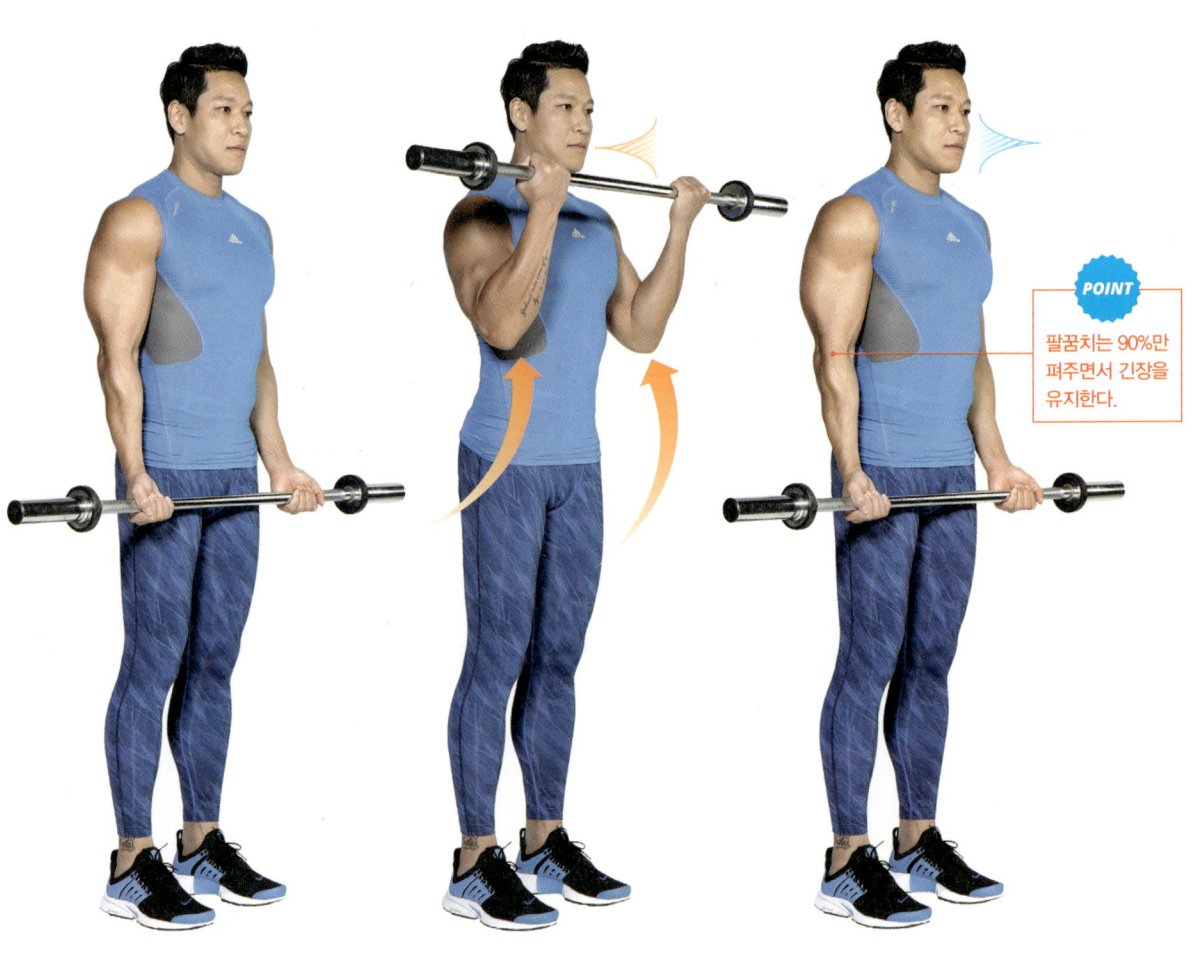

2주 차 월요일 MONDAY

덤벨 해머 컬

운동횟수: 15회씩 4세트
운동효과: 상완이두근과 아래팔(전완근)을 단련시킨다.
운동부위: 팔

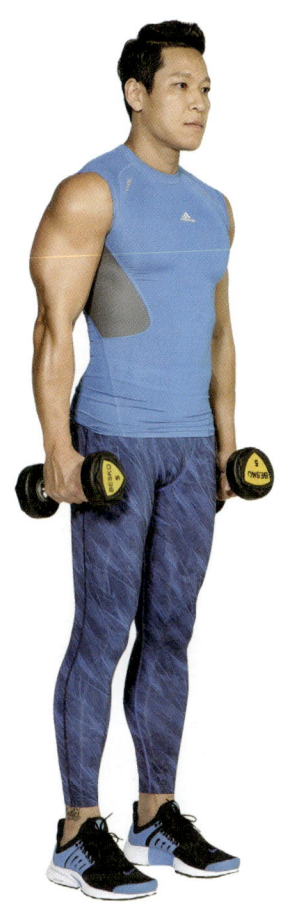

1 덤벨을 쥐고 다리는 어깨너비로 벌린다.

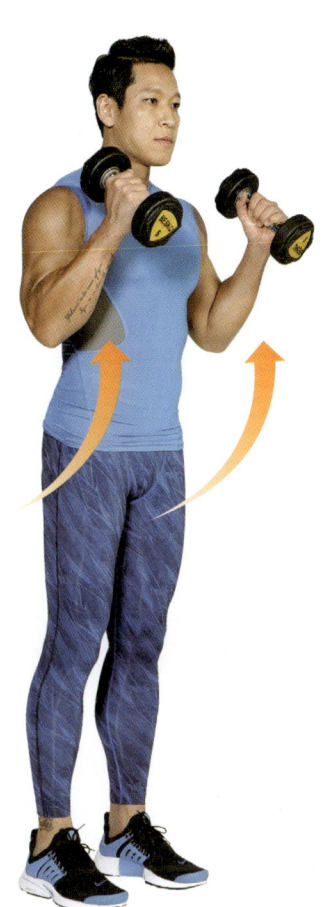

2 덤벨을 어깨 쪽으로 끌어 올린다.

바벨 벤트 오버 로우

2주 차 화요일 TUESDAY

운동횟수	운동효과	운동부위
15회씩 4세트	상체 기울기에 따라 등 전체를 고르루 발달시킬 수 있다.	등

들숨 ◀ 날숨

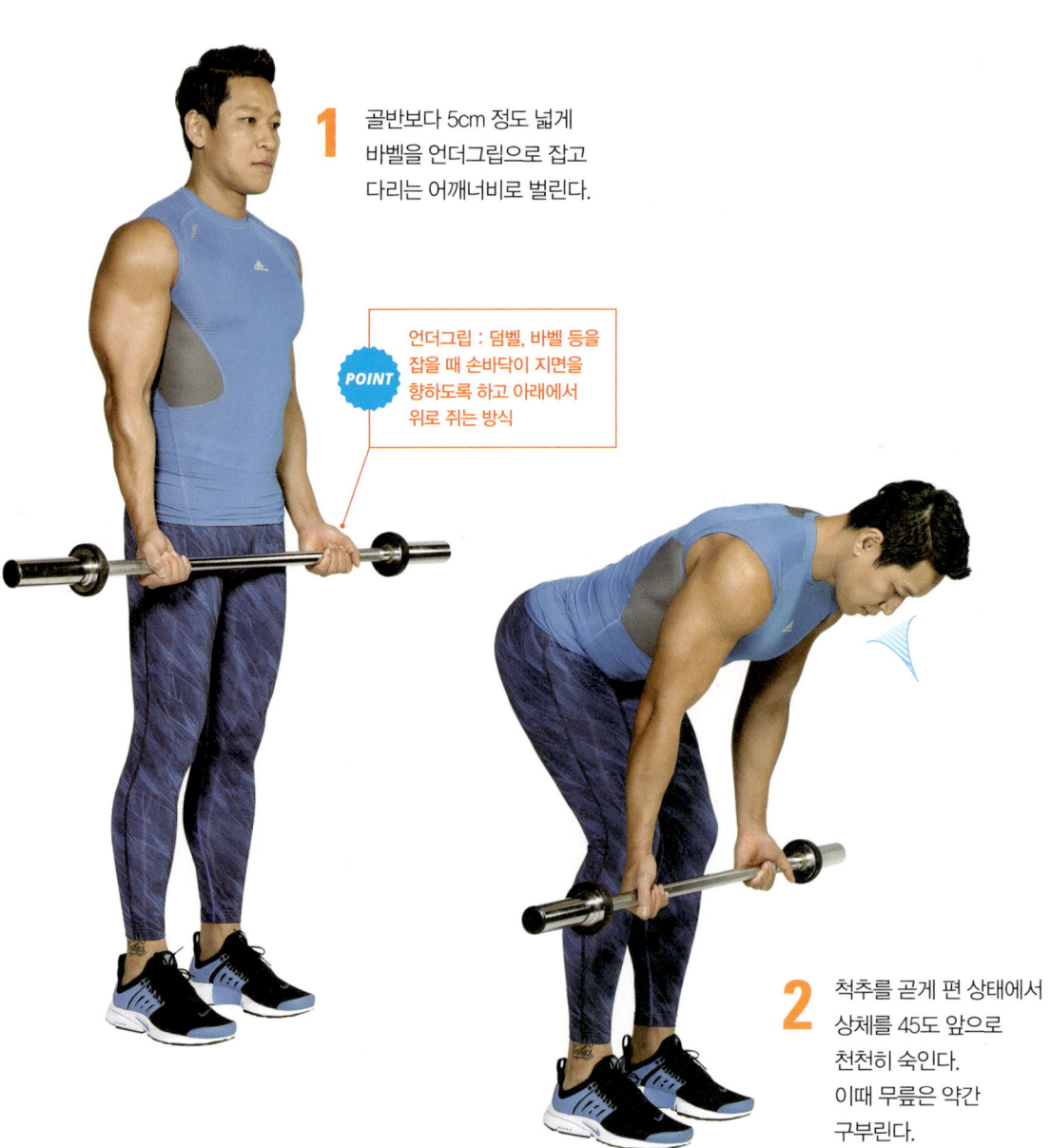

1 골반보다 5cm 정도 넓게 바벨을 언더그립으로 잡고 다리는 어깨너비로 벌린다.

POINT 언더그립 : 덤벨, 바벨 등을 잡을 때 손바닥이 지면을 향하도록 하고 아래에서 위로 쥐는 방식

2 척추를 곧게 편 상태에서 상체를 45도 앞으로 천천히 숙인다. 이때 무릎은 약간 구부린다.

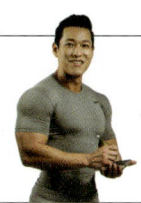

TIP

바벨을 끌어 올릴 때 등 근육을 강하게 수축시켜야 한다. 동시에 가슴은 최대한 넓게 펴준다.

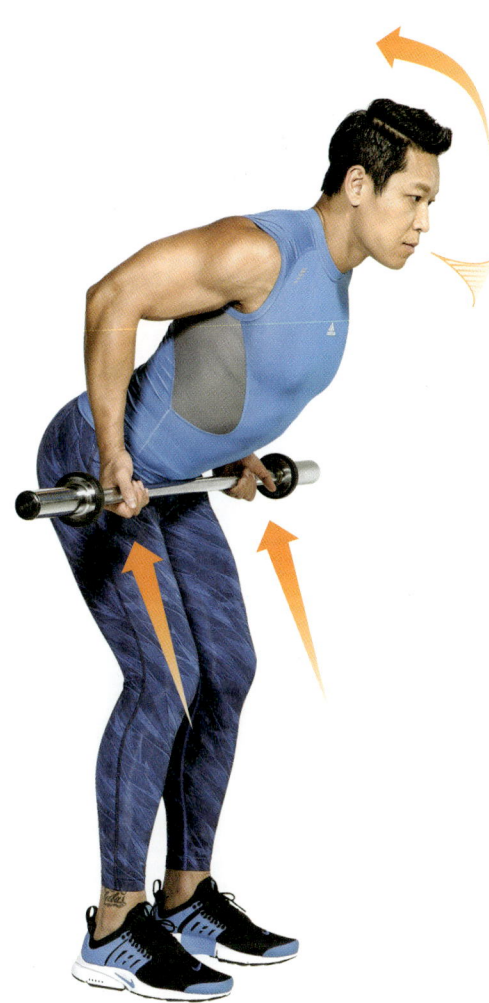

3 팔꿈치를 구부리면서 바벨을 배꼽 쪽으로 당긴다. 이때 바벨을 허벅지에 쓸리듯 끌어 올린다.

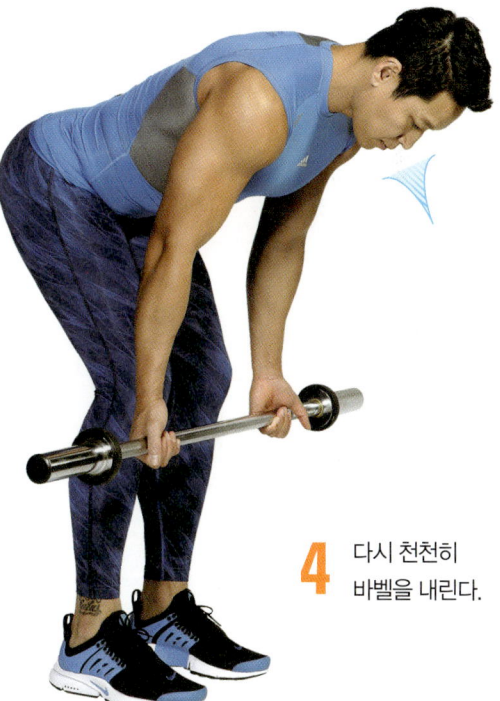

4 다시 천천히 바벨을 내린다.

밴드 하이풀리 다운

2주 차 화요일 TUESDAY

운동횟수	운동효과	운동부위
20회씩 3세트	등 전체에 스트레칭 효과가 있으며, 광배근 발달에 효과적이다.	등

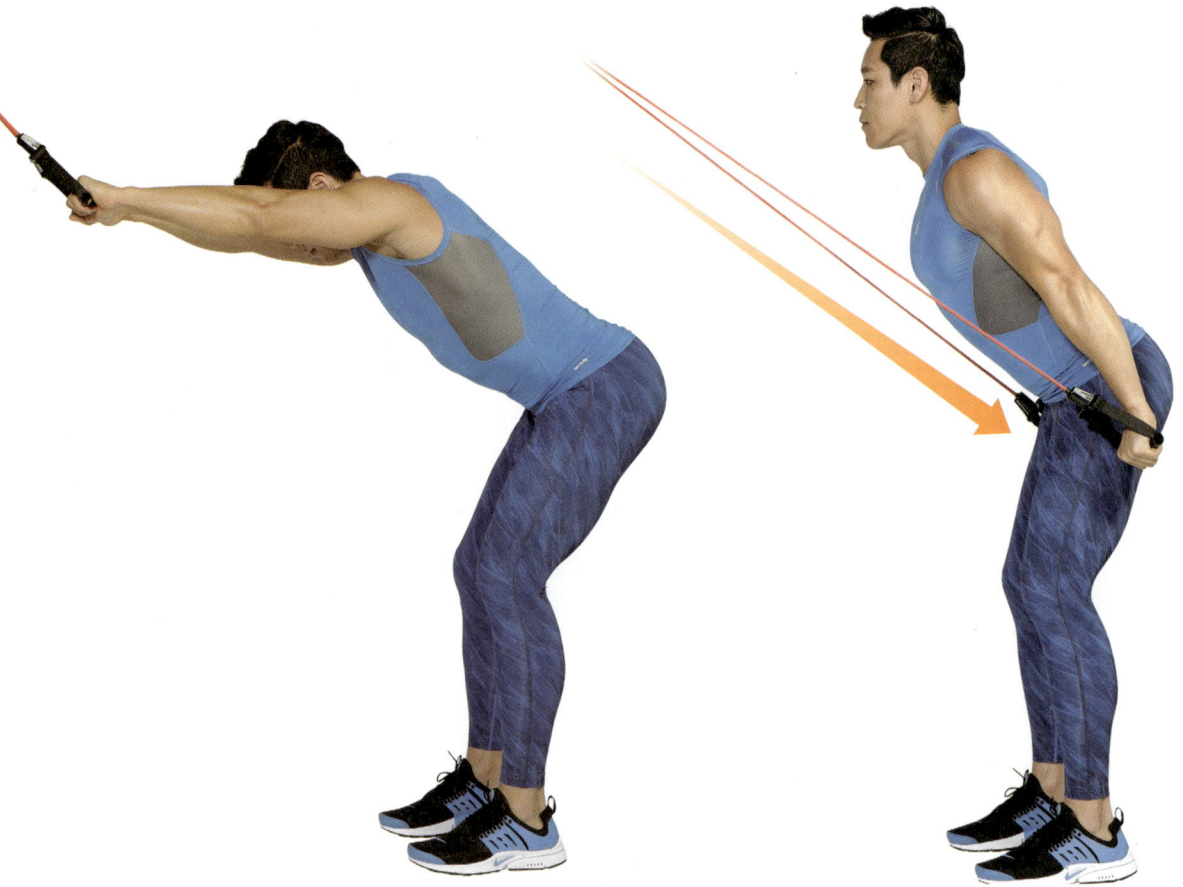

1. 자신의 키보다 높은 곳에 밴드를 고정시키고 밴드 손잡이를 양손에 쥔다. 상체는 앞으로 45도 숙인다.

2. 엉덩이 옆으로 밴드를 끌어 당긴다. 끌어 당기면서 가슴을 앞으로 펴준다.

2주 차 화요일 TUESDAY — 벤치에서 덤벨 킥백

운동횟수	운동효과	운동부위
20회씩 3세트	팔의 뒤쪽 근육(상완삼두근)을 단련시킨다.	삼두

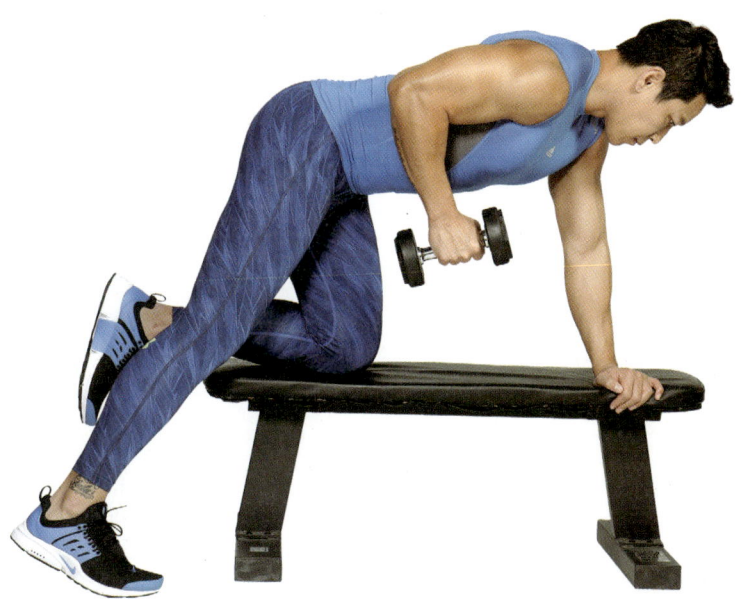

1 한 손으로 덤벨을 쥐고 팔꿈치를 옆구리 쪽에 위치시킨다. 반대쪽 손과 무릎은 벤치에 댄다.

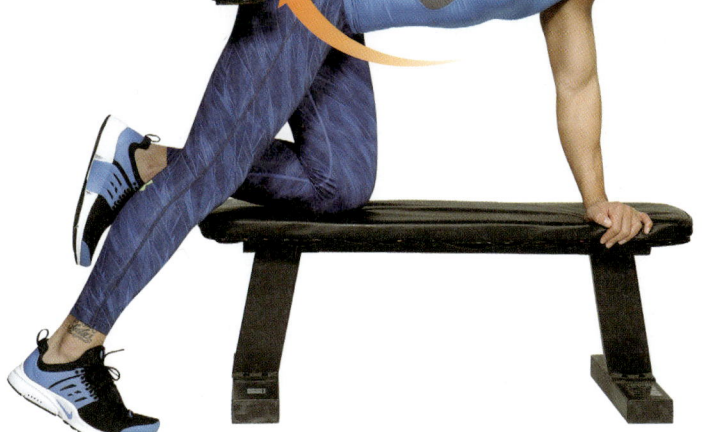

2 천천히 팔꿈치를 편다. 팔뚝의 뒤쪽 근육을 자극시킨다. 반대쪽도 동일한 방법으로 실시한다.

| 2주 차 수요일 WEDNESDAY | 덤벨 V자 프런트 레이즈 | 운동횟수
20회씩
4세트 | 운동효과
전면·측면 삼각근에
효과적인 운동이다. | 운동부위
어깨 |

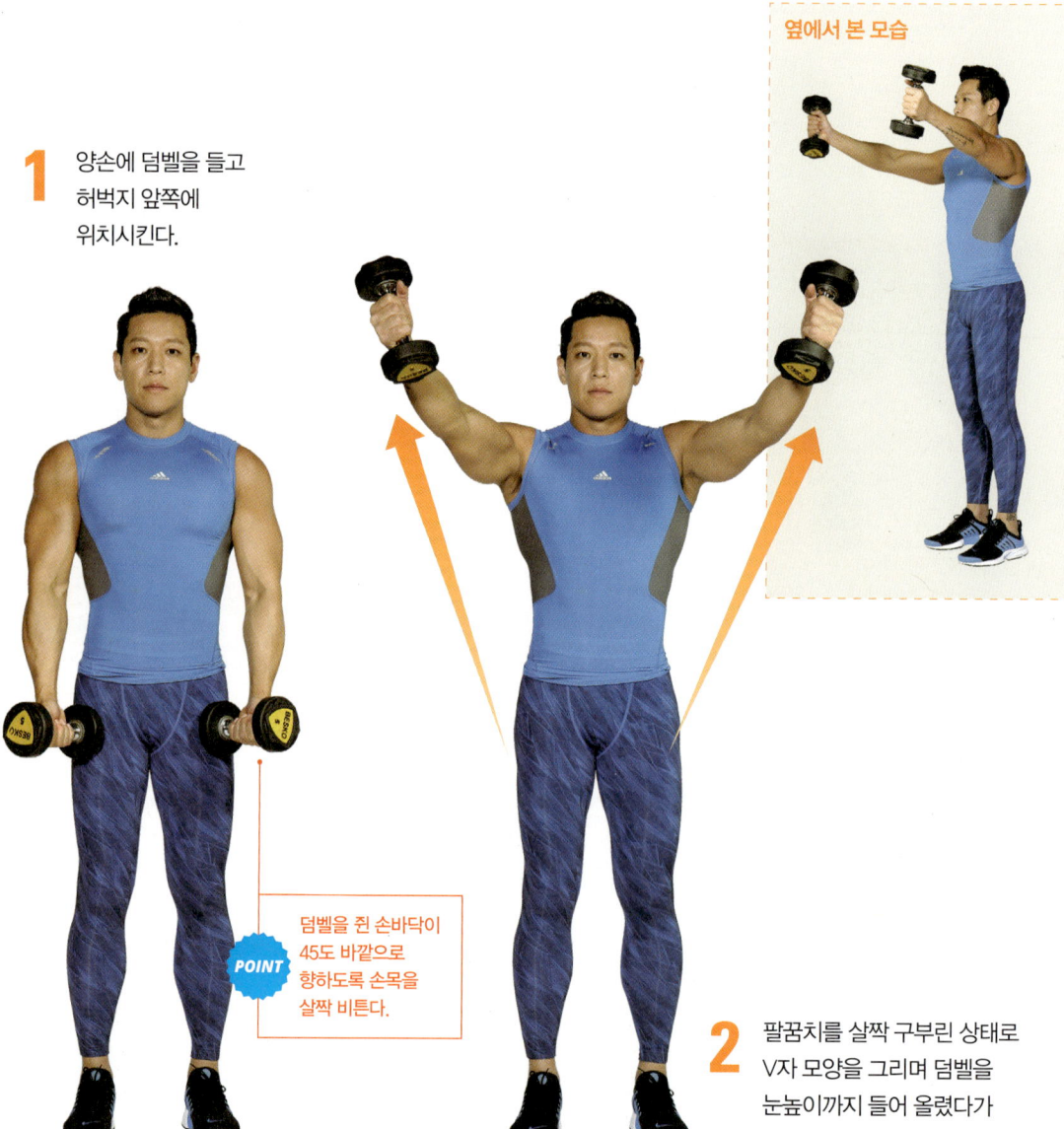

1 양손에 덤벨을 들고 허벅지 앞쪽에 위치시킨다.

POINT 덤벨을 쥔 손바닥이 45도 바깥으로 향하도록 손목을 살짝 비튼다.

옆에서 본 모습

2 팔꿈치를 살짝 구부린 상태로 V자 모양을 그리며 덤벨을 눈높이까지 들어 올렸다가 천천히 내린다.

2주 차 수요일 WEDNESDAY — 덤벨 1자 프런트 레이즈

운동횟수	운동효과	운동부위
15회씩 4세트	측면 삼각근을 집중적으로 발달시킨다.	어깨

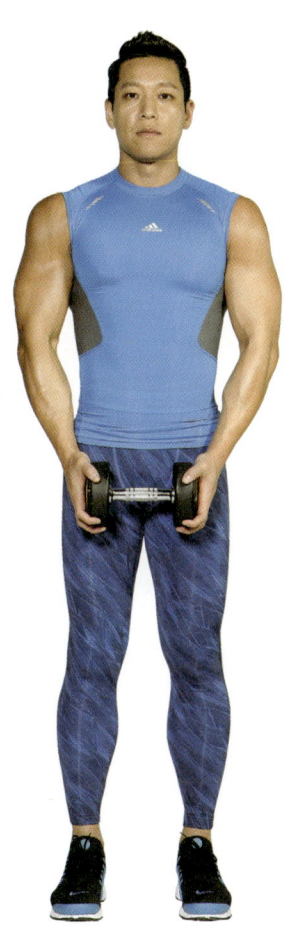

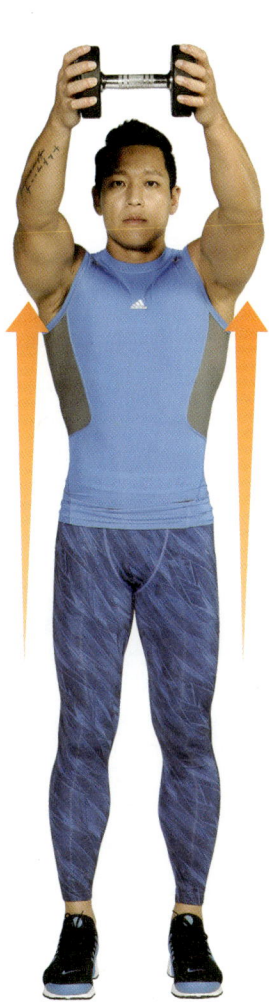

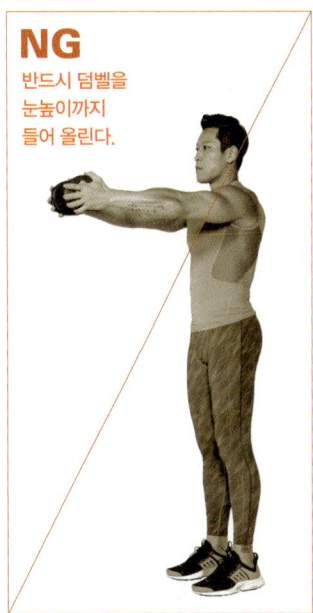

NG 반드시 덤벨을 눈높이까지 들어 올린다.

1 양손으로 덤벨 한 개를 들고 다리는 어깨너비로 벌린다. 상체를 살짝 앞으로 기울인다.

2 팔꿈치를 살짝 구부린 상태로 덤벨을 쭉 들어 올렸다 천천히 내린다.

와이드 스쿼트

2주 차 목요일 THURSDAY

운동횟수	운동효과	운동부위
20회씩 4세트	허벅지 안쪽 근육과 엉덩이를 더욱 탄력 있게 만든다.	하체

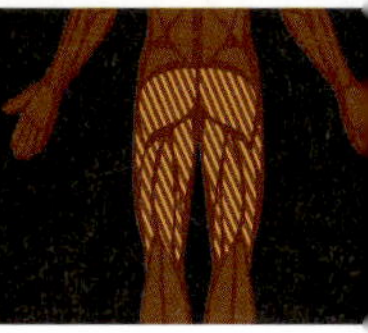

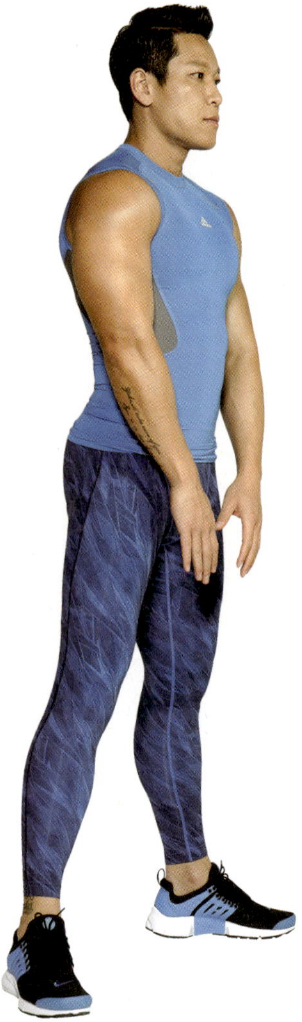

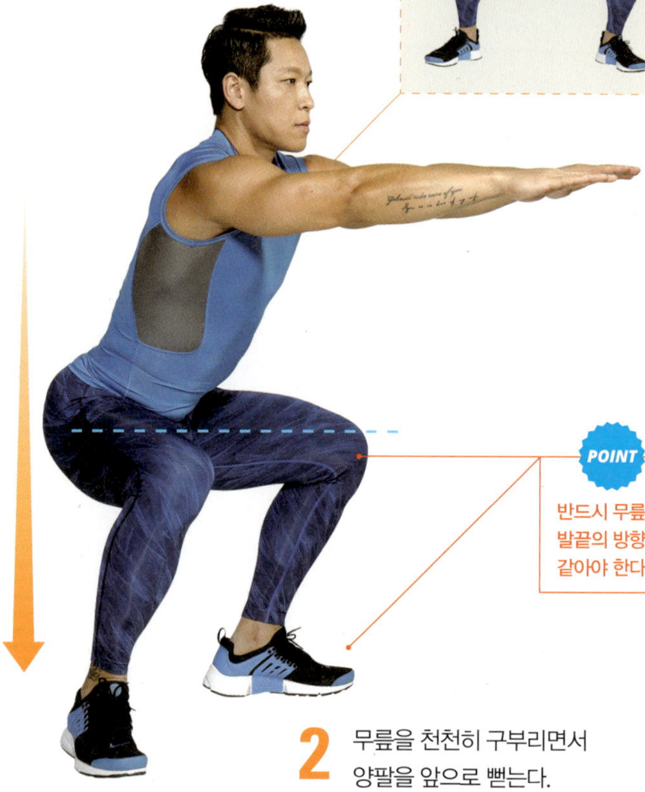

정면에서 본 모습

1 다리를 어깨보다 1.5배 넓게 벌린 다음 양손을 허벅지 위쪽에 놓는다.

2 무릎을 천천히 구부리면서 양팔을 앞으로 뻗는다. 이때 허벅지가 지면과 수평을 이루도록 한다.

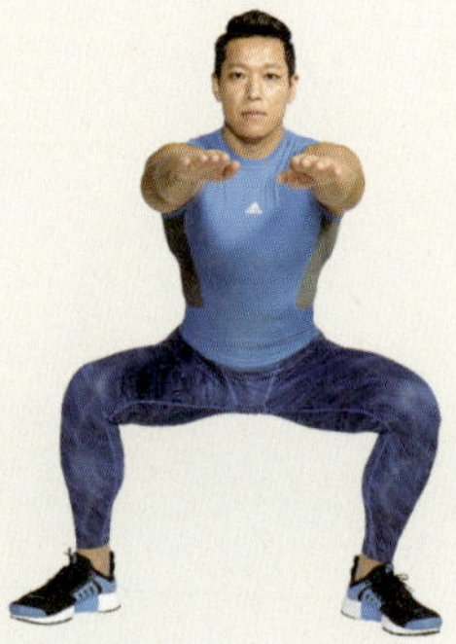

POINT 반드시 무릎과 발끝의 방향이 같아야 한다.

2주 차 목요일 THURSDAY

덤벨 프런트 스쿼트

운동횟수 20회씩 4세트

운동효과 허벅지 근력 강화에 도움이 된다.

운동부위 하체

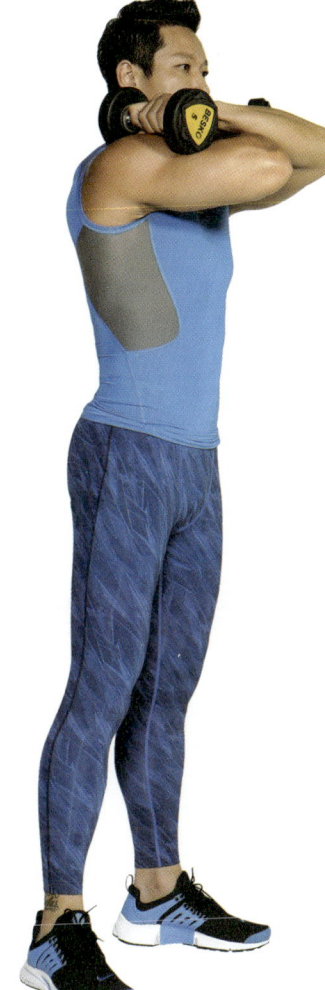

1 양손에 덤벨을 쥐고 X자로 교차하여 어깨 위에 올린다.

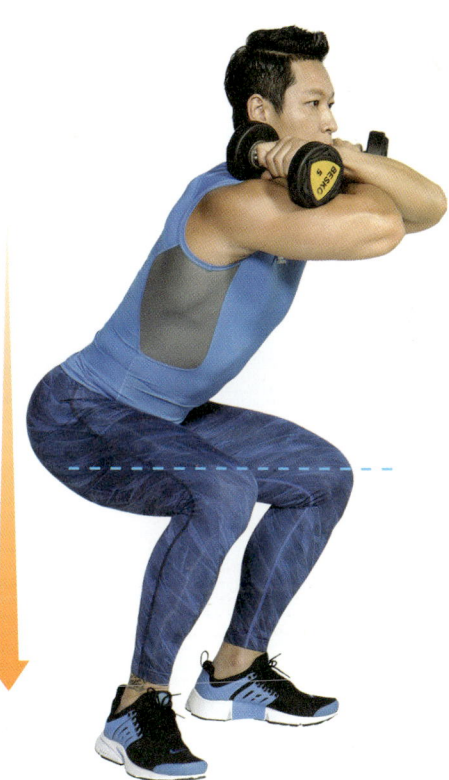

2 무릎을 천천히 구부린다. 허벅지가 지면과 수평을 이루도록 한다.

| 2주 차 **금요일** FRIDAY | ## 덤벨 컬 | **운동횟수**
15회씩
3세트 | **운동효과**
팔 근육, 특히
상완이두근을 크고
단단하게 만든다. | **운동부위**
팔 |

1 덤벨을 들고 다리는 어깨너비로 벌리고 선다.

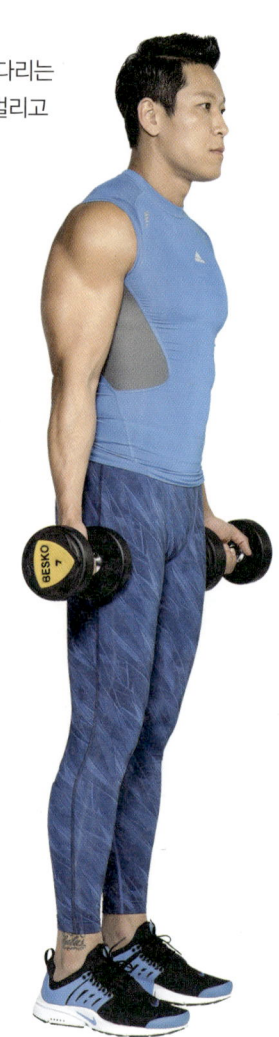

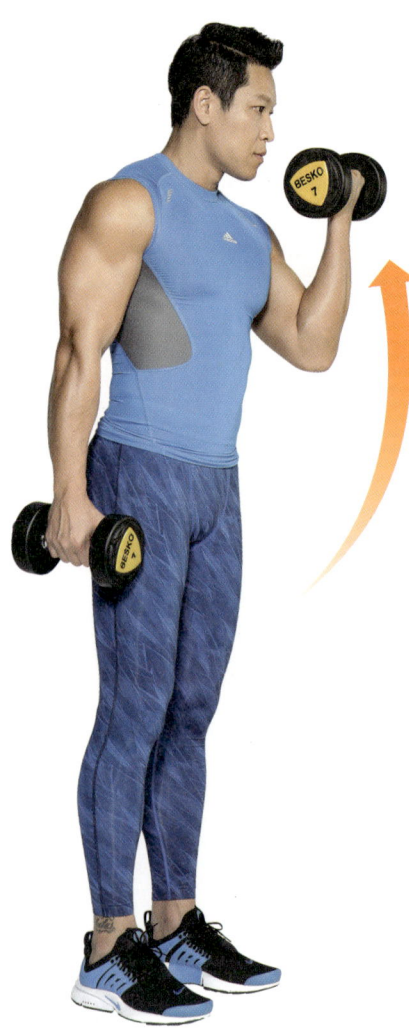

2 팔꿈치를 구부려 덤벨을 어깨 쪽으로 끌어 올린다. 긴장을 유지하며 천천히 양쪽을 번갈아 실시한다.

| 2주 차 금요일 FRIDAY | 벤치에서 덤벨 킥백 | 운동횟수: 15회씩 3세트 | 운동효과: 상완삼두근 발달에 효과적이다. | 운동부위: 삼두 |

1 한손으로 덤벨을 쥐고 팔꿈치를 옆구리 쪽에 위치시킨다. 반대쪽 손과 무릎은 벤치에 댄다.

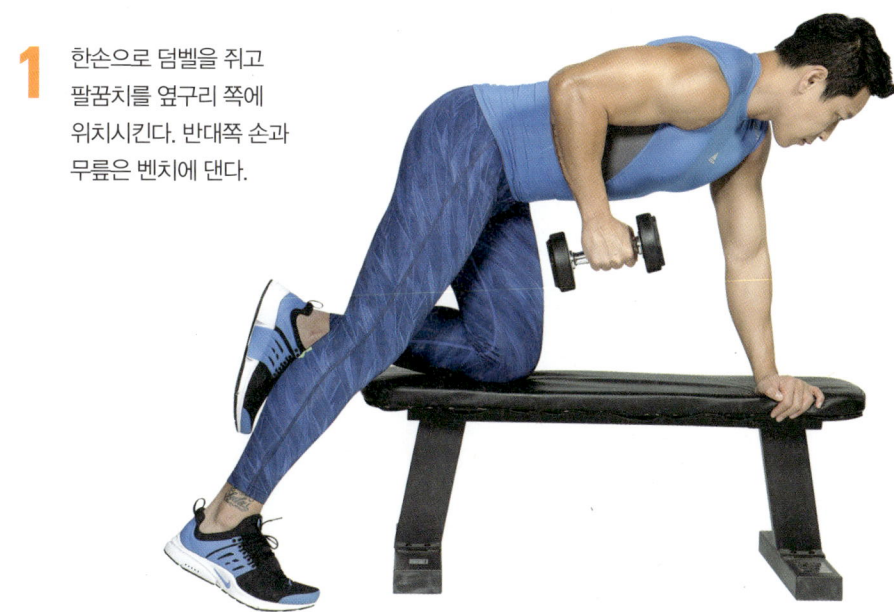

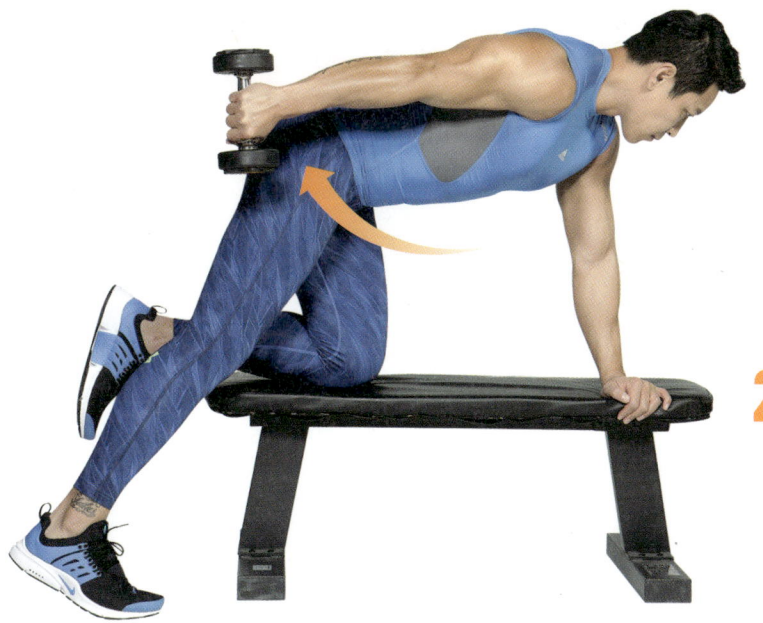

2 천천히 팔꿈치를 편다. 팔뚝의 뒤쪽 근육을 자극시킨다. 반대쪽도 동일한 방법으로 실시한다.

2주 차 금요일 FRIDAY

덤벨 해머 컬

운동횟수 12~15회씩 4세트

운동효과 상완이두근과 상완요골근을 함께 단련시킨다.

운동부위 팔

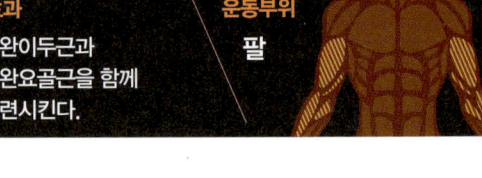

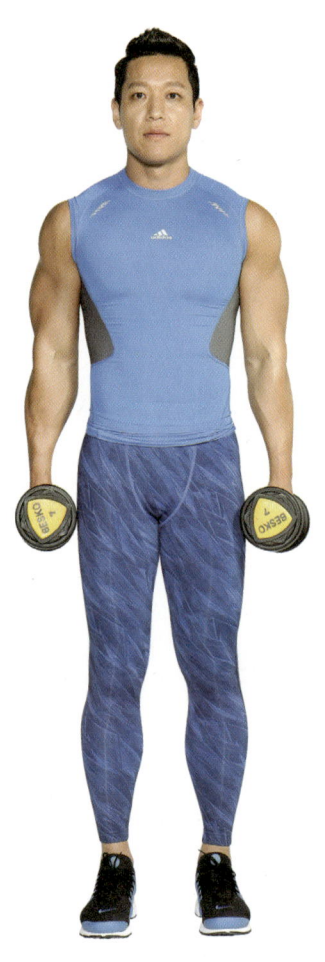

1 덤벨을 쥐고 다리는 어깨너비로 벌린다.

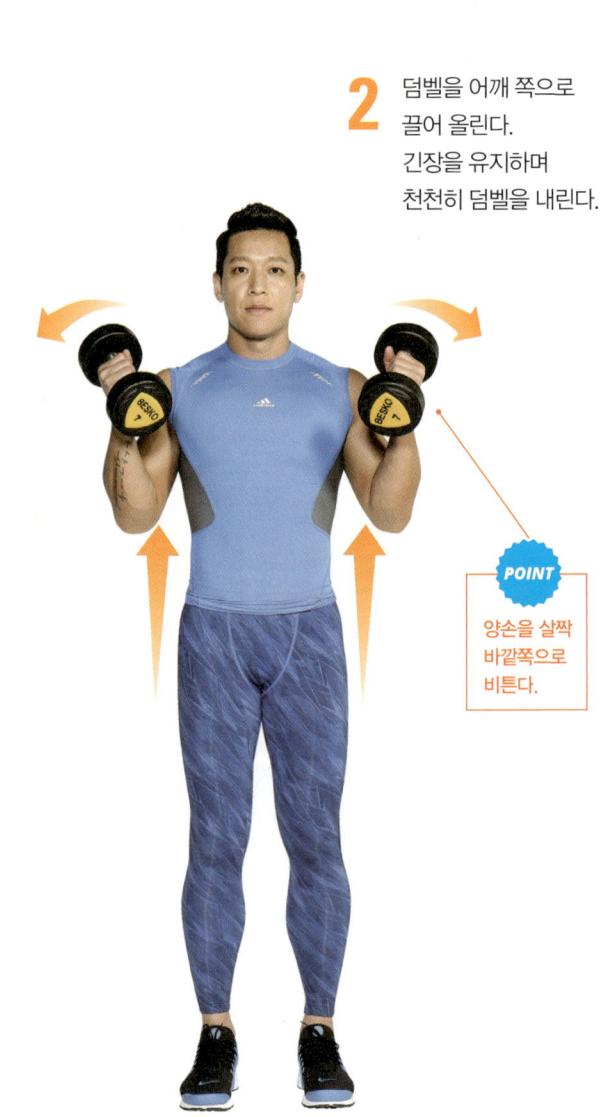

2 덤벨을 어깨 쪽으로 끌어 올린다. 긴장을 유지하며 천천히 덤벨을 내린다.

POINT 양손을 살짝 바깥쪽으로 비튼다.

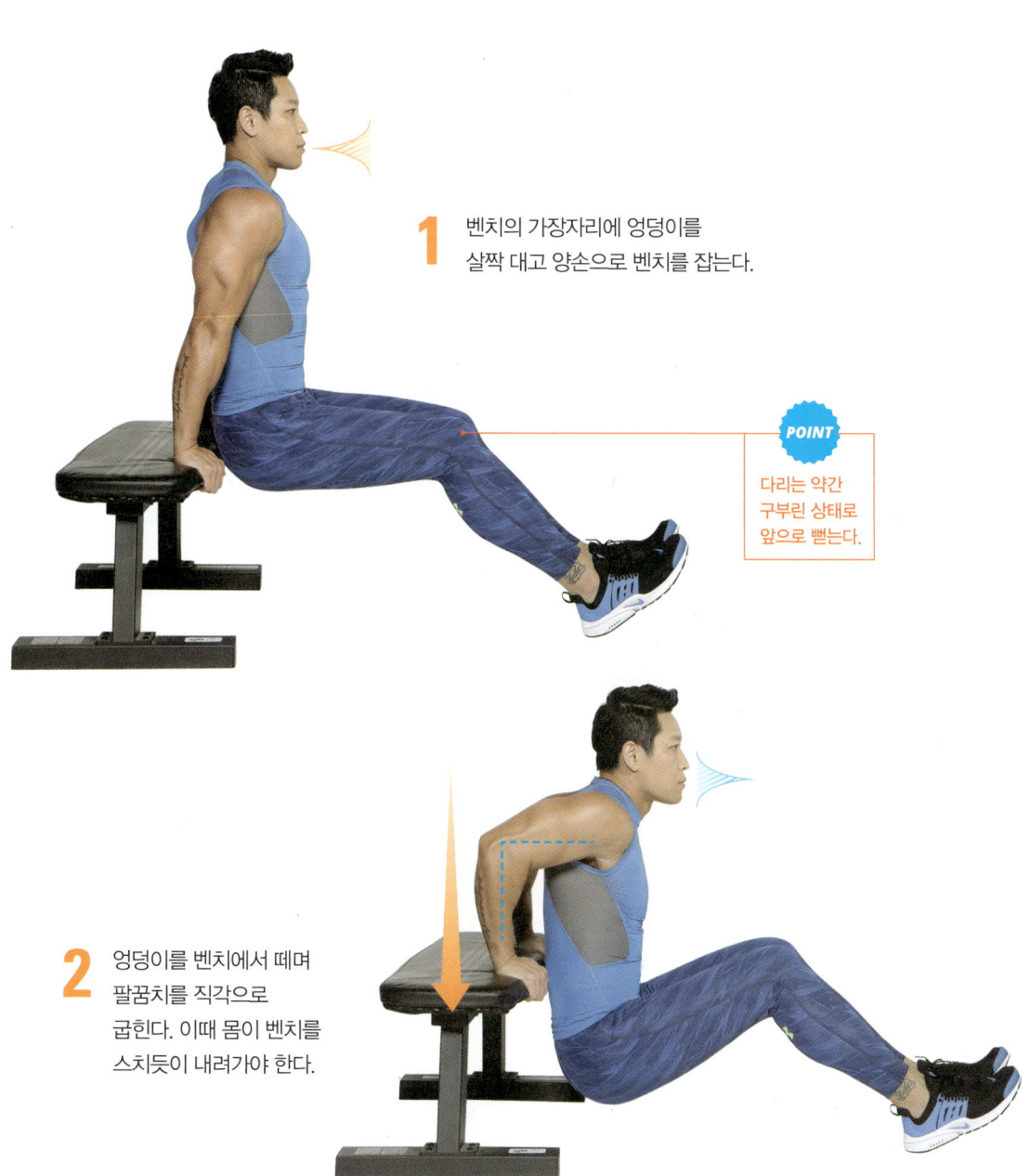

3rd WEEK

3주 차 운동법

운동 목표

3주 차는 내 몸에 어느 부위가 약한지 파악하고, 부족한 부분 위주로 분할 운동을 실시해야 한다. 운동 시 집중해서 내 몸의 변화를 느껴보자.

주의 사항

쉽고 편한 부위만 집중해서 운동하면 안 된다. 몸의 중심부인 코어 근육을 더욱 강하게 만들어야 하며, 난이도를 조금씩 높여 실시하는 것이 중요하다.

운동 포인트

술, 야식 등을 줄이고 강도 높은 운동을 하다 보니 예민해지고 집중력이 흐려질 수 있다. 운동 시간에 연연해하지 말고 집중력을 발휘하여 정확한 동작을 수행할 수 있도록 노력한다.

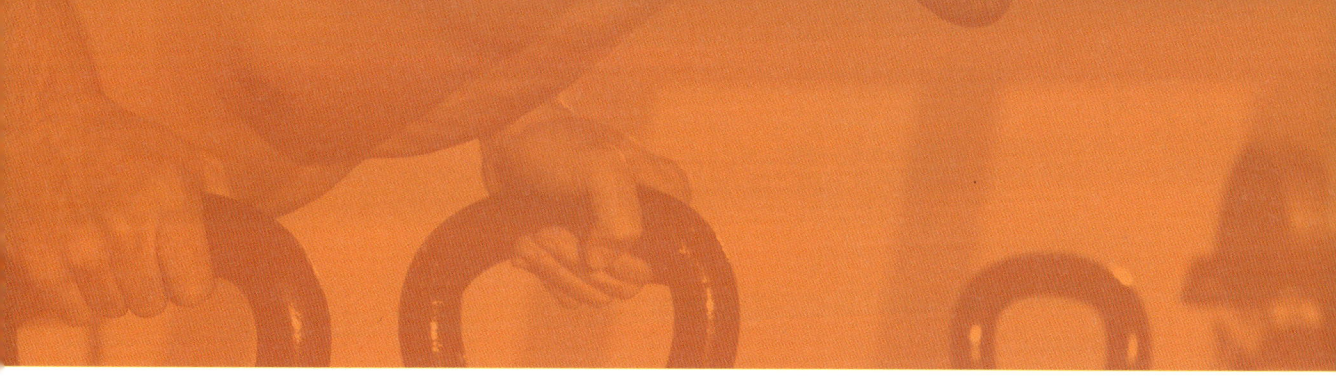

운동 플랜

요일	부위	종목	중량	1세트 횟수	세트 수
월요일	가슴	인클라인 바벨 프레스	20kg	12회	3
		인클라인 덤벨 플라이	7kg	15회	3
		인클라인 스퀴즈 프레즈	수건	15~20회	4
	이두	덤벨 컬	5kg	20회	3
	팔	덤벨 해머 컬	5kg	20회	3
화요일	등	슈퍼맨 + 로우	맨몸운동	15회	3
		바벨 데드리프트	20kg	12회	3
		바벨 벤트 오버 로우	10~15kg	15회	3
	삼두	벤치 딥스	맨몸운동	10회	3
		시티드 덤벨 오버헤드 익스텐션	4~5kg	15회	3
수요일	어깨	시티드 덤벨 사이드 래터럴 레이즈	5kg	15회	3
		팔꿈치 펴고 래터럴 레이즈	2kg	20회	3
		시티드 덤벨 숄더 프레스	8~10kg	12~15회	3
		시티드 덤벨벤트 오버 래터럴 레이즈	5kg	15회	4
목요일	하체	벤치 레그 업-다운	맨몸운동	20~30회	3
		바벨 프런트 스쿼트	10kg	20회	4
		제자리 덤벨 런지	3~5kg	15회	4
		덤벨 와이드 스쿼트	10kg	15회	4
금요일	전신	푸시업	5kg	15회	4
		버피테스트	5kg	15회	4
		덤벨 숄더 프레스	5kg	15회	4
		제자리 뛰기	맨몸운동	20초	4
	이두	덤벨 컬	3kg	12회	4
	전신	마운틴 클라이밍	맨몸운동	20초	4

3주 차 준비운동

공통 준비운동

주의 사항
① 동작을 수행할 때마다 몸에 너무 많은 힘이 들어가지 않도록 주의한다.
② 매일매일 거르지 않고 실시한다.

① 벤치 짚고 버피테스트 + 안쪽 킥
BURPEE TEST (BENCH) + INSIDE KICK

 15회씩 3세트   참고 62p.

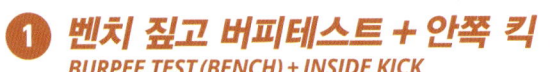

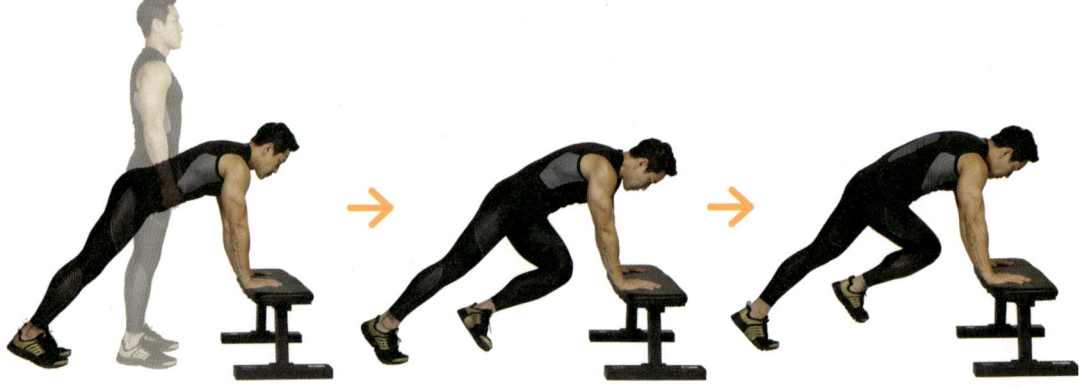

② 벤치 위에서 엘보우 플랭크
ELBOW PLANK (BENCH)

 40초씩 3세트  참고 72p.

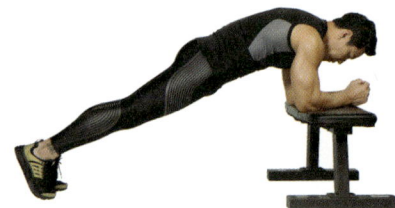

❸ 바닥에 무릎 대고 푸시업
PUSH-UP

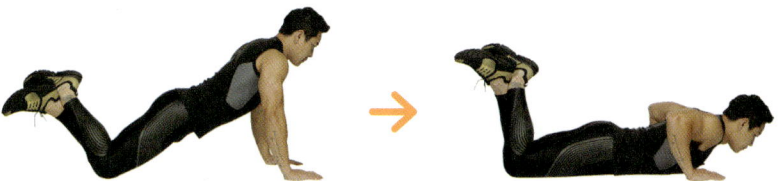

❹ 팔, 다리 위로 펴기 + 크런치
CRUNCH

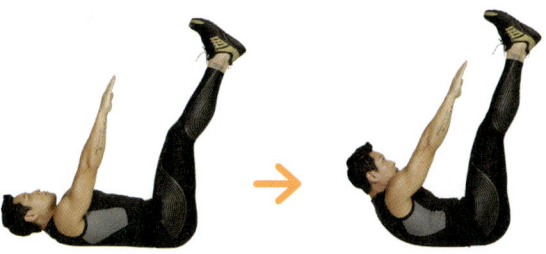

❺ 오블리크 크런치
OBLIQUE CRUNCH

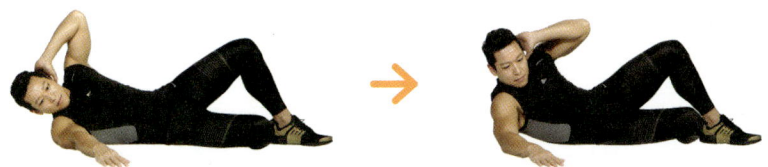

6 레그레이즈
LEG RAISE

15회씩 3세트 — 참고 85p.

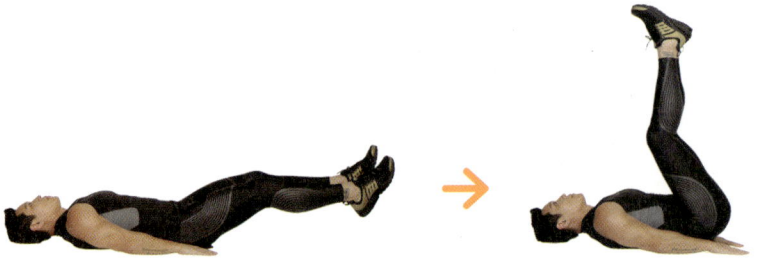

7 시저스 킥
SCISSORS KICK

20회씩 3세트 — 참고 86p.

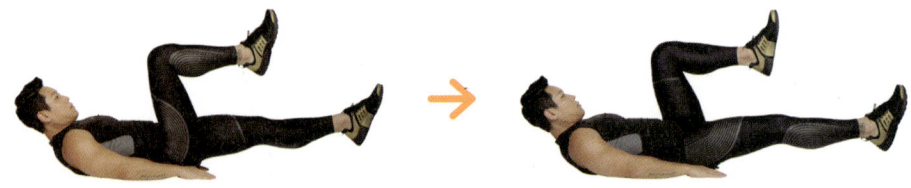

8 사이드 밴드
SIDE BAND

20회씩 3세트 — 참고 87p.

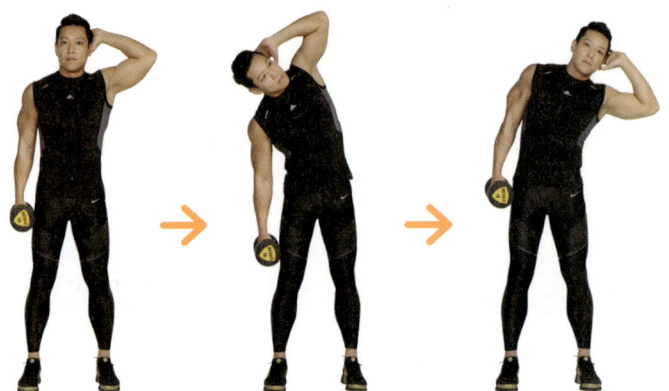

3주 차 준비운동
어깨, 가슴 운동 전 준비운동

주의 사항
① 어깨, 가슴 운동 전에 반드시 실시하여 통증, 부상, 피로도를 줄인다.
② 상체, 하체는 고정시킨 채 실시한다.

각 20회씩 2~3세트 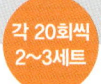 참고 56p.

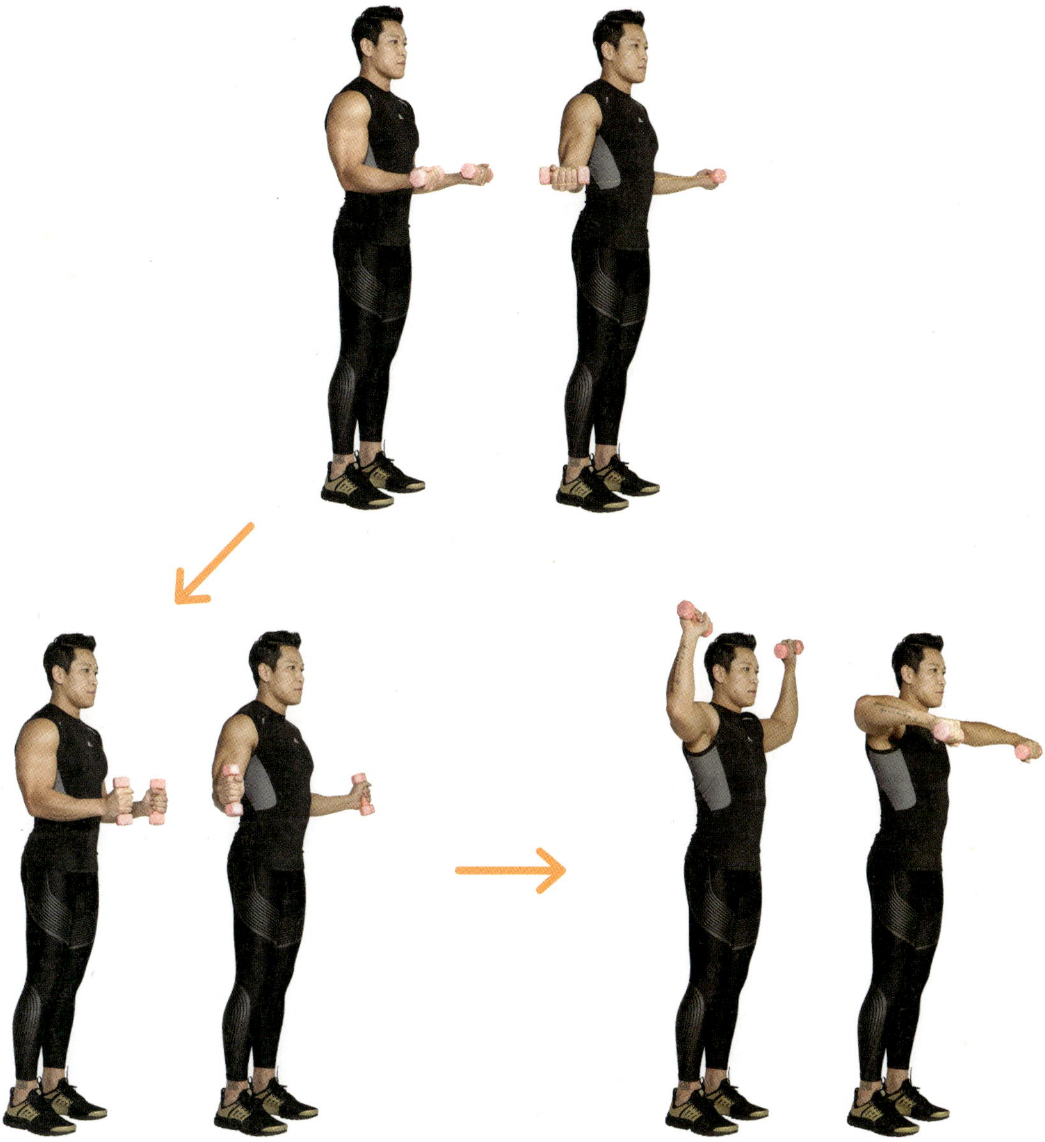

인클라인 바벨 프레스

3주 차 월요일 MONDAY

운동횟수	운동효과	운동부위
12회씩 3세트	위쪽 가슴 근육을 발달시킨다.	가슴

들숨 ▽날숨

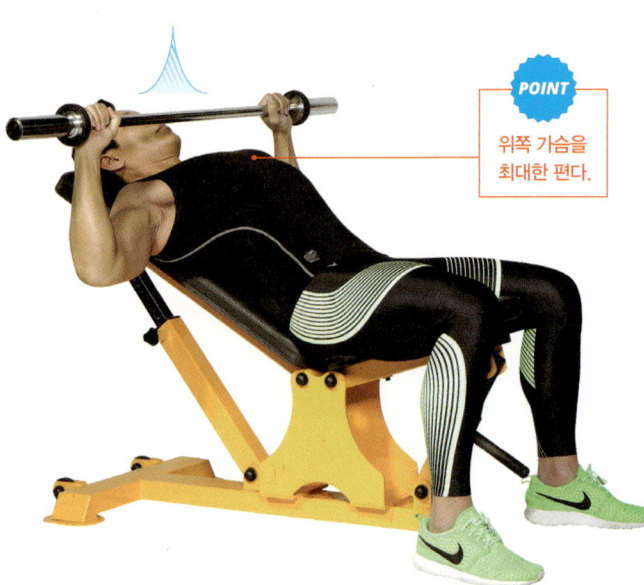

POINT 위쪽 가슴을 최대한 편다.

1 인클라인 벤치에 누워 어깨보다 넓게 바벨을 잡는다. 바벨을 천천히 어깨까지 내린다.

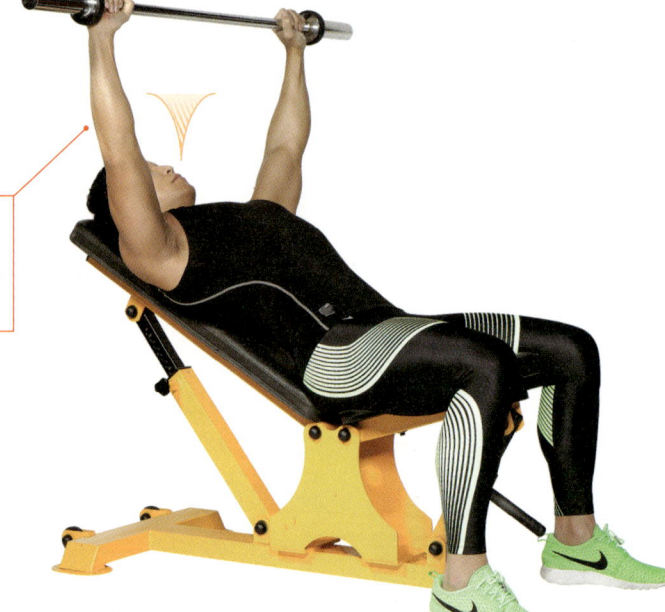

POINT 팔을 90%만 펴주어 긴장을 유지한다.

2 바벨을 강하게 밀어 올린다.

3주 차 월요일 MONDAY — 인클라인 덤벨 플라이

운동횟수: 15회씩 3세트
운동효과: 가슴 근육을 모아주는 데 효과적이다.
운동부위: 가슴

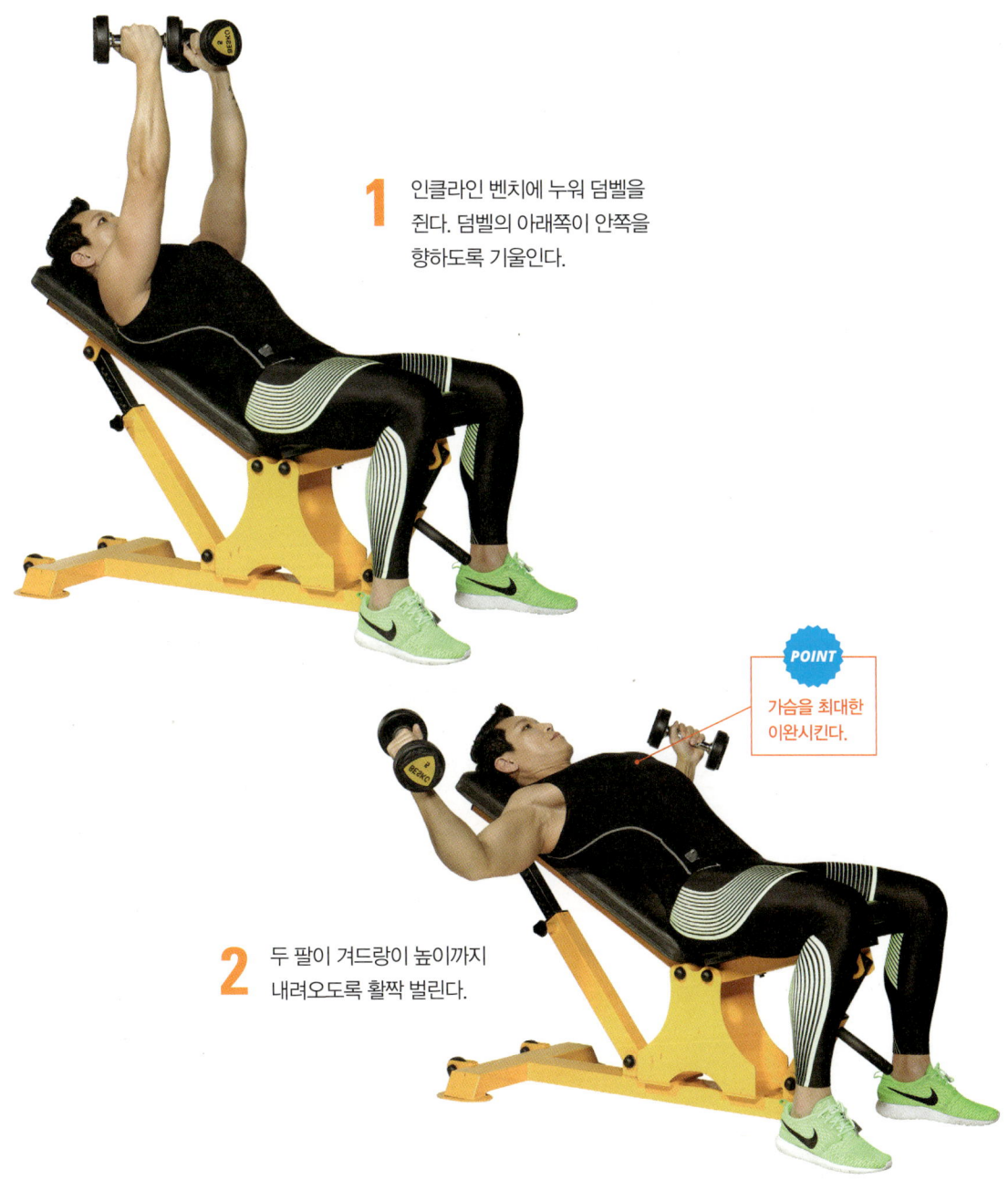

1. 인클라인 벤치에 누워 덤벨을 쥔다. 덤벨의 아래쪽이 안쪽을 향하도록 기울인다.

2. 두 팔이 겨드랑이 높이까지 내려오도록 활짝 벌린다.

POINT 가슴을 최대한 이완시킨다.

3주 차 월요일 MONDAY

인클라인 스퀴즈 프레즈

운동횟수 15~20회씩 4세트
운동효과 가슴 근육을 앞으로 모아준다.
운동부위 가슴

들숨 / 날숨

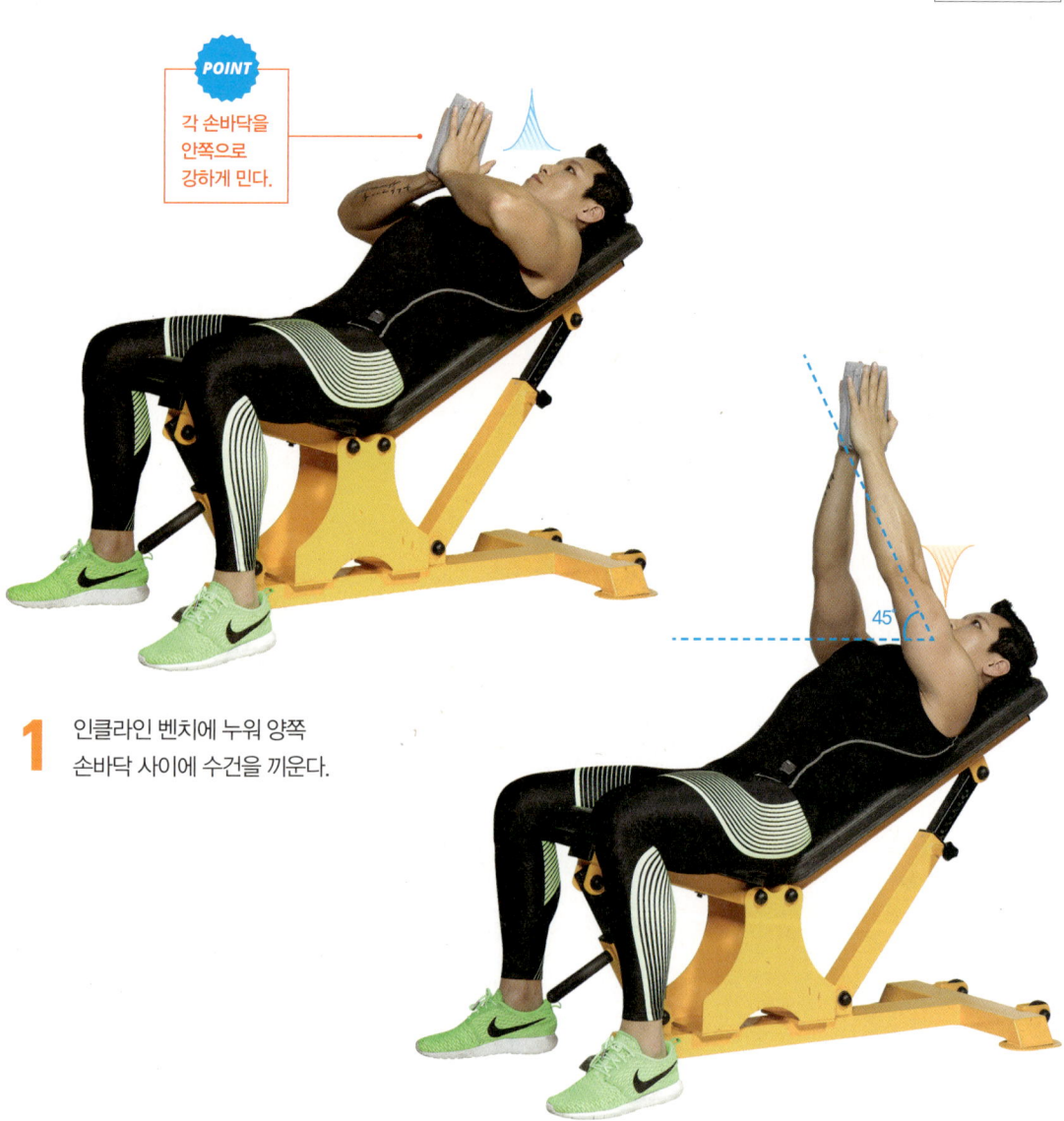

POINT 각 손바닥을 안쪽으로 강하게 민다.

1 인클라인 벤치에 누워 양쪽 손바닥 사이에 수건을 끼운다.

2 가슴 근육을 수축시키며 양손을 45도 위로 쭉 올린다. 손바닥을 미는 힘은 계속 유지하며 어깨가 밀려나지 않도록 한다.

3주 차 월요일 MONDAY — 덤벨 컬

운동횟수	운동효과	운동부위
20회씩 3세트	상완이두근과 어깨 근육이 동시에 강해진다.	이두

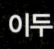

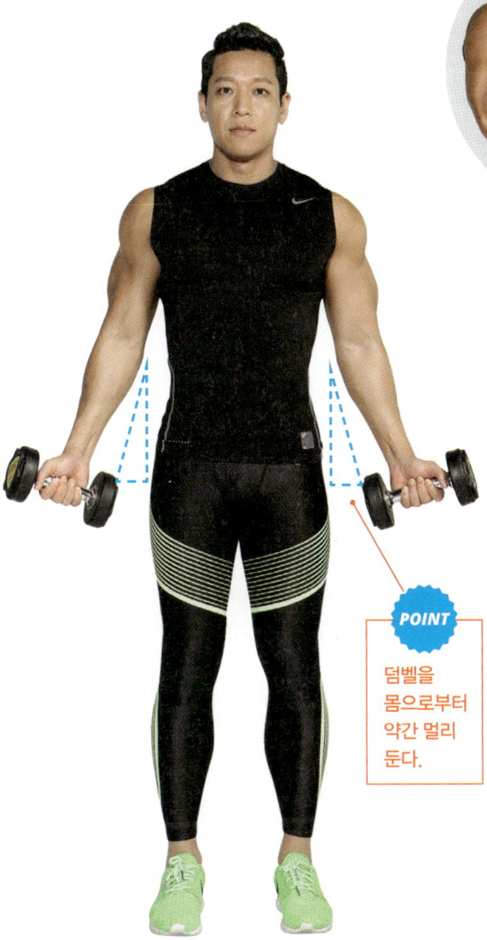

POINT 덤벨을 몸으로부터 약간 멀리 둔다.

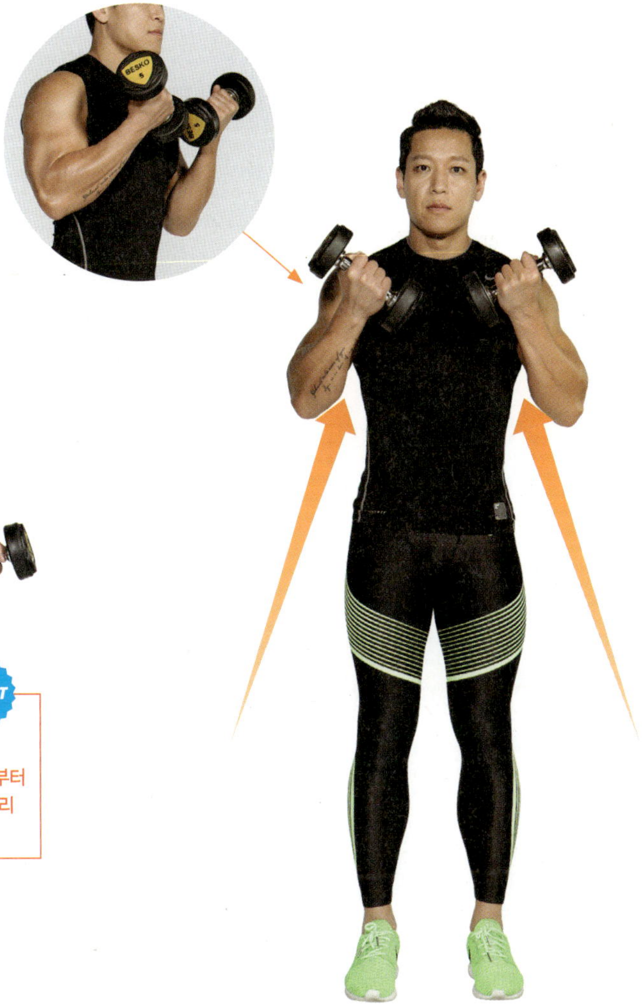

1 다리를 어깨너비로 벌리고 서서 덤벨을 쥔다.

2 덤벨을 가슴 앞으로 끌어 올린다. 긴장을 유지하며 천천히 내린다.

| 3주 차 월요일 MONDAY | 덤벨 해머 컬 | 운동횟수: 20회씩 3세트 | 운동효과: 상완이두근과 상완요골근을 함께 단련시킨다. | 운동부위: 팔 |

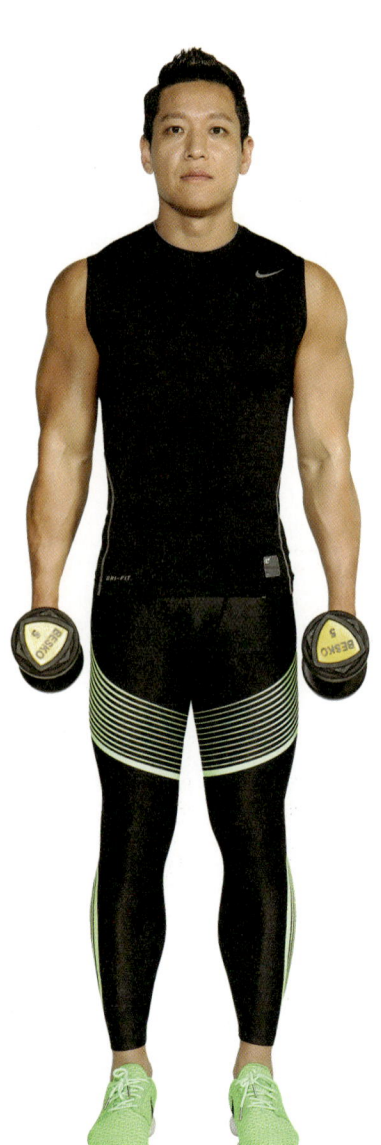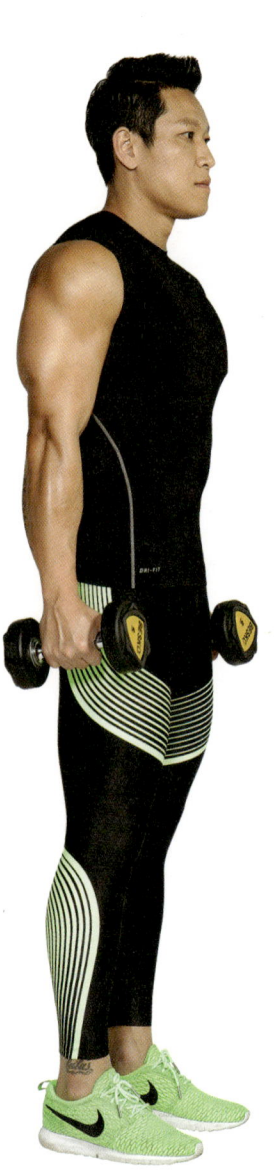

1 덤벨을 쥐고 다리는 어깨너비로 벌리고 선다

> **TIP**
>
>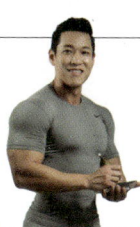
> 덤벨을 들어 올릴 때 손목을 살짝 비틀어 덤벨을 기울이면 이두 안쪽 근육을 집중적으로 단련시킬 수 있다. 덤벨과 몸 사이에 주먹 하나가 들어갈 정도로만 덤벨을 기울이도록 한다.

2 덤벨을 어깨 쪽으로 끌어 올린다. 이때 덤벨을 몸 바깥쪽으로 살짝 기울인다.

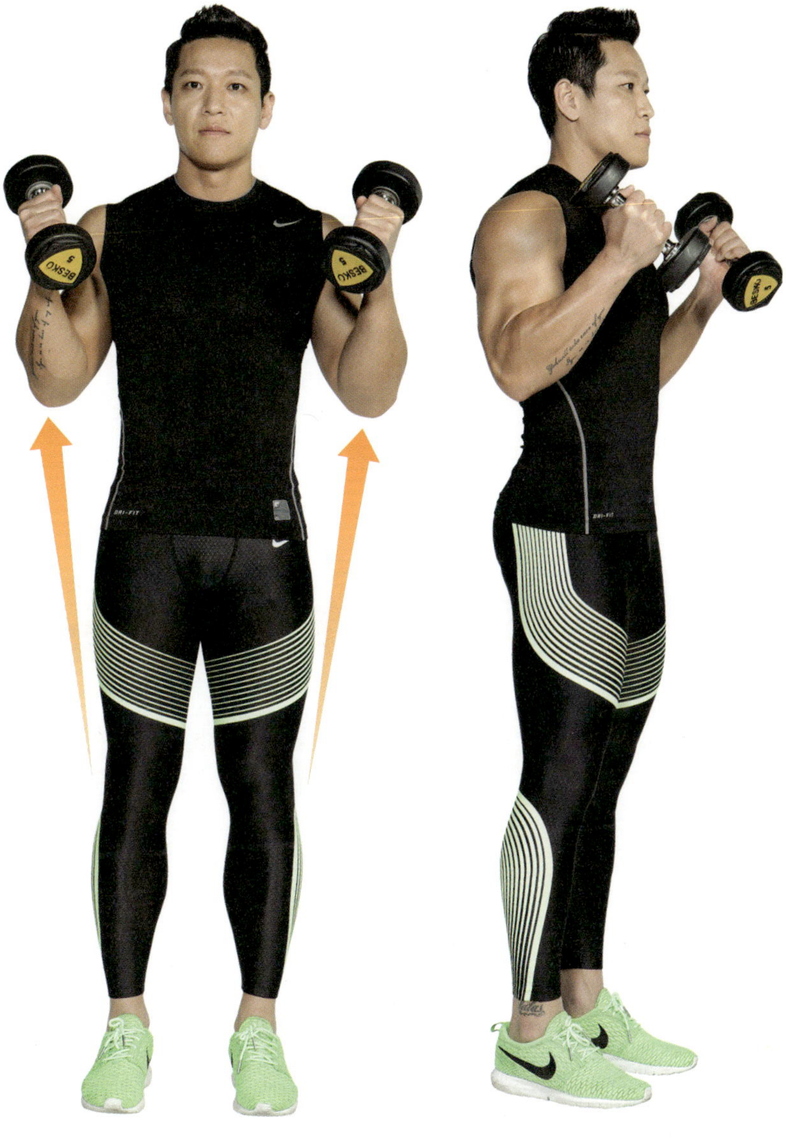

3주 차 화요일 TUESDAY

슈퍼맨 + 로우

운동횟수 15회씩 3세트

운동효과 척추를 따라 뻗어 있는 기립근을 강하게 발달시킨다.

운동부위 등

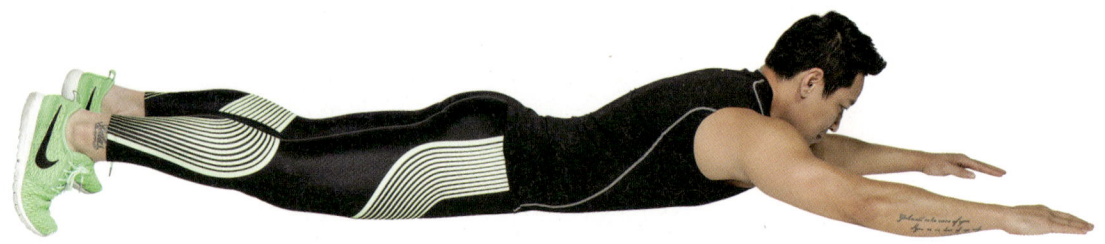

1 바닥에 엎드려 양손을 위로 쭉 펴준다.

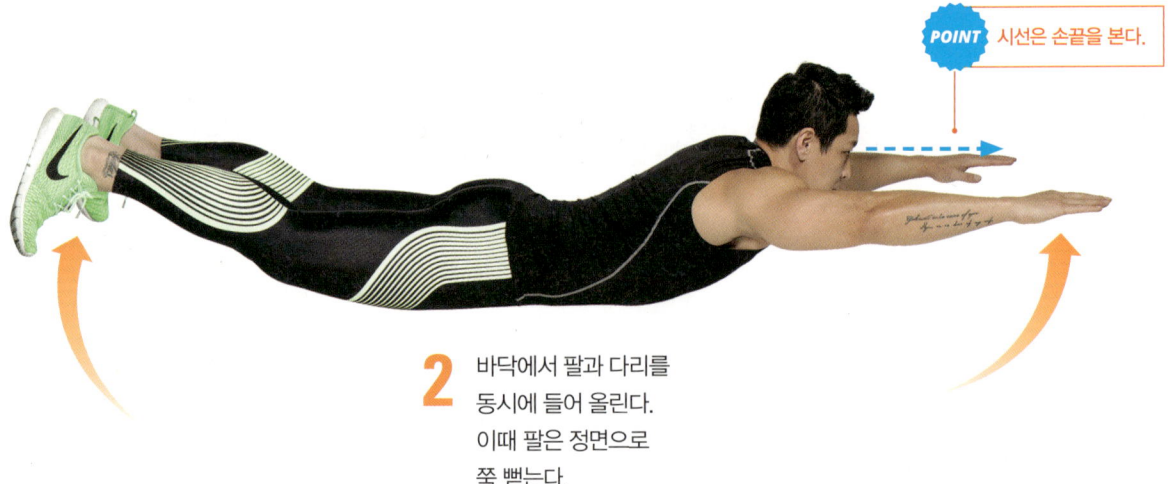

POINT 시선은 손끝을 본다.

2 바닥에서 팔과 다리를 동시에 들어 올린다. 이때 팔은 정면으로 쭉 뻗는다.

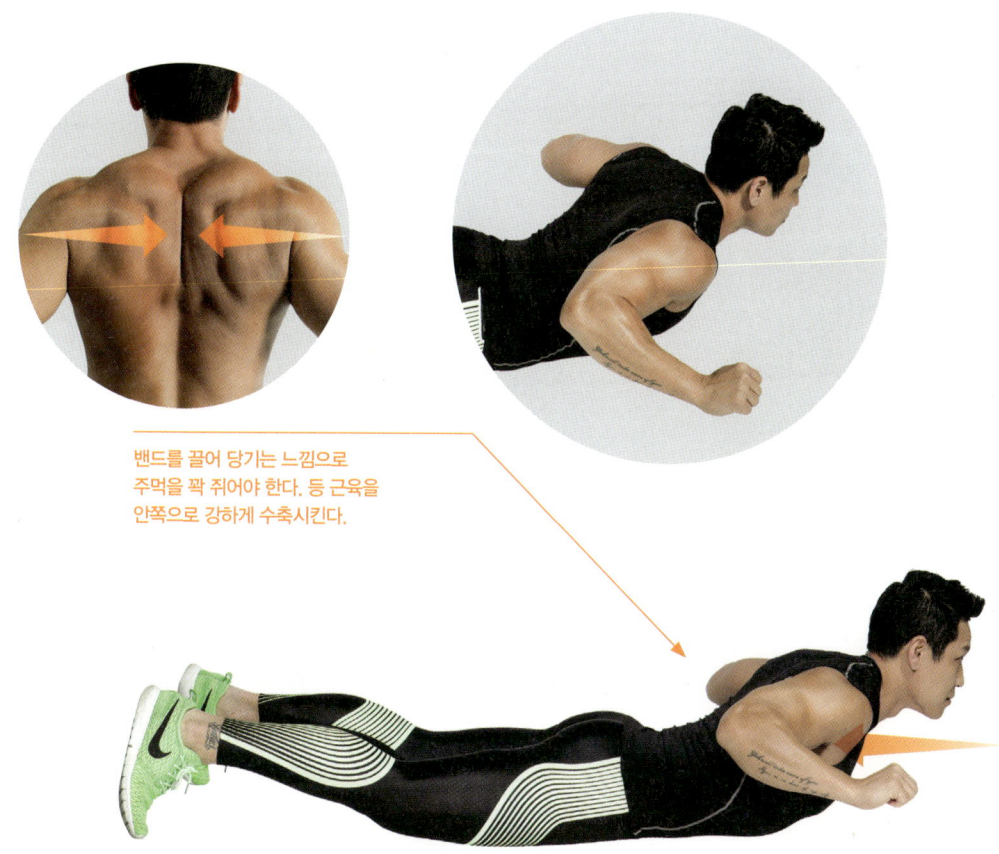

밴드를 끌어 당기는 느낌으로 주먹을 꽉 쥐어야 한다. 등 근육을 안쪽으로 강하게 수축시킨다.

3 등, 엉덩이, 하체의 긴장을 유지하면서 팔을 어깨 쪽으로 끌어 당긴다.

3주 차 화요일 TUESDAY — 바벨 데드리프트

운동횟수	운동효과	운동부위
12회씩 3세트	허벅지 뒤쪽 근육(대퇴이두근)과 기립근을 동시에 강화시킨다.	등

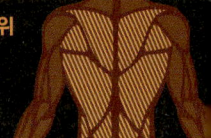

1 다리는 어깨너비로 벌리고 서서 어깨보다 5cm 넓게 바벨을 잡는다.

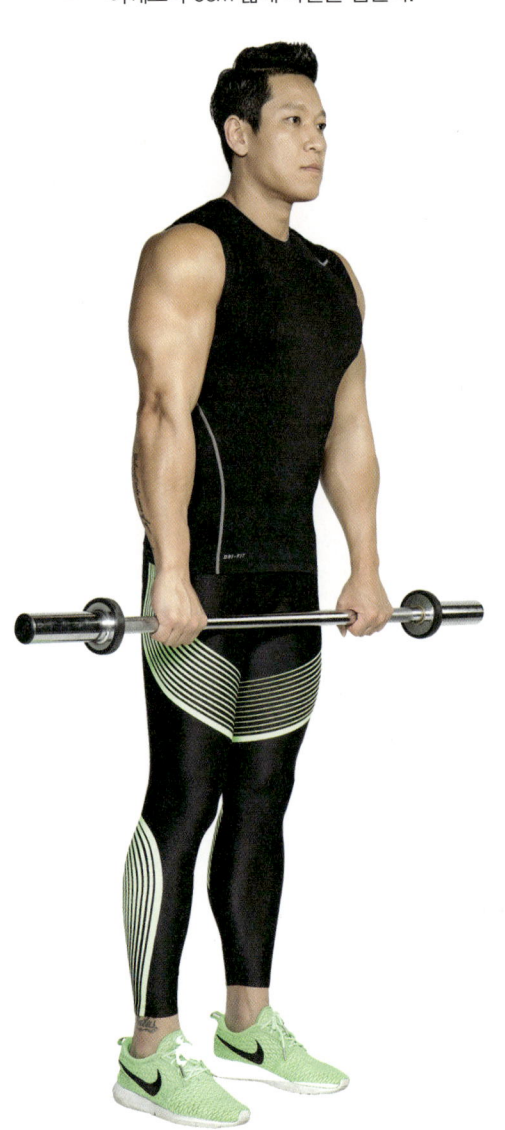

POINT 척추를 곧게 편다.

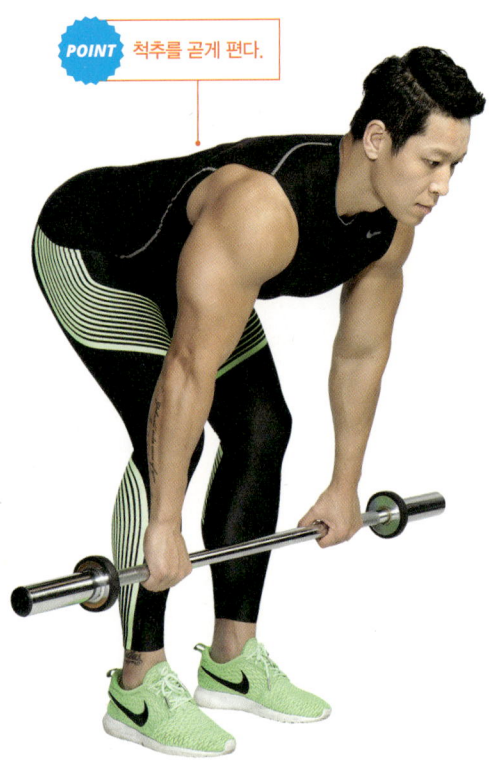

2 상체를 천천히 숙이며 무릎을 약간 구부린다. 이때 바벨이 몸에 쏠리듯 내려가야 한다. 가슴이 지면과 수평이 되면, 다시 척추를 펴면서 올라온다.

바벨 벤트 오버 로우

3주 차 화요일 TUESDAY

운동횟수	운동효과	운동부위
15회씩 3세트	상체 기울기에 따라 등 전체를 골고루 발달시킬 수 있다.	등

▽ 들숨 △ 날숨

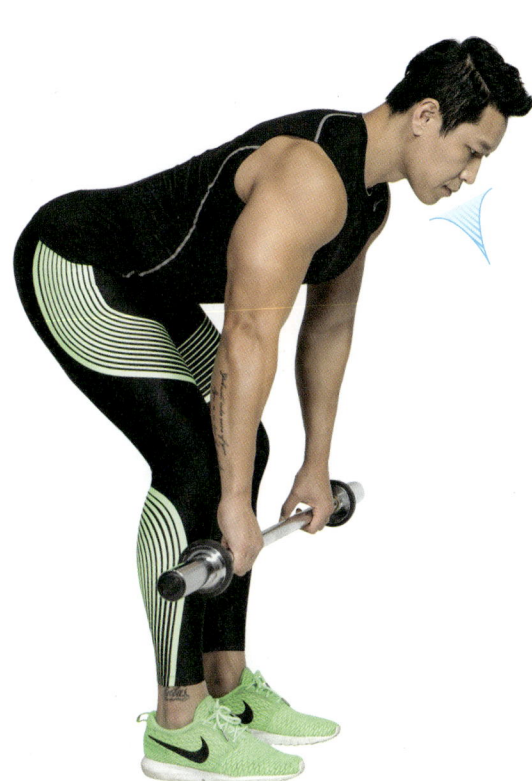

1 골반보다 5cm 정도 넓게 바벨을 잡는다. 다리는 어깨너비로 벌리고 무릎은 살짝 구부린 채 상체는 45도 정도 앞으로 숙인다.

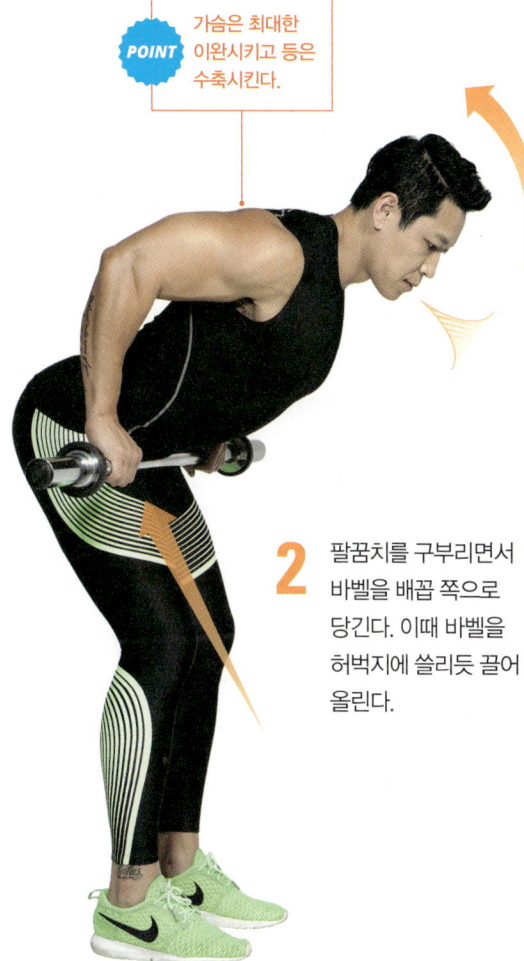

POINT 가슴은 최대한 이완시키고 등은 수축시킨다.

2 팔꿈치를 구부리면서 바벨을 배꼽 쪽으로 당긴다. 이때 바벨을 허벅지에 쓸리듯 끌어 올린다.

벤치 딥스

3주 차 화요일 TUESDAY

운동횟수	운동효과	운동부위
10회씩 3세트	상완삼두근은 물론 어깨, 가슴 근육까지 자극시킨다.	삼두

들숨 / 날숨

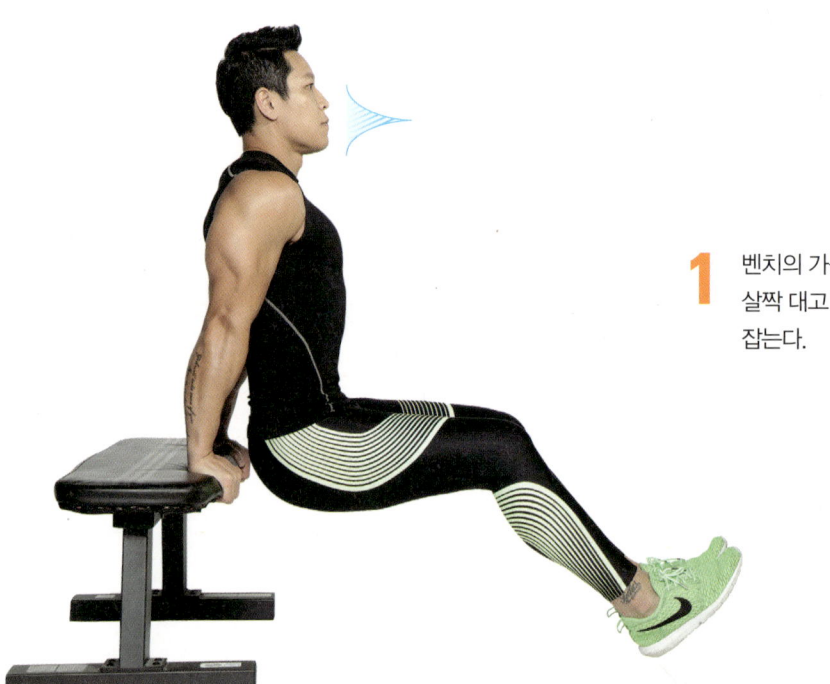

1. 벤치의 가장자리에 엉덩이를 살짝 대고 양손으로 벤치를 잡는다.

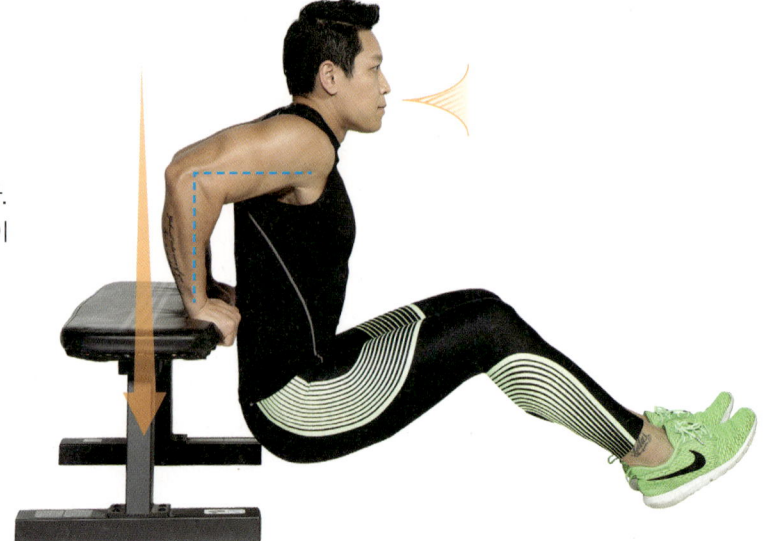

2. 엉덩이를 벤치에서 떼며 팔꿈치를 직각으로 굽힌다. 이때 몸이 벤치를 스치듯이 내려가야 한다.

시티드 덤벨 오버헤드 익스텐션

3주 차 화요일 TUESDAY

운동횟수	운동효과	운동부위
15회씩 3세트	상완삼두근의 힘을 키울 수 있다.	삼두

▶ 들숨　◀ 날숨

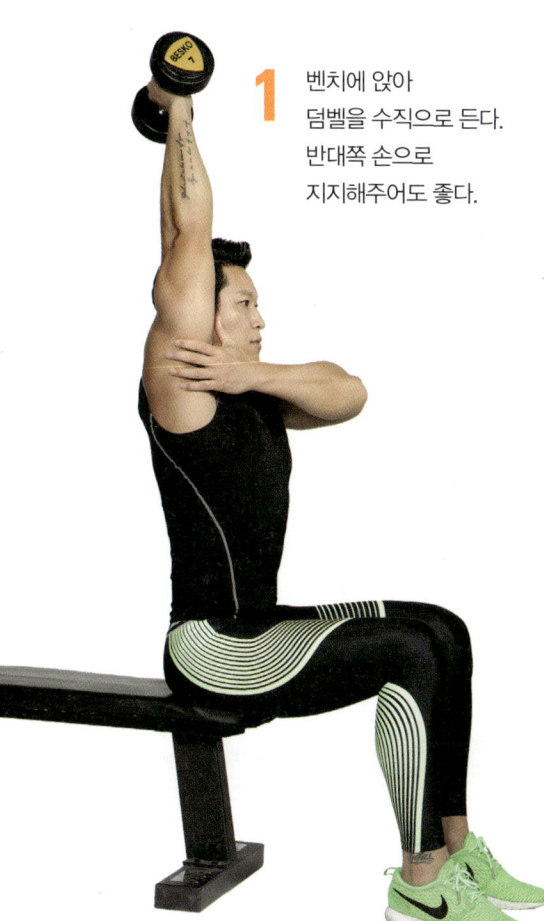

1 벤치에 앉아 덤벨을 수직으로 든다. 반대쪽 손으로 지지해주어도 좋다.

2 덤벨이 머리 뒤로 넘어가도록 팔꿈치를 직각으로 굽힌다. 반대쪽도 동일한 방법으로 실시한다.

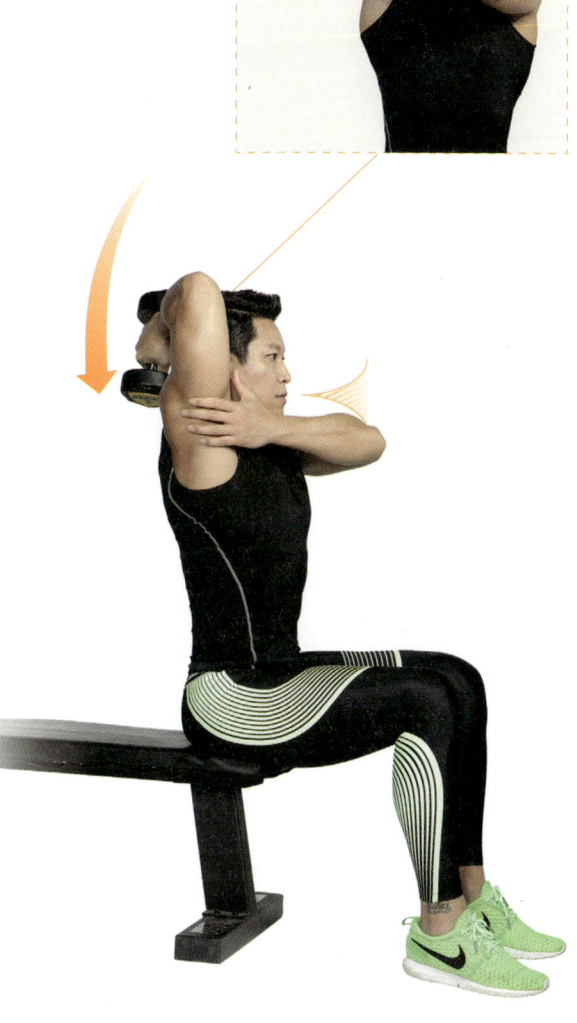

정면에서 본 모습

덤벨을 반대쪽 귀 방향으로 내린다.

| 3주 차 **수요일** WEDNESDAY | **시티드 덤벨 사이드 래터럴 레이즈** | 운동횟수
15회씩
3세트 | 운동효과
측면삼각근을 강화시켜 어깨가 더 넓고 볼록해진다. | 운동부위
어깨 | 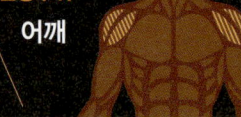 |

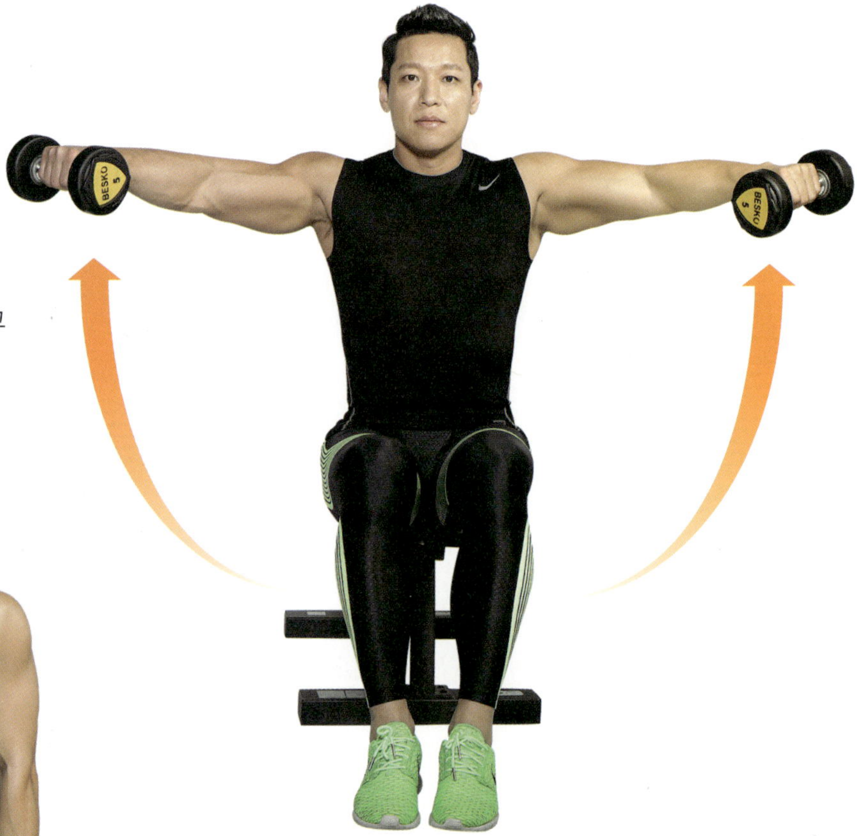

1 벤치에 앉아 팔꿈치를 펴고 양손에 덤벨을 쥔다.

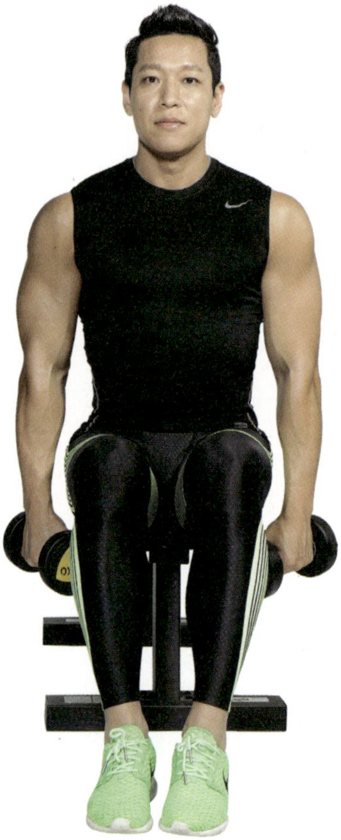

2 덤벨을 어깨 높이까지 들어 올린다. 이때 몸통보다 전방 15도로 약간 앞쪽을 향하여 들어 올린다. 최대한 버티면서 덤벨을 내린다.

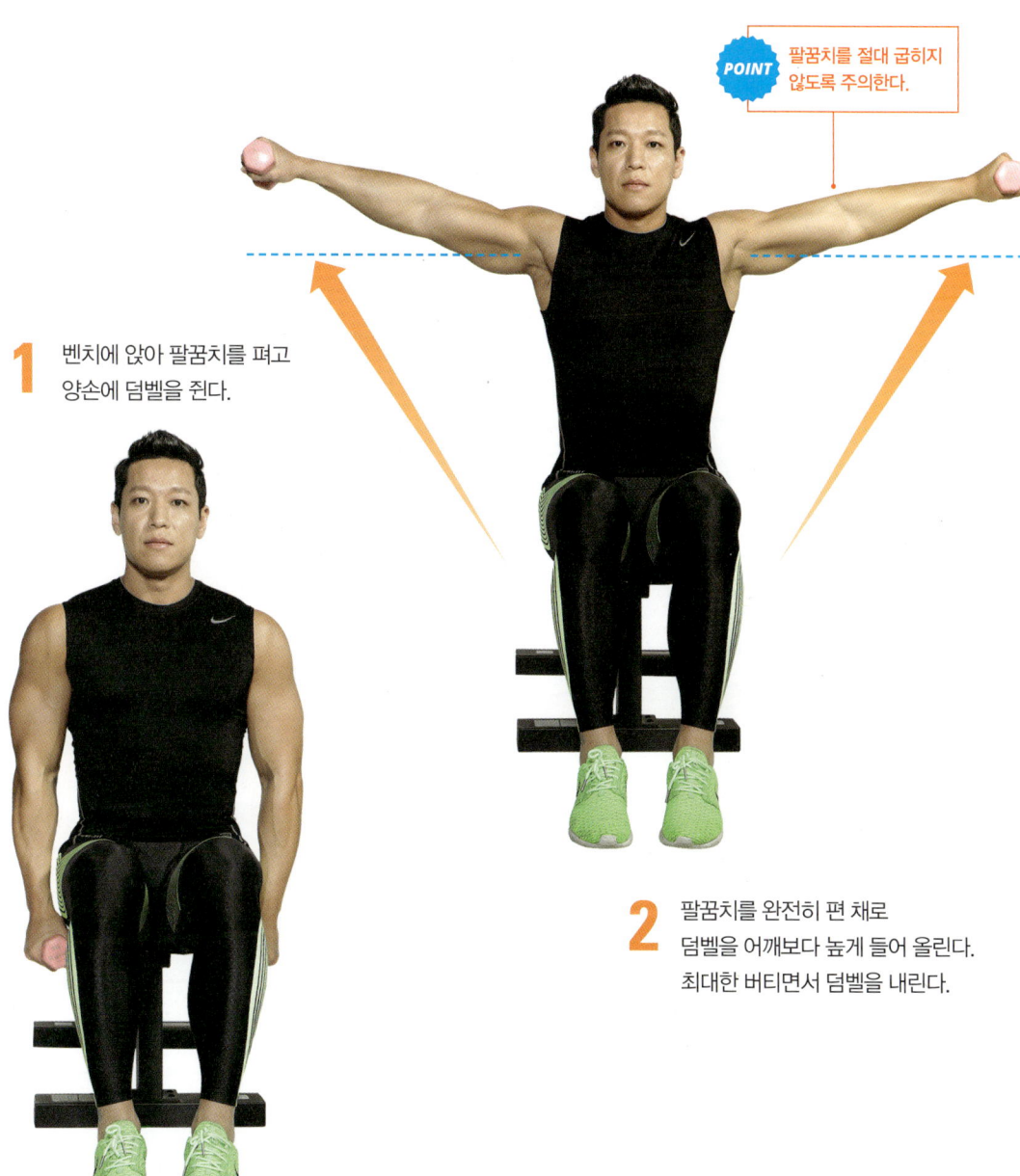

| 3주 차 수요일 WEDNESDAY | 팔꿈치 펴고 래터럴 레이즈 | 운동횟수 20회씩 3세트 | 운동효과 측면삼각근을 강화시켜 어깨가 더 넓고 볼록해진다. | 운동부위 어깨 |

1 벤치에 앉아 팔꿈치를 펴고 양손에 덤벨을 쥔다.

POINT 팔꿈치를 절대 굽히지 않도록 주의한다.

2 팔꿈치를 완전히 편 채로 덤벨을 어깨보다 높게 들어 올린다. 최대한 버티면서 덤벨을 내린다.

3주 차 수요일 WEDNESDAY

시티드 덤벨 숄더 프레스

운동횟수 12~15회씩 3세트

운동효과 삼각근 전체를 단련시켜 보다 더 강한 어깨를 만들어준다.

운동부위 어깨

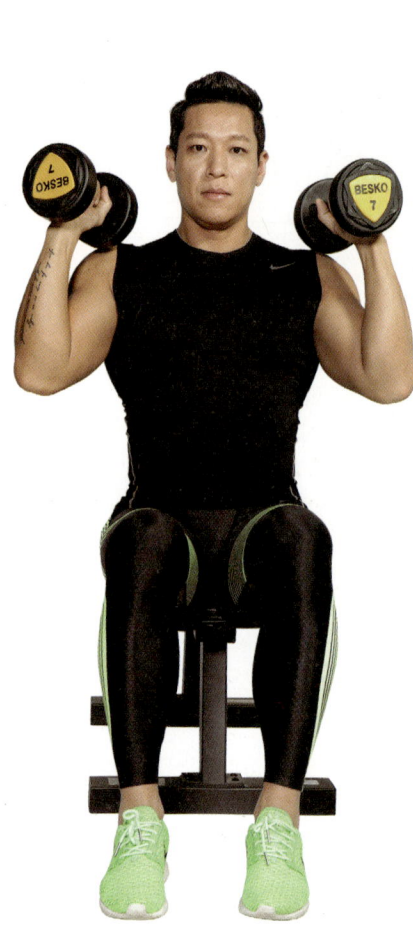

1 벤치에 앉아 덤벨을 들고 턱 높이에 위치시킨다.

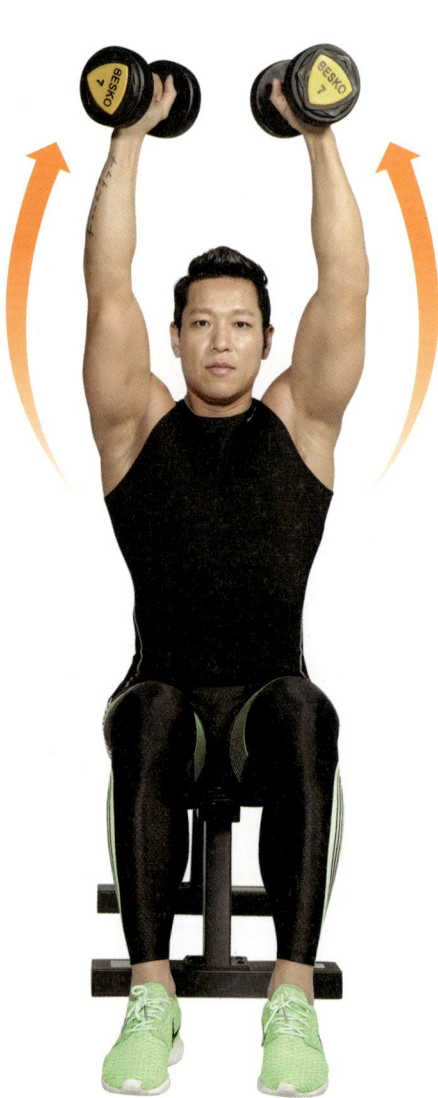

2 덤벨을 수직으로 밀어 올린다. 이때 팔꿈치는 90% 정도만 펴도록 한다. 어깨의 긴장을 유지하며 동작을 반복한다.

시티드 덤벨 벤트 오버 래터럴 레이즈

3주 차 수요일 WEDNESDAY

운동횟수	운동효과	운동부위
15회씩 4세트	후면 삼각근을 골고루 자극시킬 수 있다.	어깨

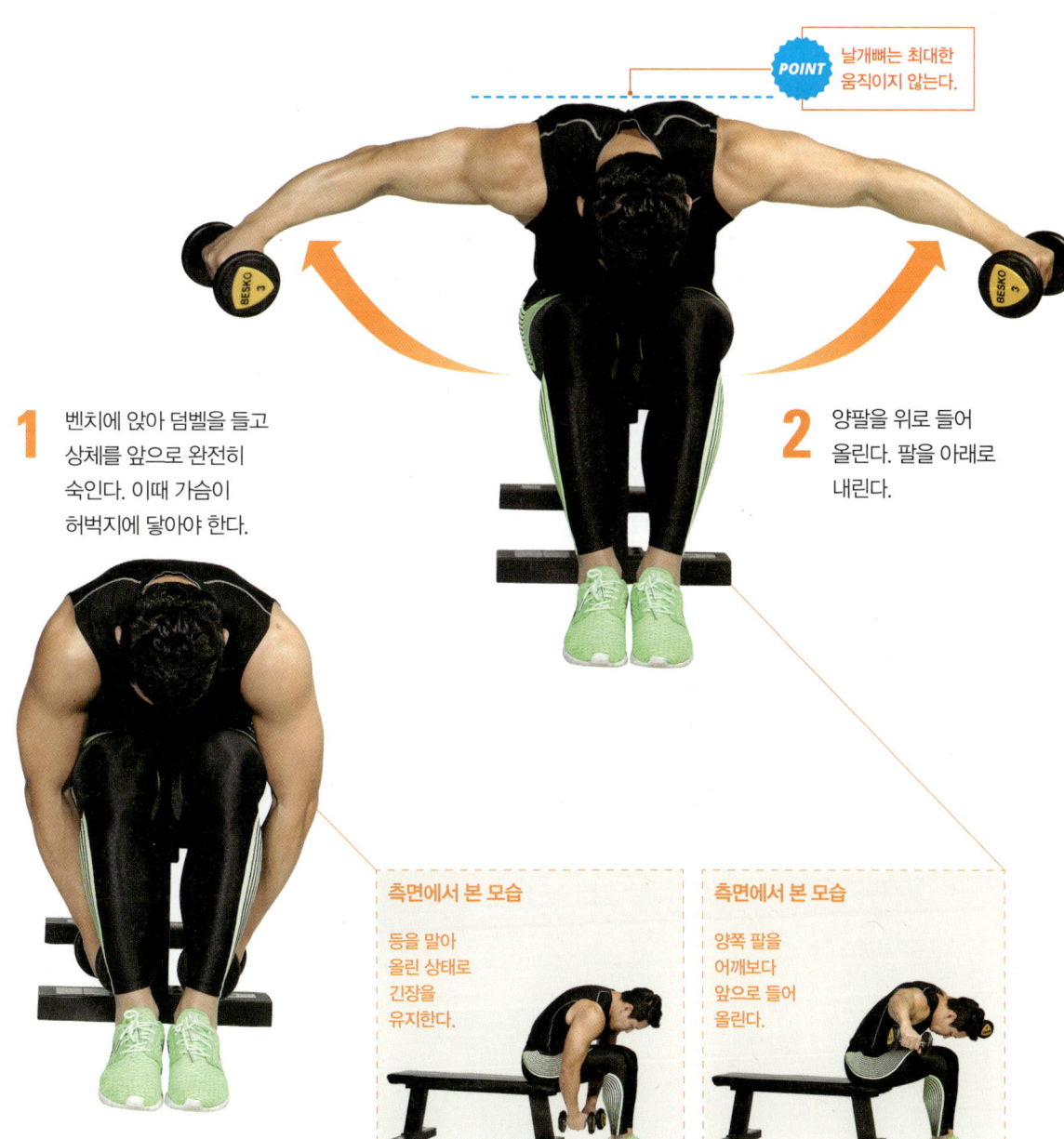

POINT 날개뼈는 최대한 움직이지 않는다.

1 벤치에 앉아 덤벨을 들고 상체를 앞으로 완전히 숙인다. 이때 가슴이 허벅지에 닿아야 한다.

2 양팔을 위로 들어 올린다. 팔을 아래로 내린다.

측면에서 본 모습 등을 말아 올린 상태로 긴장을 유지한다.

측면에서 본 모습 양쪽 팔을 어깨보다 앞으로 들어 올린다.

3주 차 목요일 THURSDAY
벤치 레그 업-다운

운동횟수 20~30회씩 3세트
운동효과 허벅지 앞쪽 근육(대퇴사두근)을 크고 강하게 만들어준다.
운동부위 하체

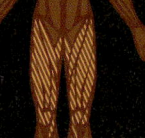

▶ 들숨 ◀ 날숨

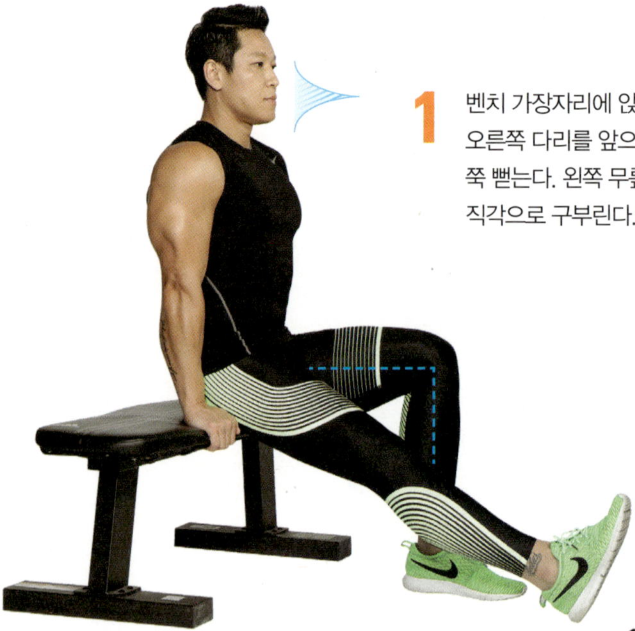

1 벤치 가장자리에 앉아 오른쪽 다리를 앞으로 쭉 뻗는다. 왼쪽 무릎은 직각으로 구부린다.

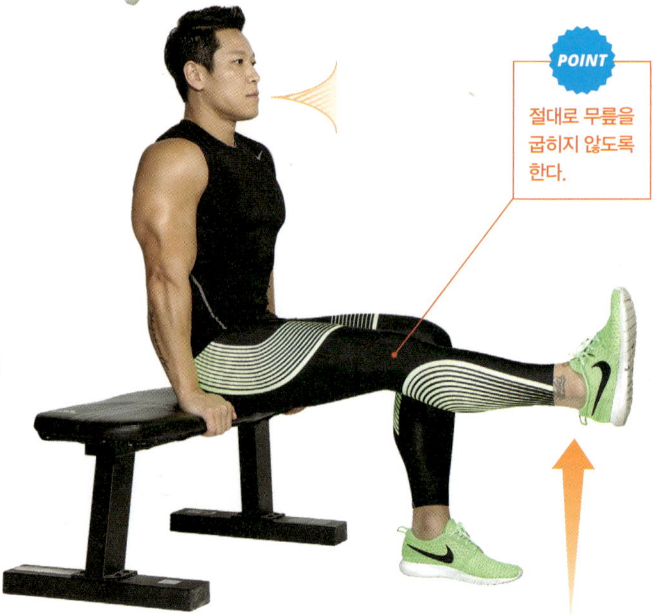

POINT 절대로 무릎을 굽히지 않도록 한다.

2 오른쪽 다리만 위로 들어 올린다. 반대쪽도 동일한 방법으로 실시한다.

3주 차 목요일 THURSDAY — 바벨 프런트 스쿼트

운동횟수 20회씩 4세트

운동효과 엉덩이 근육을 발달시킨다.

운동부위 하체

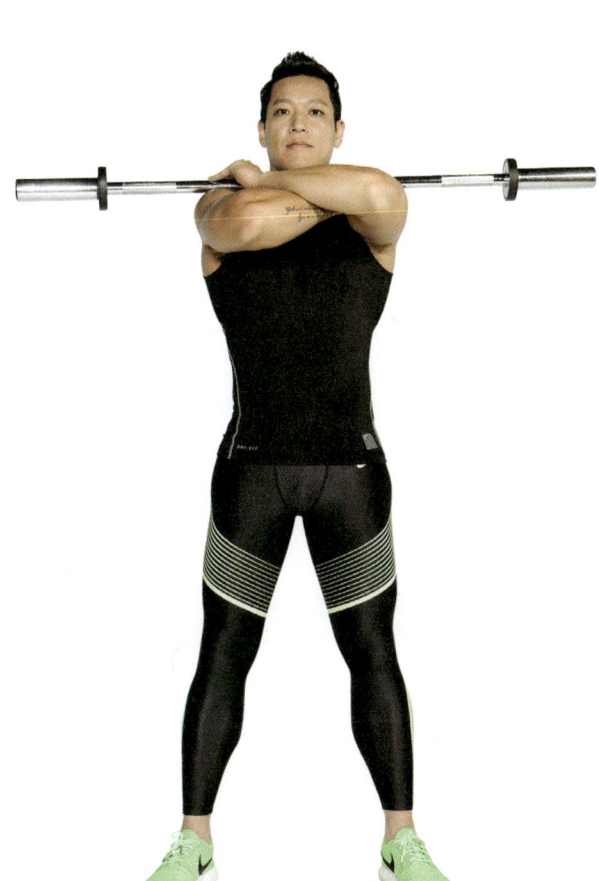

1 양팔을 X자로 교차하여 바벨을 쥐고, 어깨 위에 올린다.

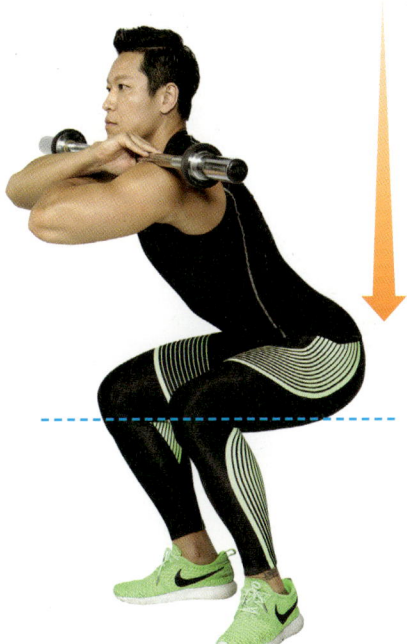

2 무릎을 천천히 구부려 허벅지가 지면과 수평을 이루도록 한다.

제자리 덤벨 런지

3주 차 목요일 THURSDAY

운동횟수	운동효과	운동부위
15회씩 4세트	허벅지 전체 근육을 단련시킨다.	하체

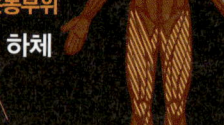

1 다리를 앞뒤로 벌리고 선다. 이때 발끝은 정면을 향한다. 양손은 덤벨을 든다.

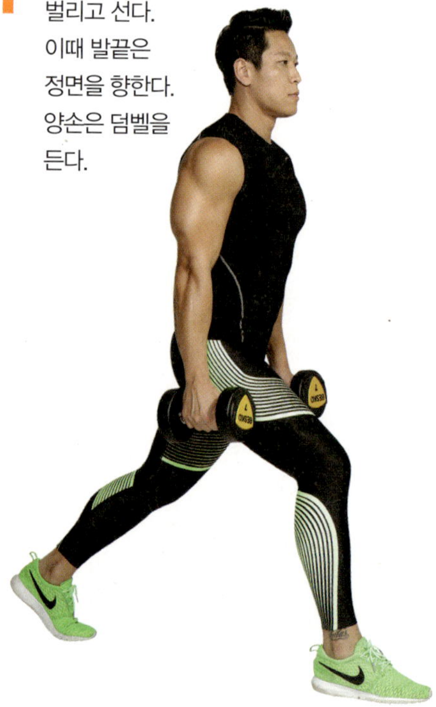

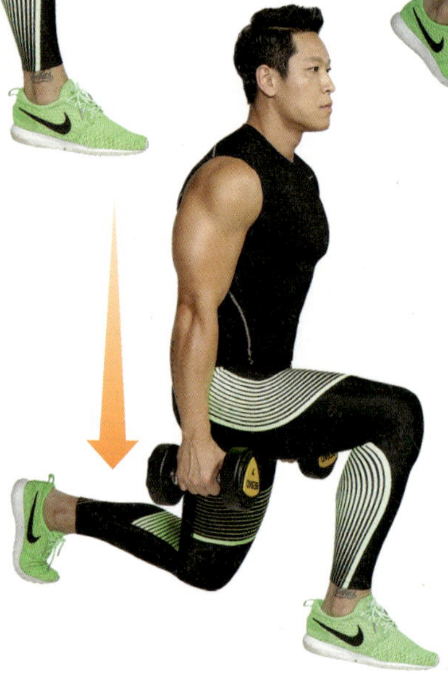

2 뒤쪽 다리의 무릎을 밑으로 누르듯이 구부린다.

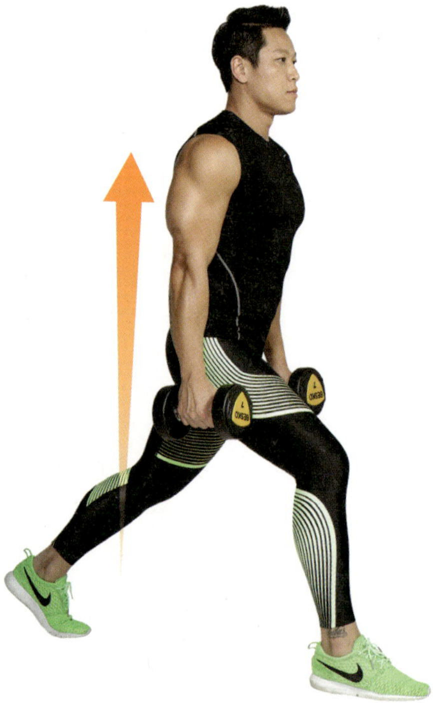

3 다시 무릎을 펴고 일어선다. 반대쪽도 동일한 방법으로 실시한다.

3주 차 목요일 THURSDAY

덤벨 와이드 스쿼트

운동횟수: 15회씩 4세트
운동효과: 허벅지 안쪽 근육을 집중적으로 단련시킨다.
운동부위: 하체

POINT 허리는 꼿꼿하게 펴고 무릎은 발끝과 같은 방향으로 벌려야 한다.

1 다리를 어깨보다 1.5배 넓게 벌린 다음 양손으로 덤벨 위쪽을 잡는다.

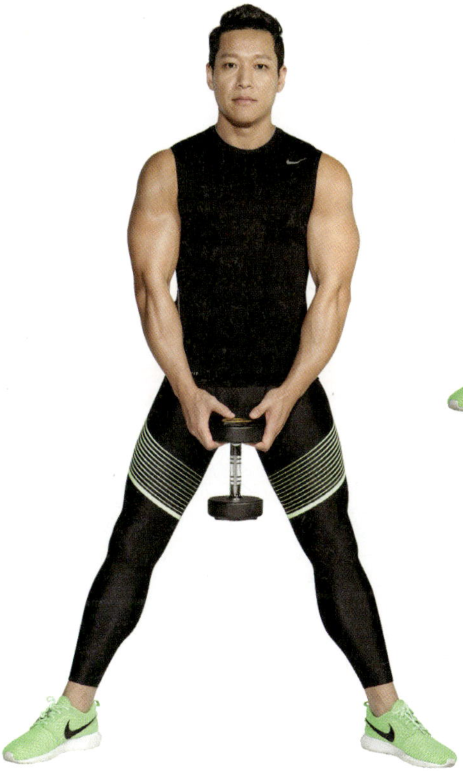

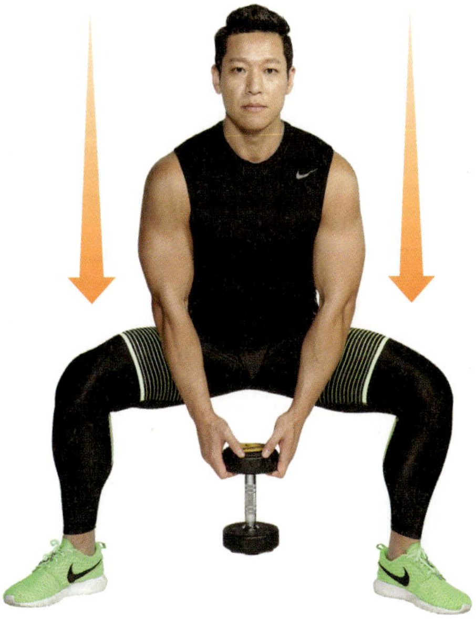

2 무릎을 천천히 구부려 허벅지가 지면과 수평을 이루도록 한다.

| 3주 차 **금요일** FRIDAY | # 푸시업 | 운동횟수
15회씩 4세트 | 운동효과
등, 가슴, 팔 근육이 동시에 단련된다. | 운동부위
전신 |

1 바닥 위에 양손을 어깨보다 한 뼘 정도 넓게 놓고, 다리는 뒤로 쭉 편다.

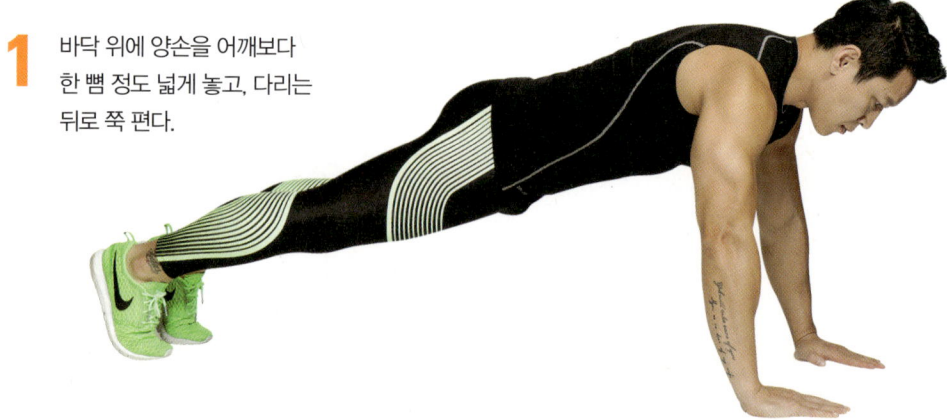

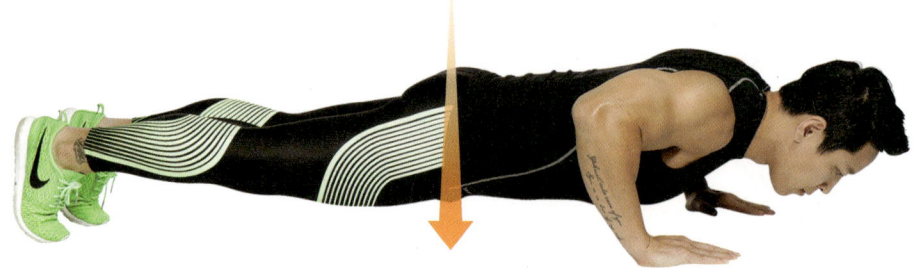

2 팔꿈치를 구부리면서 가슴을 바닥 쪽으로 내렸다 올라온다.

버피테스트

3주 차 금요일 FRIDAY

운동횟수	운동효과	운동부위
15회씩 4세트	몸의 군살을 빼고 상체, 하체 근육을 골고루 발달시킨다.	전신

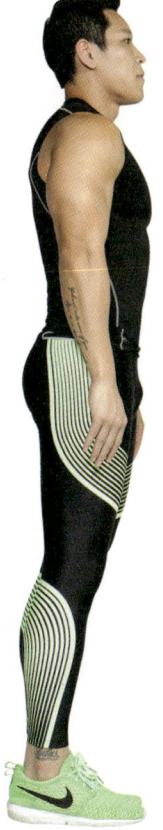

1 양쪽 다리를 어깨너비로 벌리고 선다.

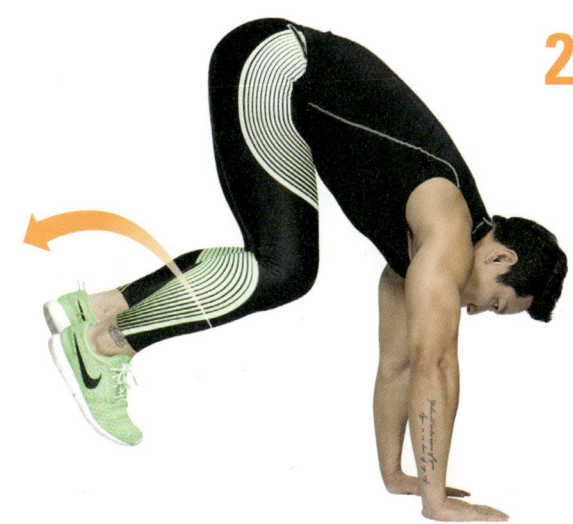

2 허리를 숙여 두 손으로 바닥을 짚고 하반신만 점프한다.

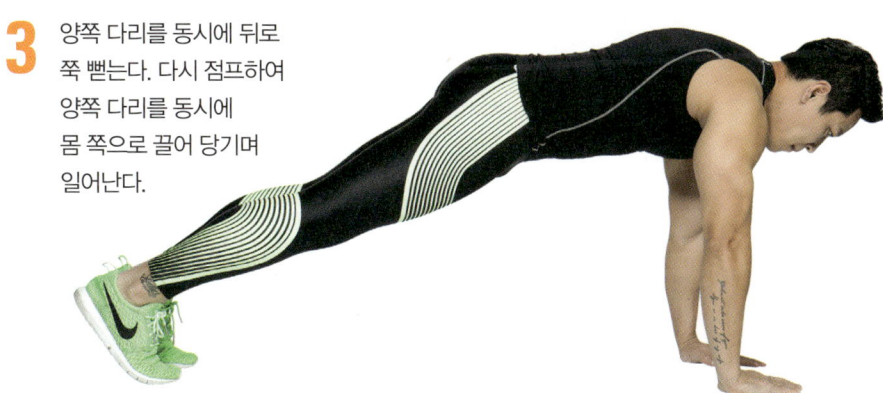

3 양쪽 다리를 동시에 뒤로 쭉 뻗는다. 다시 점프하여 양쪽 다리를 동시에 몸 쪽으로 끌어 당기며 일어난다.

덤벨 숄더 프레스

3주 차 금요일 FRIDAY

운동횟수	운동효과	운동부위
15회씩 4세트	허리, 어깨, 팔 근육이 강화된다.	전신

들숨 / 날숨

1 다리를 어깨너비로 벌리고 서서, 양손으로 덤벨을 잡고 귀 높이에 위치시킨다.

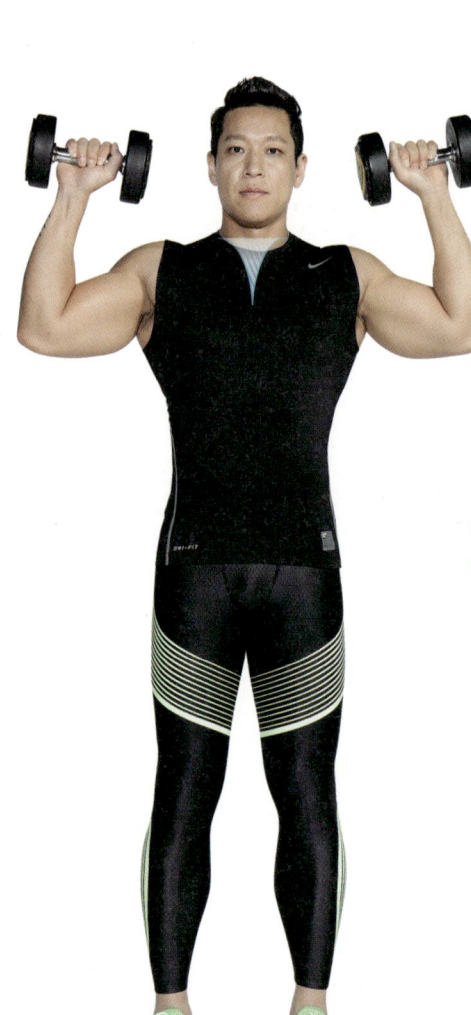

2 덤벨을 머리 위로 밀어 올린다. 팔꿈치는 90%만 편다.

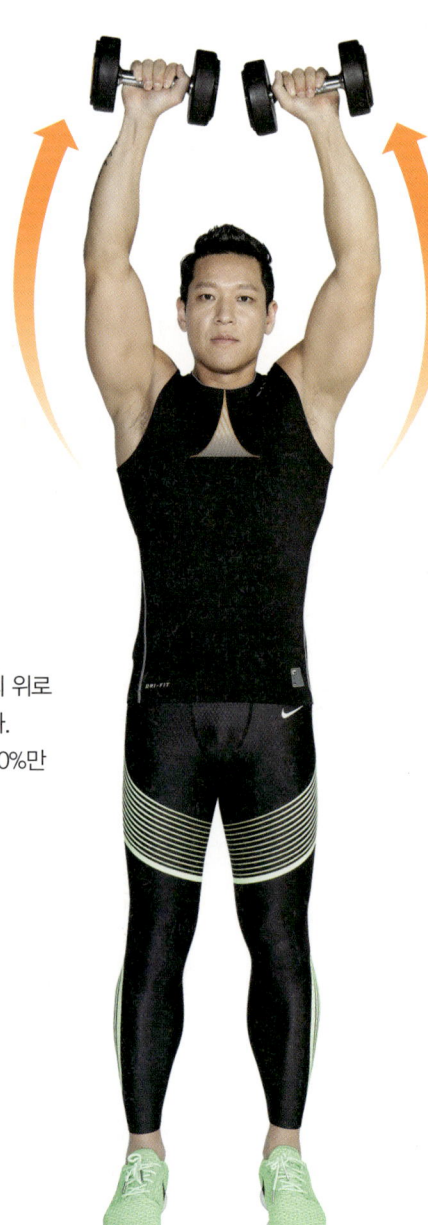

3주 차 금요일 FRIDAY — 제자리 뛰기

운동횟수	운동효과	운동부위
20초씩 4세트	전신 근육을 한 번에 자극시키고 심폐지구력과 민첩성을 키운다.	전신

1 정면을 보고 달리기를 하는 것처럼 한쪽 다리를 가슴 쪽으로 끌어 당기며 반대쪽 팔을 들어 올린다.

2 양쪽 다리를 번갈아 들어 올리며 빠르게 실시한다.

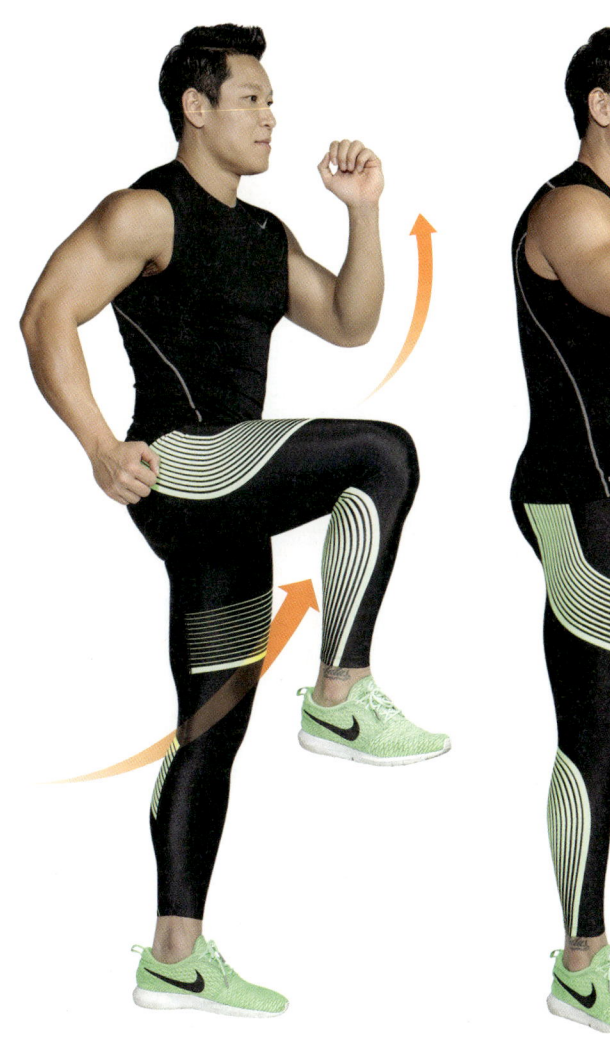
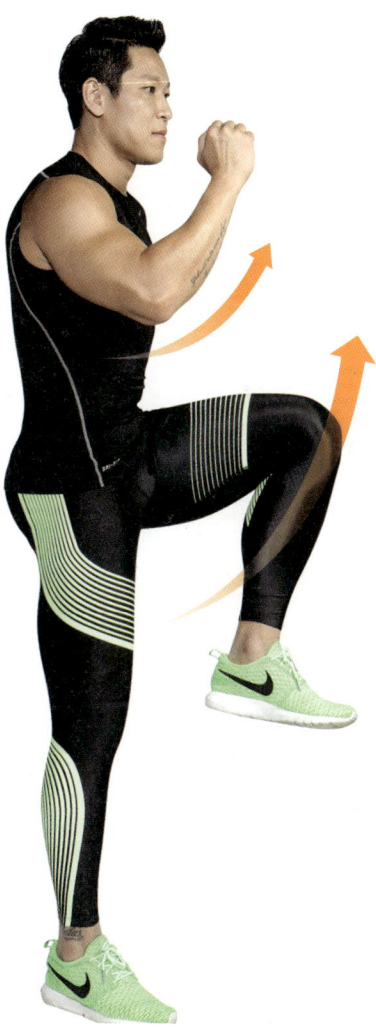

3주 차 금요일 FRIDAY — 덤벨 컬

운동횟수: 12회씩 4세트

운동효과: 상완이두근을 더욱 크고 강하게 만들어준다.

운동부위: 이두

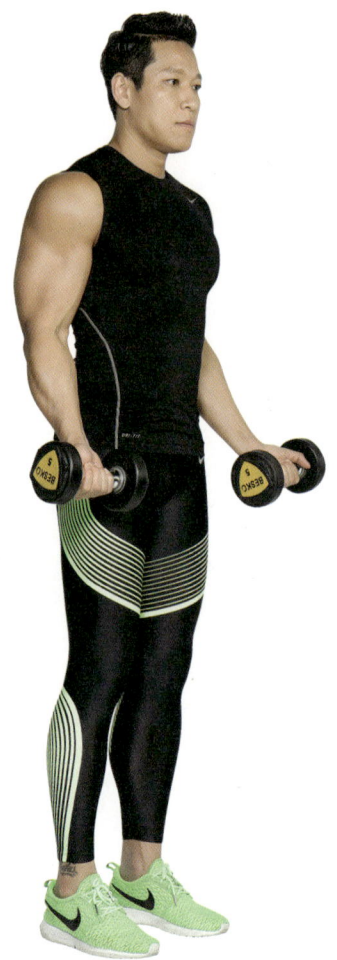

1 양손에 덤벨을 들고 다리는 어깨너비로 벌리고 선다.

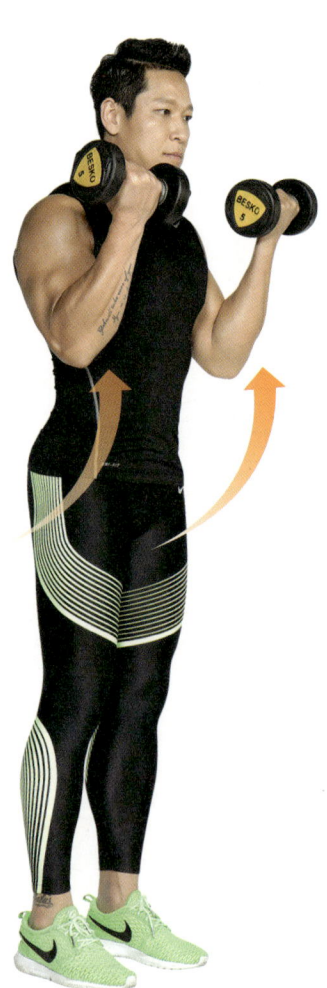

2 양쪽 덤벨을 어깨 쪽으로 끌어 올렸다가 다시 팔꿈치를 펴준다.

3주 차 금요일 FRIDAY

마운틴 클라이밍

운동횟수
20초씩
4세트

운동효과
몸의 중심부인 코어 근육과 심폐지구력을 동시에 강화시킨다.

운동부위
전신

1 양손으로 벤치를 짚고 푸시업 자세를 취한 다음, 한쪽 다리를 가슴 방향으로 빠르게 끌어 당긴다.

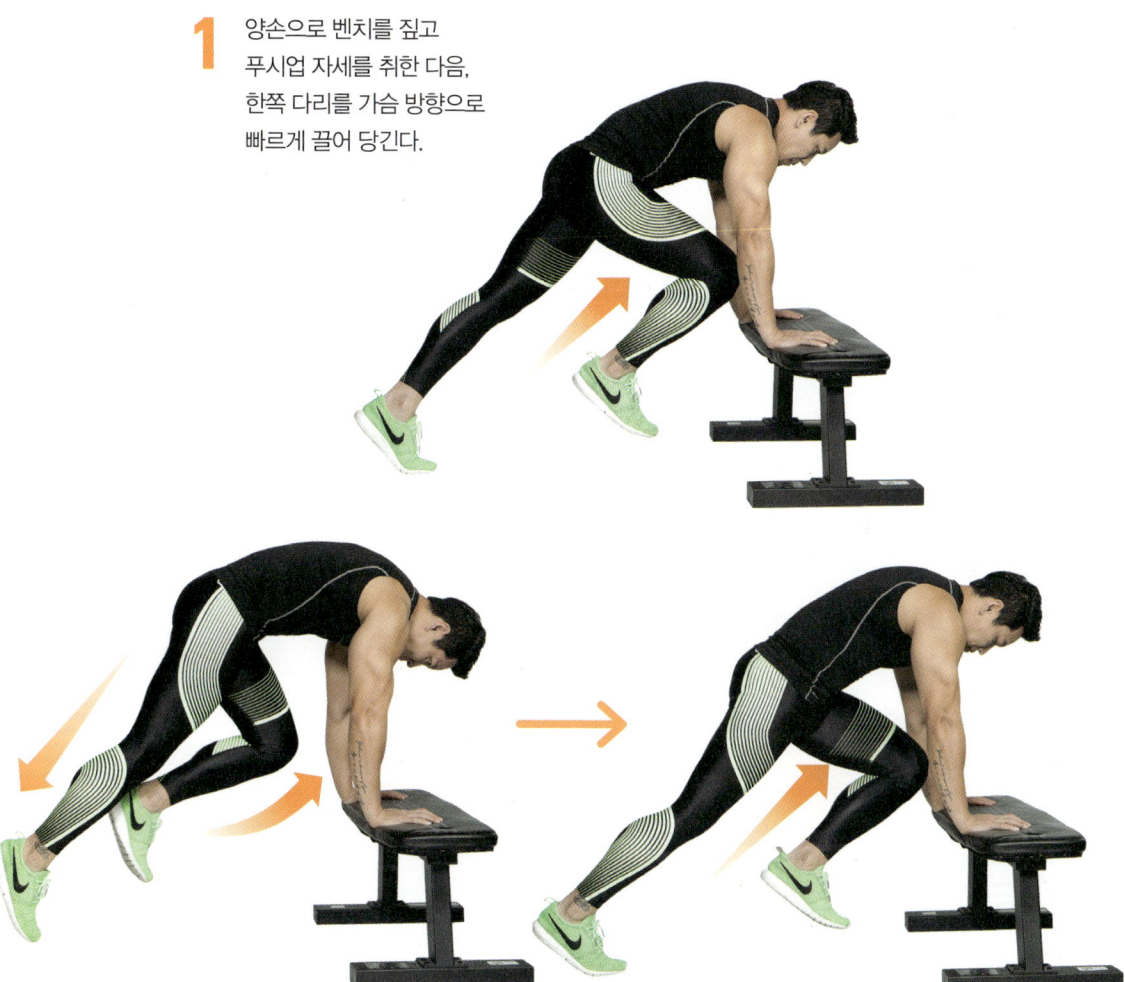

2 양팔로 몸을 지탱한 채 달리기를 하듯 양쪽 다리를 빠르게 교차시킨다.

4th WEEK

4주 차 운동법

운동 목표

4주 차부터 조금씩 몸의 변화가 눈으로 보이기 시작한다. 식단 관리와 운동을 꾸준히 병행했다면 배가 조금씩 들어가고 몸에는 활력이 생길 것이다.
가장 어렵고 힘든 시기이므로 더욱 긍정적인 마인드를 갖도록 노력하자.

주의 사항

동작 하나하나에 집중하고, 운동의 보람과 즐거움만을 느끼도록 한다.
식스팩이 바로 생기지 않는다고 좌절하지 말자.
분명 당신의 몸은 더 민첩해지고 근육은 더 강해지고 있다!

운동 포인트

방심하지 않고 운동을 거르지 않는 습관이 중요하다.
많이 바쁘더라도 하루 30분 틈틈이 운동을 실시하도록 하자.
또한 몸의 변화를 사진으로 기록한다.

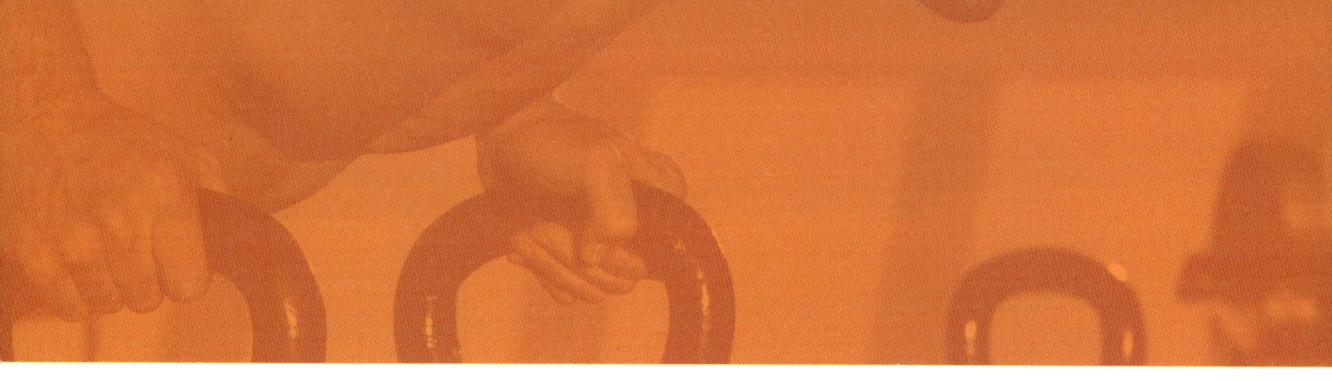

운동 플랜

요일	부위	종목	중량	1세트 횟수	세트 수
월요일	가슴	플랫 덤벨 벤치 프레스	10kg	15회	3
		플랫 덤벨 플라이	5~7kg	12회	4
		디클라인 푸시업	맨몸운동	15회	3
	이두	프리쳐 컬	3~5kg	20회	3
		인클라인 덤벨 컬	5kg	20회	3
화요일	등	인클라인 덤벨 로우	10~12kg	20회	4
		바벨 벤트 오버 로우	20kg	15회	3
		백 익스텐션	맨몸운동	15회	4
	삼두	밴드 킥백	밴드	20회	4
		시티드 덤벨 투 암 오버헤드 익스텐션	10kg	15회	3
		벤치 딥스	맨몸운동	15~20회	3
수요일	어깨	시티드 덤벨 숄더 프레스	8kg	15회	3
		바벨 프런트 레이즈	10kg	15회	3
		덤벨 벤트 오버 래터럴 레이즈	3kg	15회	3
		덤벨 사이드 래터럴 레이즈	5kg	15회	3
목요일	하체	덤벨 프런트 스쿼트	10kg	20회	4
		워킹 런지	맨몸운동	15회	3
		덤벨 와이드 스쿼트	10kg	15회	3
		벤치 레그 업-다운	맨몸운동	20~30회	4
금요일	전신	점프 스쿼트	맨몸운동	20회	3
		마운틴 클라이밍	맨몸운동	20회	3
		케틀벨 스윙	10kg	20회	3
		밴드 풀다운	밴드	20회	3
		엘보우 플랭크	맨몸운동	40초~1분	4
		제자리 뛰기	맨몸운동	20초	4

4주 차 준비운동

공통 준비운동

주의 사항
1. 몸매의 밸런스, 유연성, 근력 변화에 초점을 맞춘다.
2. 매일매일 거르지 않고 실시한다.

① 벤치 짚고 버피테스트 + 바깥쪽 킥
BURPEE TEST (BENCH) + OUTSIDE KICK

15회씩 3세트 참고 64p.

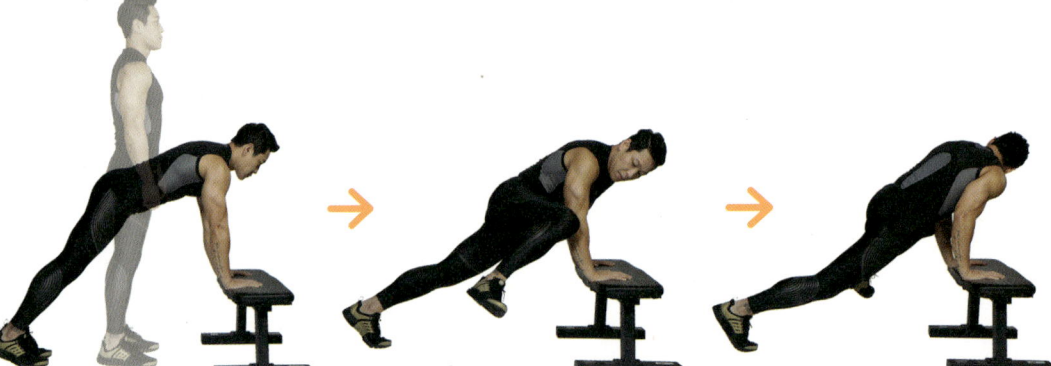

② 벤치 위에서 엘보우 플랭크
ELBOW PLANK (BENCH)

1분씩 3세트 참고  72p.

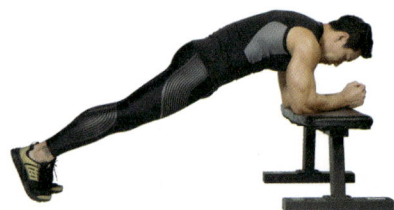

③ 바닥에 무릎 대고 푸시업
PUSH-UP

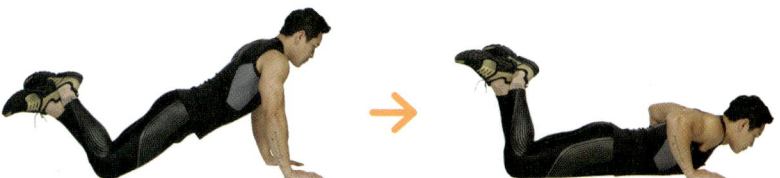

④ 팔 다리 위로 펴기 + 크런치
CRUNCH

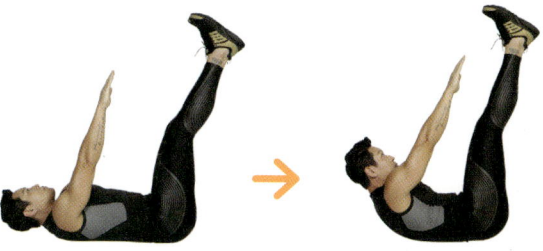

⑤ 오블리크 크런치
OBLIQUE CRUNCH

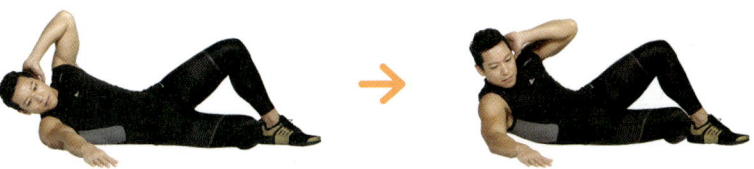

6 레그레이즈
LEG RAISE

 15회씩 3세트
 참고 85p.

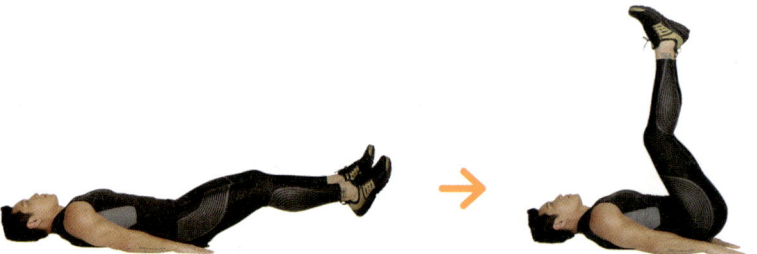

7 시저스 킥
SCISSORS KICK

 20회씩 3세트
 참고 86p.

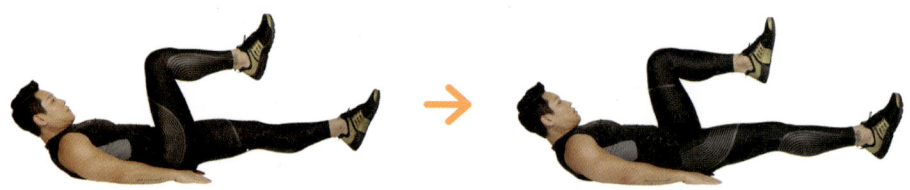

8 사이드 밴드
SIDE BAND

 20회씩 3세트
 참고 87p.

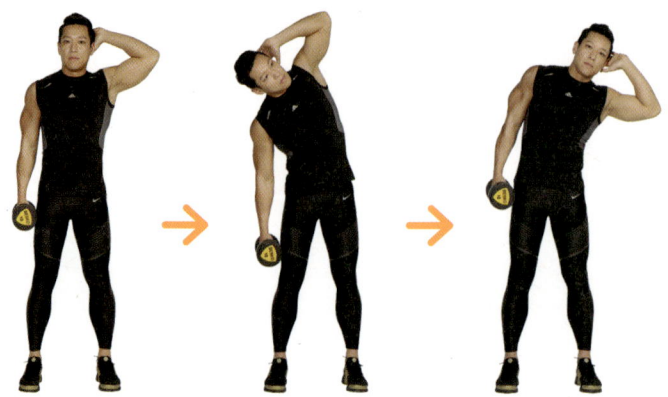

4주 차
준비운동
어깨, 가슴 운동 전 준비운동

주의 사항
① 어깨, 가슴 운동 전에 반드시 실시하여 통증, 부상, 피로도를 줄인다.
② 상체, 하체는 고정시킨 채 실시한다.

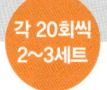
각 20회씩
2~3세트

참고
56p.

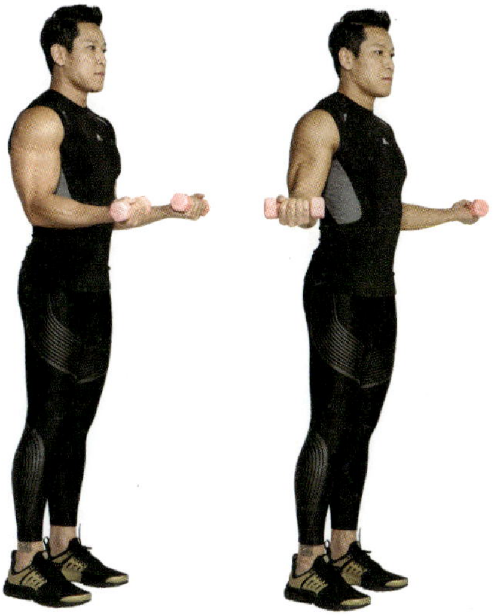

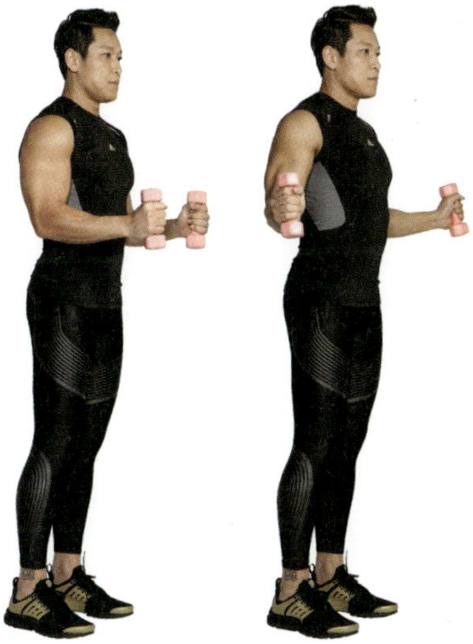

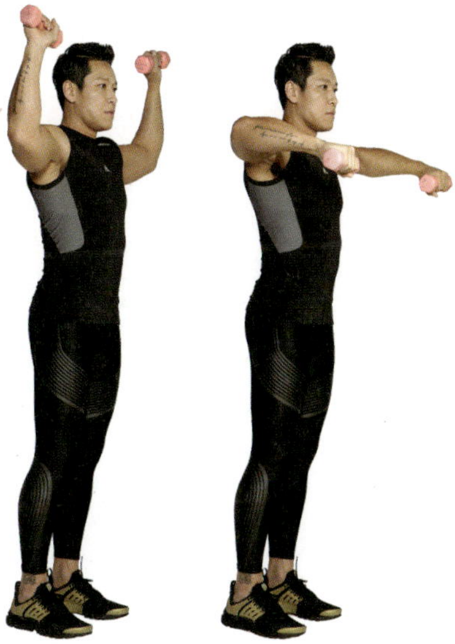

4주 차 월요일 MONDAY — 플랫 덤벨 벤치 프레스

운동횟수: 15회씩 3세트

운동효과: 바벨보다 가동범위가 커서 더 많은 가슴 근육을 동원할 수 있다.

운동부위: 가슴

들숨 / 날숨

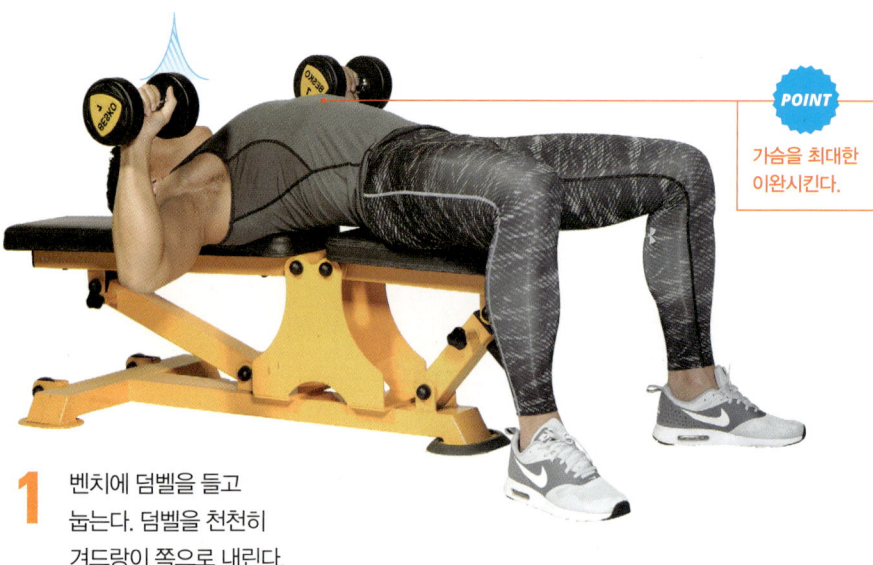

POINT 가슴을 최대한 이완시킨다.

1 벤치에 덤벨을 들고 눕는다. 덤벨을 천천히 겨드랑이 쪽으로 내린다.

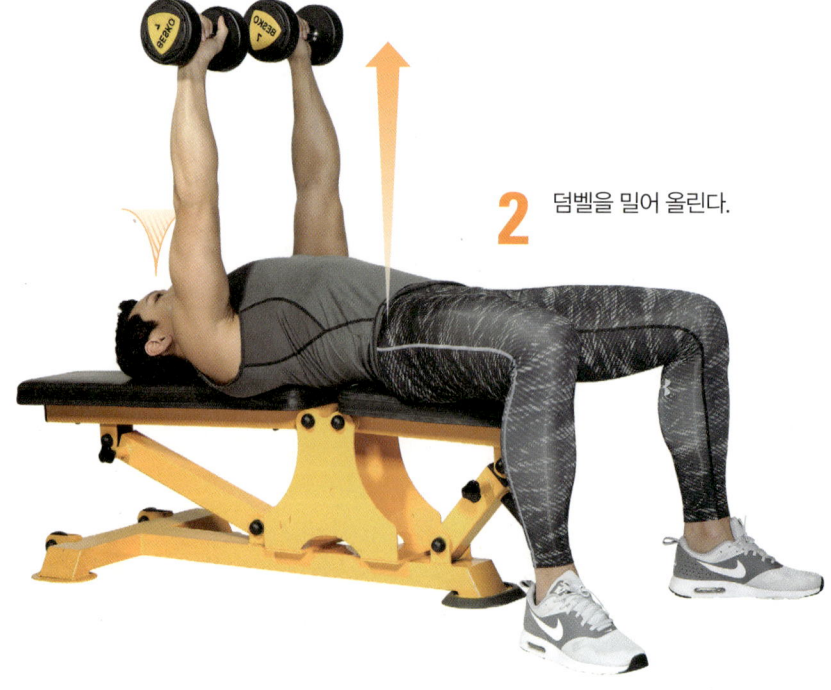

2 덤벨을 밀어 올린다.

플랫 덤벨 플라이

4주 차 월요일 MONDAY

운동횟수	운동효과	운동부위
12회씩 4세트	대흉근 속에 깊숙이 위치한 소흉근도 발달시킨다.	가슴

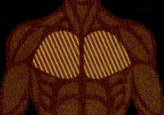

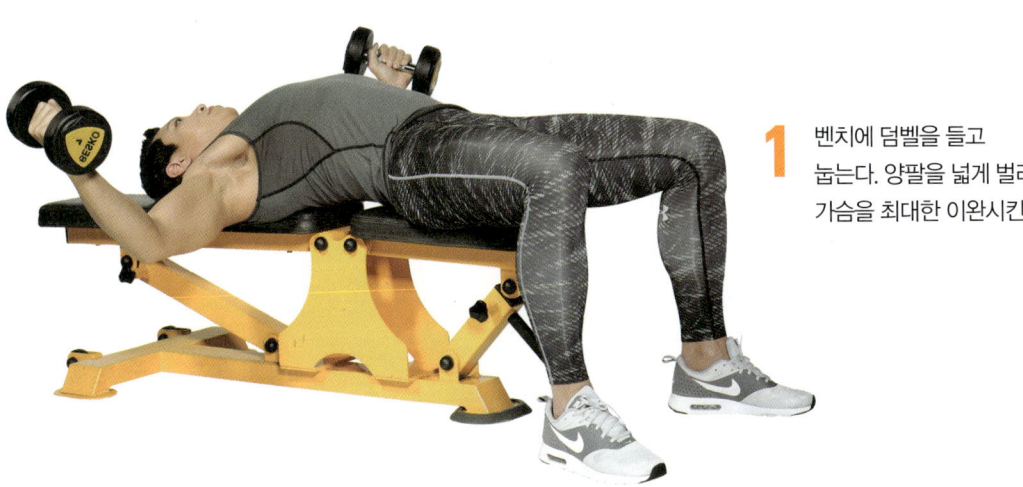

1 벤치에 덤벨을 들고 눕는다. 양팔을 넓게 벌려 가슴을 최대한 이완시킨다.

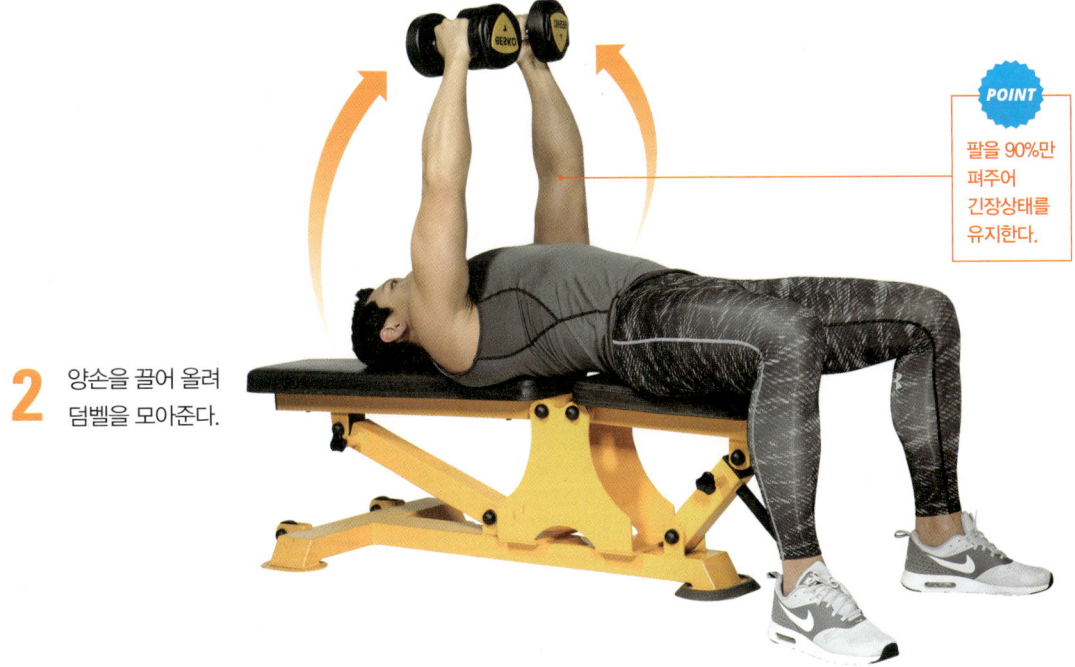

2 양손을 끌어 올려 덤벨을 모아준다.

POINT 팔을 90%만 펴주어 긴장상태를 유지한다.

| 4주 차 월요일 MONDAY | 디클라인 푸시업 | 운동횟수: 15회씩 3세트 | 운동효과: 가슴, 상완삼두근, 어깨 근육을 동시에 단련시킨다. | 운동부위: 가슴 |

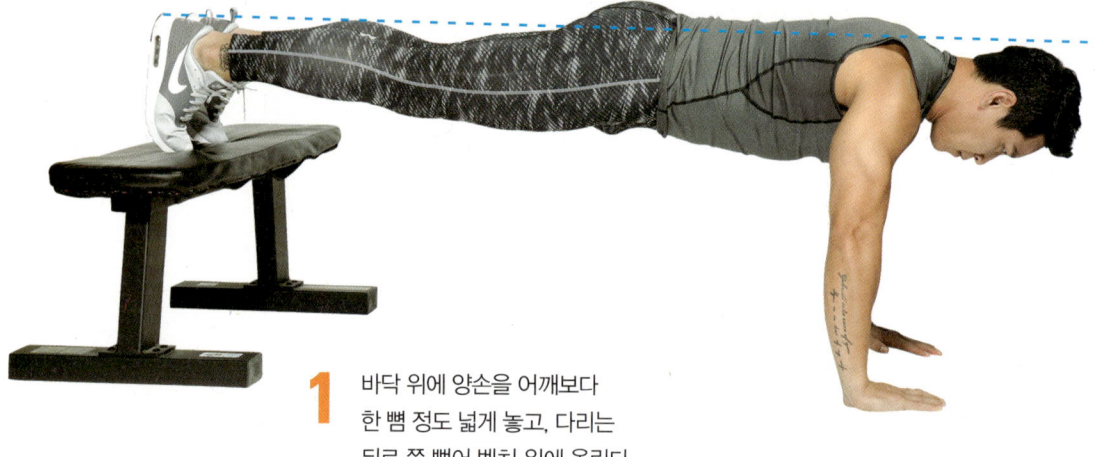

1 바닥 위에 양손을 어깨보다 한 뼘 정도 넓게 놓고, 다리는 뒤로 쭉 뻗어 벤치 위에 올린다.

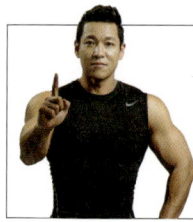

TIP
디클라인 푸시업을 할 때는 반드시 몸을 일직선으로 곧게 유지해야 한다. 엉덩이가 위로 올라오지 않도록 주의한다.

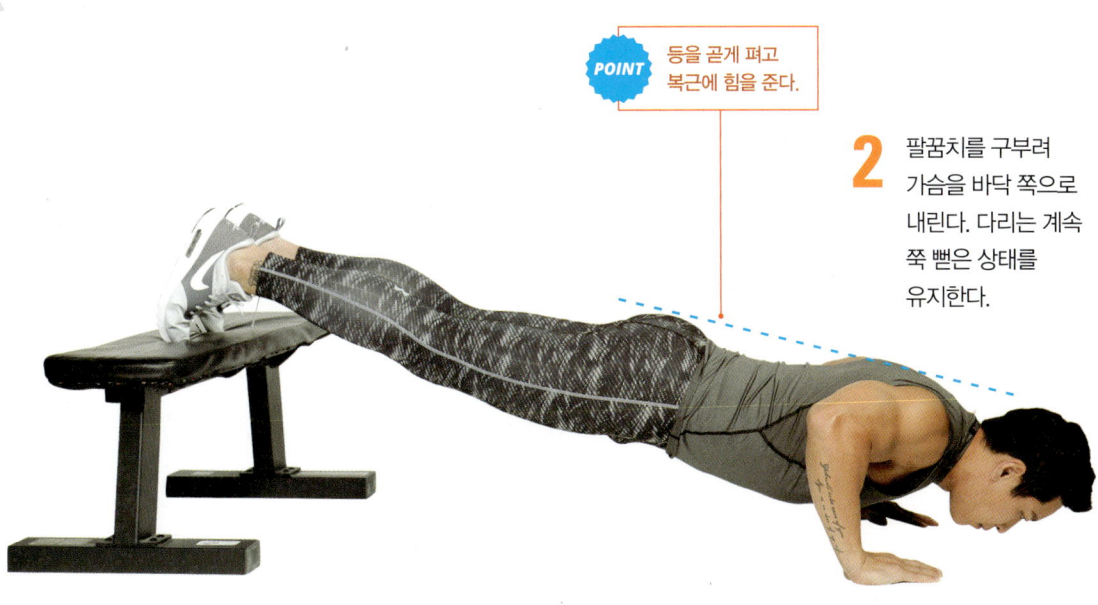

POINT 등을 곧게 펴고 복근에 힘을 준다.

2 팔꿈치를 구부려 가슴을 바닥 쪽으로 내린다. 다리는 계속 쭉 뻗은 상태를 유지한다.

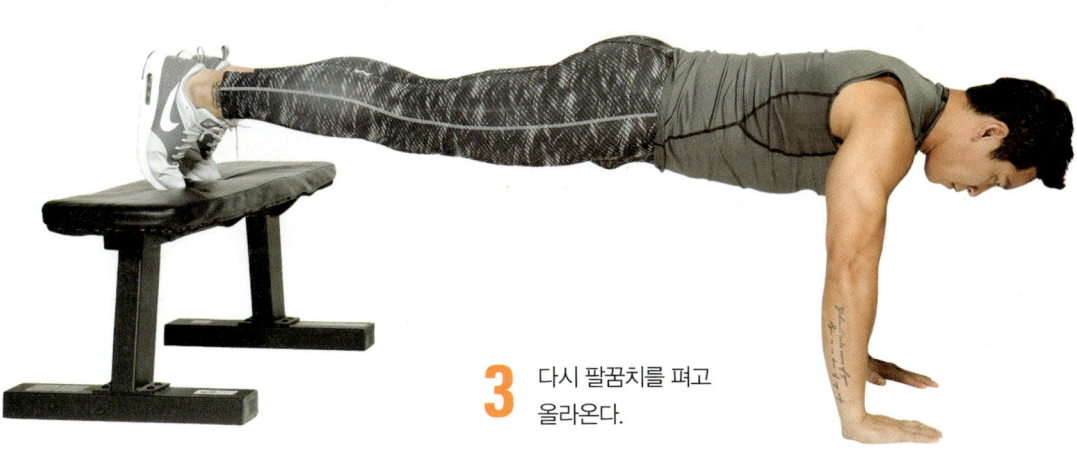

3 다시 팔꿈치를 펴고 올라온다.

| 4주 차 월요일 MONDAY | 프리쳐 컬 | 운동횟수: 20회씩 3세트 | 운동효과: 상완이두근 발달에 매우 좋은 운동이다. | 운동부위: 이두  |

POINT
팔을 90%만 펴주어 긴장상태를 유지한다.

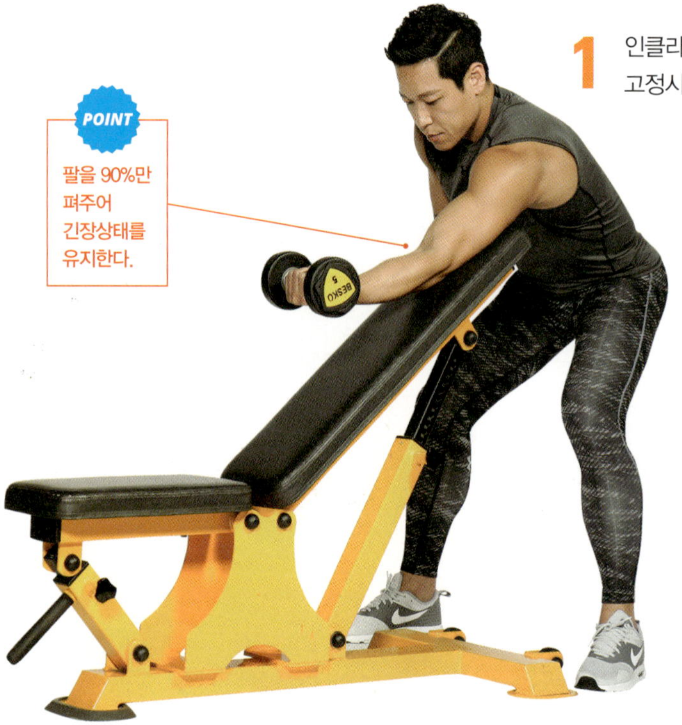

1 인클라인 벤치에 팔을 고정시키고 덤벨을 잡는다.

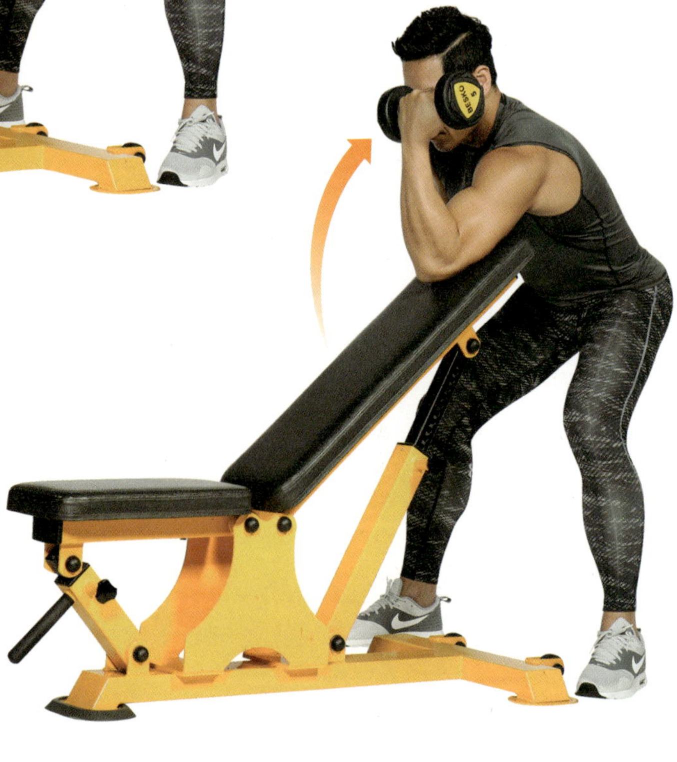

2 덤벨을 어깨 쪽으로 강하게 끌어 당긴다.

인클라인 덤벨 컬

4주 차 월요일 MONDAY

운동횟수	운동효과	운동부위
20회씩 3세트	상완이두근과 어깨 근육이 동시에 강해진다.	이두

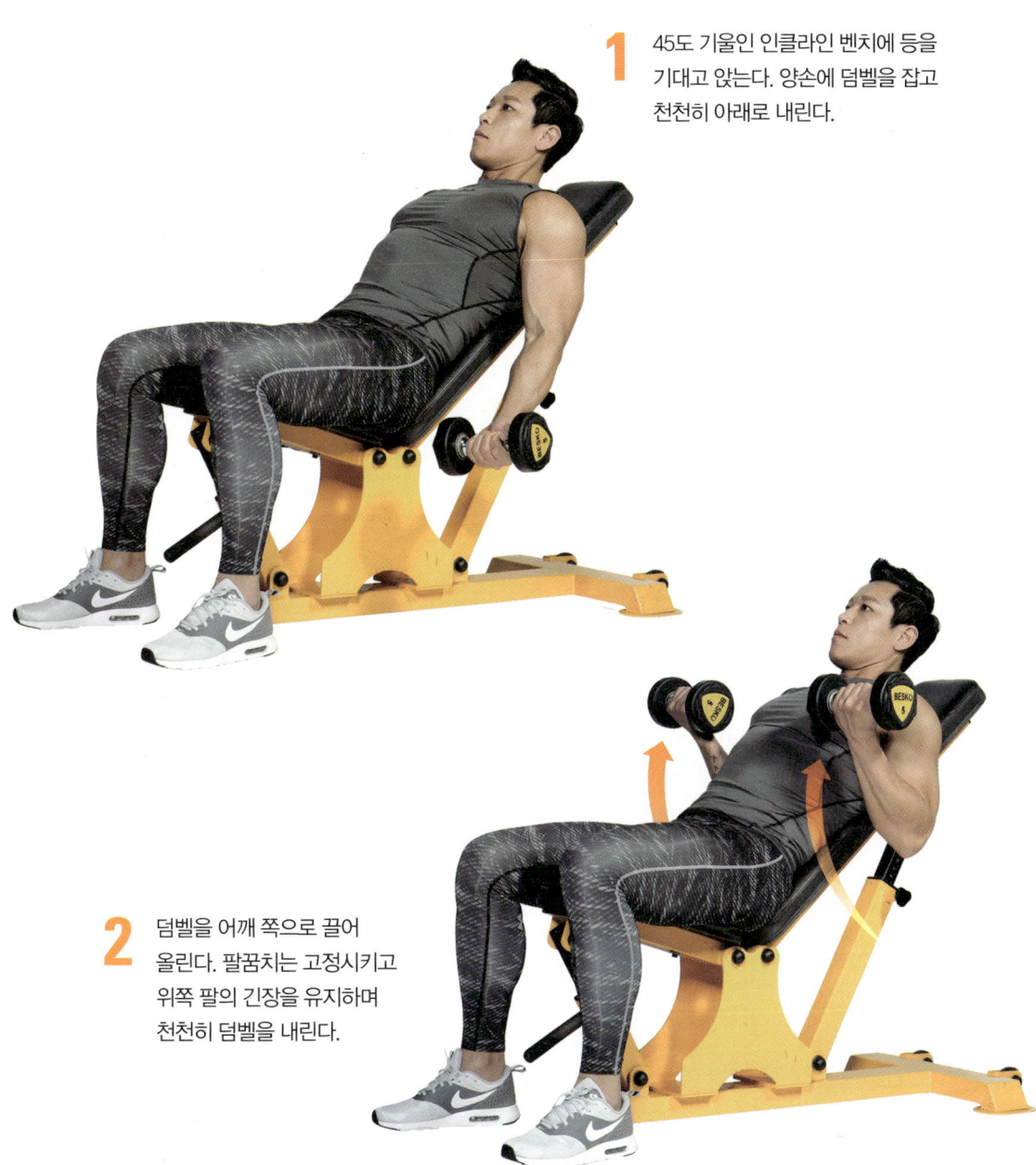

1 45도 기울인 인클라인 벤치에 등을 기대고 앉는다. 양손에 덤벨을 잡고 천천히 아래로 내린다.

2 덤벨을 어깨 쪽으로 끌어 올린다. 팔꿈치는 고정시키고 위쪽 팔의 긴장을 유지하며 천천히 덤벨을 내린다.

| 4주 차 화요일 TUESDAY | 인클라인 덤벨 로우 | 운동횟수: 20회씩 4세트 | 운동효과: 등의 군살을 제거하고 근육을 더욱 선명하게 만들어준다. | 운동부위: 등 |

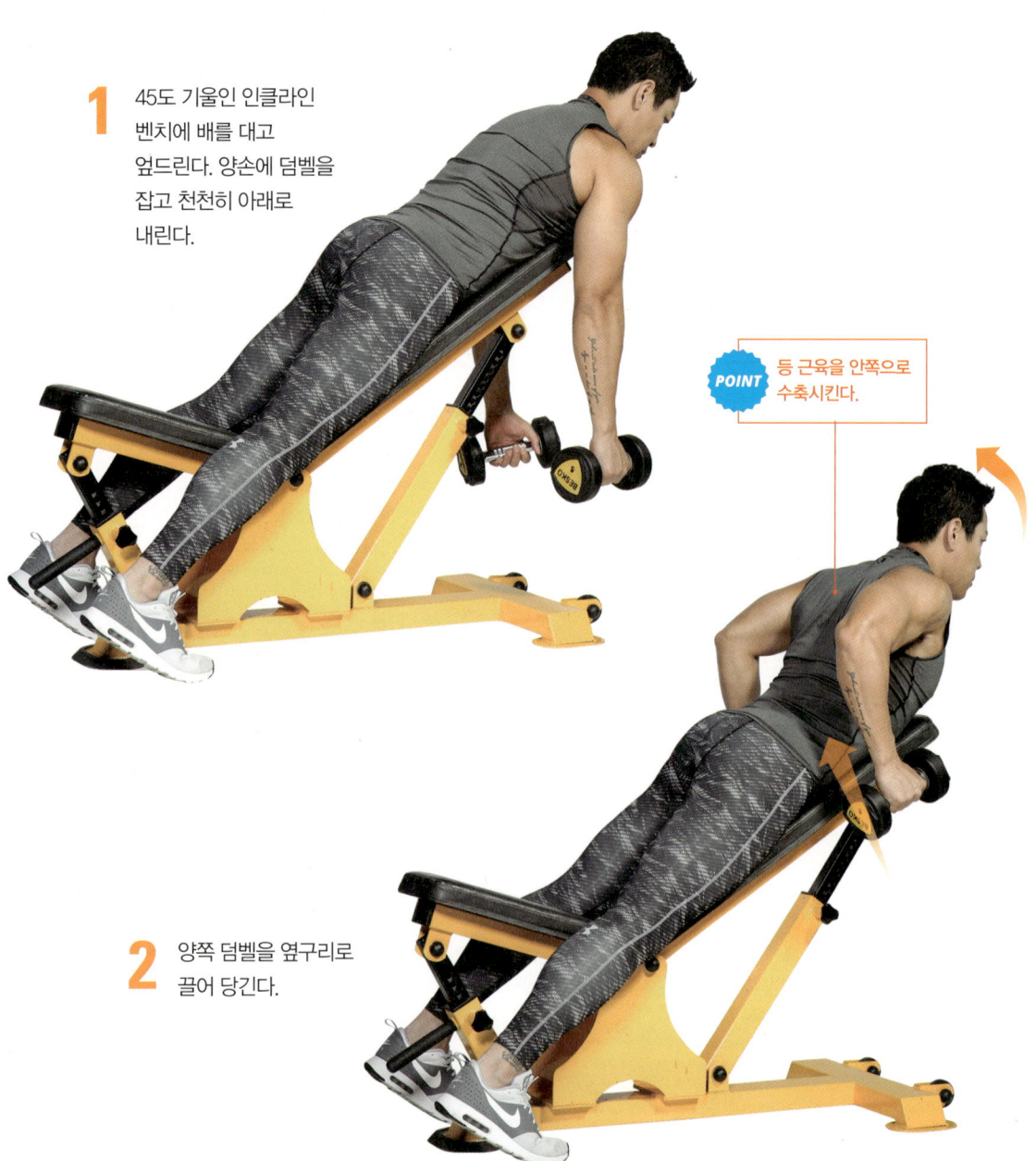

1 45도 기울인 인클라인 벤치에 배를 대고 엎드린다. 양손에 덤벨을 잡고 천천히 아래로 내린다.

POINT 등 근육을 안쪽으로 수축시킨다.

2 양쪽 덤벨을 옆구리로 끌어 당긴다.

4주 차 화요일 TUESDAY

바벨 벤트 오버 로우

운동횟수 15회씩 3세트

운동효과 상체 기울기에 따라 등 전체를 골고루 발달시킬 수 있다.

운동부위 등

▲ 들숨 ▼ 날숨

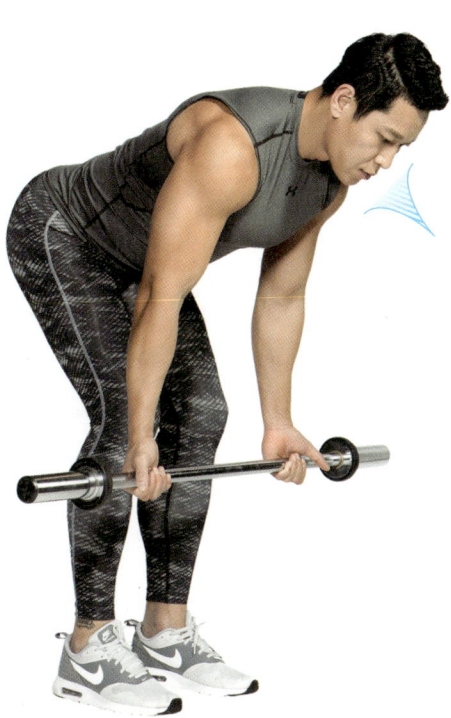

1 골반보다 5cm 정도 넓게 바벨을 잡는다. 다리는 어깨너비로 벌리고 무릎은 살짝 구부린 채 상체는 45도 정도 앞으로 숙인다.

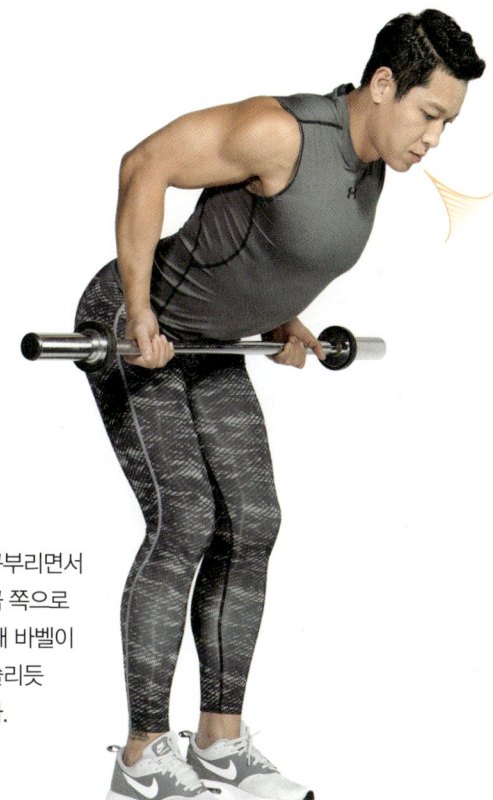

2 팔꿈치를 구부리면서 바벨을 배꼽 쪽으로 당긴다. 이때 바벨이 허벅지에 쓸리듯 끌어 올린다.

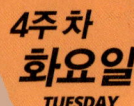

백 익스텐션

4주 차 화요일 TUESDAY

운동횟수	운동효과	운동부위
15회씩 4세트	척추기립근을 함께 강화시킨다.	등

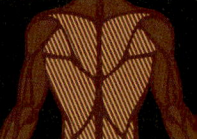

POINT 침대와 같은 기구에 다리를 고정시켜도 좋다.

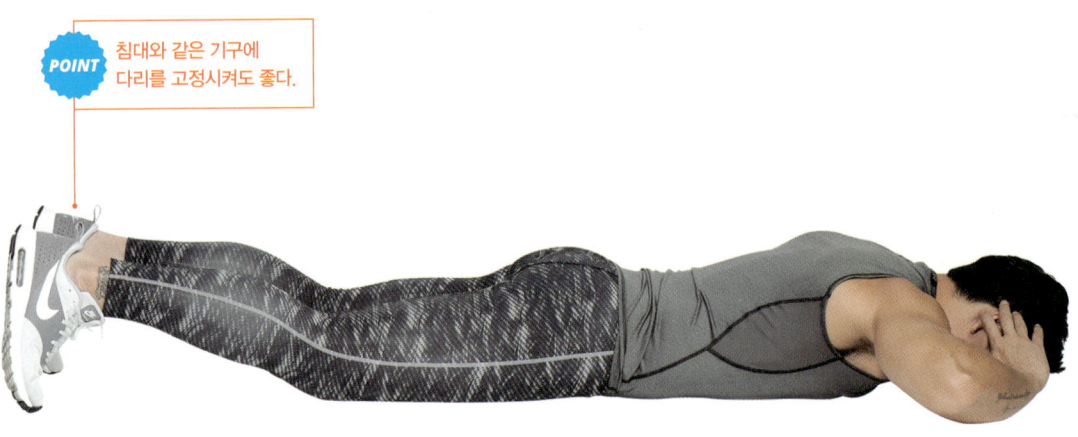

1 바닥에 엎드린 채 양손은 귀에 댄다.

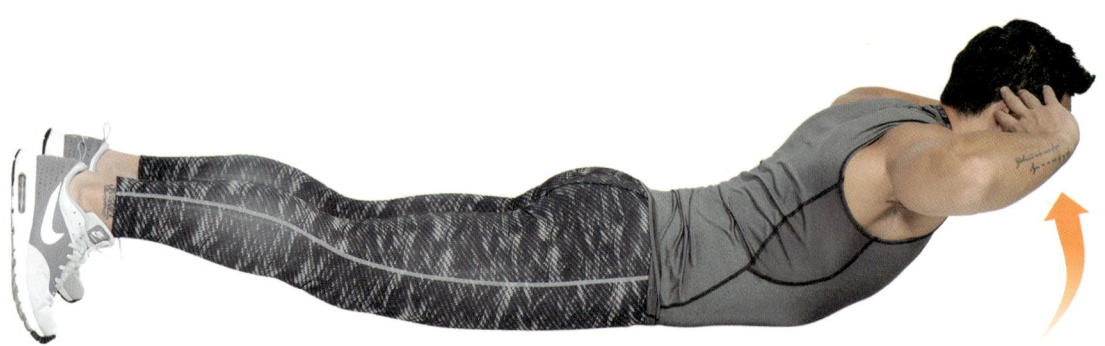

2 상체를 강하게 들어 올린다. 이때 하체는 절대 움직이지 않는다.

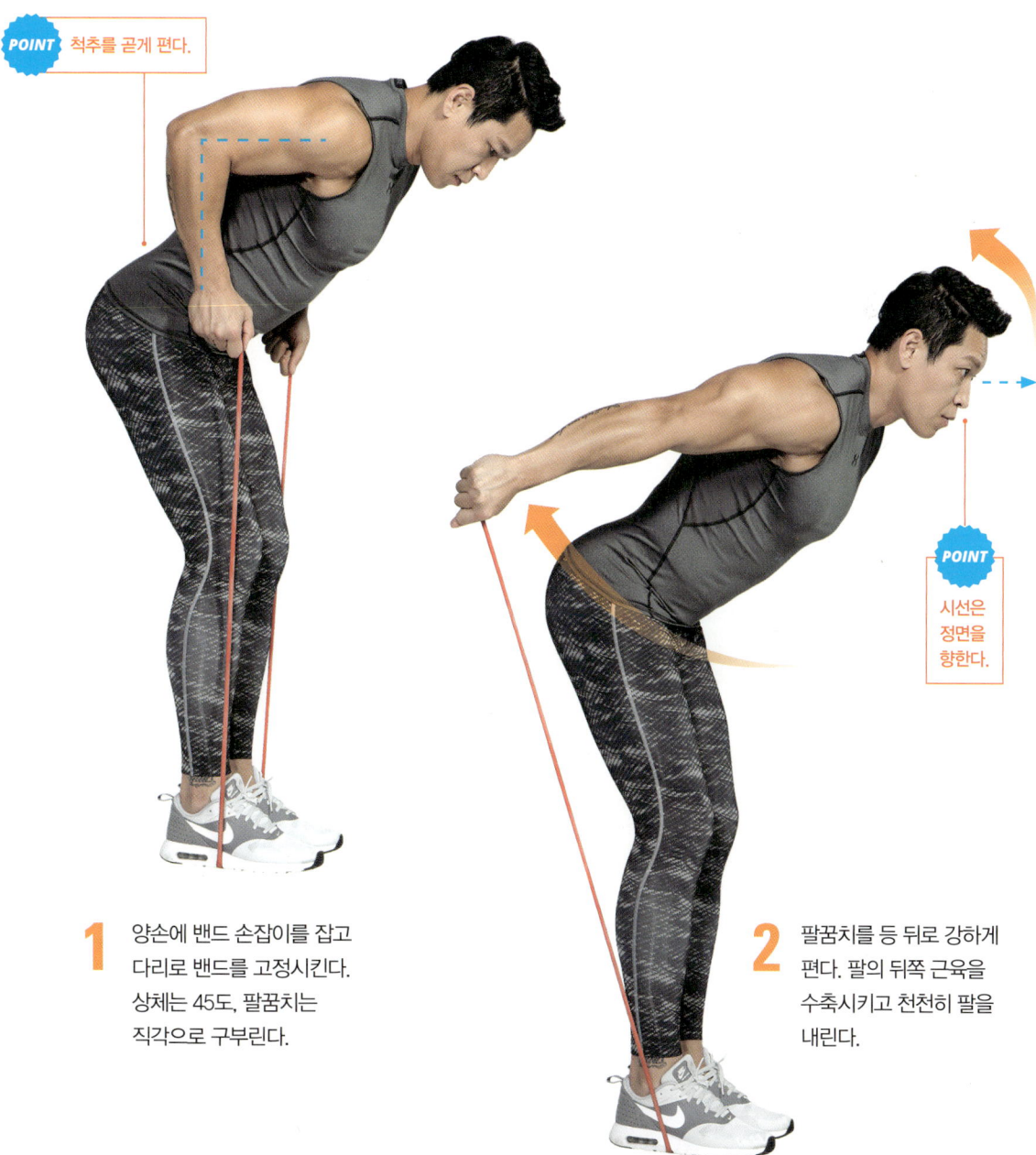

시티드 덤벨 투 암 오버헤드 익스텐션

4주차 화요일 TUESDAY

운동횟수	운동효과	운동부위
15회씩 3세트	상완삼두근의 라인을 볼륨 있게 만들어준다.	삼두

▶ 들숨 ◀ 날숨

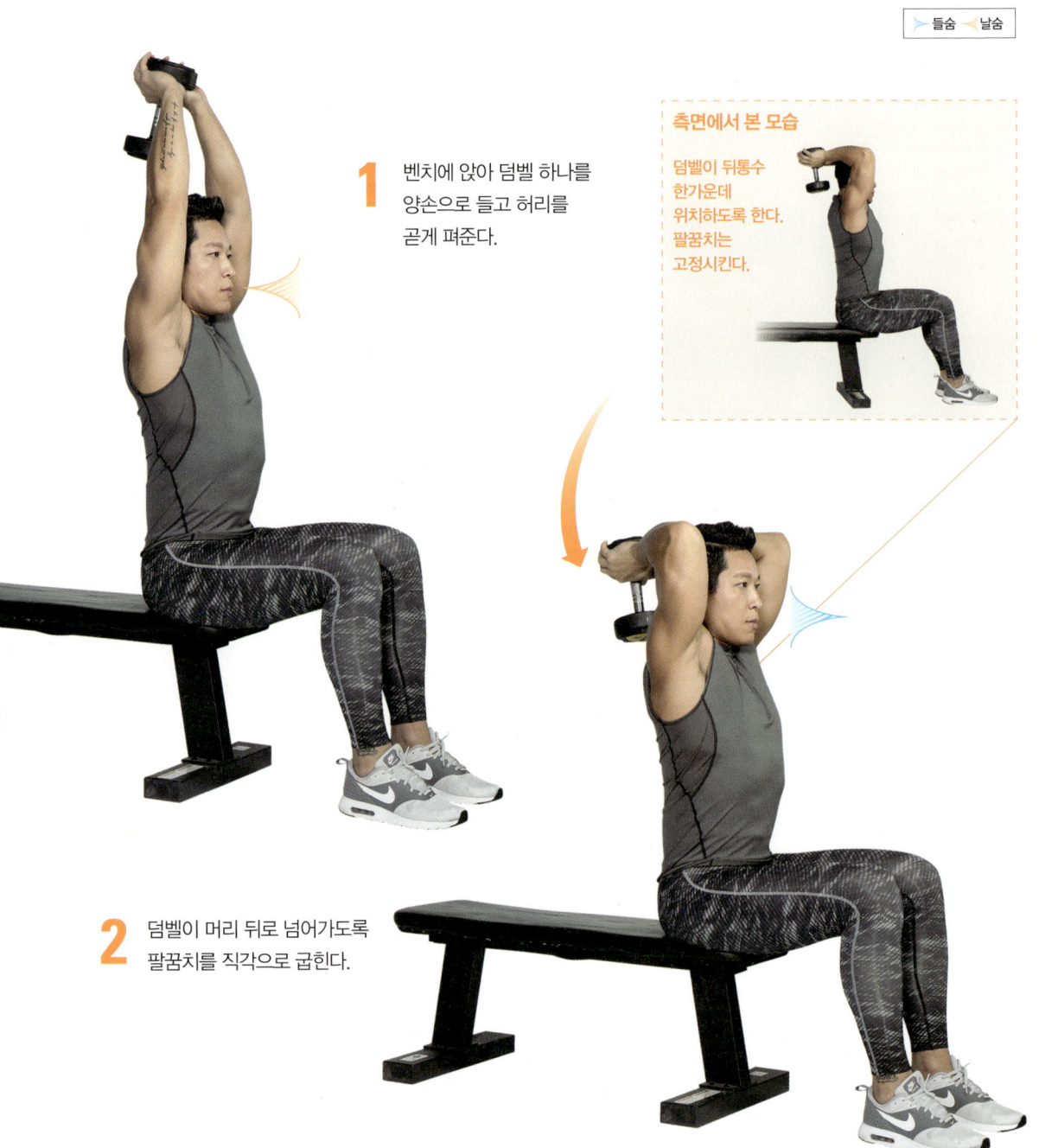

1 벤치에 앉아 덤벨 하나를 양손으로 들고 허리를 곧게 펴준다.

측면에서 본 모습
덤벨이 뒤통수 한가운데 위치하도록 한다. 팔꿈치는 고정시킨다.

2 덤벨이 머리 뒤로 넘어가도록 팔꿈치를 직각으로 굽힌다.

벤치 딥스

4주차 화요일 TUESDAY

운동횟수	운동효과	운동부위
15~20회씩 3세트	상완삼두근은 물론 어깨, 가슴 근육까지 자극시킨다.	삼두

▶ 들숨 ◀ 날숨

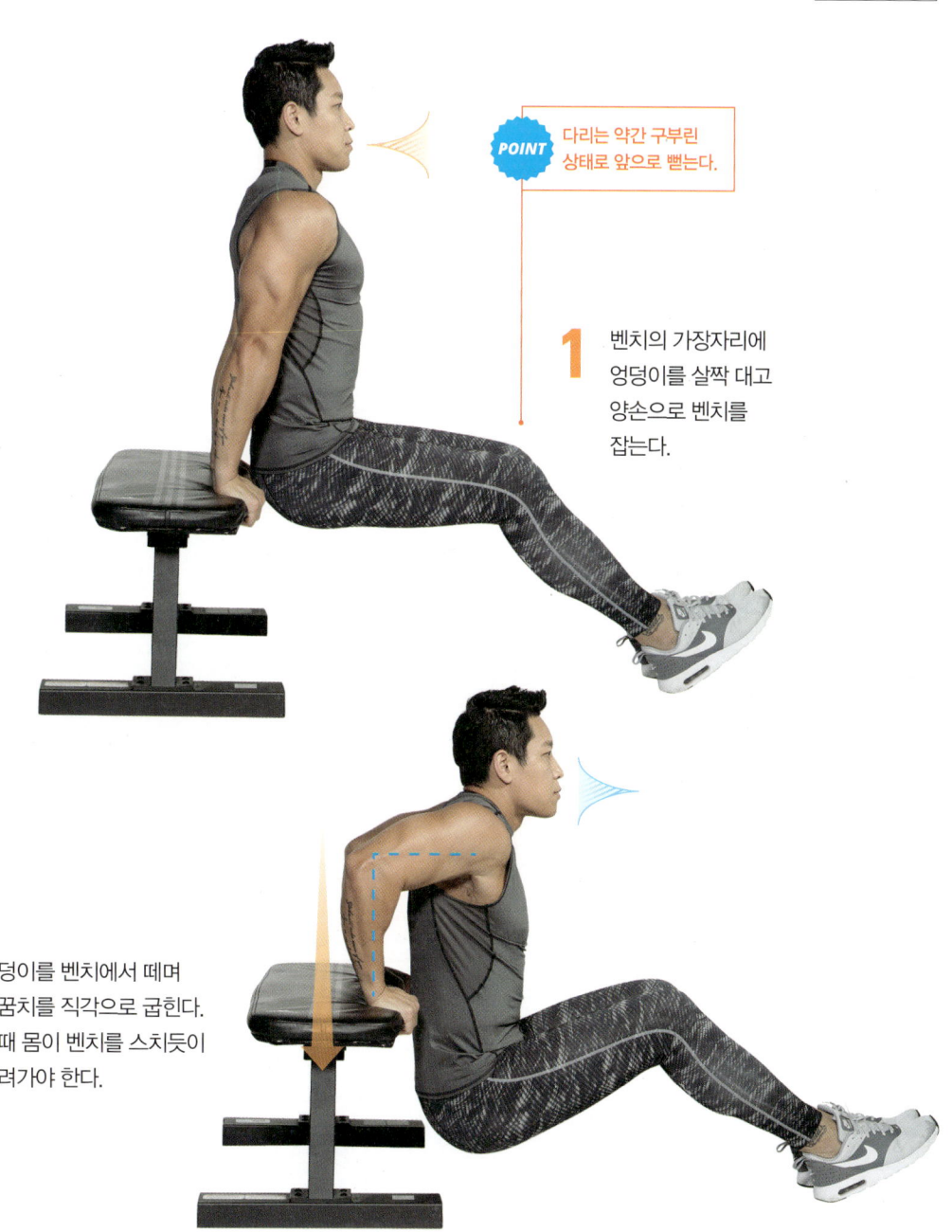

POINT 다리는 약간 구부린 상태로 앞으로 뻗는다.

1 벤치의 가장자리에 엉덩이를 살짝 대고 양손으로 벤치를 잡는다.

2 엉덩이를 벤치에서 떼며 팔꿈치를 직각으로 굽힌다. 이때 몸이 벤치를 스치듯이 내려가야 한다.

4주 차 수요일 WEDNESDAY — 시티드 덤벨 숄더 프레스

운동횟수 15회씩 3세트

운동효과 삼각근 전체를 단련시켜 보다 더 강한 어깨를 만들어준다.

운동부위 어깨

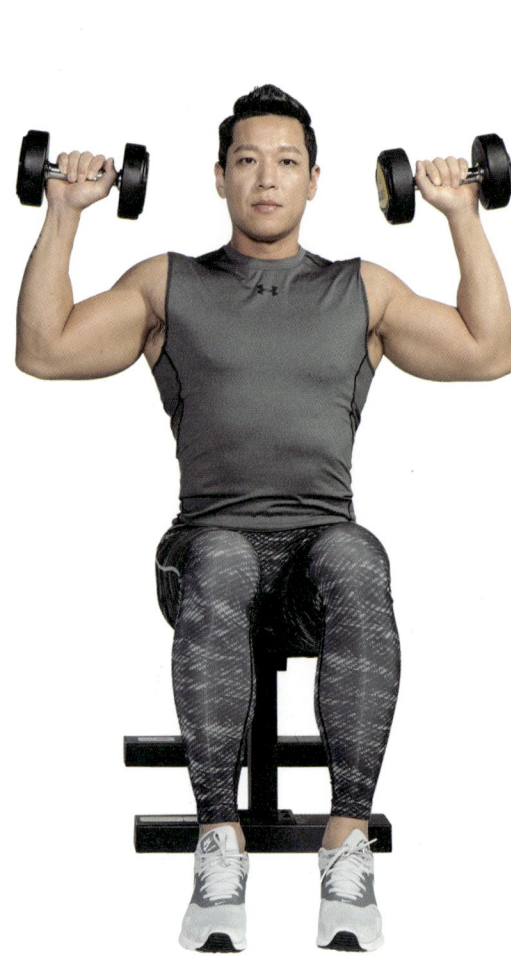

1 벤치에 앉아 양손으로 덤벨을 잡고 귀 높이에 위치시킨다.

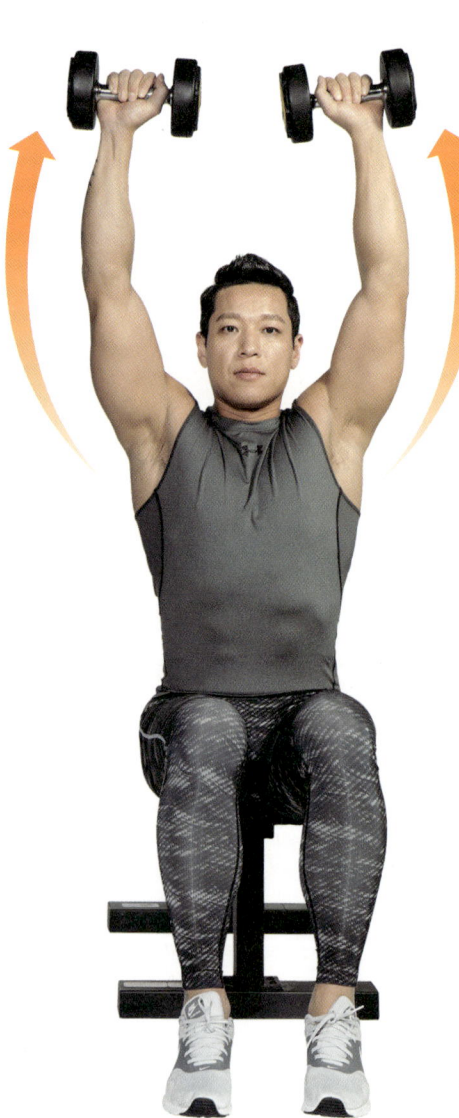

2 덤벨을 수직으로 밀어 올린다. 이때 팔꿈치는 90% 정도만 펴도록 한다.

4주 차 수요일 WEDNESDAY — 바벨 프런트 레이즈

운동횟수 15회씩 3세트
운동효과 전면 삼각근을 특히 강화시킬 수 있다.
운동부위 어깨

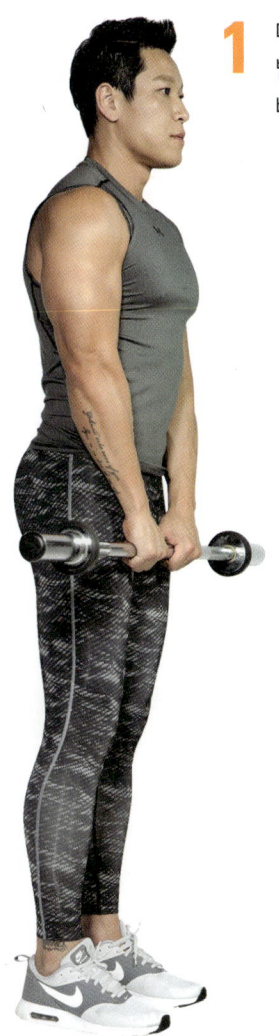

1 다리를 어깨너비로 벌리고 서서 양손으로 바벨을 잡는다.

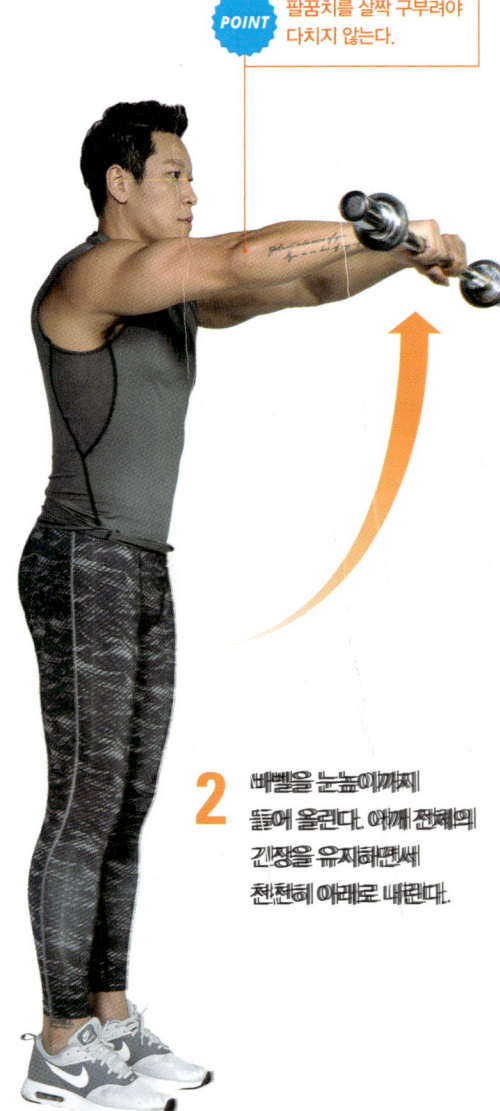

POINT 팔꿈치를 살짝 구부려야 다치지 않는다.

2 바벨을 눈높이까지 들어 올린다. 어깨 전체의 긴장을 유지하면서 천천히 아래로 내린다.

4주 차 수요일 WEDNESDAY

덤벨 벤트 오버 래터럴 레이즈

운동횟수 15회씩 3세트
운동효과 후면 삼각근을 골고루 자극시킬 수 있다.
운동부위 어깨

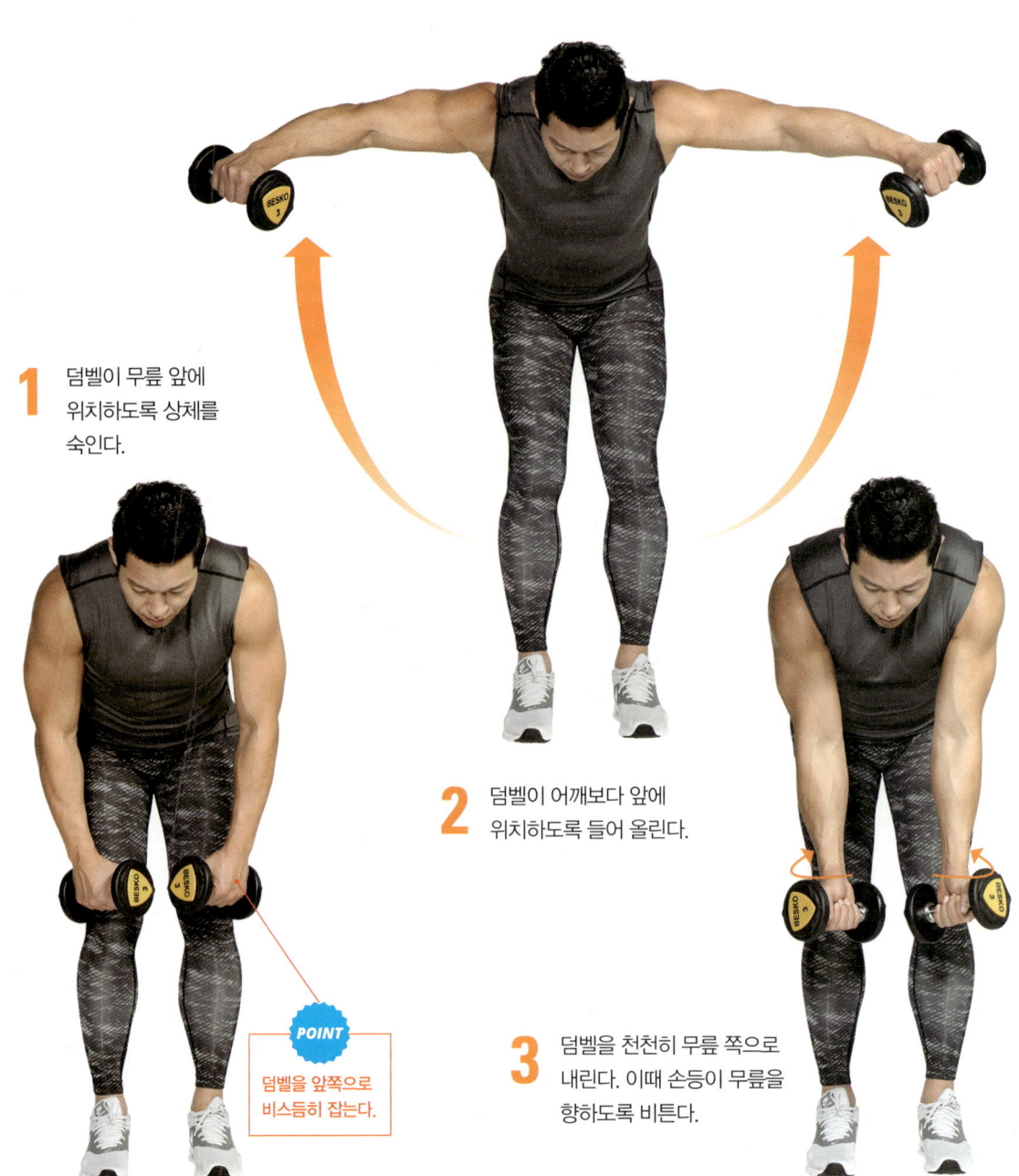

1 덤벨이 무릎 앞에 위치하도록 상체를 숙인다.

2 덤벨이 어깨보다 앞에 위치하도록 들어 올린다.

3 덤벨을 천천히 무릎 쪽으로 내린다. 이때 손등이 무릎을 향하도록 비튼다.

POINT 덤벨을 앞쪽으로 비스듬히 잡는다.

4주 차 수요일 WEDNESDAY — 덤벨 사이드 래터럴 레이즈

운동횟수: 15회씩 3세트
운동효과: 측면삼각근을 강화시켜 어깨가 더 넓고 볼록해진다.
운동부위: 어깨

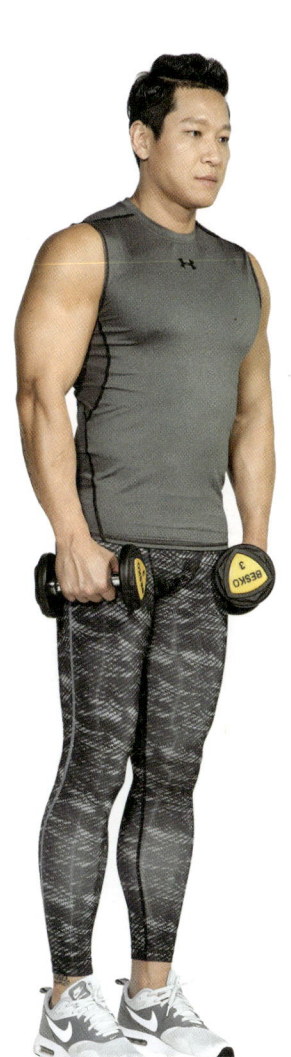

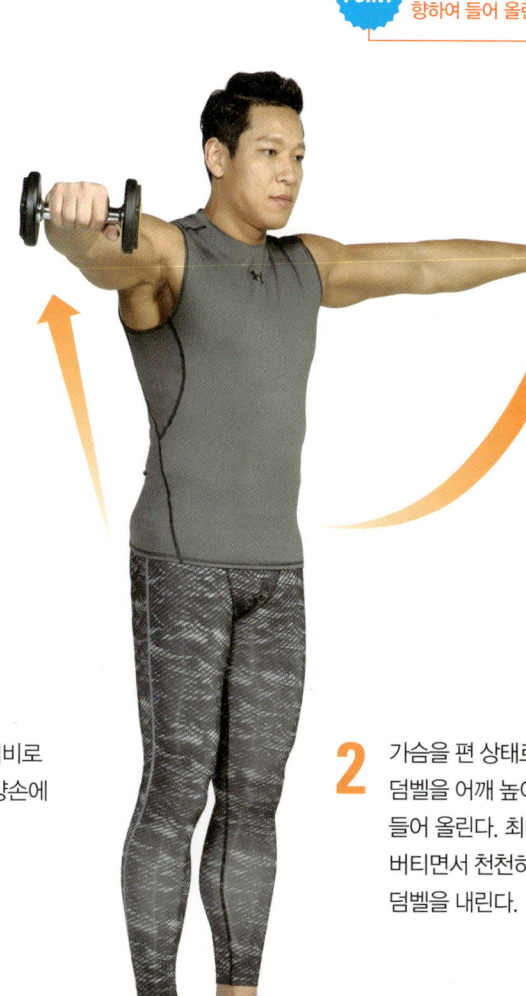

POINT 어깨보다 15도 앞쪽을 향하여 들어 올린다.

1 다리를 어깨너비로 벌리고 서서 양손에 덤벨을 쥔다.

2 가슴을 편 상태로 덤벨을 어깨 높이까지 들어 올린다. 최대한 버티면서 천천히 덤벨을 내린다.

4주 차 목요일 THURSDAY — 덤벨 프런트 스쿼트

운동횟수 20회씩 4세트

운동효과 엉덩이 근육을 탄력 있게 만들어준다.

운동부위 하체

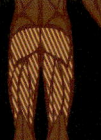

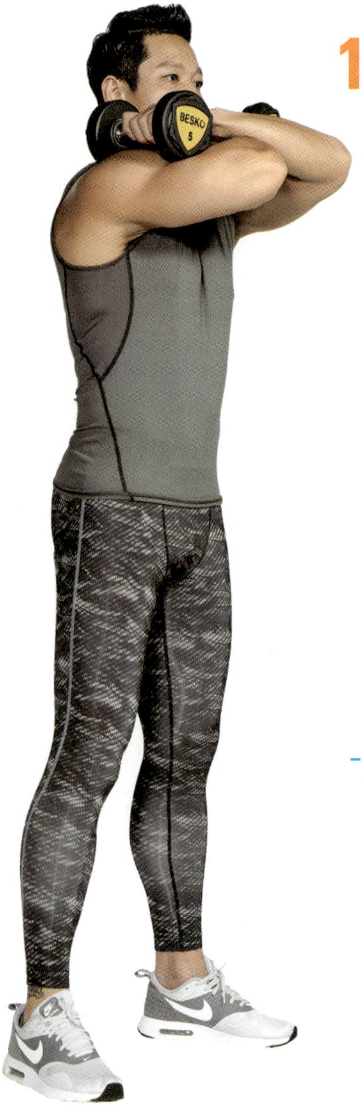

1 양손에 덤벨을 쥐고 X자로 교차하여 어깨 위에 올린다.

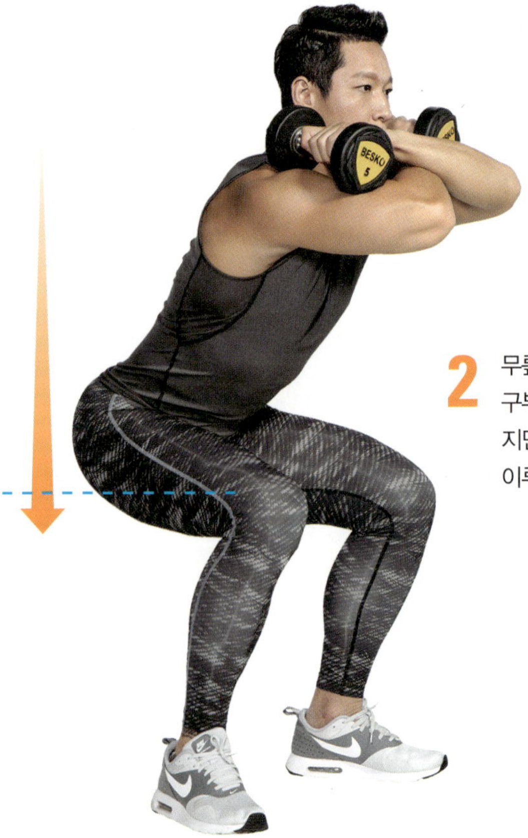

2 무릎을 천천히 구부린다. 허벅지가 지면과 수평을 이루도록 한다.

| 4주 차 목요일 THURSDAY | 워킹 런지 | 운동횟수
15회씩
3세트 | 운동효과
허벅지, 엉덩이의 군살을
빼고 탄력을 만든다. | 운동부위
하체 |

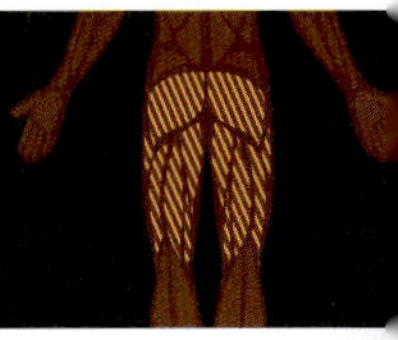

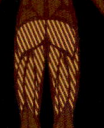

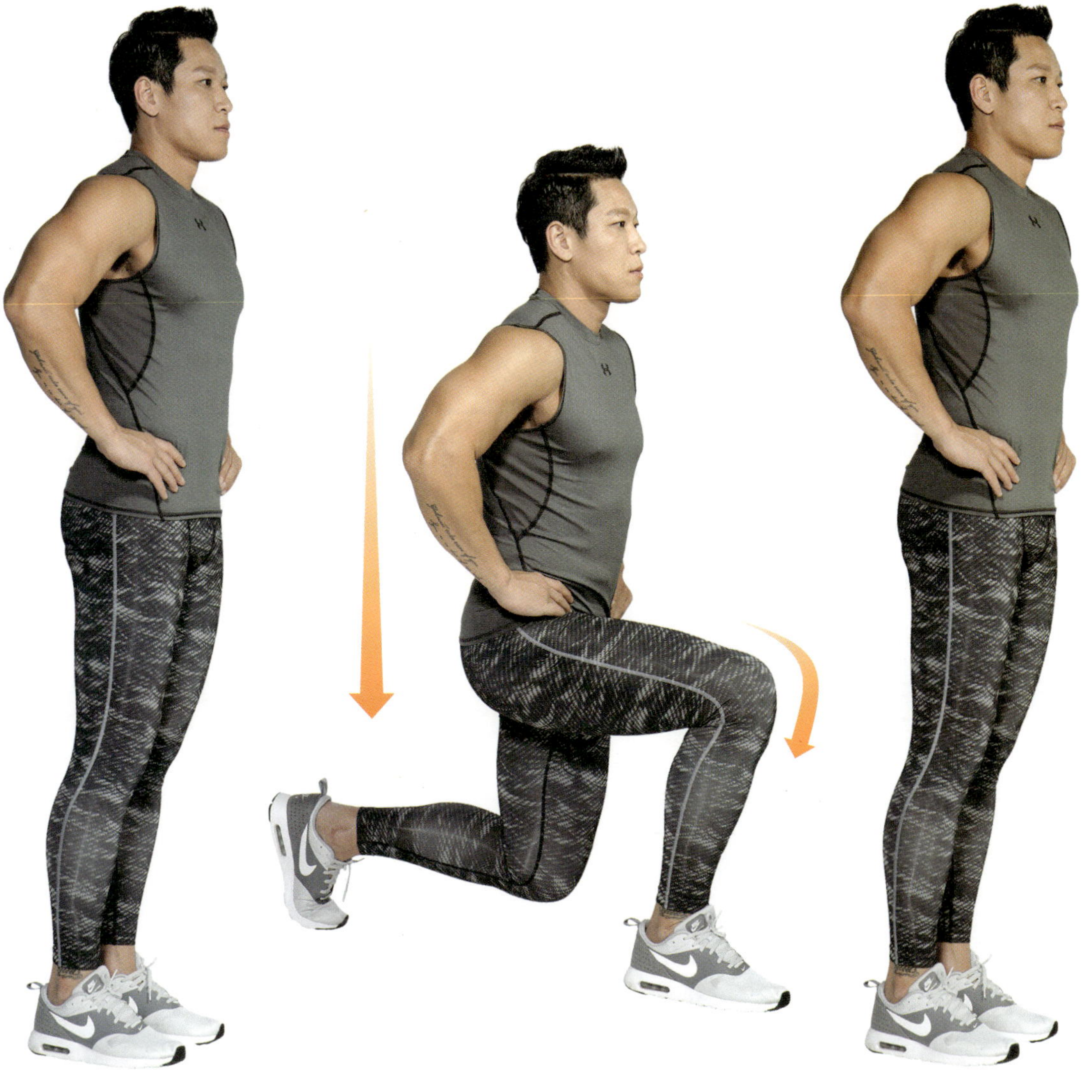

1 다리를 모으고 곧게 선다. 양손은 허리를 잡는다.

2 한쪽 발을 앞으로 내딛으며 무릎을 구부린다. 동시에 뒤쪽 다리의 무릎을 밑으로 누르듯이 수직으로 구부린다.

3 다시 무릎을 펴고 일어선다. 반대쪽도 동일한 방법으로 실시한다.

4주 차 목요일 THURSDAY

덤벨 와이드 스쿼트

운동횟수 15회씩 3세트

운동효과 허벅지 안쪽 근육을 더 탄력 있고 강하게 만들어준다.

운동부위 하체

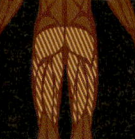

1 다리를 어깨보다 1.5배 넓게 벌린 다음 양손으로 덤벨 위쪽을 잡는다.

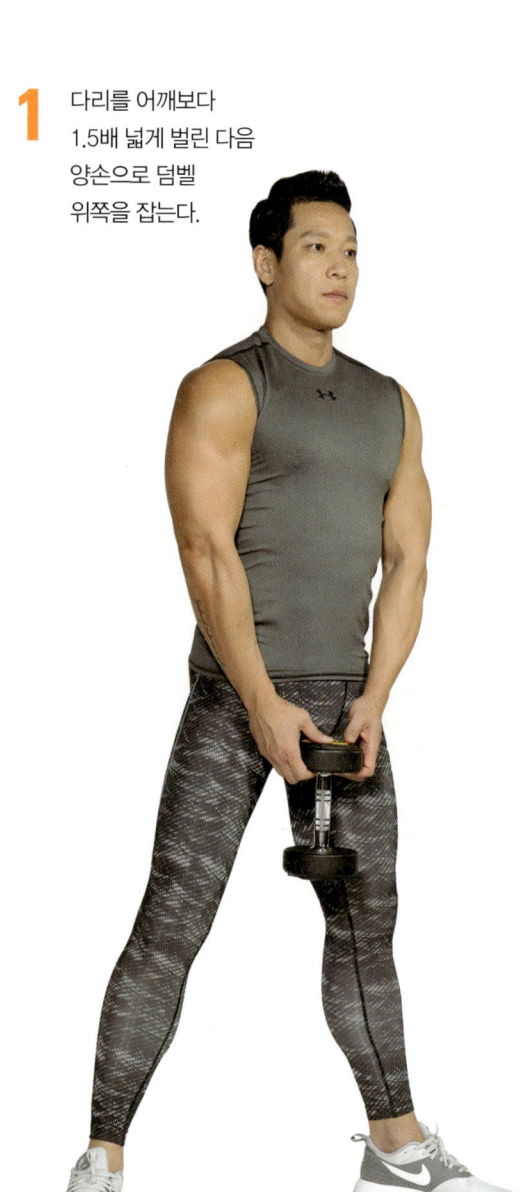

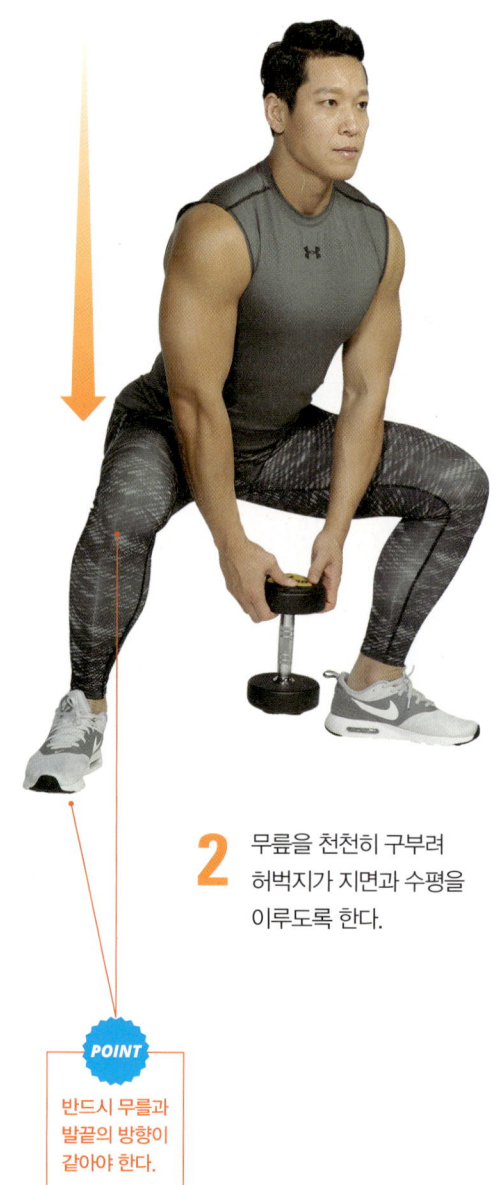

2 무릎을 천천히 구부려 허벅지가 지면과 수평을 이루도록 한다.

POINT 반드시 무릎과 발끝의 방향이 같아야 한다.

| 4주 차 목요일 THURSDAY | 벤치 레그 업–다운 | 운동횟수
20~30회씩
4세트 | 운동효과
허벅지 앞쪽 근육을
강화시킨다. | 운동부위
하체 |

▶ 들숨 ◀ 날숨

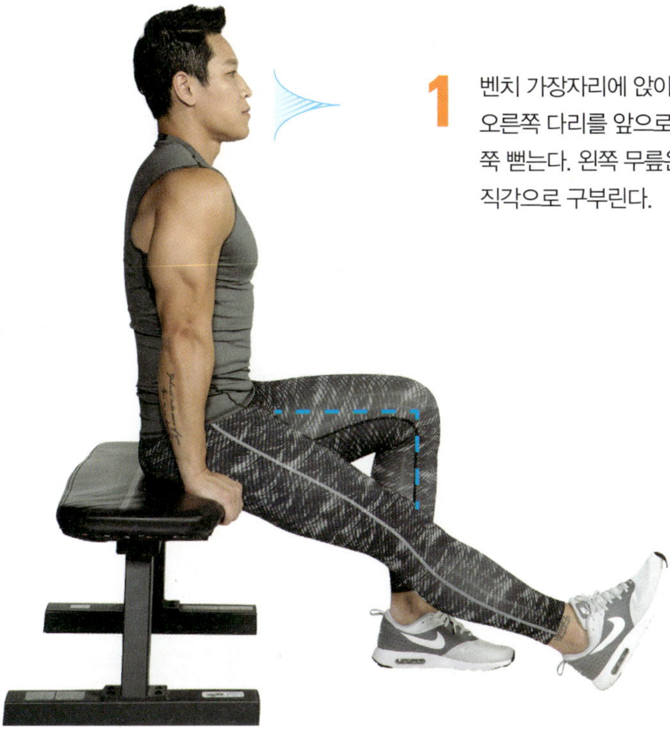

1 벤치 가장자리에 앉아 오른쪽 다리를 앞으로 쭉 뻗는다. 왼쪽 무릎은 직각으로 구부린다.

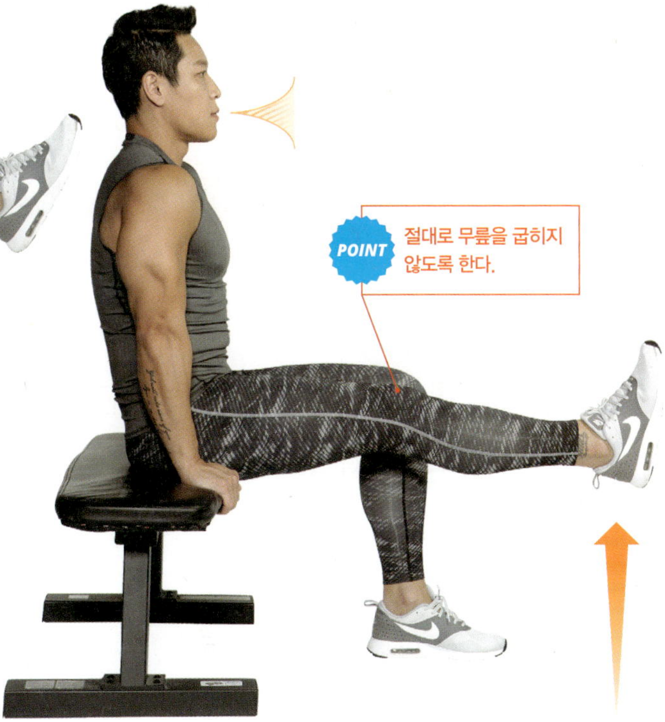

2 오른쪽 다리만 위로 들어 올린다. 반대쪽도 동일한 방법으로 실시한다.

POINT 절대로 무릎을 굽히지 않도록 한다.

점프 스쿼트

4주차 금요일 FRIDAY

운동횟수	운동효과	운동부위
20회씩 3세트	하체 힘과 민첩성을 동시에 기른다.	전신

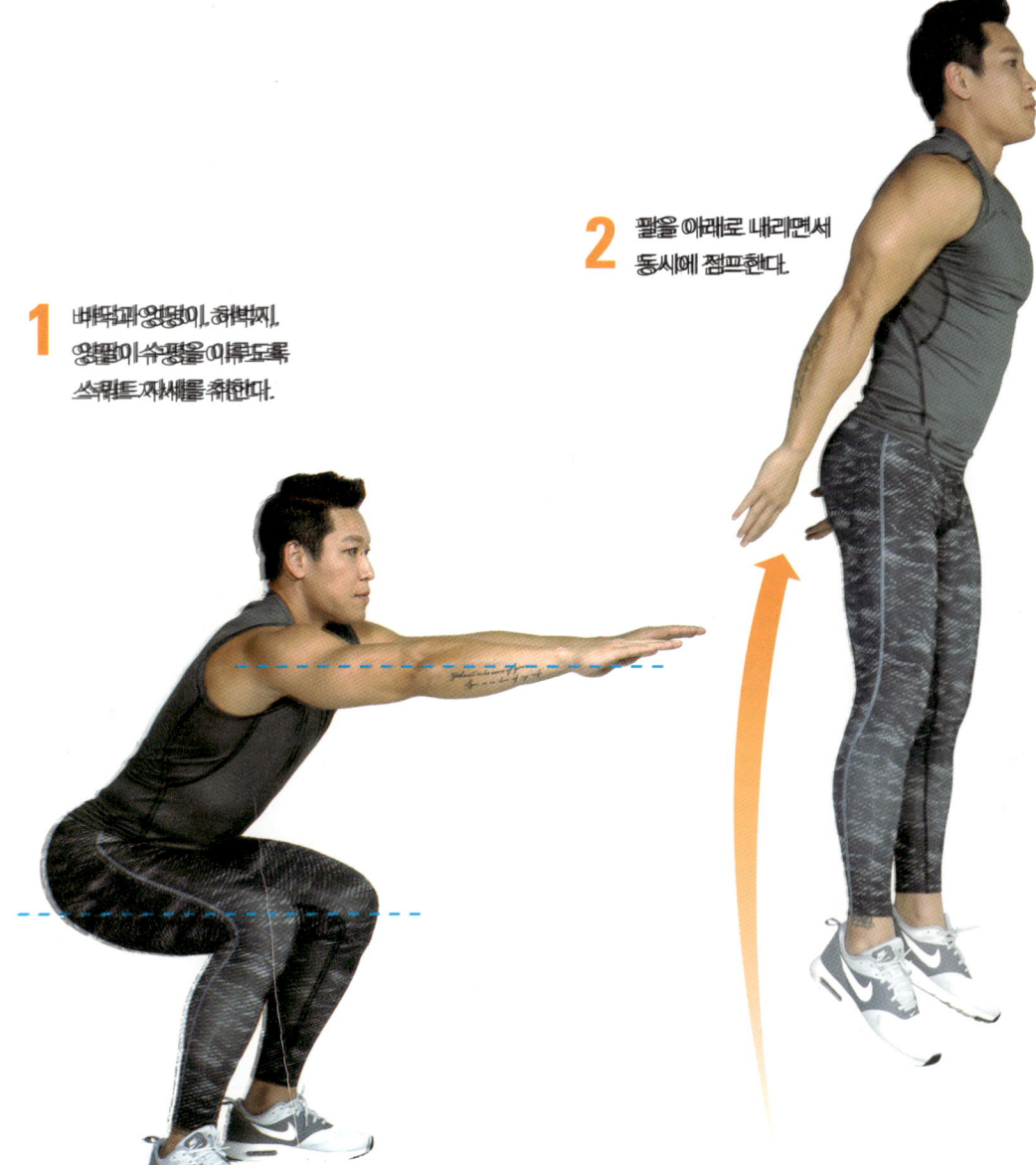

1 바닥과 엉덩이, 허벅지, 양팔이 수평을 이루도록 스쿼트 자세를 취한다.

2 팔을 아래로 내리면서 동시에 점프한다.

4주 차 금요일 FRIDAY — 마운틴 클라이밍

운동횟수: 20회씩 3세트
운동효과: 하체 힘과 심폐지구력을 강화시킨다.
운동부위: 전신

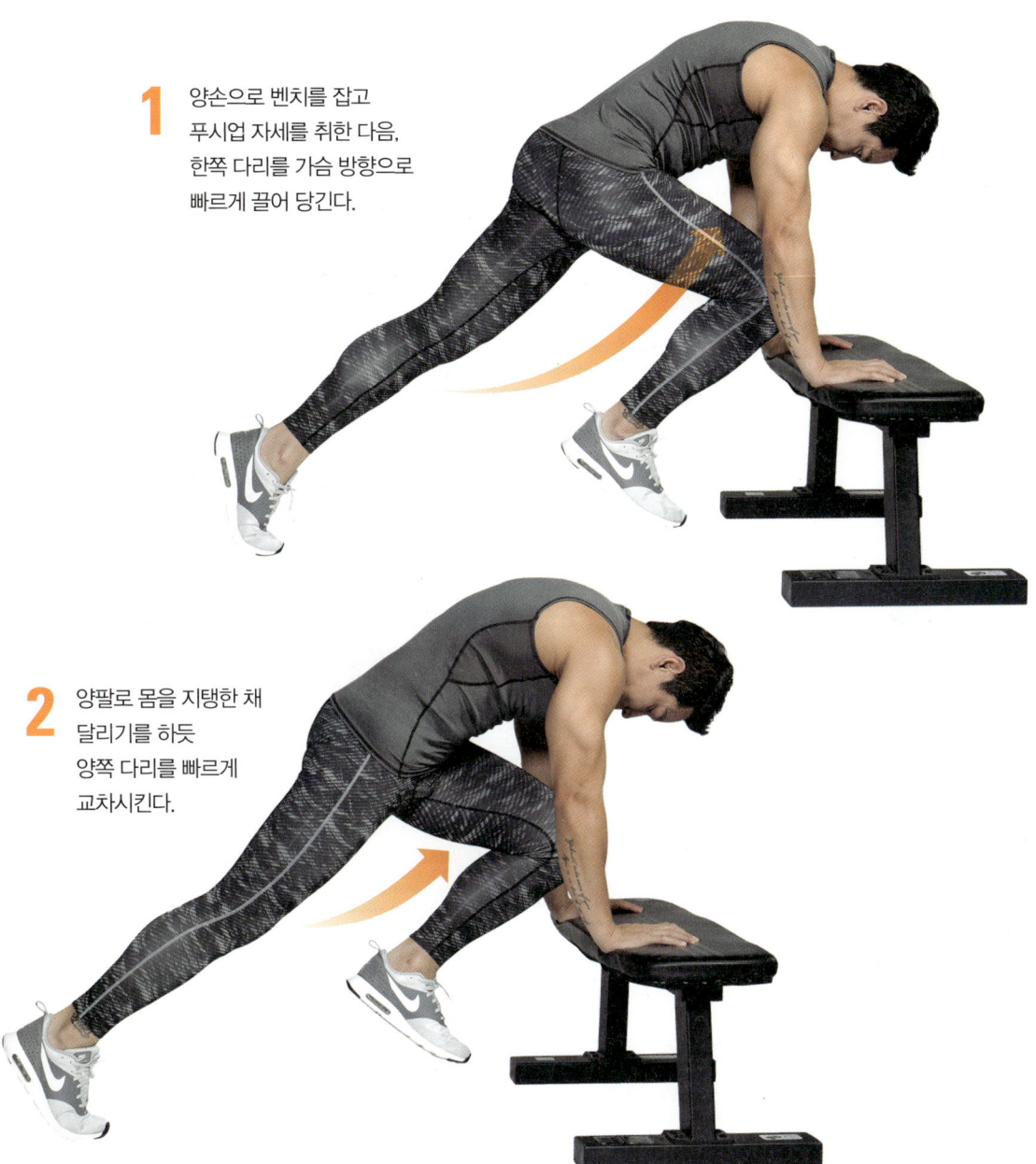

1 양손으로 벤치를 잡고 푸시업 자세를 취한 다음, 한쪽 다리를 가슴 방향으로 빠르게 끌어 당긴다.

2 양팔로 몸을 지탱한 채 달리기를 하듯 양쪽 다리를 빠르게 교차시킨다.

4주 차 금요일 FRIDAY

케틀벨 스윙

운동횟수 20회씩 3세트

운동효과 어깨, 팔, 코어 근육이 강화된다.

운동부위 전신

1 다리를 어깨너비로 벌리고 서서 양손으로 케틀벨을 잡는다. 무릎을 살짝 구부려 케틀벨이 무릎 사이 뒤쪽에 위치하도록 한다.

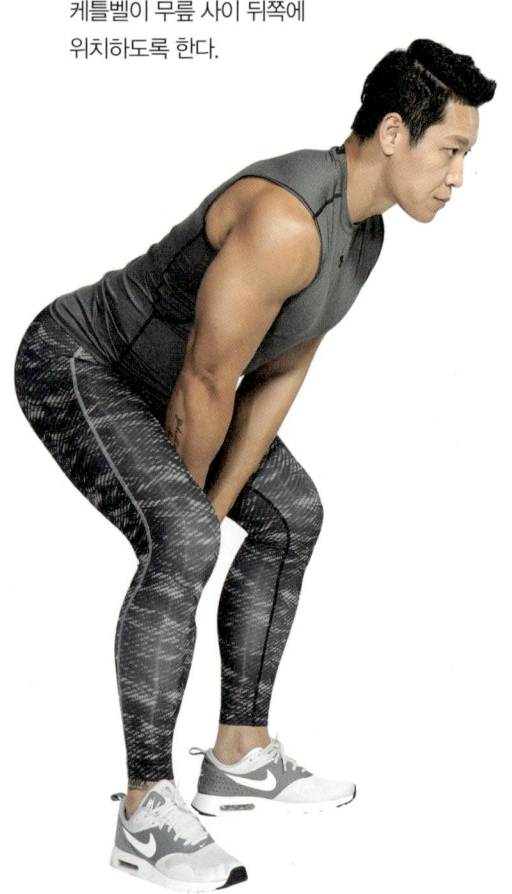

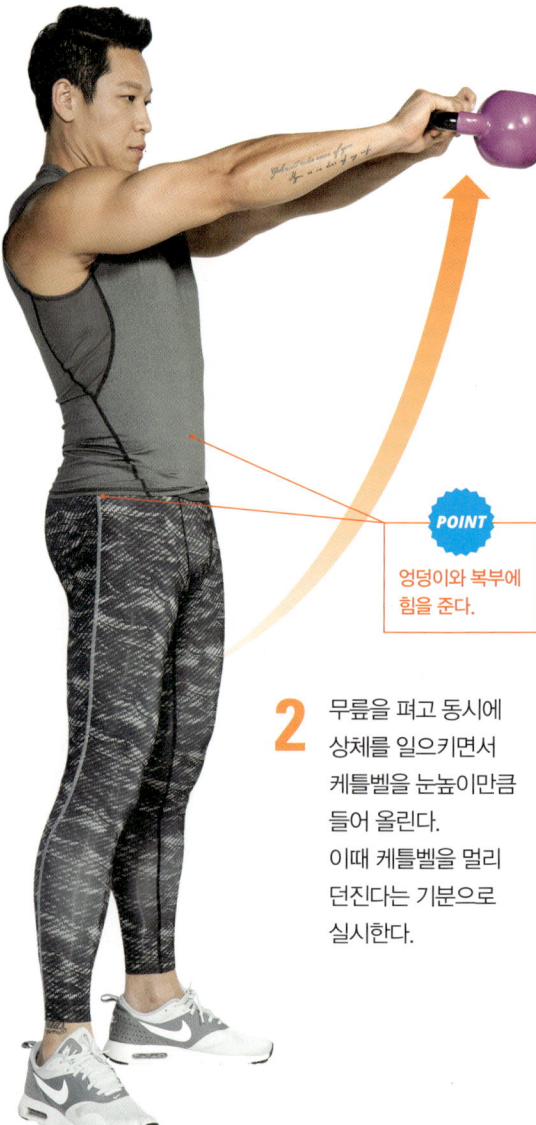

POINT 엉덩이와 복부에 힘을 준다.

2 무릎을 펴고 동시에 상체를 일으키면서 케틀벨을 눈높이만큼 들어 올린다. 이때 케틀벨을 멀리 던진다는 기분으로 실시한다.

| 4주 차 금요일 FRIDAY | 밴드 풀다운 | 운동횟수
20회씩
3세트 | 운동효과
가슴, 어깨, 팔 근육에
강한 자극을 준다. | 운동부위
전신 |

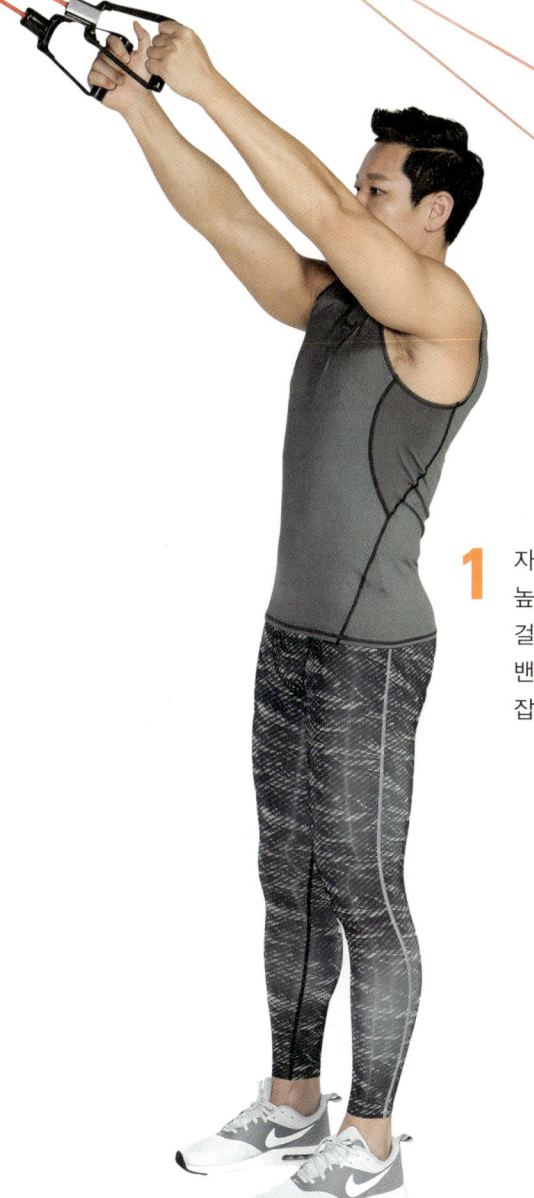

1 자신의 키보다 높은 곳에 밴드를 걸고, 머리 위로 밴드 손잡이를 잡는다.

2 두 팔을 양쪽으로 넓게 벌려 밴드를 강하게 끌어 당긴다.

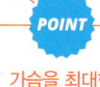

POINT 가슴을 최대한 이완시킨다.

| 4주차 금요일 FRIDAY | 엘보우 플랭크 | 운동횟수
40초~
1분씩 4세트 | 운동효과
탄탄한 전신 근육을 만든다. | 운동부위
전신  |

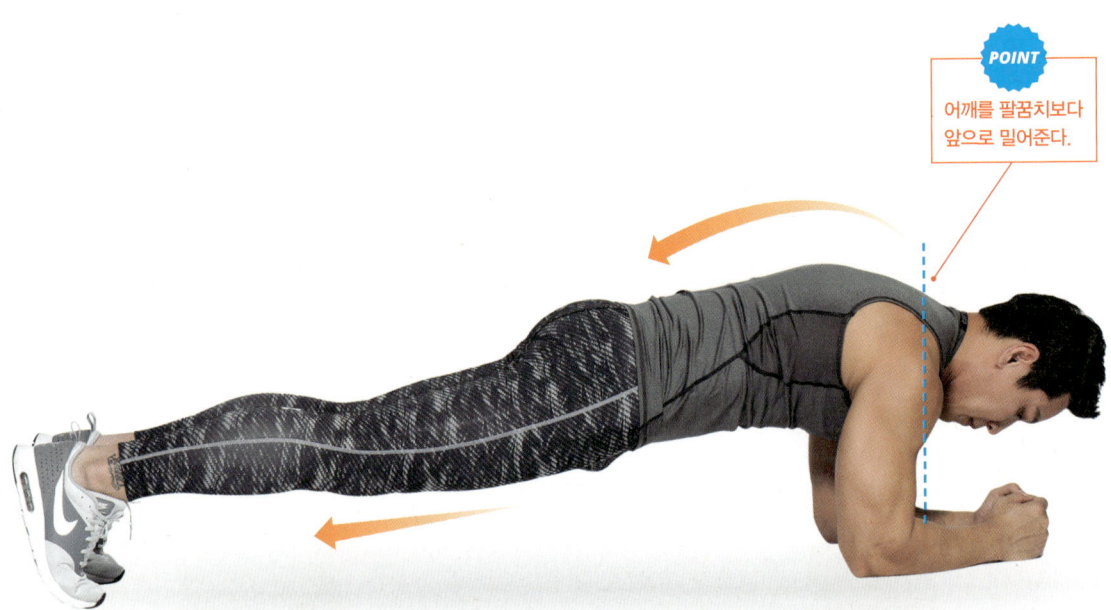

POINT 어깨를 팔꿈치보다 앞으로 밀어준다.

1 양쪽 팔꿈치를 바닥에 대고 다리를 뒤쪽으로 쭉 뻗는다.

2 배꼽을 몸 안쪽으로 보내듯 허리를 살짝 말아 올리고 정지한다.

| 4주 차 금요일 FRIDAY | 제자리 뛰기 | 운동횟수
20초씩
4세트 | 운동효과
전신 근육을 한 번에 자극시키고 민첩성을 키운다. | 운동부위
전신 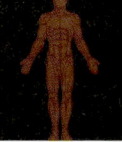 |

1 정면을 보고 달리기를 하는 것처럼 한쪽 다리를 가슴 쪽으로 끌어 당기며 반대쪽 팔을 들어 올린다.

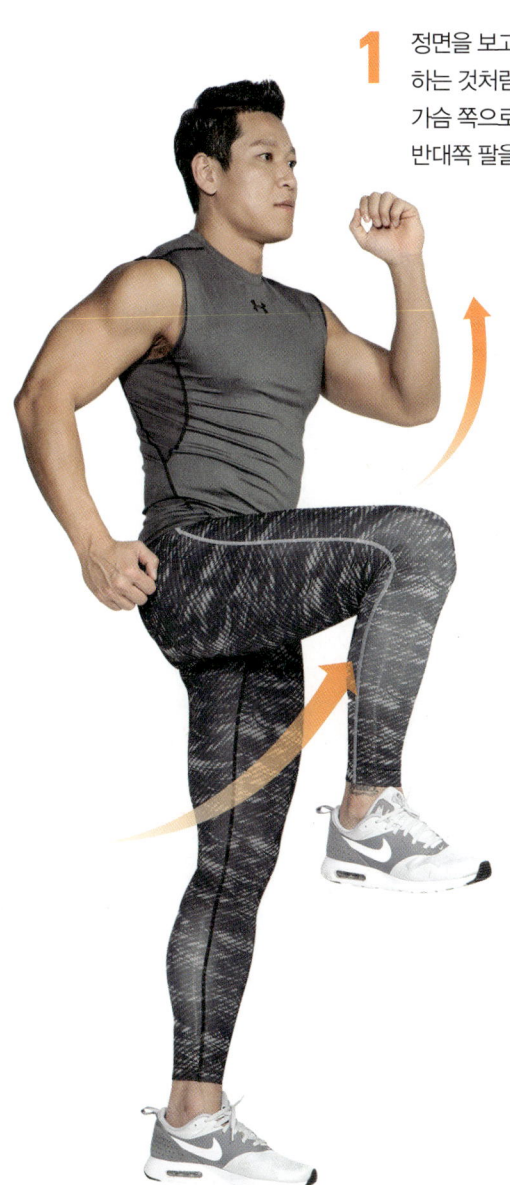

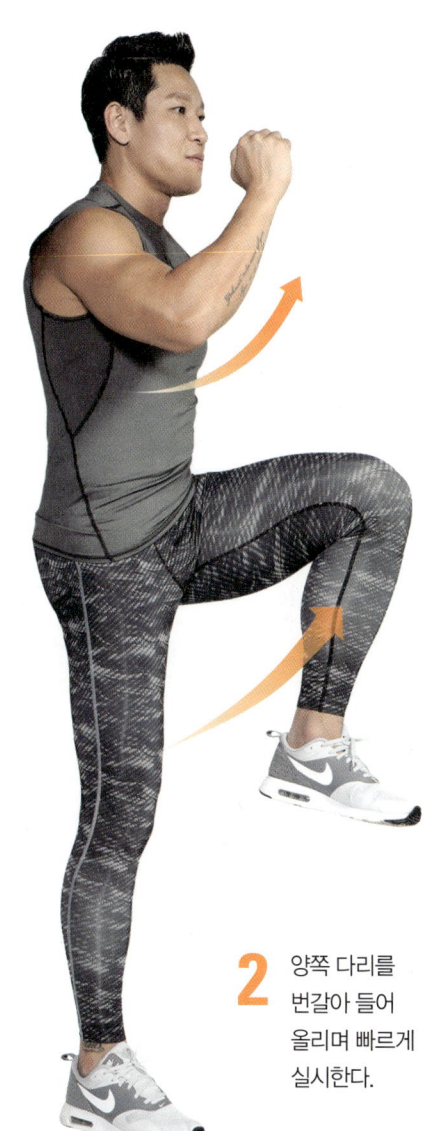

2 양쪽 다리를 번갈아 들어 올리며 빠르게 실시한다.

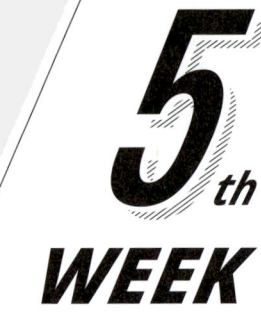

5주 차 운동법

주의 사항

5주 차는 중량과 난이도를 조금씩 올려 운동을 실시한다.
이전보다 더 강한 근육의 자극에 집중하고, 지방은 걷어내고
근육은 키운다는 생각으로 프로그램을 진행한다.

주의 사항

무턱대고 중량을 높이면 부상을 당하기 쉽다.
난이도는 차근차근 높여 근육에 무리가 가지 않도록 한다.

운동 포인트

프로그램의 50%가 완료된 시기인 만큼 예전보다 운동 능력이
더 강화된 것을 본인 스스로도 느낄 것이다. 난이도를 높여
몸 속 근육을 더 강하고 단단하게 단련시킨다.

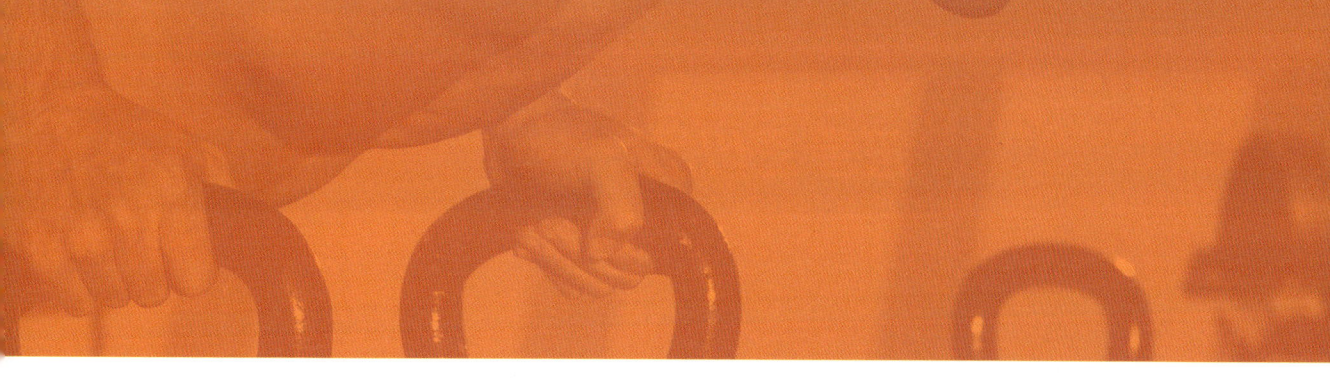

운동 플랜

요일	부위	종목	중량	1세트 횟수	세트 수
월요일	가슴	인클라인 푸시업	맨몸운동	15~20회	3
		덤벨 풀오버	10kg	12~15회	3
		플랫 덤벨 플라이	5kg	15회	3
		밴드 크로스 오버	밴드	20~30회	4
	이두	밴드 컬	밴드	20~30회	3
		인클라인 덤벨 컬	5kg	15~20회	4
화요일	등	밴드 랫 풀 다운	밴드	20회	4
		원 암 덤벨 로우	7kg	15회	3
		시티드 밴드 로우	밴드	15~20회	4
	삼두	라잉 트라이셉스 덤벨 익스텐션	10kg	15회	4
		시티드 바벨 오버헤드 익스텐션	7kg	15회	4
수요일	어깨	벤트 오버 래터럴 레이즈	3kg	15회	4
		시티드 바벨 숄더 프레스	10kg	12회	3
		시티드 덤벨 사이드 래터럴 레이즈	4kg	20회	5
		시티드 덤벨 아놀드 프레스	8~12kg	12~15회	3
목요일	하체	바벨 스쿼트	20~40kg	15회	4
		케틀벨 와이드 스쿼트	10~15kg	15회	4
		스텝박스 사이드 점프 스쿼트	맨몸운동	20회	4
		힙 익스텐션	맨몸운동	20회	3
금요일	전신	슈퍼맨	맨몸운동	20회	3
	복근	크런치	맨몸운동	20회	3
	전신	푸시업	맨몸운동	15회	3
		스텝박스에서 킥	맨몸운동	15회	3
	복근	시저스 킥	맨몸운동	20회	3
	삼두	오버헤드 숄더 프레스 + 익스텐션	8kg	15회	3

5주 차 준비운동
공통 준비운동

주의 사항
1. 더 복잡하고 난이도 있는 동작을 실시하여 숨은 근육들을 골고루 단련한다.
2. 매일매일 거르지 않고 실시한다.

1 벤치 짚고 버피테스트 + 바깥쪽 킥 + 스쿼트
BURPEE TEST(BENCH) + OUTSIDE KICK + SQUAT

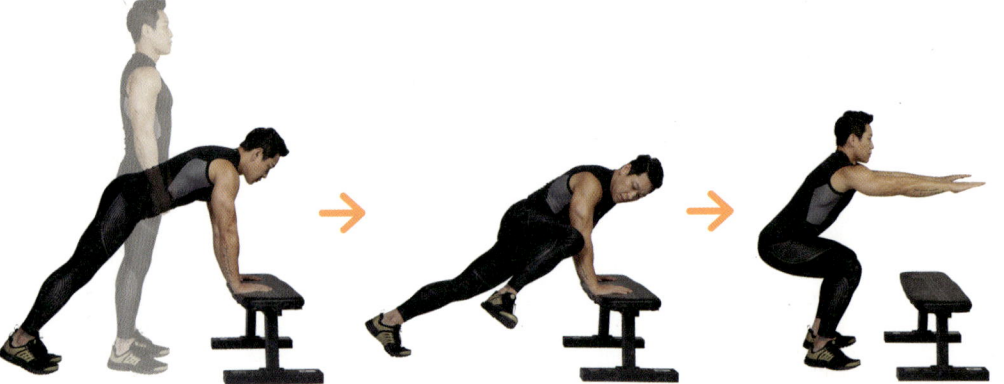

2 스텝박스 위에서 엘보우 플랭크
ELBOW PLANK(STEPBOX)

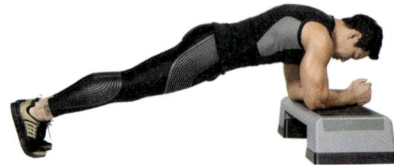

③ **바닥에서 푸시업**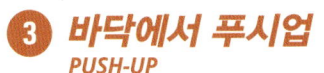
PUSH-UP

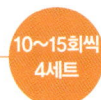 

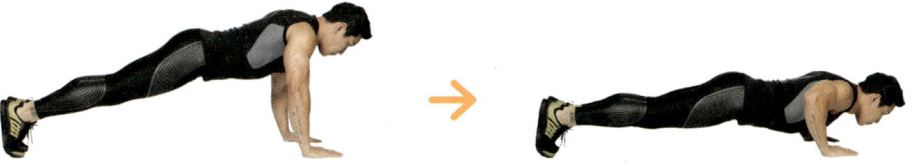

④ **팔꿈치, 무릎 동시에 접기 + 크런치**
CRUNCH

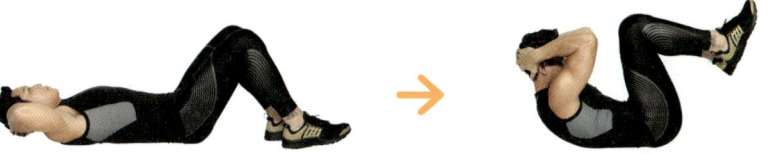

⑤ **오블리크 크런치**
OBLIQUE CRUNCH

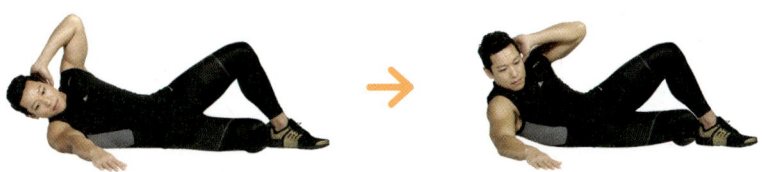

6 레그레이즈
LEG RAISE

15회씩 3세트 · 참고 85p.

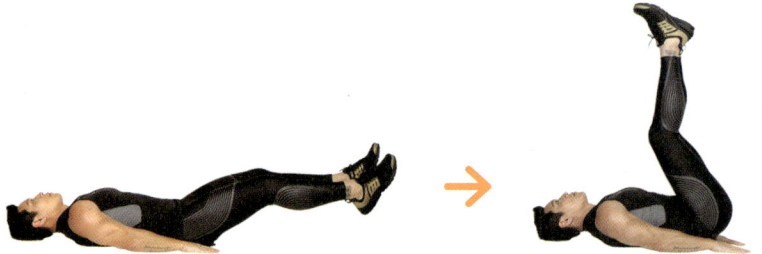

7 시저스 킥
SCISSORS KICK

20회씩 3세트 · 참고 86p.

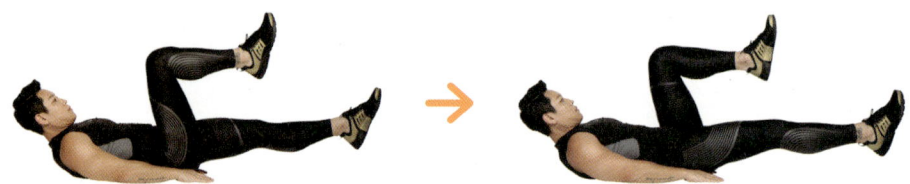

8 사이드 밴드
SIDE BAND

20회씩 3세트 · 참고 87p.

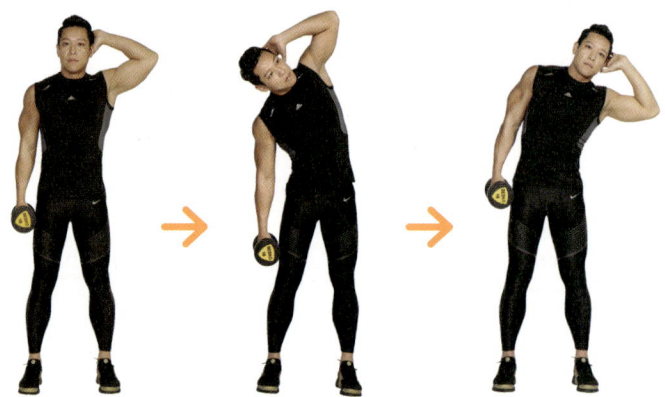

5주 차 준비운동
어깨, 가슴 운동 전 준비운동

주의 사항
① 어깨, 가슴 운동 전에 반드시 실시하여 통증, 부상, 피로도를 줄인다.
② 상체, 하체는 고정시킨 채 실시한다.

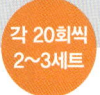

각 20회씩 2~3세트

참고 56p.

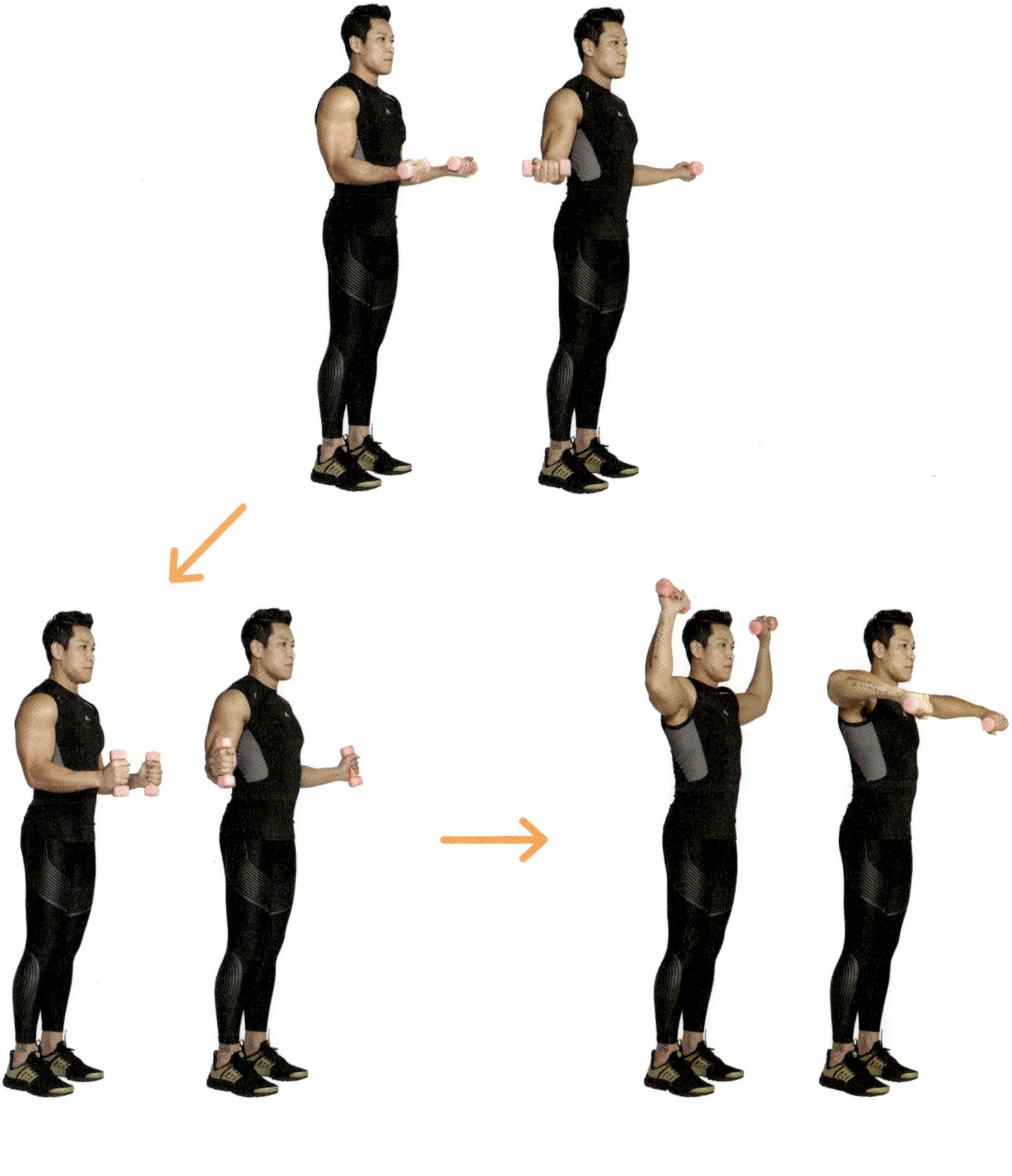

5주 차 월요일 MONDAY — 인클라인 푸시업

운동횟수	운동효과	운동부위
15~20회씩 3세트	가슴, 어깨 근육을 동시에 단련시킨다.	가슴

▽ 들숨 △ 날숨

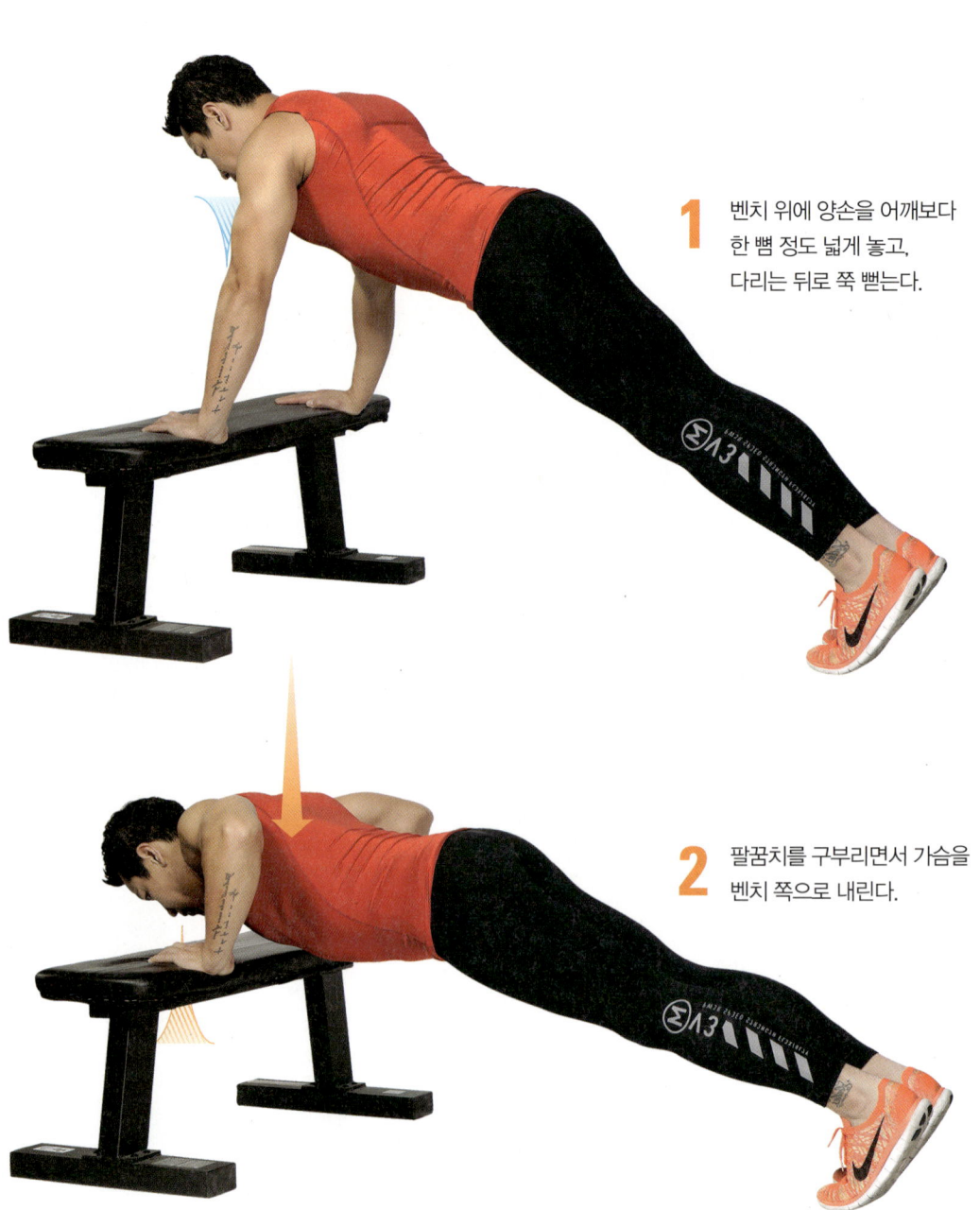

1 벤치 위에 양손을 어깨보다 한 뼘 정도 넓게 놓고, 다리는 뒤로 쭉 뻗는다.

2 팔꿈치를 구부리면서 가슴을 벤치 쪽으로 내린다.

5주 차 월요일 MONDAY — 덤벨 풀오버

운동횟수: 12~15회씩 3세트
운동효과: 가슴(대흉근)은 물론 등(광배근)까지 발달시킨다.
운동부위: 가슴

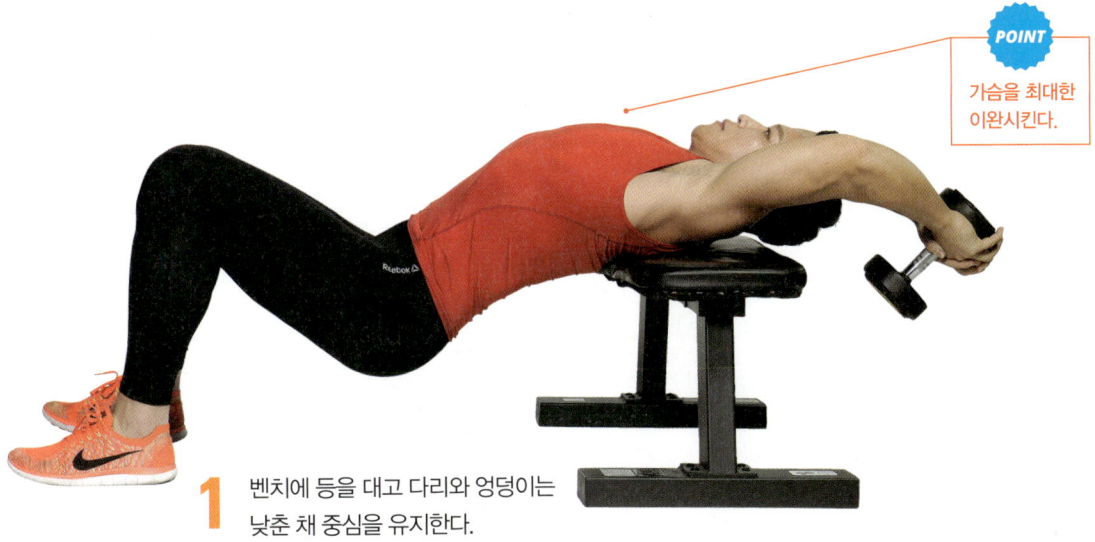

POINT 가슴을 최대한 이완시킨다.

1 벤치에 등을 대고 다리와 엉덩이는 낮춘 채 중심을 유지한다. 양손으로 덤벨 윗부분을 잡고 머리 뒤로 넘긴다.

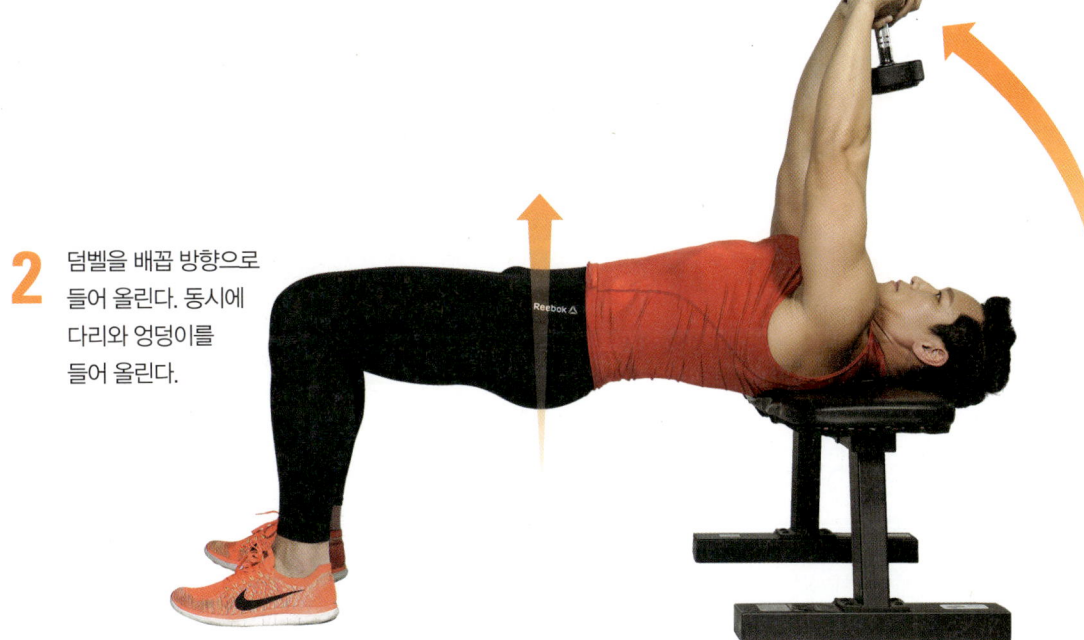

2 덤벨을 배꼽 방향으로 들어 올린다. 동시에 다리와 엉덩이를 들어 올린다.

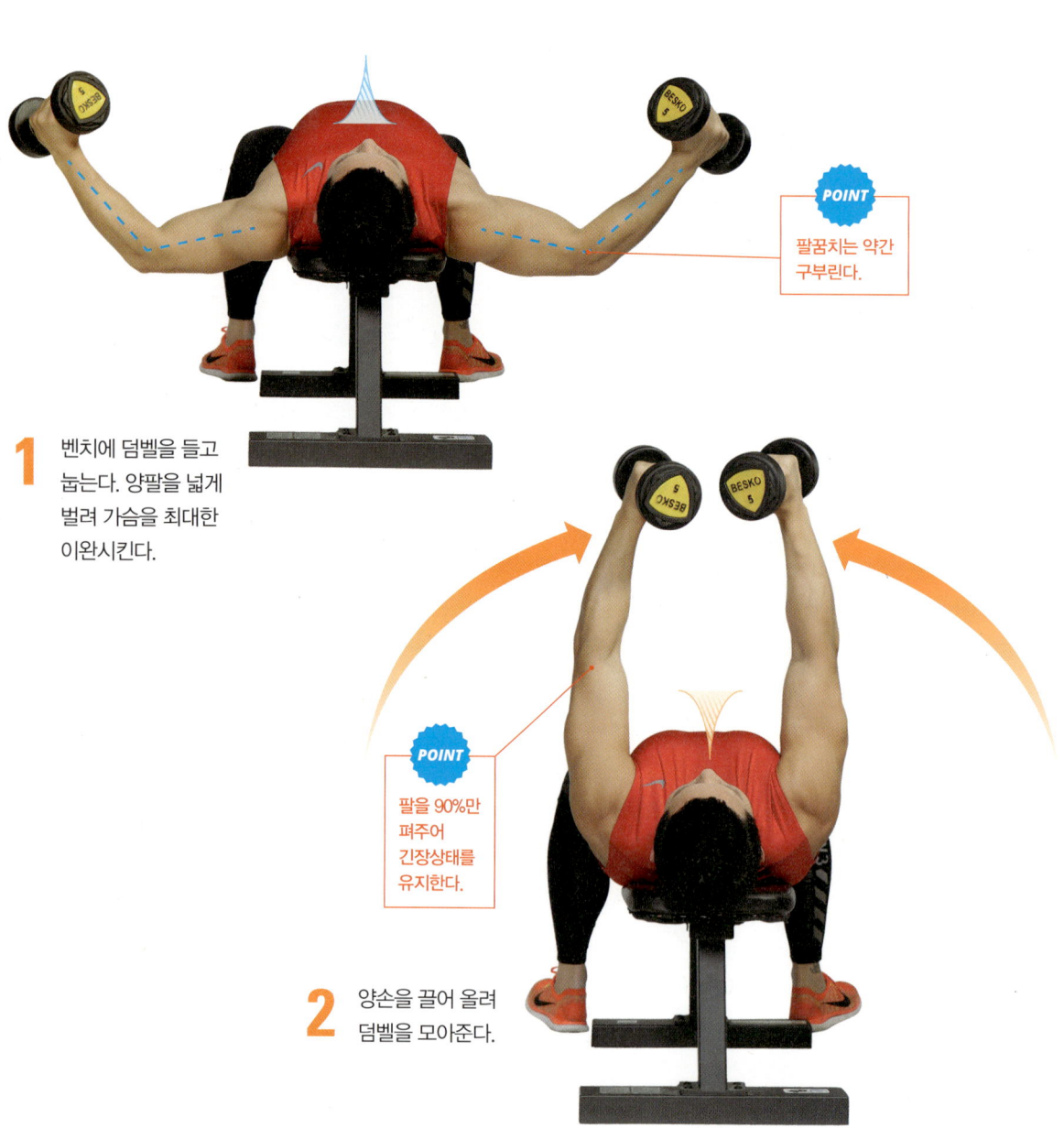

밴드 크로스 오버

5주 차 월요일 MONDAY

운동횟수	운동효과	운동부위
20~30회씩 4세트	가슴 근육의 라인을 매끄럽게 만들어준다.	가슴

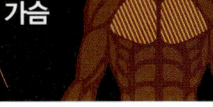

▶ 들숨　◀ 날숨

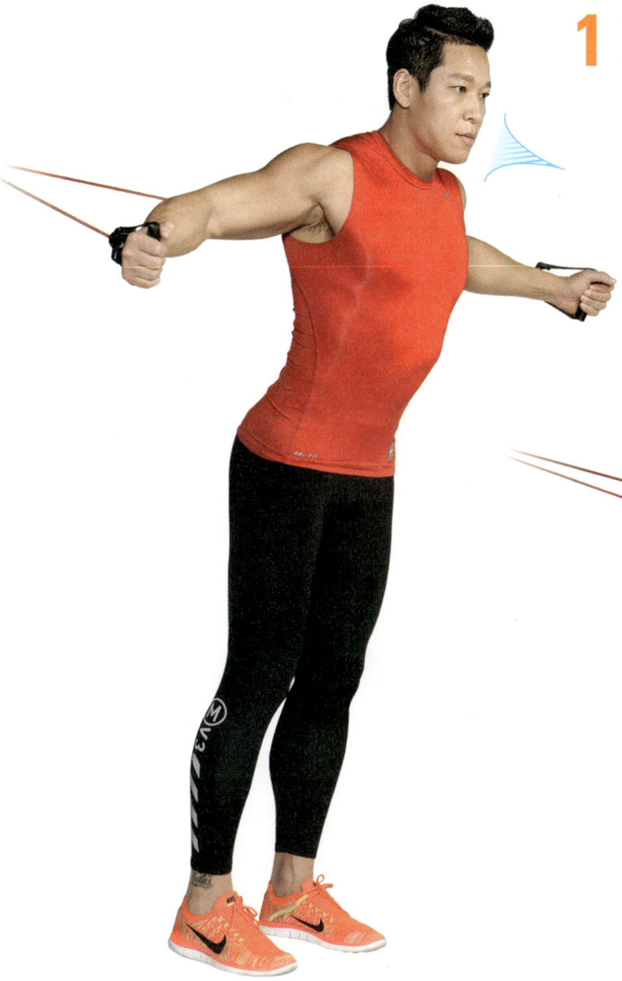

1 등 뒤에 밴드를 걸고, 양팔을 넓게 벌려 밴드 손잡이를 잡는다. 엉덩이를 뒤로 빼고 팔꿈치를 살짝 구부린 상태에서 가슴을 최대한 이완시킨다.

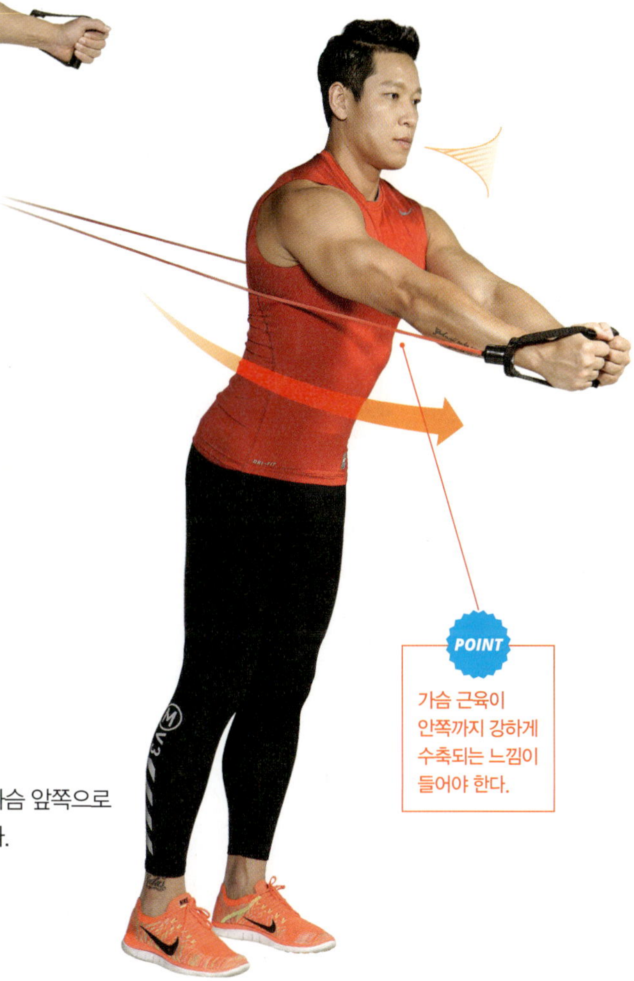

2 팔을 가슴 앞쪽으로 쭉 편다.

POINT 가슴 근육이 안쪽까지 강하게 수축되는 느낌이 들어야 한다.

밴드 컬

5주 차 월요일 MONDAY

운동횟수	운동효과	운동부위
20~30회씩 3세트	상완이두근이 크고 단단해진다.	이두

들숨 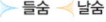 날숨

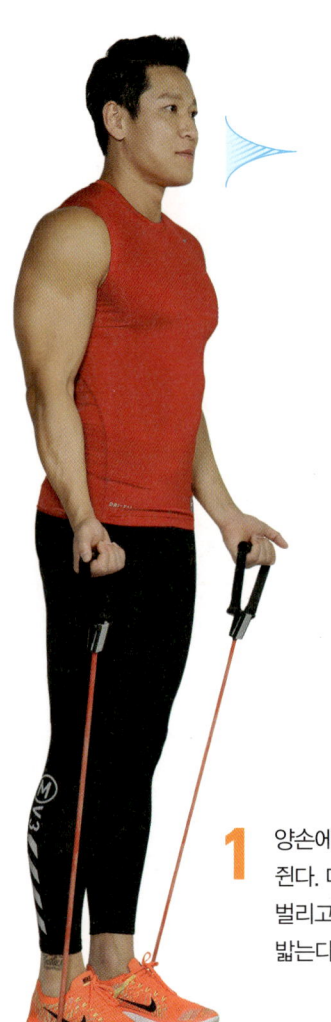

1 양손에 밴드 손잡이를 쥔다. 다리는 어깨너비로 벌리고 밴드 가운데를 밟는다.

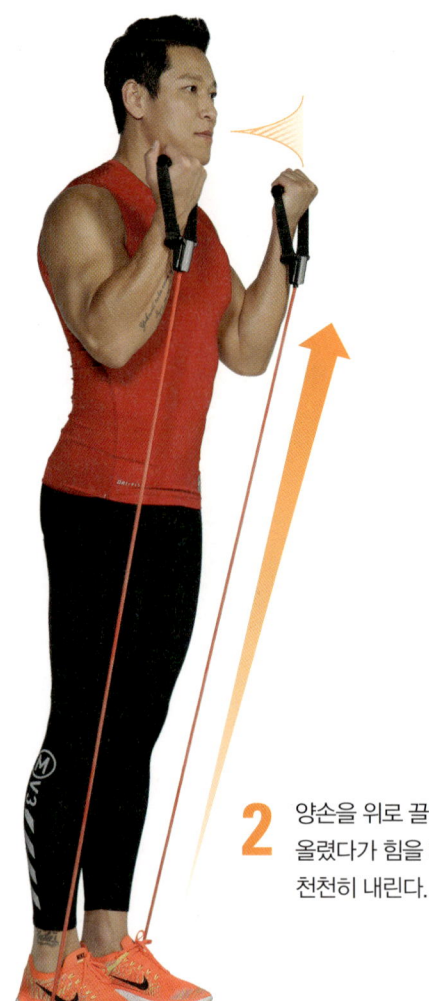

2 양손을 위로 끌어 올렸다가 힘을 빼지 않고 천천히 내린다.

인클라인 덤벨 컬

5주 차 월요일 MONDAY

운동횟수	운동효과	운동부위
15~20회씩 4세트	상완이두근과 어깨 근육이 동시에 강해진다.	이두

🔺 들숨　🔻 날숨

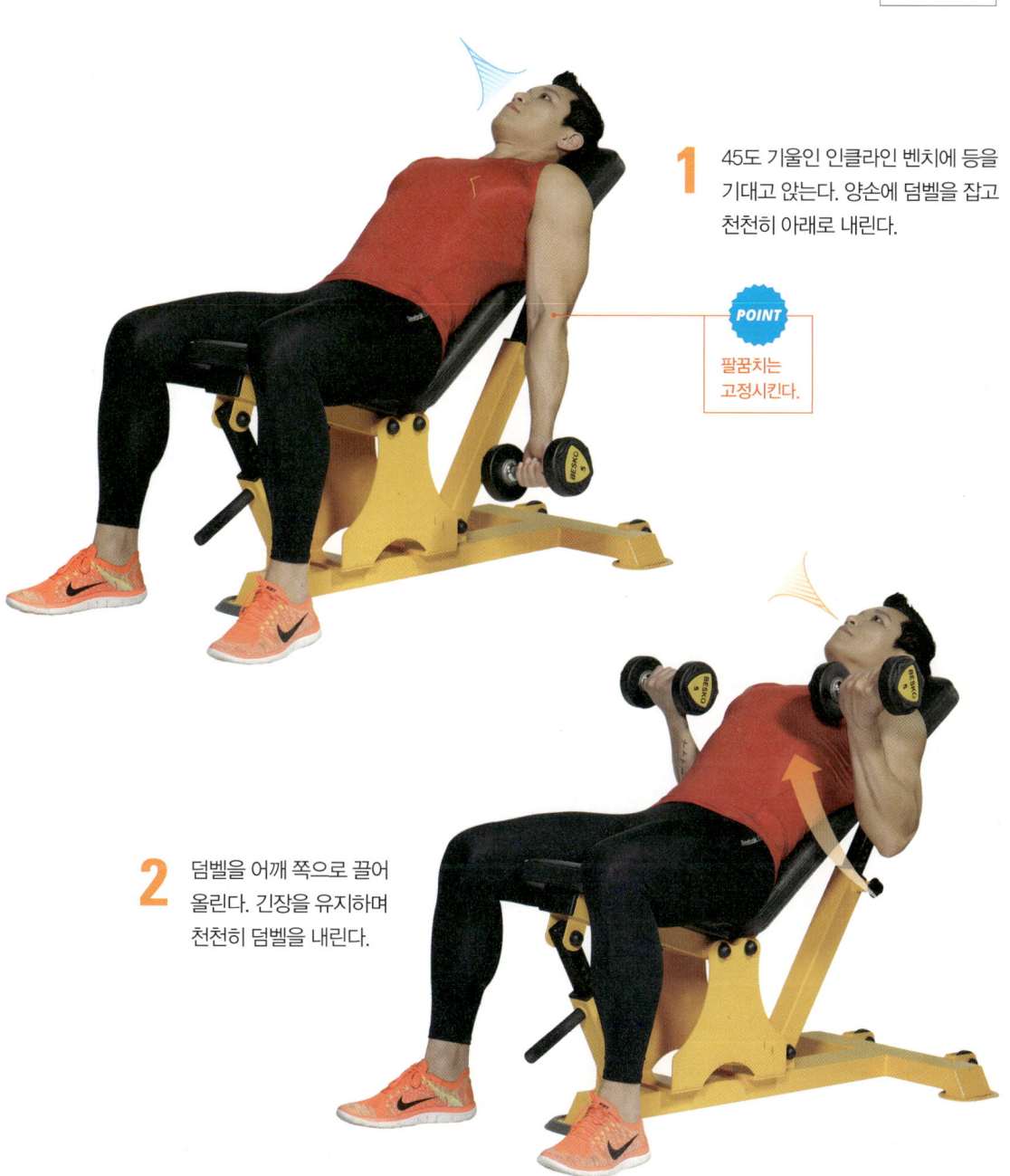

1 45도 기울인 인클라인 벤치에 등을 기대고 앉는다. 양손에 덤벨을 잡고 천천히 아래로 내린다.

POINT 팔꿈치는 고정시킨다.

2 덤벨을 어깨 쪽으로 끌어 올린다. 긴장을 유지하며 천천히 덤벨을 내린다.

밴드 랫 풀 다운

5주 차 화요일 TUESDAY

운동횟수	운동효과	운동부위
20회씩 4세트	등 전체에 스트레칭 효과가 있으며, 삼두근도 자극된다.	등

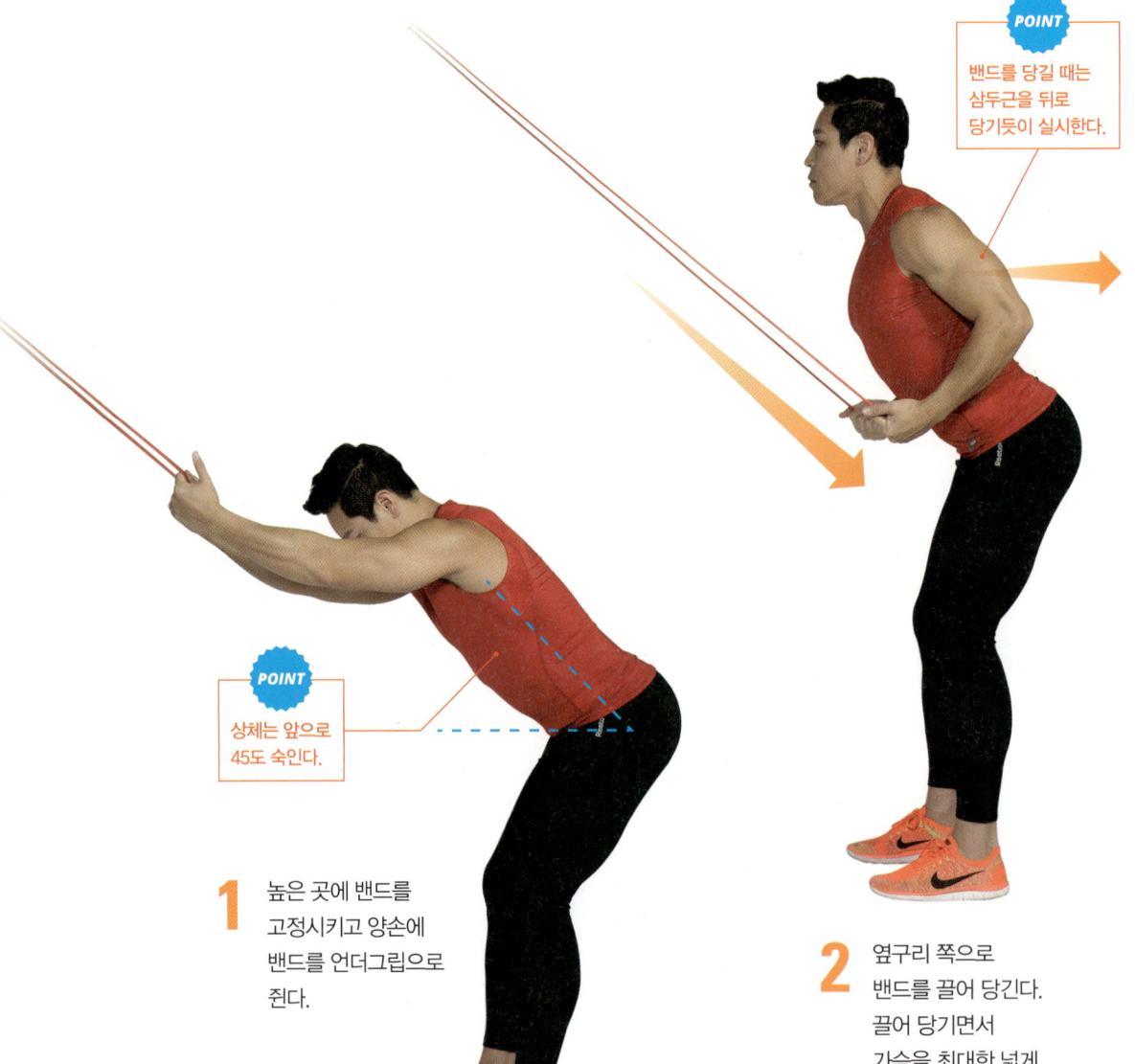

POINT 상체는 앞으로 45도 숙인다.

POINT 밴드를 당길 때는 삼두근을 뒤로 당기듯이 실시한다.

1 높은 곳에 밴드를 고정시키고 양손에 밴드를 언더그립으로 쥔다.

2 옆구리 쪽으로 밴드를 끌어 당긴다. 끌어 당기면서 가슴을 최대한 넓게 펴준다.

5주 차 화요일 TUESDAY

원 암 덤벨 로우

운동횟수 15회씩 3세트

운동효과 등의 군살을 제거하고 근육을 더욱 선명하게 만들어준다.

운동부위 등

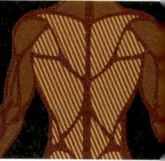

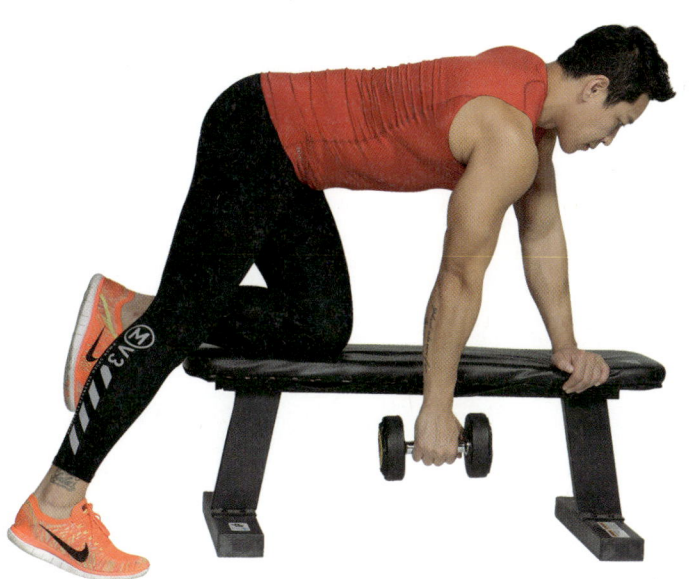

1 한 손으로 덤벨을 잡고 반대쪽 손과 무릎은 벤치에 댄다. 등을 곧게 지탱한다.

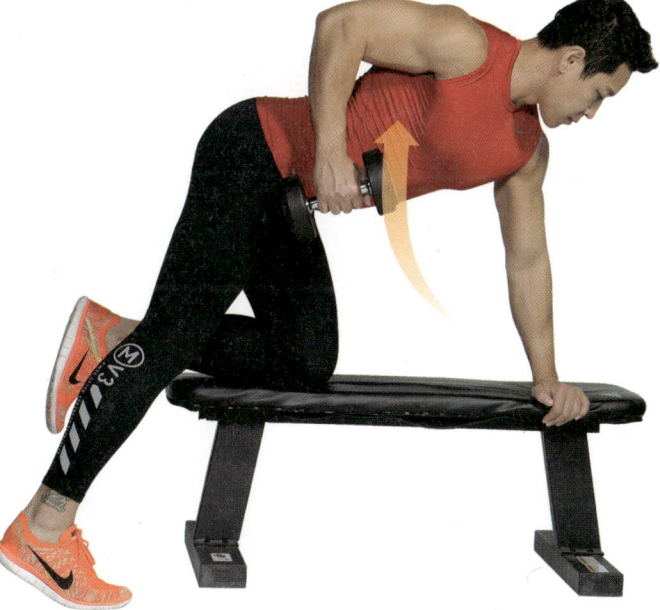

2 덤벨을 옆구리 쪽으로 끌어 당겼다가 천천히 내린다. 반대쪽도 동일한 방법으로 실시한다.

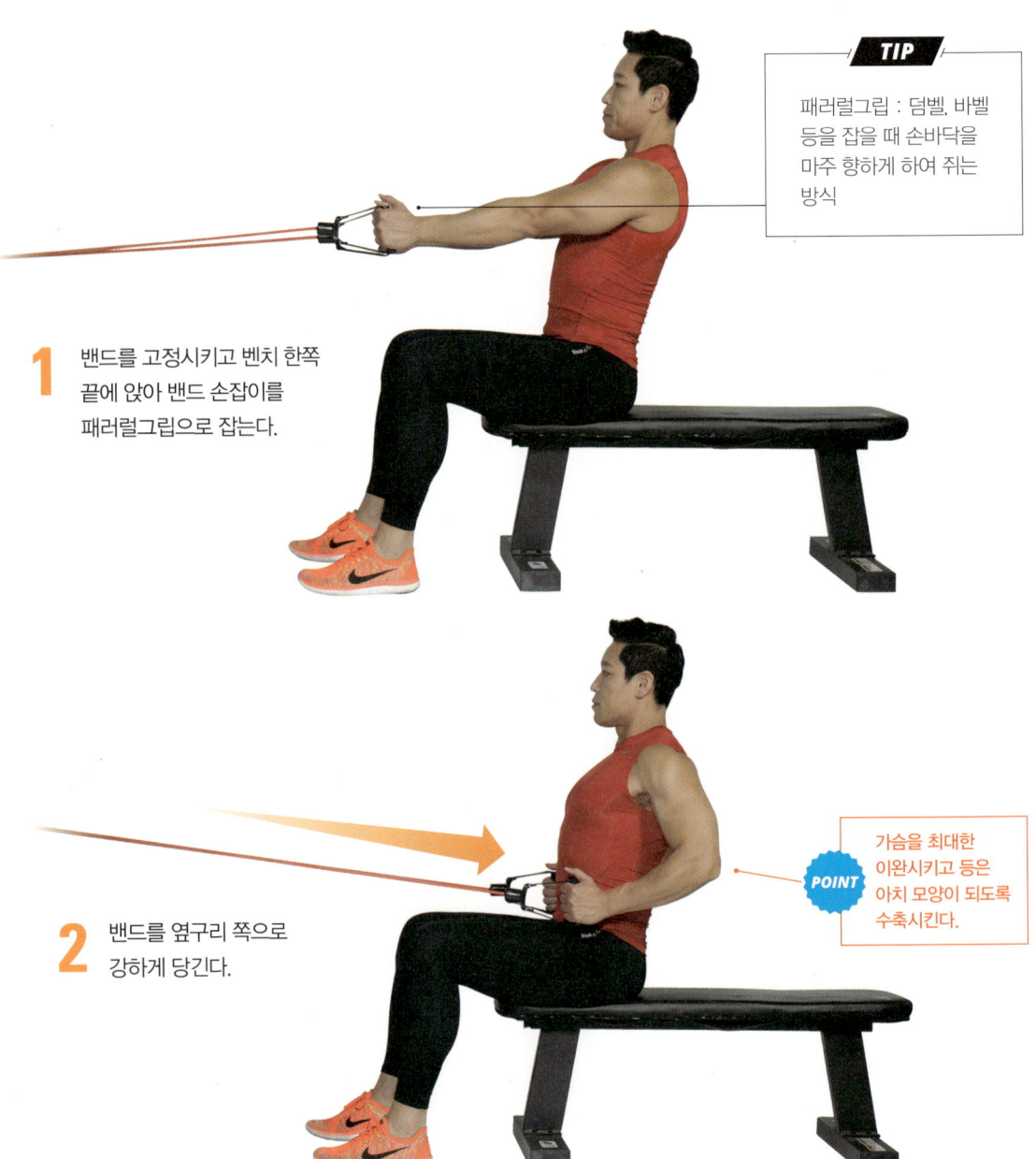

5주 차 화요일 TUESDAY — 라잉 트라이셉스 덤벨 익스텐션

운동횟수	운동효과	운동부위
15회씩 4세트	상완삼두근을 집중적으로 단련한다.	삼두

들숨 / 날숨

1 벤치에 누워 패러럴그립으로 덤벨을 잡고 팔을 수직으로 올린다.

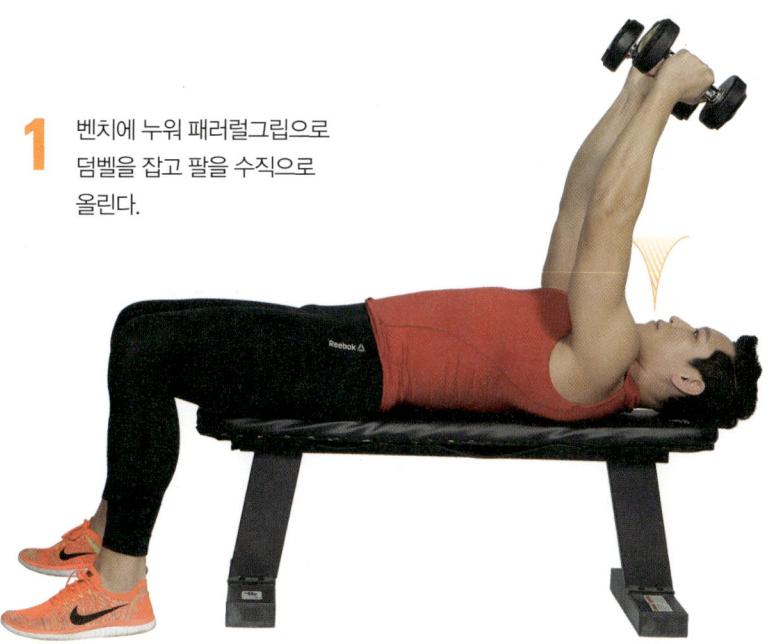

2 덤벨을 머리 위쪽으로 내린다.

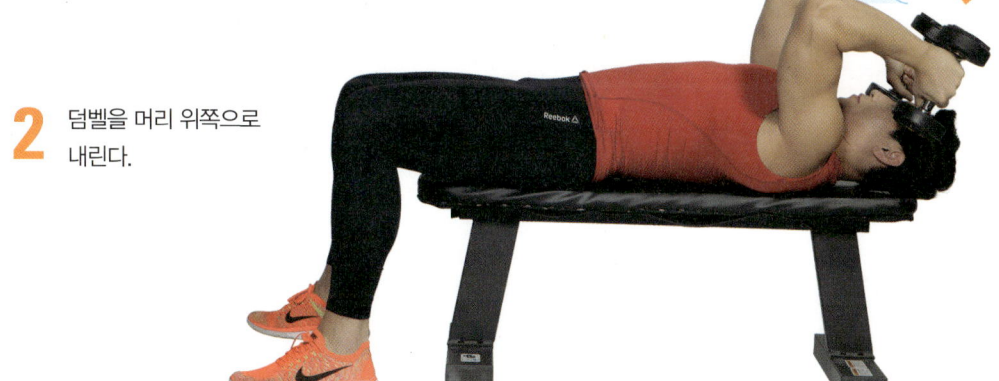

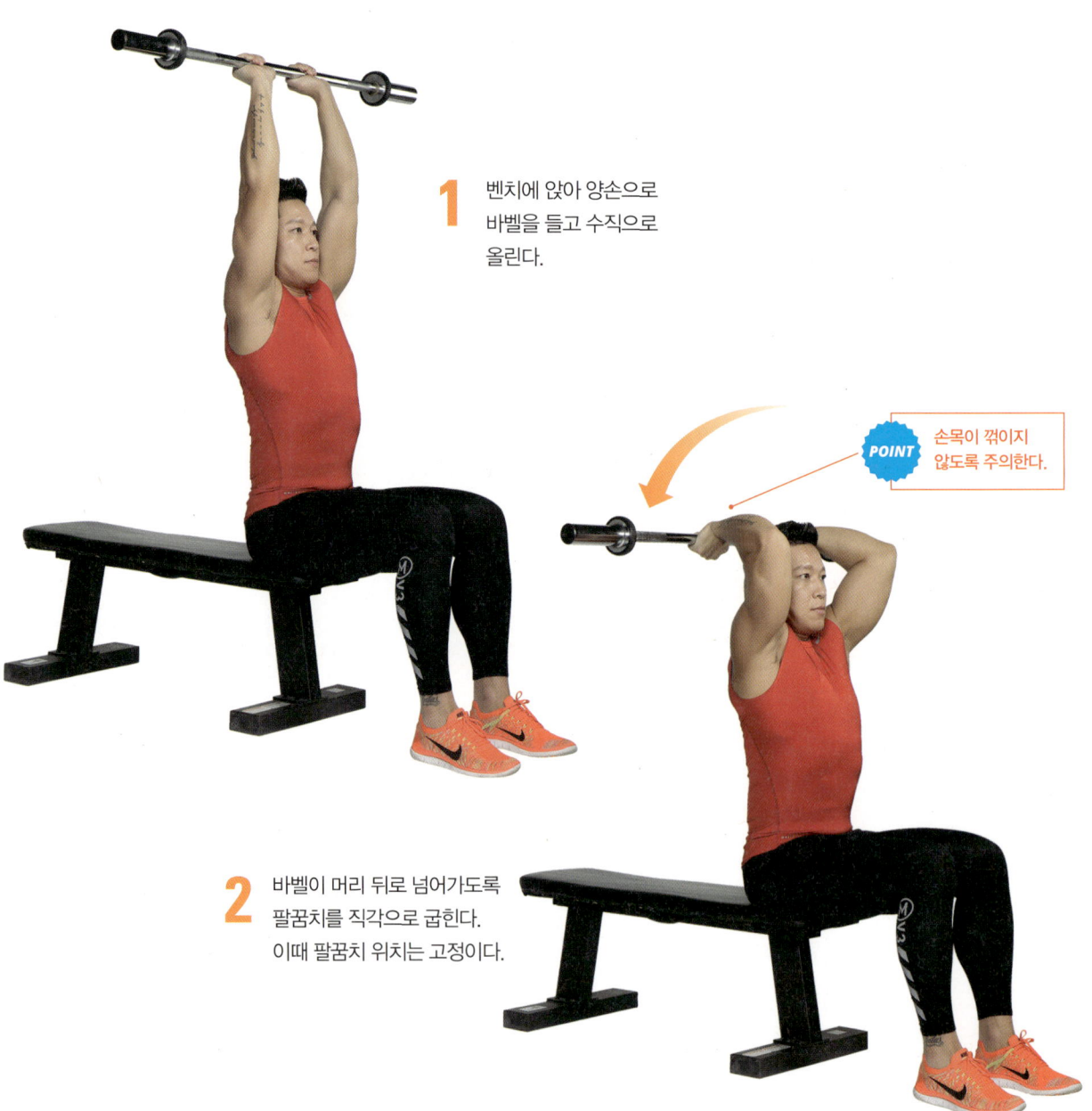

5주 차 수요일 WEDNESDAY

벤트 오버 래터럴 레이즈

운동횟수 15회씩 4세트

운동효과 후면 삼각근을 골고루 자극시킬 수 있다.

운동부위 어깨

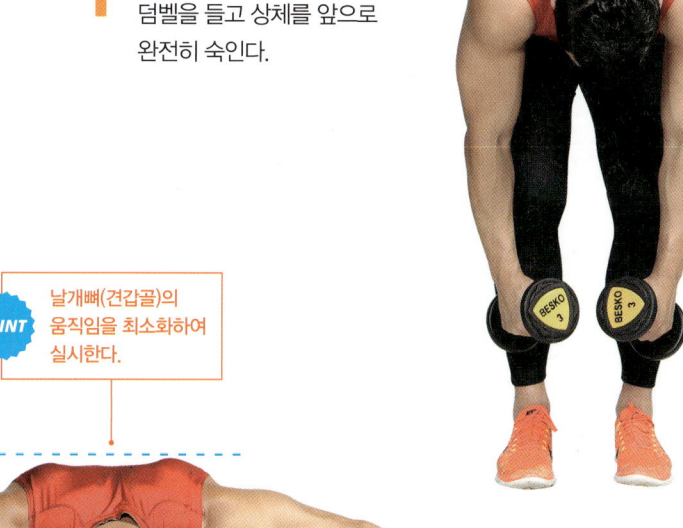

1 다리를 어깨너비로 벌리고 서서 덤벨을 들고 상체를 앞으로 완전히 숙인다.

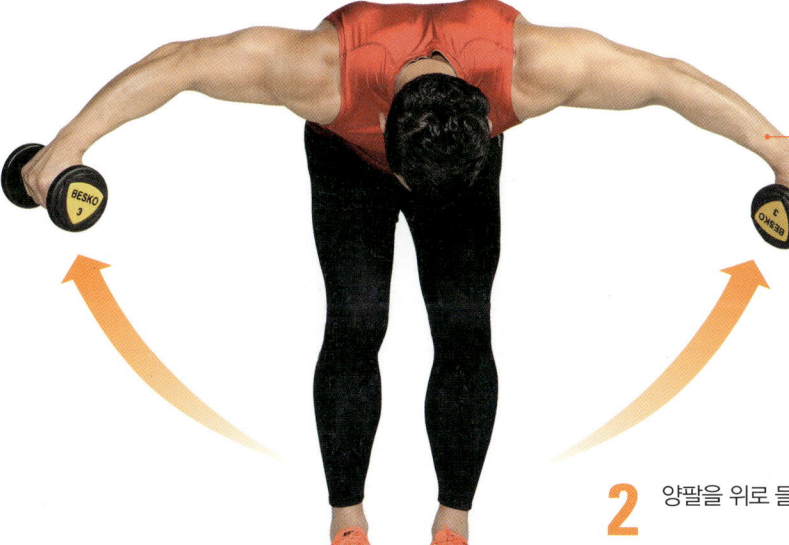

POINT 날개뼈(견갑골)의 움직임을 최소화하여 실시한다.

POINT 어깨보다 앞쪽을 향하여 들어 올린다.

2 양팔을 위로 들어 올린다.

5주 차 수요일 WEDNESDAY

시티드 바벨 숄더 프레스

운동횟수 12회씩 3세트

운동효과 삼각근 전체를 단련시켜 보다 더 강한 어깨를 만들어준다.

운동부위 어깨

▶들숨 ◀날숨

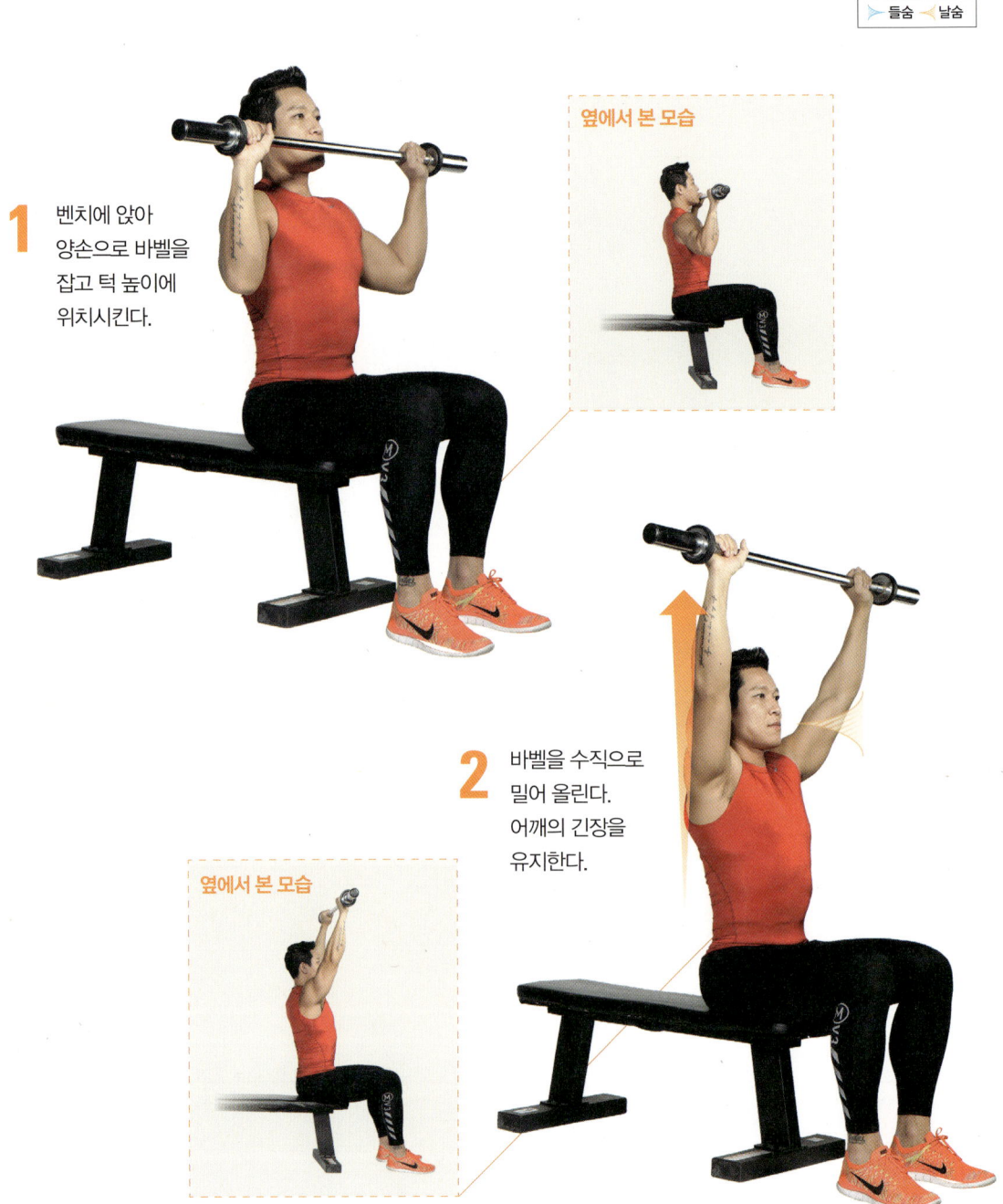

1 벤치에 앉아 양손으로 바벨을 잡고 턱 높이에 위치시킨다.

옆에서 본 모습

2 바벨을 수직으로 밀어 올린다. 어깨의 긴장을 유지한다.

옆에서 본 모습

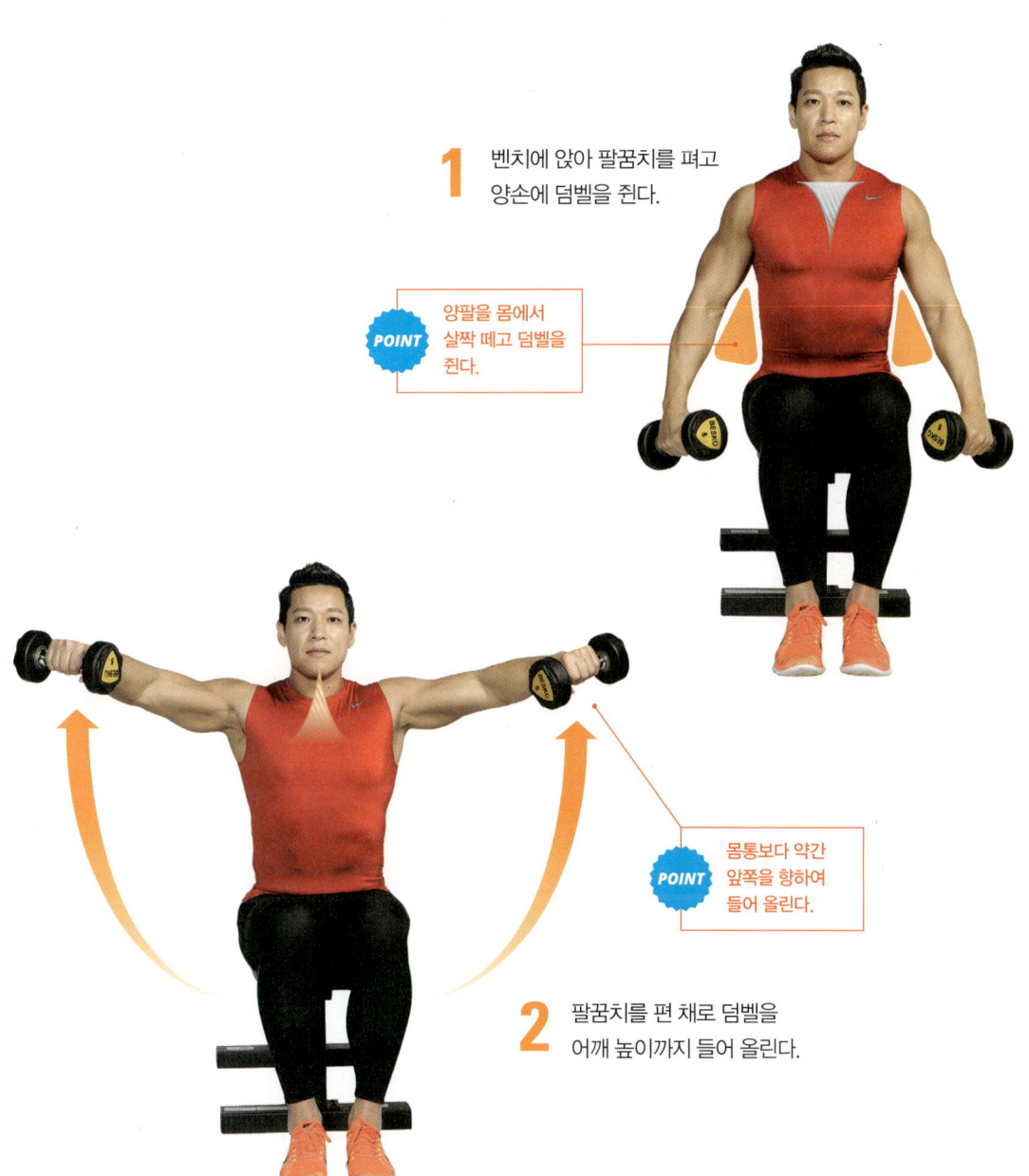

시티드 덤벨 아놀드 프레스

5주 차 수요일 WEDNESDAY

운동횟수	운동효과	운동부위
12~15회씩 3세트	삼각근 전체를 단련시켜 보다 더 강한 어깨를 만들어준다.	어깨

POINT 팔꿈치가 아래로 내려가지 않도록 주의한다.

1 벤치에 앉아 양손으로 덤벨을 수직으로 들어 올린 다음, 팔꿈치를 직각으로 구부려 덤벨을 귀 옆까지 내린다.

2 양쪽 팔꿈치를 앞으로 모아준다.

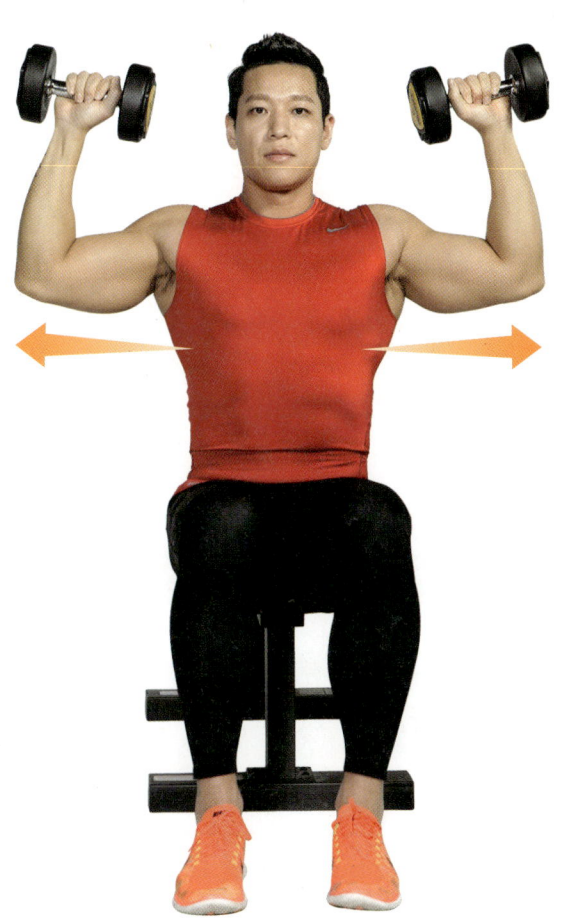
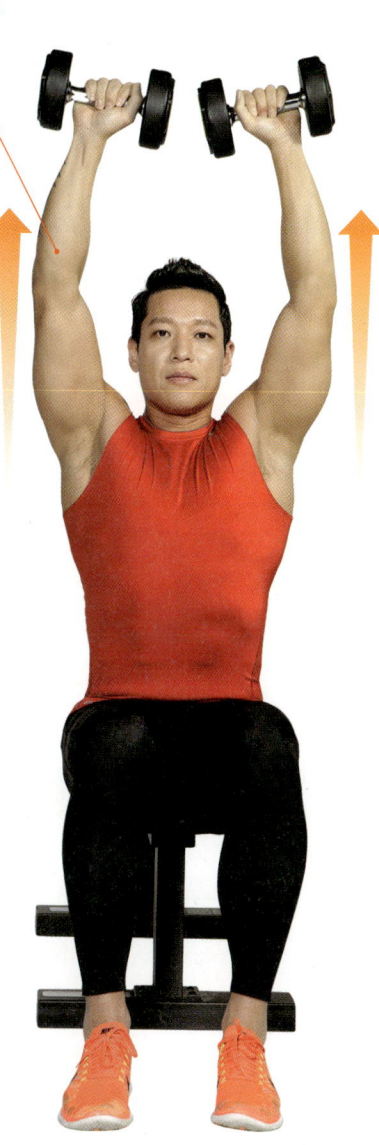

POINT 팔꿈치는 90% 정도만 펴도록 한다.

3 양쪽 팔꿈치를 벌려준다.

4 덤벨을 수직으로 들어 올린다.

5주 차 목요일 THURSDAY

바벨 스쿼트

운동횟수	운동효과	운동부위
15회씩 4세트	하체 전체 근육을 발달시키는 데 효과적이다.	하체

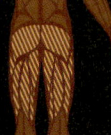

1 양팔로 바벨을 들어 목 뒤에 올린다.

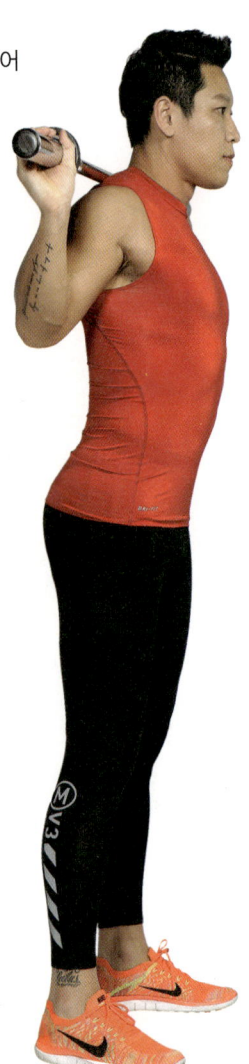

2 무릎을 천천히 구부려 허벅지가 지면과 수평을 이루도록 한다.

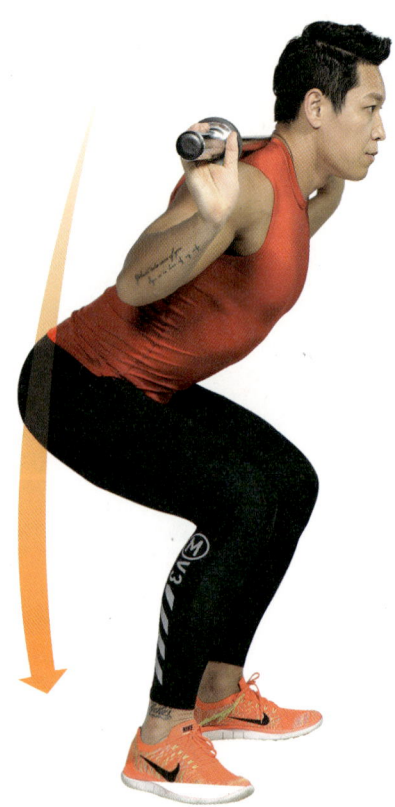

케틀벨 와이드 스쿼트

5주 차 목요일 THURSDAY

운동횟수	운동효과	운동부위
15회씩 4세트	허벅지 안쪽 근육을 단단하고 탄력 있게 만들어준다.	하체

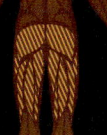

1 다리를 어깨보다 1.5배 넓게 벌리고 양손으로 케틀벨을 든다.

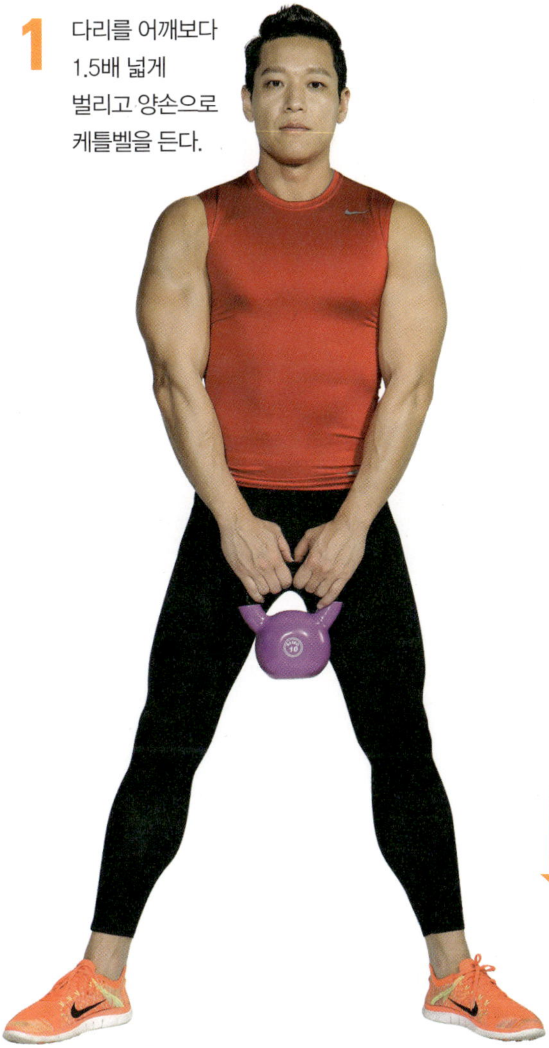

2 무릎을 천천히 바깥쪽으로 구부려 허벅지가 지면과 수평을 이루도록 한다.

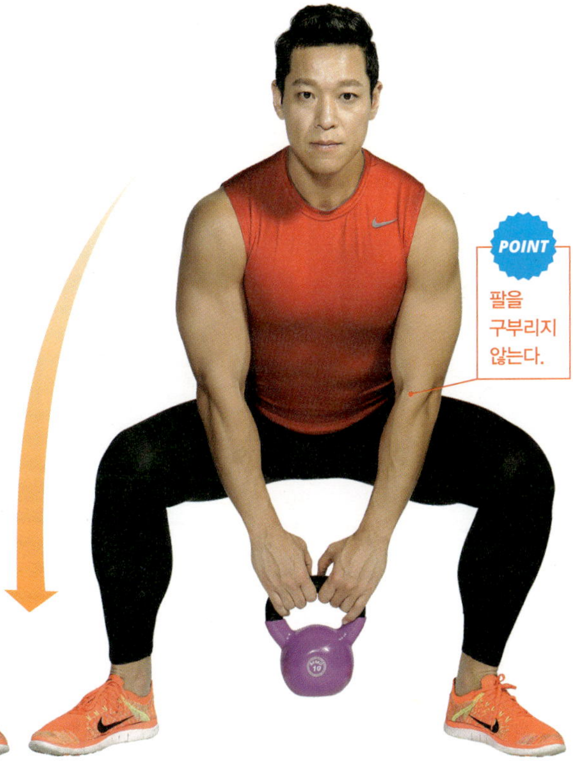

POINT 팔을 구부리지 않는다.

5주 차 목요일 THURSDAY

스텝박스 사이드 점프 스쿼트

운동횟수	운동효과	운동부위
20회씩 4세트	하체 전체의 힘과 민첩성을 길러준다.	하체

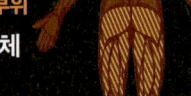

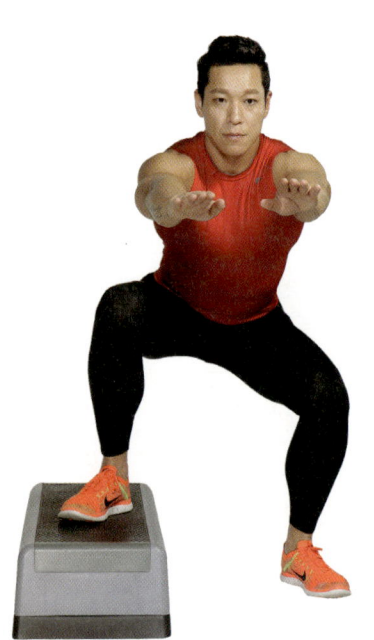

1 한쪽 다리를 스텝박스 위에 올린 상태에서 스쿼트 자세를 취한다.

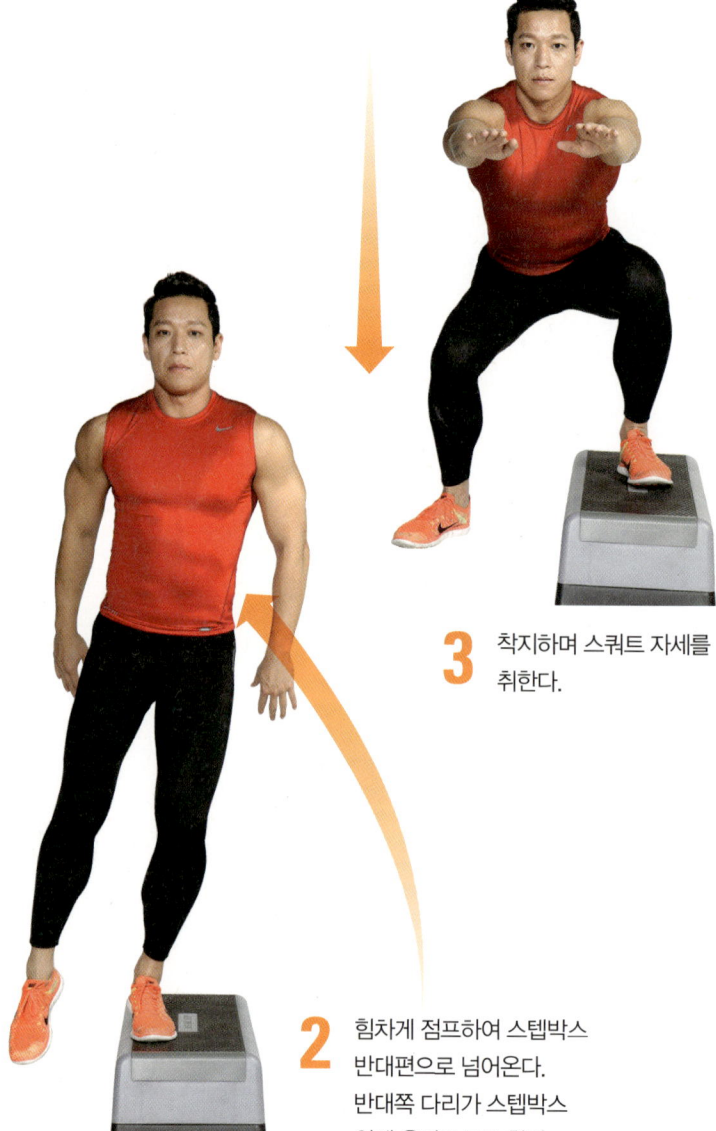

2 힘차게 점프하여 스텝박스 반대편으로 넘어온다. 반대쪽 다리가 스텝박스 위에 올라오도록 한다.

3 착지하며 스쿼트 자세를 취한다.

힙 익스텐션

5주 차 목요일 THURSDAY

운동횟수	운동효과	운동부위
20회씩 3세트	엉덩이 근육, 대퇴이두근, 척추기립근 강화에 효과적이다.	하체

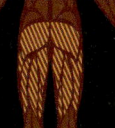

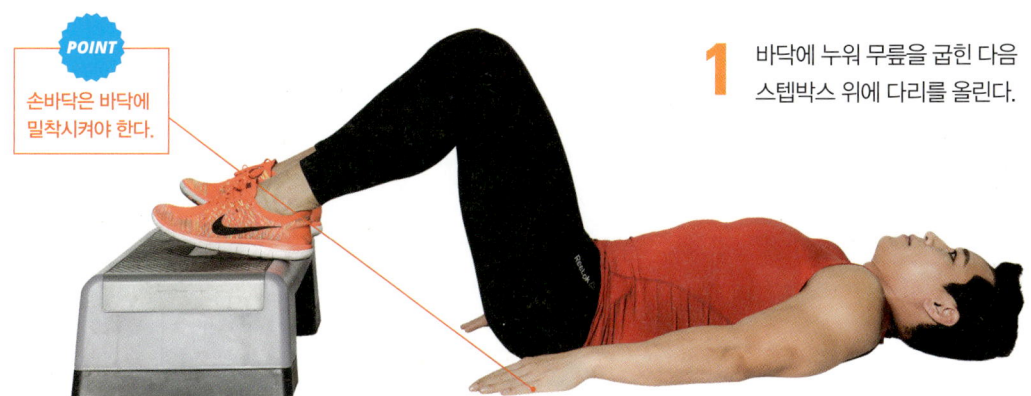

1 바닥에 누워 무릎을 굽힌 다음 스텝박스 위에 다리를 올린다.

POINT 손바닥은 바닥에 밀착시켜야 한다.

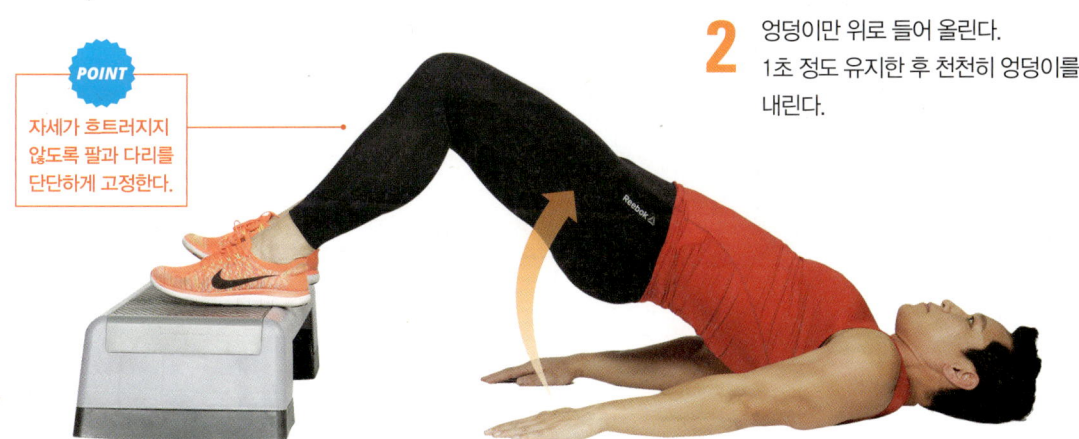

2 엉덩이만 위로 들어 올린다. 1초 정도 유지한 후 천천히 엉덩이를 내린다.

POINT 자세가 흐트러지지 않도록 팔과 다리를 단단하게 고정한다.

5주 차 금요일 FRIDAY — 슈퍼맨

운동횟수	운동효과	운동부위
20회씩 3세트	등, 엉덩이 근육을 함께 강화시킨다.	전신

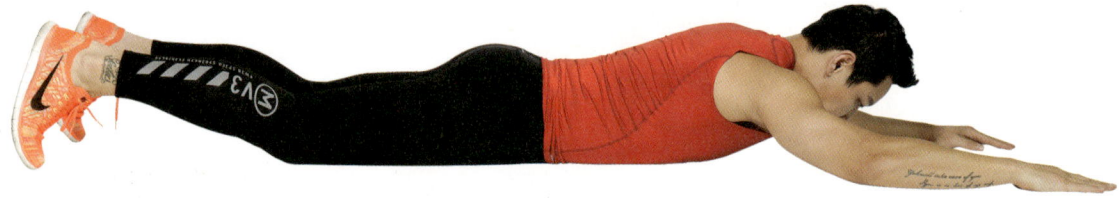

1 바닥에 엎드려 양손을 위로 쭉 펴준다.

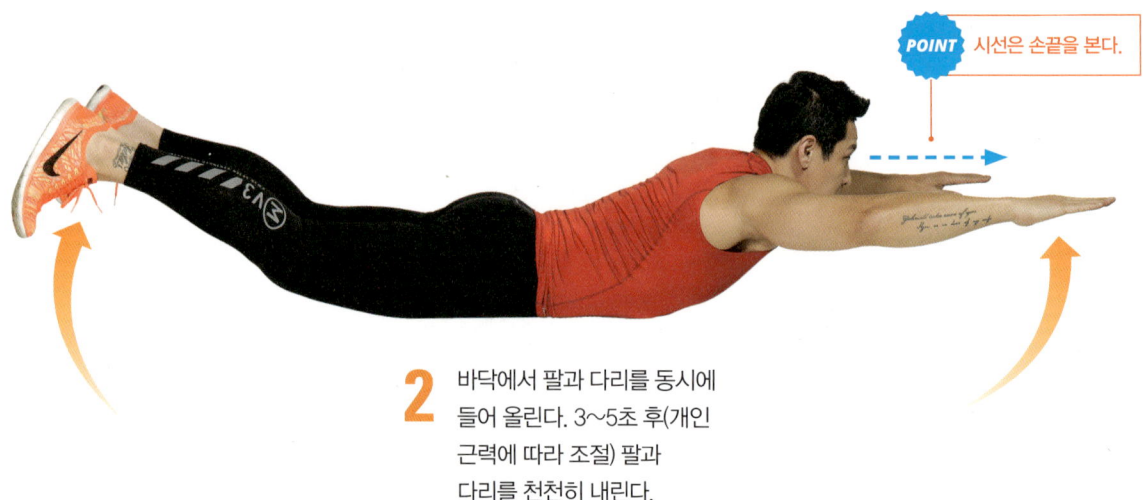

POINT 시선은 손끝을 본다.

2 바닥에서 팔과 다리를 동시에 들어 올린다. 3~5초 후(개인 근력에 따라 조절) 팔과 다리를 천천히 내린다.

크런치

5주 차 금요일 FRIDAY

운동횟수	운동효과	운동부위
20회씩 3세트	식스팩이라고 불리는 복직근을 단단하고 선명하게 만들어준다.	복근

1 바닥에 누워 두 팔을 하늘로 뻗는다. 무릎은 구부린다.

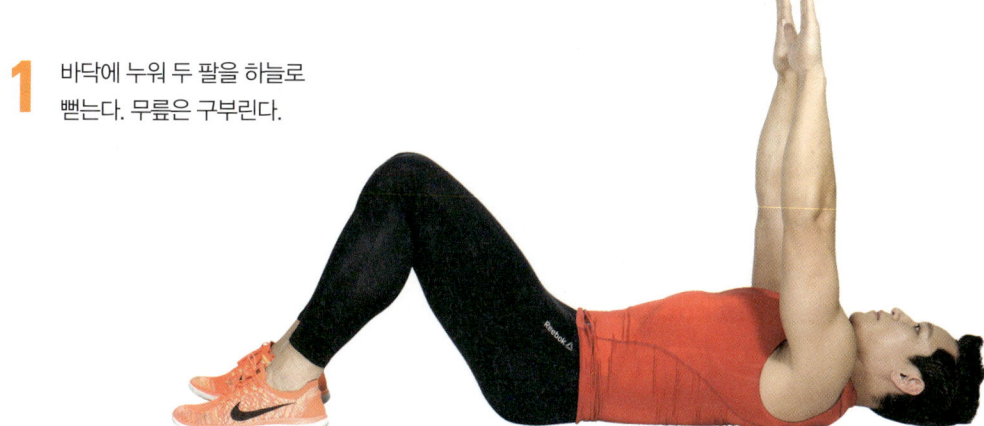

2 손을 무릎 위에 올린다고 생각하고 상체를 일으킨다. 이때 복근에 힘을 주어야 한다. 정지한 상태로 1~5초를 유지하고 상체를 내린다.

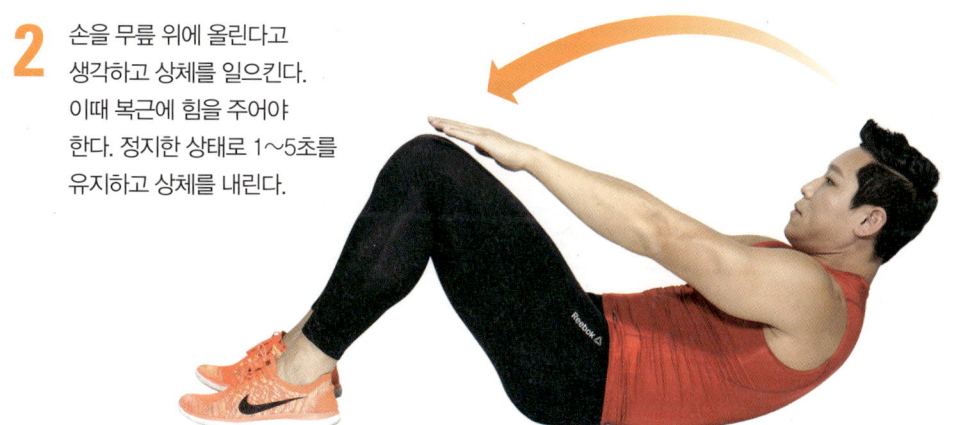

| 5주 차 **금요일** FRIDAY | **푸시업** | 운동횟수
15회씩
3세트 | 운동효과
등, 가슴, 팔 근육이 동시에
단련된다. | 운동부위
전신 |  |

▽ 들숨 △ 날숨

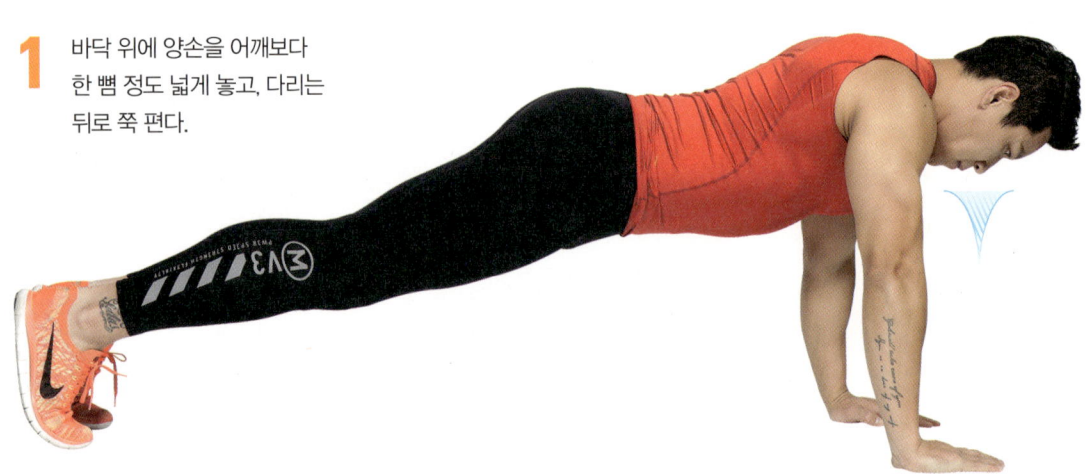

1 바닥 위에 양손을 어깨보다 한 뼘 정도 넓게 놓고, 다리는 뒤로 쭉 편다.

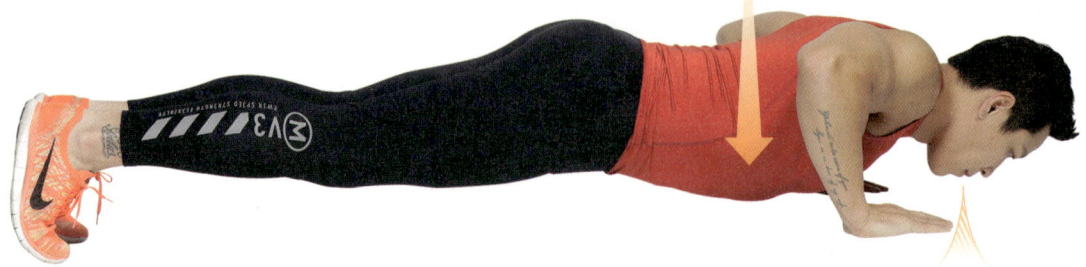

2 팔꿈치를 구부리면서 가슴을 바닥 쪽으로 내린다.

5주 차 금요일 FRIDAY — 스텝박스에서 킥

운동횟수: 15회씩 3세트
운동효과: 심폐지구력을 강화하는 운동이다.
운동부위: 전신

1 한쪽 다리로 스텝박스를 딛고 선다.

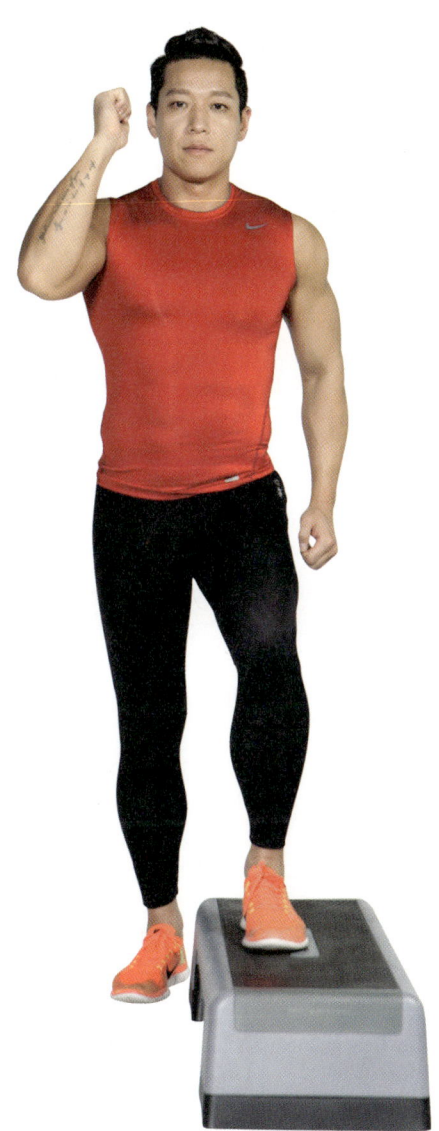

POINT 양팔은 L자로 굽히고 자연스럽게 앞뒤로 움직인다.

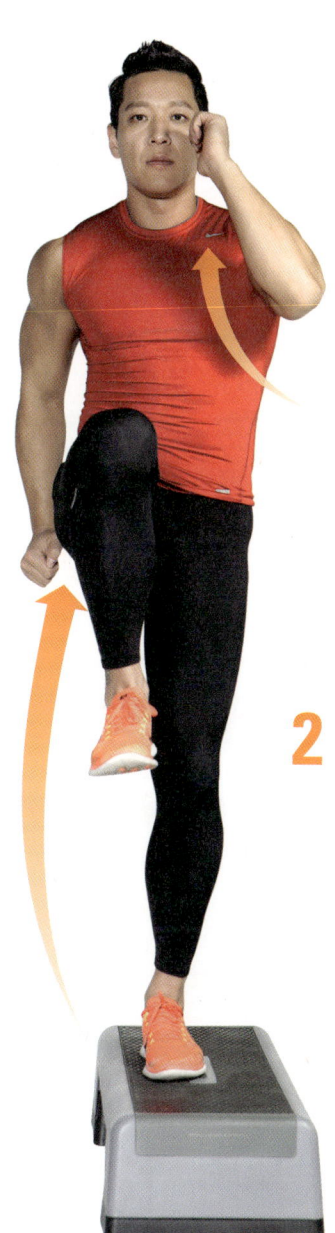

2 달리기를 하듯 반대쪽 다리의 무릎을 힘차게 끌어 올린다. 반대쪽도 동일한 방법으로 빠르게 실시한다.

시저스 킥

5주 차 금요일 FRIDAY

운동횟수	운동효과	운동부위
20회씩 3세트	상체 중 특히 복근을 탄력 있게 만들어준다.	복근

1 바닥에 누워 오른쪽 무릎은 굽히고 왼쪽 무릎은 쭉 편 다음, 바닥 위로 살짝 들어 올린다. 왼쪽 팔꿈치가 오른쪽 무릎에 닿도록 상체를 비튼다.

POINT 복근을 강하게 수축시킨다.

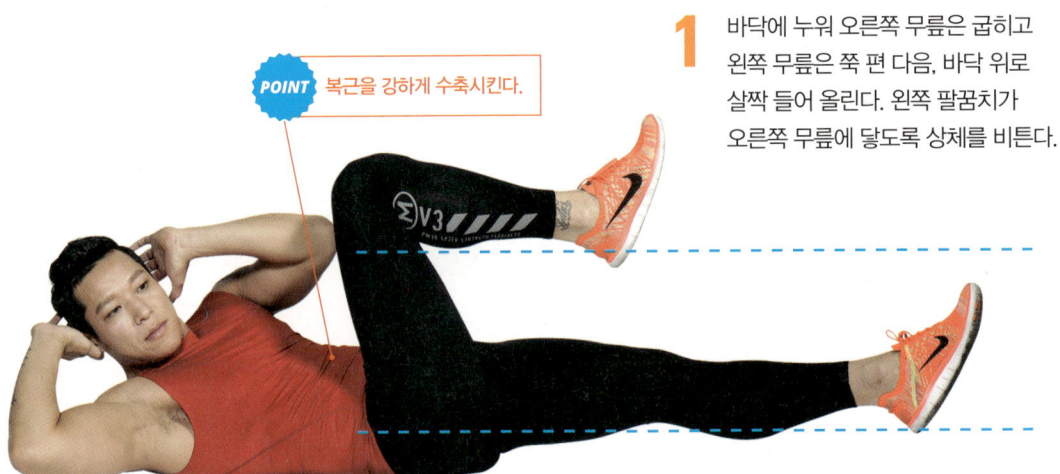

2 반대쪽도 동일한 방법으로 실시한다.

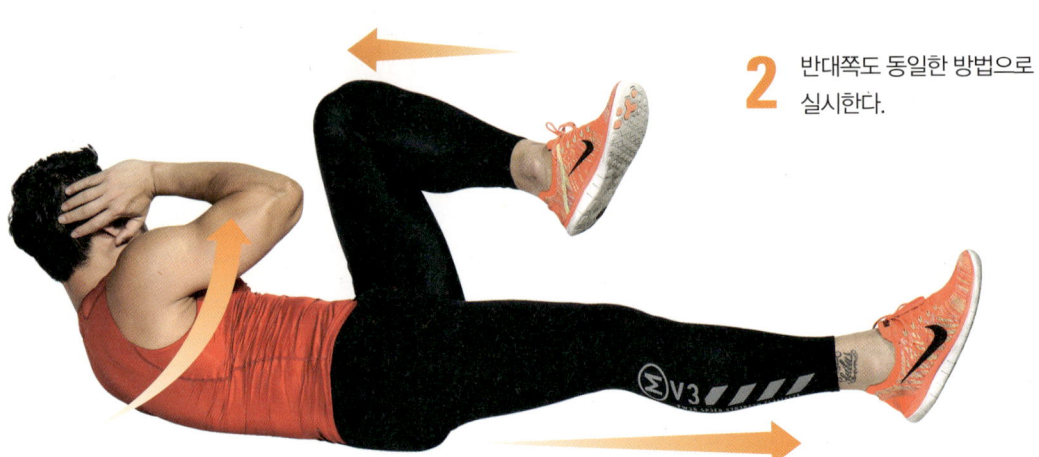

5주 차 금요일 FRIDAY

오버헤드 숄더 프레스 + 익스텐션

운동횟수	운동효과	운동부위
15회씩 3세트	상완삼두근 강화에 효과적이다.	삼두

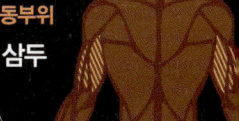

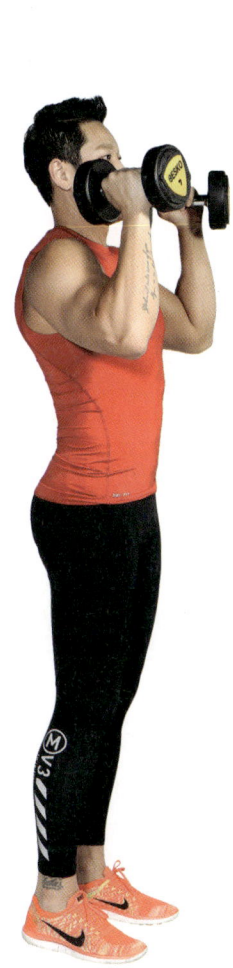
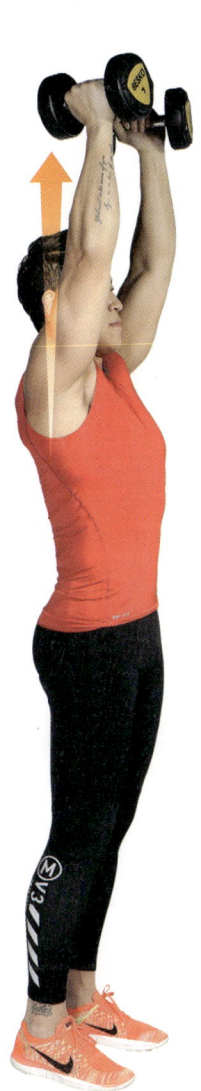
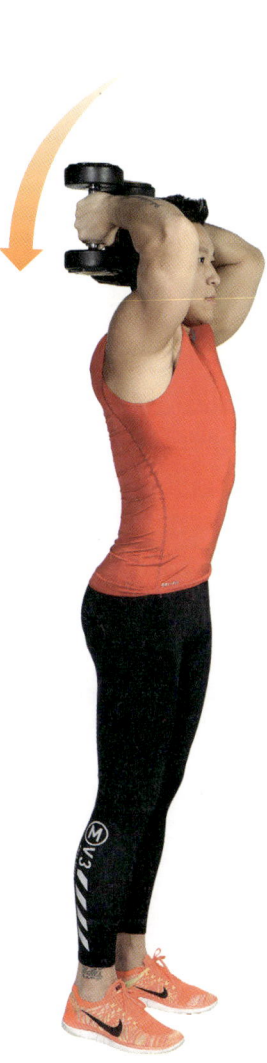
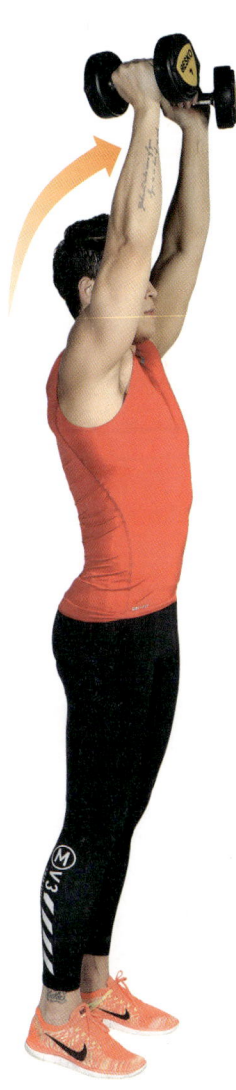

1 양손에 덤벨을 들고 다리를 어깨너비로 벌린 다음 덤벨을 턱 높이까지 끌어 올린다.

2 덤벨을 머리 위로 강하게 밀어 올린다.

3 팔꿈치를 굽혀 덤벨을 머리 뒤로 내린다.

4 팔꿈치를 펴며 덤벨을 머리 위로 밀어 올린다.

6th WEEK

6주 차 운동법

주의 사항

6주 차에는 기존 운동의 변형 동작들을 실시해보자. 운동 반복횟수만 늘리는 것은 힘과 근육을 키우는 데에는 도움이 되지 않는다. 난이도 있는 변형 동작을 실시하여 서서히 실력을 향상시킨다.

주의 사항

특정 부위나 한 가지 강점만 발달시키는 것은 중대한 실수다. 몸 전체의 근육이 골고루 발달하고 힘을 내도록 훈련해야 한다.

운동 포인트

맨몸 준비운동과 부위별 운동을 반드시 병행하여 밸런스, 유연성, 근력을 모두 키워야 한다. 또한 난이도를 높이기 전에 자신의 몸 상태를 수시로 체크하도록 한다.

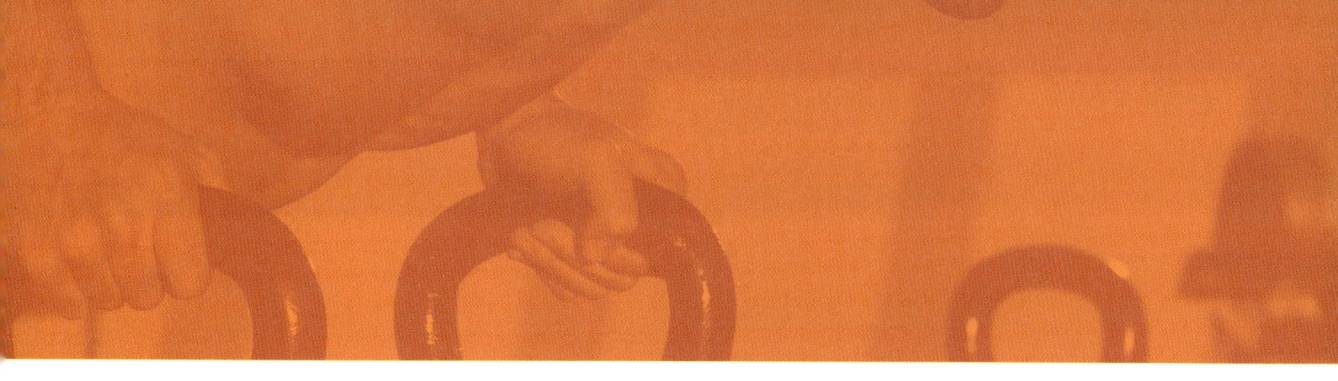

운동 플랜

요일	부위	종목	중량	1세트 횟수	세트 수
월요일	가슴	디클라인 푸시업	맨몸운동	15회	3
		플랫 덤벨 프레스	20~25kg	15회	3
		플랫 덤벨 플라이	6kg	15회	3
		손 모아서 인클라인 푸시업	맨몸운동	20~30회	4
	이두	덤벨 프리쳐 컬	10kg	12회	4
		바벨 컬 + 팔꿈치 올리기	10kg	15회	3
화요일	등	바벨 벤트 오버 로우	15kg	15회	3
		밴드 하이풀리 다운	밴드	15회	3
		밴드 벤트 오버 로우	밴드	20회	4
	삼두	라잉 트라이셉스 바벨 익스텐션	5kg	15회	4
	가슴	다이아몬드 푸시업	맨몸운동	12~15회	3
수요일	어깨	시티드 덤벨 사이드 래터럴 레이즈	5kg	20회	4
		벤트 오버 래터럴 레이즈	5kg	15회	4
		덤벨 아놀드 프레스	10kg	12회	3
		바벨 비하인드 넥 프레스	10kg	12회	3
목요일	하체	바벨 스쿼트	20kg	10~15회	4
		제자리 덤벨 런지	10kg	15회	4
		점핑 잭	맨몸운동	20회	4
		덤벨 스티프 데드리프트	10~20kg	15회	3
금요일	전신	덤벨 숄더 프레스 + 스쿼트	5kg	15회	3~4
		버피테스트	맨몸운동	20회	3~4
		마운틴 클라이밍	맨몸운동	15회	3~4
	복근	리버스 크런치	맨몸운동	20회	3~4
	전신	데드리프트 + 벤트 오버 로우	10kg	15회	3~4
		덤벨 사이드 레이즈 + 런지	3kg	15회	3~4

6주 차 준비운동 — 공통 준비운동

주의 사항
1. 전신의 힘과 근육을 기르는 데에 주력한다.
2. 매일매일 거르지 않고 실시한다.

① 스텝박스 짚고 버피테스트 + 바깥쪽 킥 + 스쿼트
BURPEE TEST(STEPBOX) + OUTSIDE KICK + SQUAT

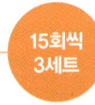 15회씩 3세트   참고 68p.

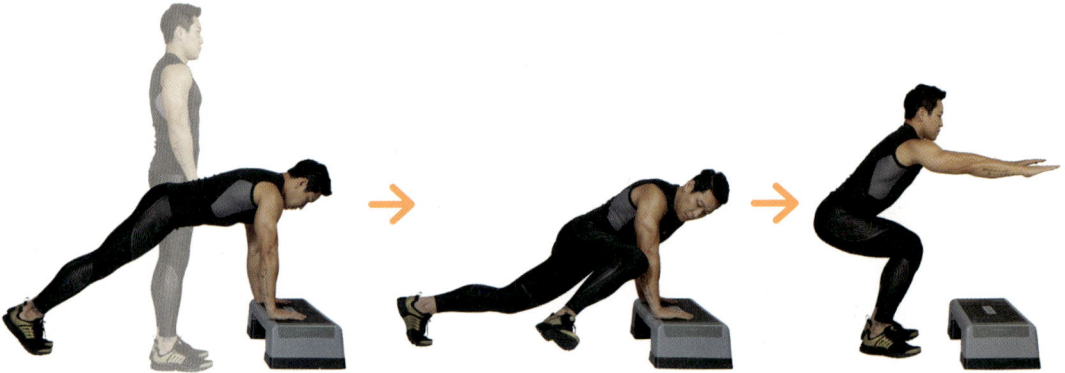

② 스텝박스 위에서 엘보우 플랭크
ELBOW PLANK(STEPBOX)

 1분씩 3세트   참고 73p.

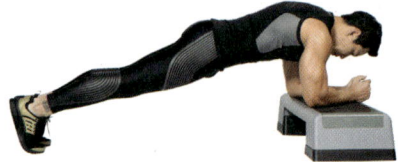

③ 바닥에서 푸시업
PUSH-UP

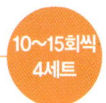 10~15회씩 4세트 참고 79p.

④ 팔꿈치, 무릎 동시에 접기 + 크런치
CRUNCH

 15회씩 3세트 참고 82p.

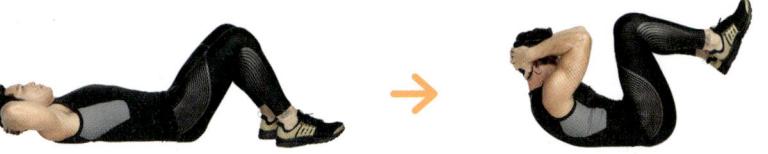

⑤ 오블리크 크런치
OBLIQUE CRUNCH

 15회씩 3세트  참고 84p.

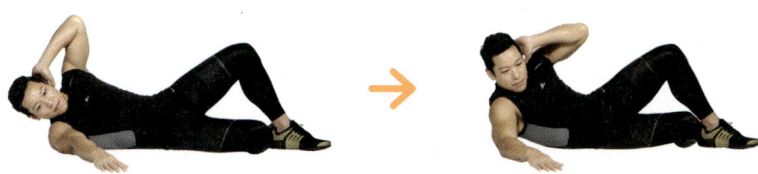

6 레그레이즈
LEG RAISE

15회씩 3세트 · 참고 85p.

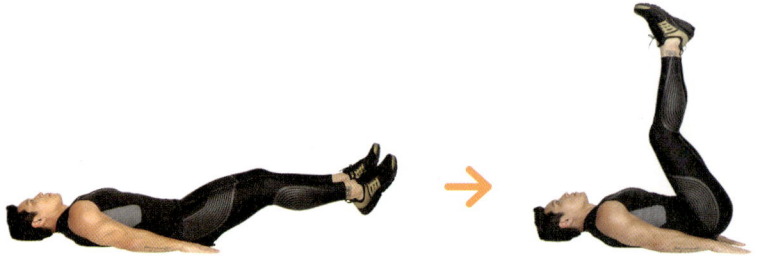

7 시저스 킥
SCISSORS KICK

20회씩 3세트 · 참고 86p.

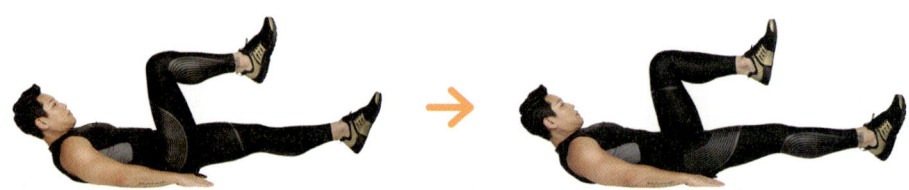

8 사이드 밴드
SIDE BAND

20회씩 3세트 · 참고 87p.

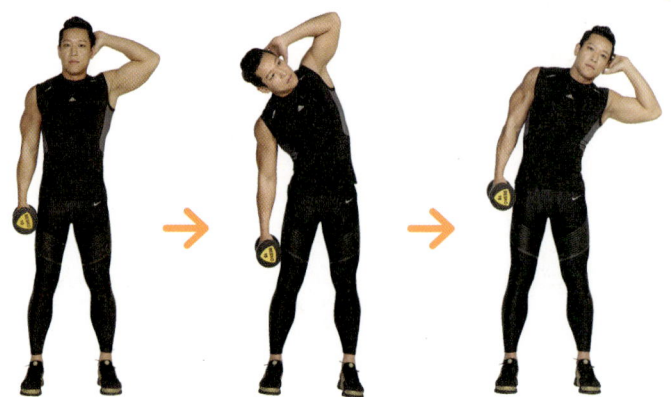

6주 차 준비운동

어깨, 가슴 운동 전 준비운동

주의 사항
1. 어깨, 가슴 운동 전에 반드시 실시하여 통증, 부상, 피로도를 줄인다.
2. 상체, 하체는 고정시킨 채 실시한다.

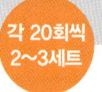 각 20회씩 2~3세트

 참고 56p.

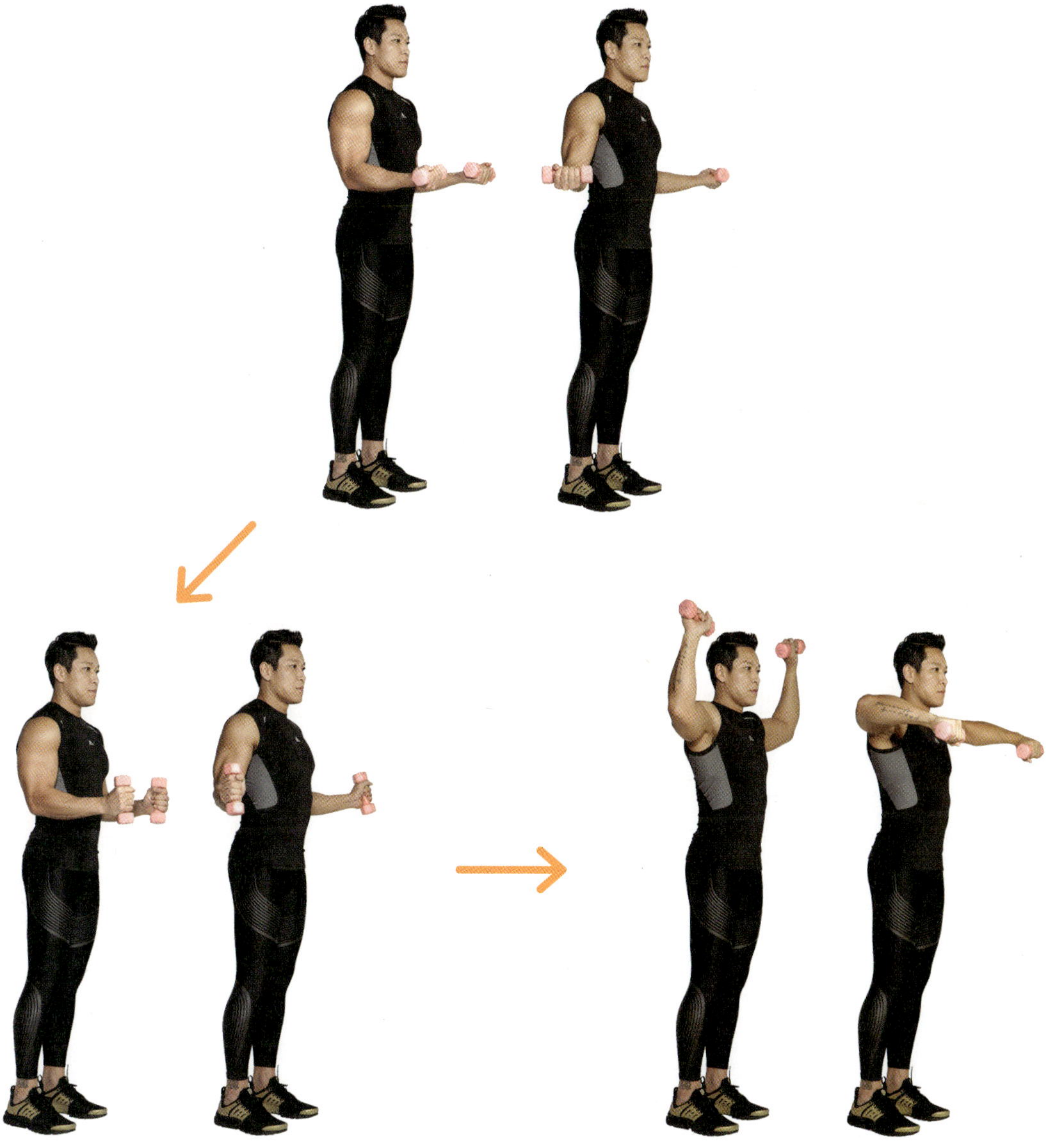

디클라인 푸시업

6주 차 월요일 MONDAY

운동횟수	운동효과	운동부위
15회씩 3세트	가슴, 어깨 근육을 동시에 단련시킨다.	가슴

▼ 들숨　▲ 날숨

1 바닥 위에 양손을 어깨보다 한 뼘 정도 넓게 놓고, 다리는 뒤로 쭉 뻗어 벤치 위에 올린다.

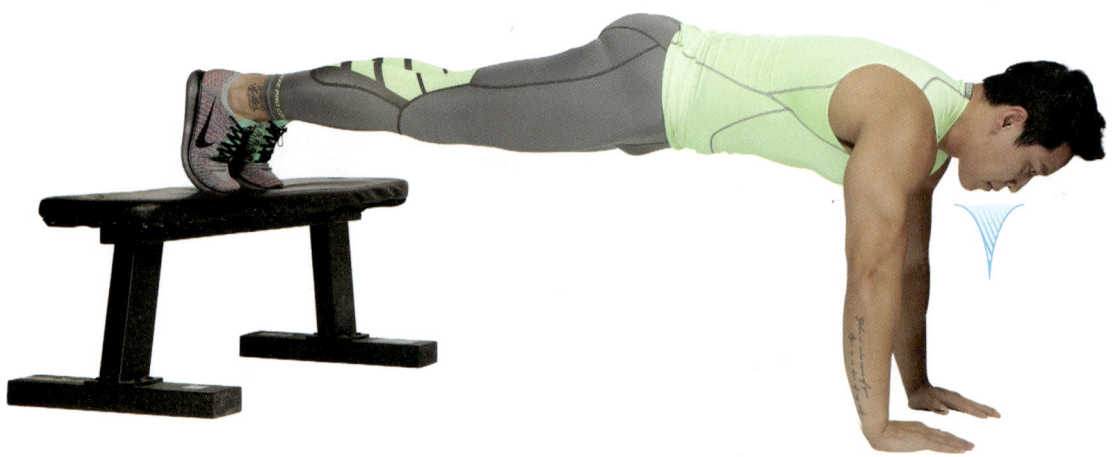

2 팔꿈치를 구부리면서 가슴을 바닥 쪽으로 내린다.

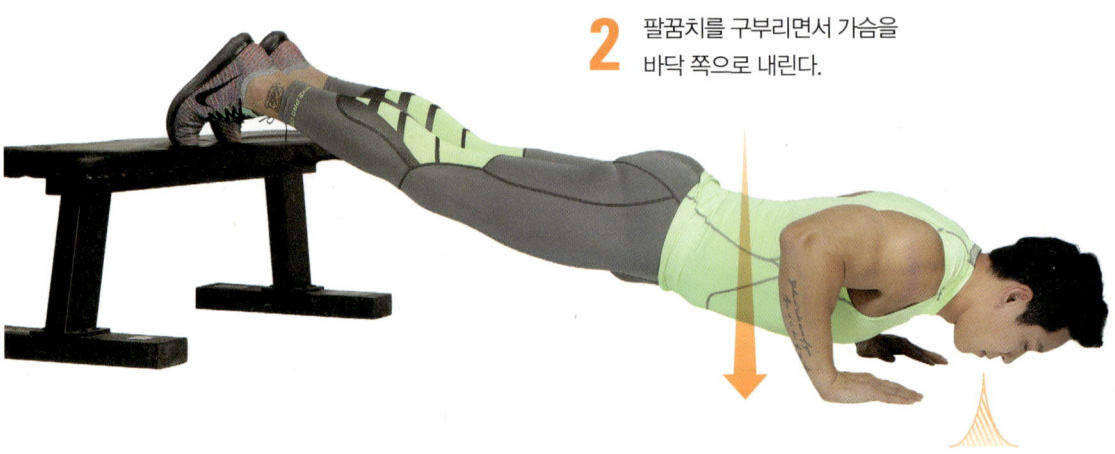

6주 차 월요일 MONDAY — 플랫 덤벨 프레스

운동횟수	운동효과	운동부위
15회씩 3세트	가슴 근육이 전체적으로 발달한다.	가슴

들숨 / 날숨

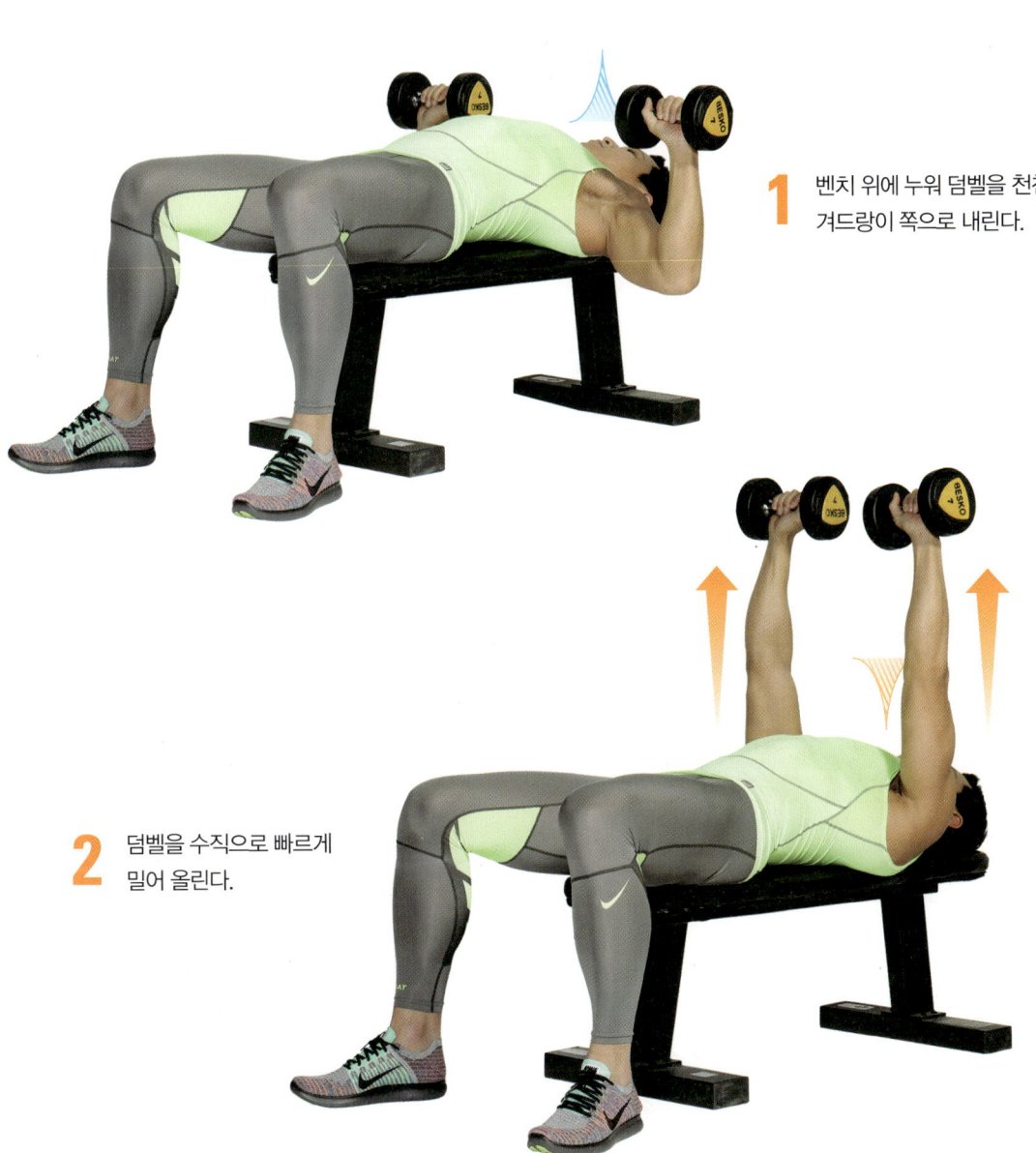

1 벤치 위에 누워 덤벨을 천천히 겨드랑이 쪽으로 내린다.

2 덤벨을 수직으로 빠르게 밀어 올린다.

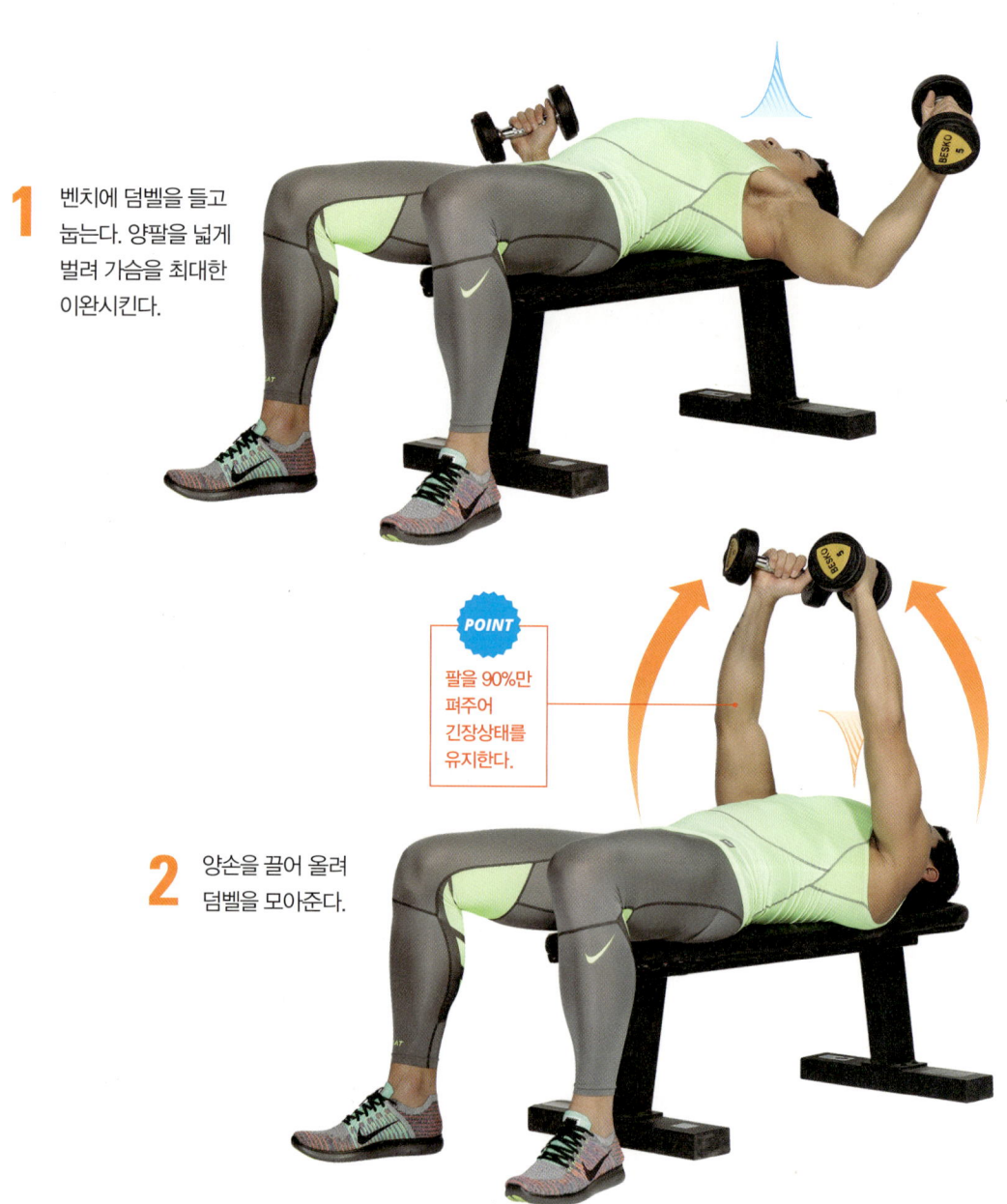

| 6주 차 월요일 MONDAY | 손 모아서 인클라인 푸시업 | 운동횟수: 20~30회씩 4세트 | 운동효과: 손을 모아서 푸시업 하면 가슴 위쪽 근육이 더 발달된다. | 운동부위: 가슴 |

▶들숨 ◀날숨

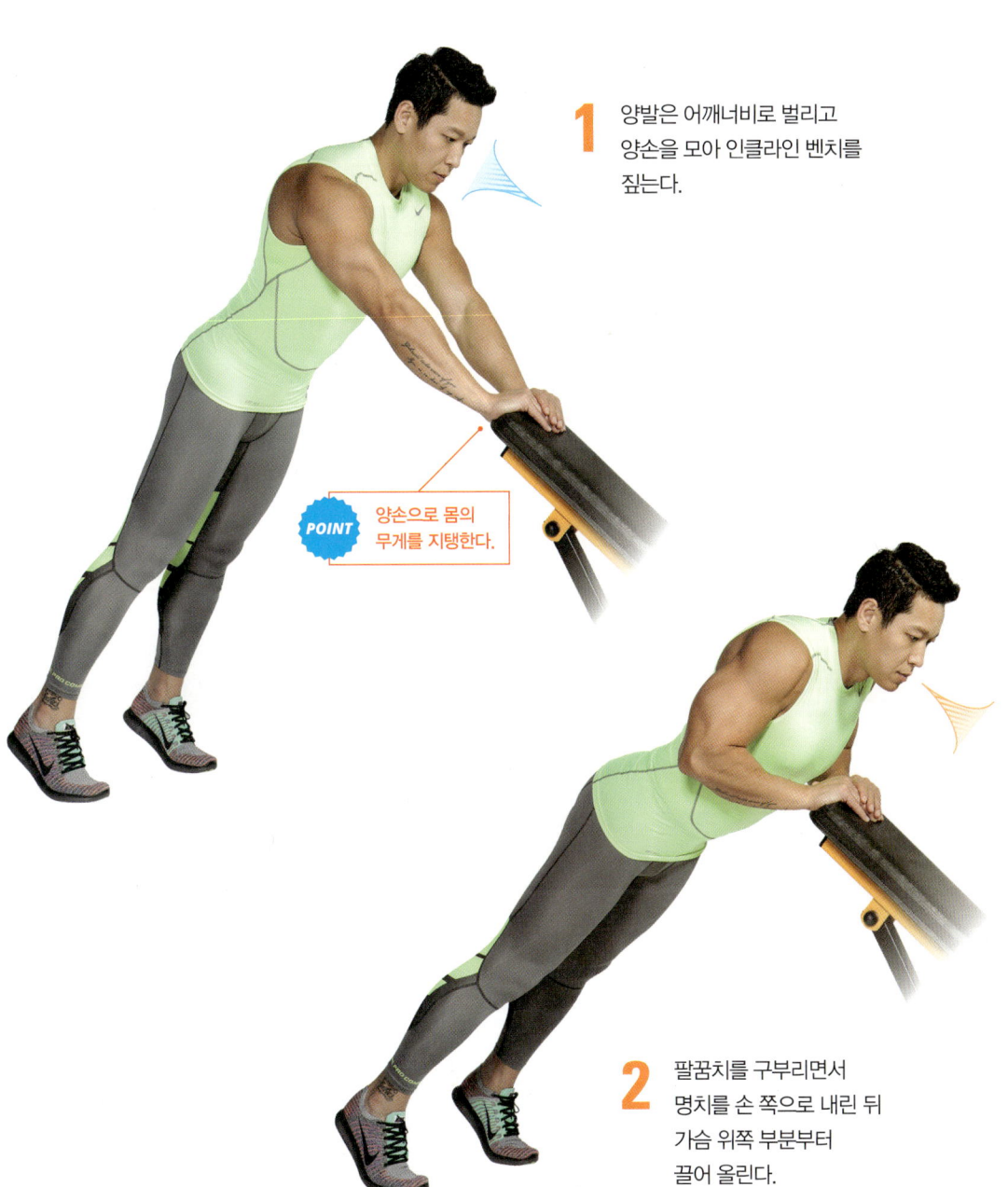

1 양발은 어깨너비로 벌리고 양손을 모아 인클라인 벤치를 짚는다.

POINT 양손으로 몸의 무게를 지탱한다.

2 팔꿈치를 구부리면서 명치를 손 쪽으로 내린 뒤 가슴 위쪽 부분부터 끌어 올린다.

| 6주 차 월요일 MONDAY | 덤벨 프리쳐 컬 | 운동횟수: 12회씩 4세트 | 운동효과: 상완이두근 발달에 매우 좋은 운동이다. | 운동부위: 이두 |

POINT 팔을 90%만 펴주어 긴장상태를 유지한다.

1 인클라인 벤치에 팔을 고정시키고 덤벨을 잡는다.

2 덤벨을 어깨 쪽으로 강하게 끌어 당긴다.

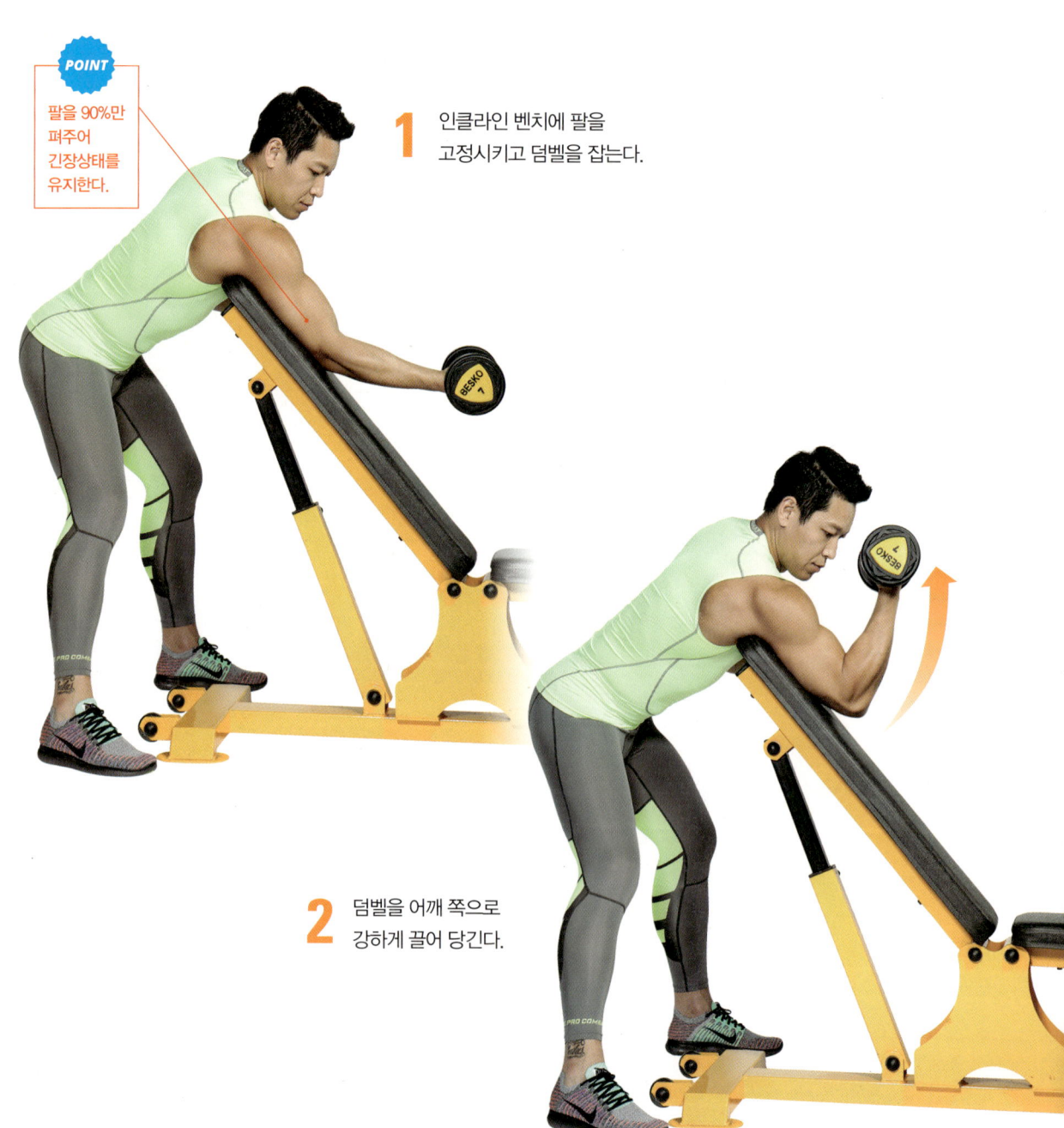

6주 차 월요일 MONDAY

바벨 컬 + 팔꿈치 올리기

운동횟수: 15회씩 3세트
운동효과: 상완이두근을 강화시킨다.
운동부위: 이두

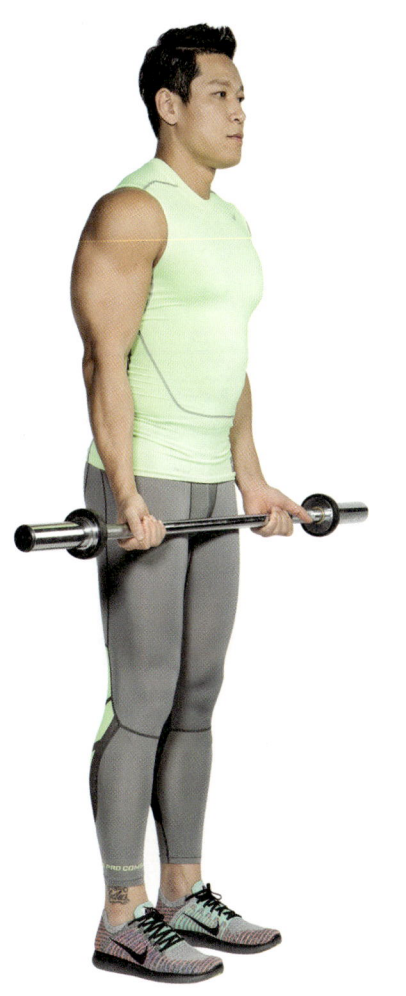

1 바벨을 들고 다리는 어깨너비로 벌리고 선다.

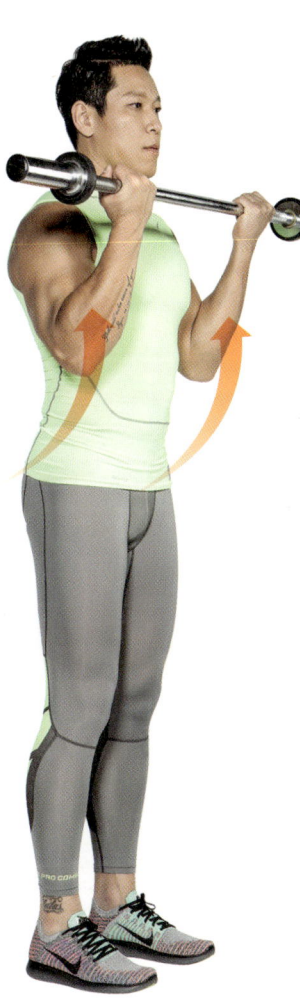

2 바벨을 어깨 쪽으로 끌어 올린다.

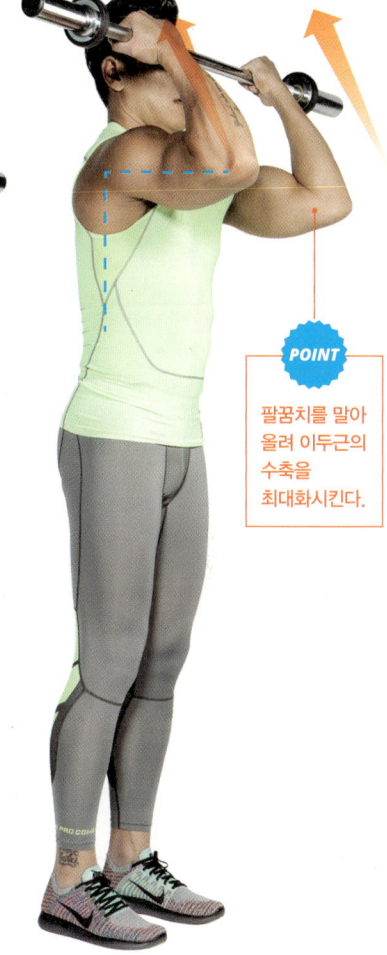

POINT 팔꿈치를 말아 올려 이두근의 수축을 최대화시킨다.

3 팔꿈치를 직각으로 끌어 올린다.

6주 차 화요일 TUESDAY	바벨 벤트 오버 로우	운동횟수 15회씩 3세트	운동효과 상체 기울기에 따라 등 전체를 골고루 발달시킬 수 있다.	운동부위 등

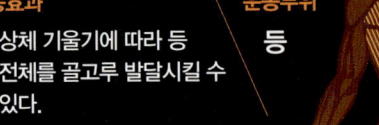

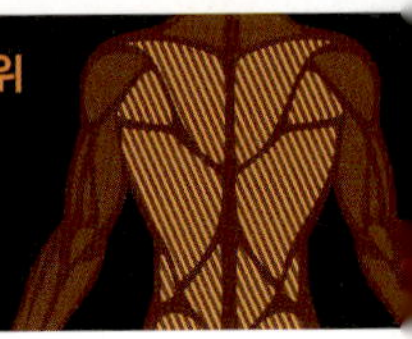

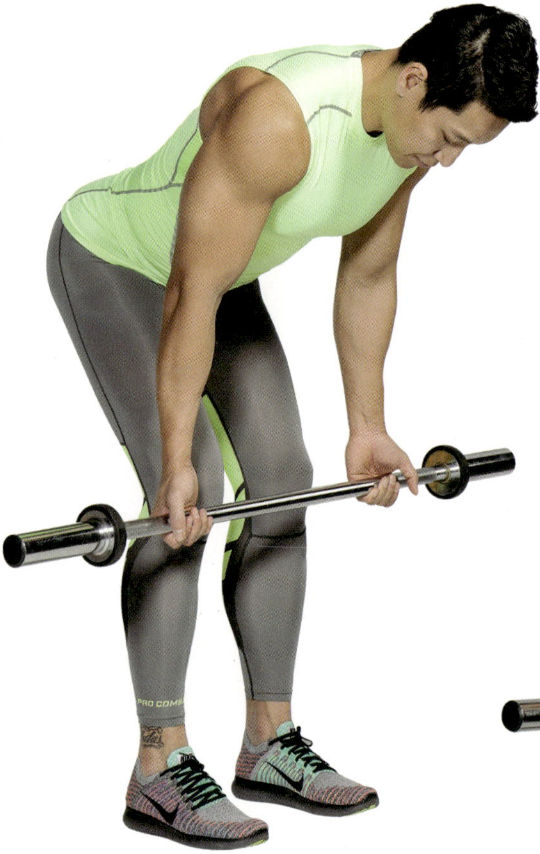

1 골반보다 5cm 정도 넓게 바벨을 잡는다. 다리는 어깨너비로 벌리고 무릎은 살짝 구부린 채 상체는 45도 정도 앞으로 숙인다.

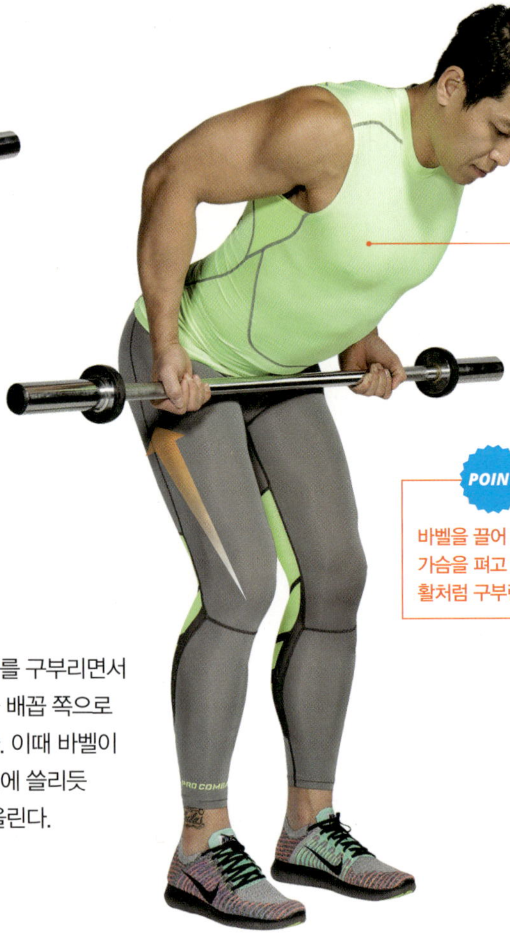

2 팔꿈치를 구부리면서 바벨을 배꼽 쪽으로 당긴다. 이때 바벨이 허벅지에 쓸리듯 끌어 올린다.

POINT 바벨을 끌어 올릴 때 가슴을 펴고 등을 활처럼 구부린다.

| 6주 차 화요일 TUESDAY | 밴드 하이풀리 다운 | 운동횟수: 15회씩 3세트 | 운동효과: 등 전체에 스트레칭 효과가 있으며, 삼두근도 자극된다. | 운동부위: 등 |

1 자신의 키보다 높은 곳에 밴드를 고정시키고 오버그립으로 잡는다. 상체는 앞으로 45도 숙인다.

2 엉덩이 옆으로 밴드를 끌어 당기면서 가슴을 앞으로 펴준다.

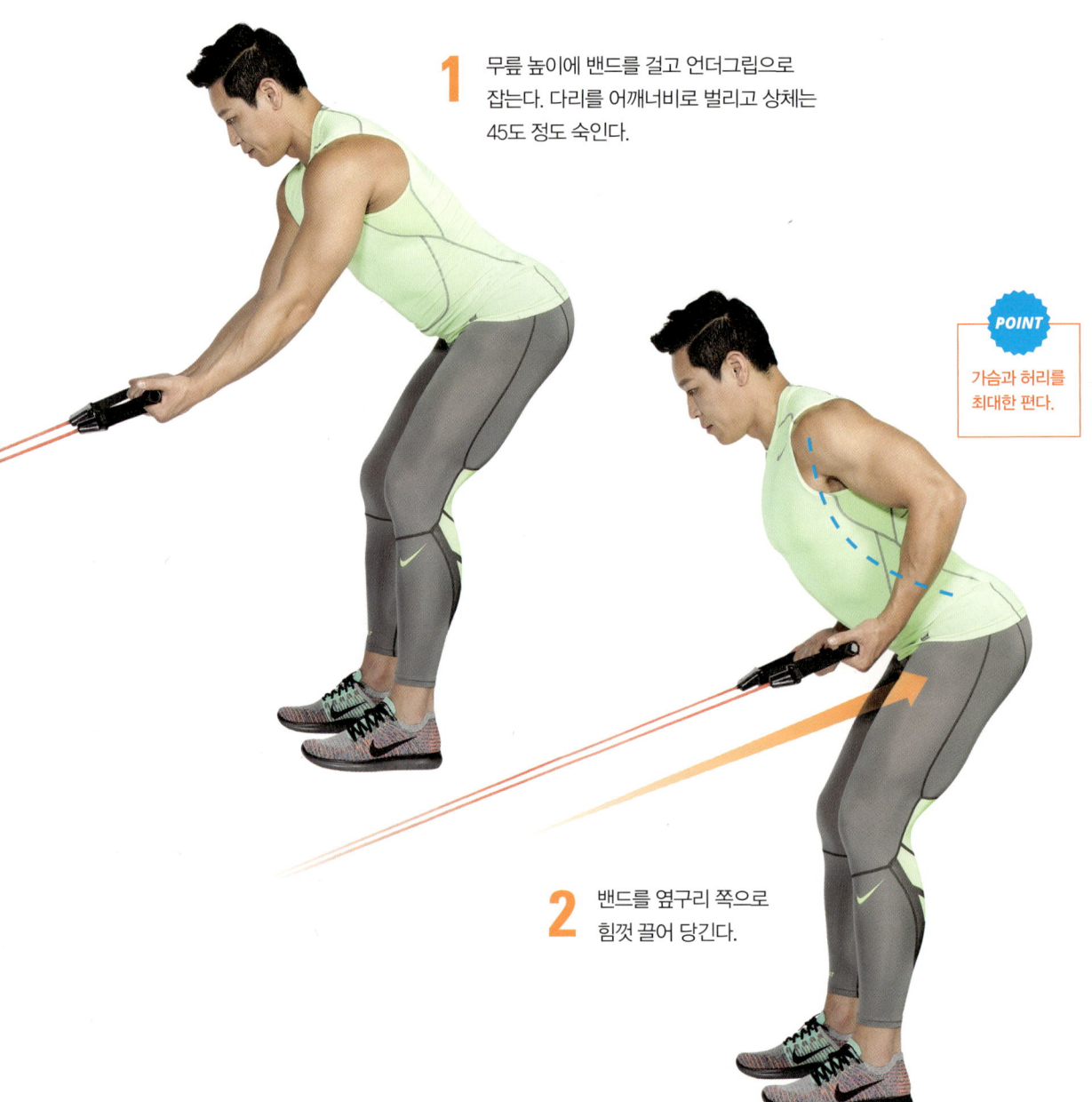

| 6주 차 화요일 TUESDAY | 라잉 트라이셉스 바벨 익스텐션 | 운동횟수: 15회씩 4세트 | 운동효과: 상완삼두근을 집중적으로 단련한다. | 운동부위: 삼두 |

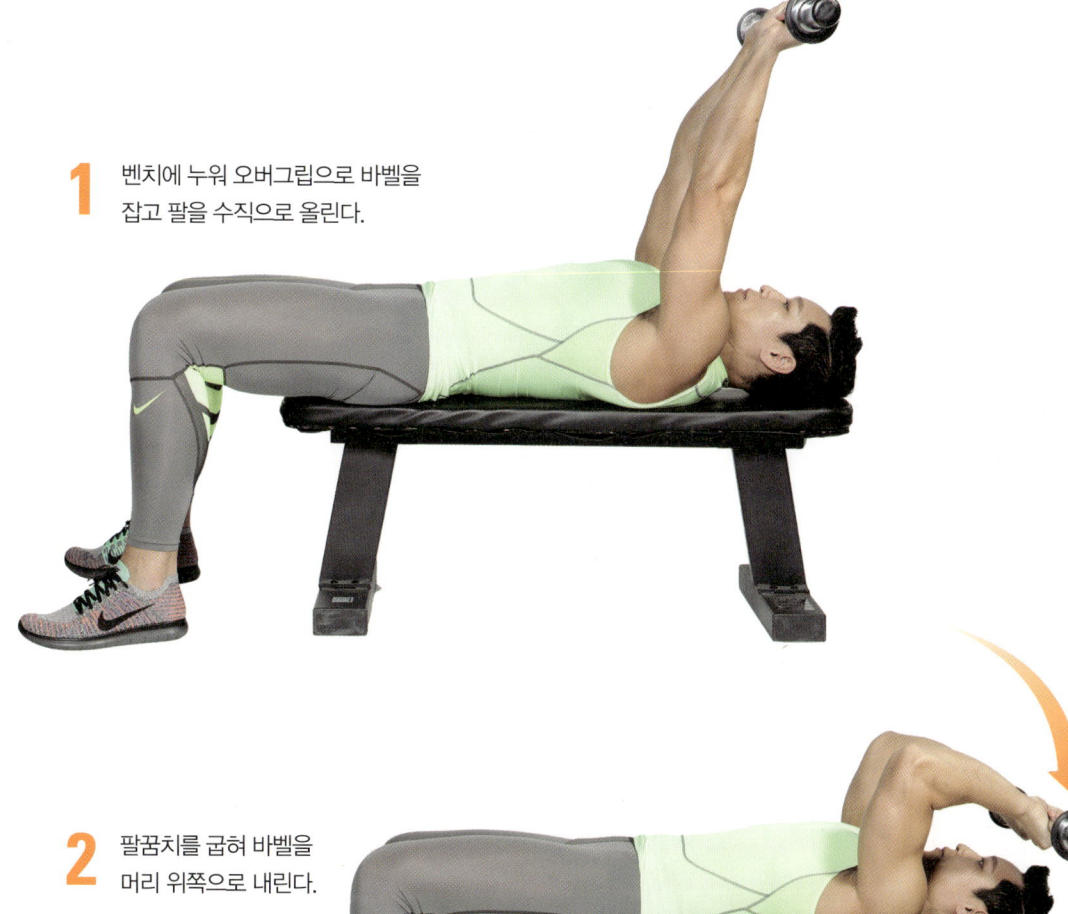

1 벤치에 누워 오버그립으로 바벨을 잡고 팔을 수직으로 올린다.

2 팔꿈치를 굽혀 바벨을 머리 위쪽으로 내린다.

6주 차 화요일 TUESDAY — 다이아몬드 푸시업

운동횟수: 12~15회씩 3세트
운동효과: 일반적인 푸시업보다 가슴 근육을 더 강하게 모아준다.
운동부위: 가슴

◀ 들숨　▶ 날숨

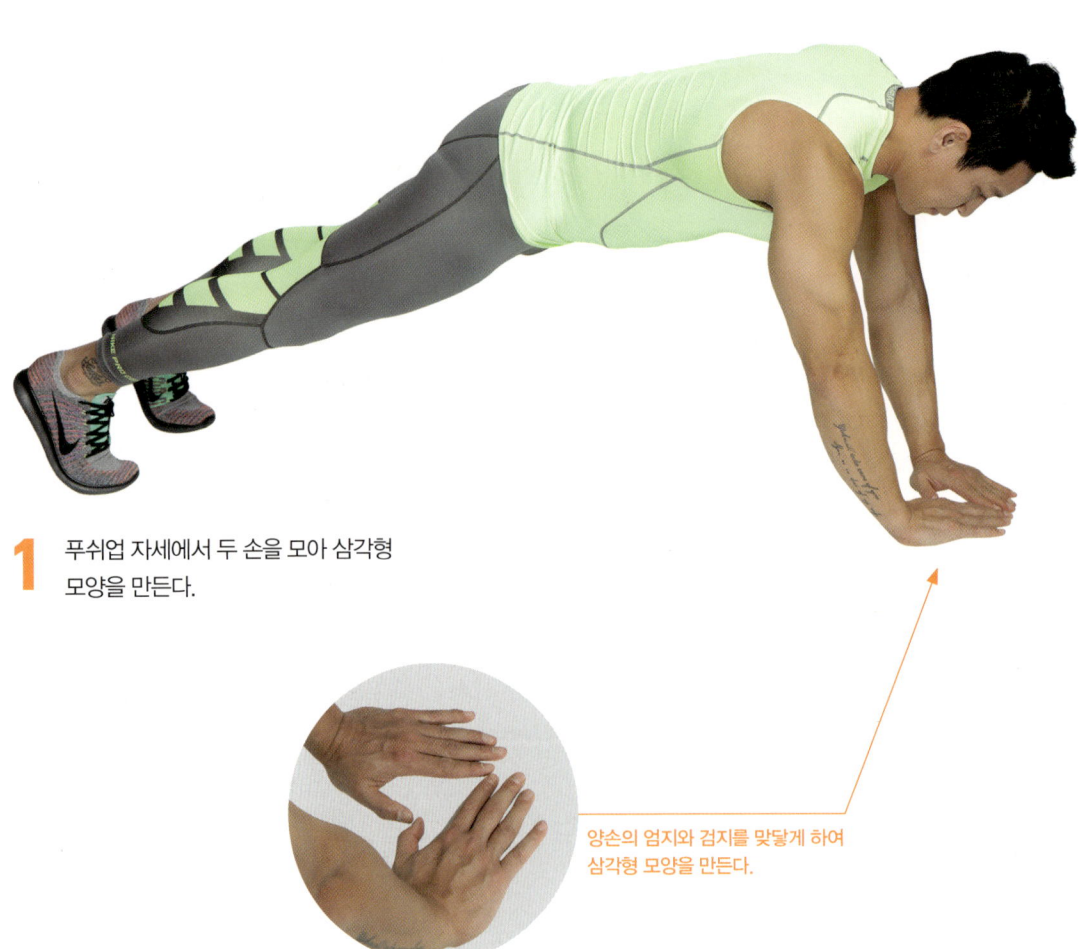

1 푸쉬업 자세에서 두 손을 모아 삼각형 모양을 만든다.

양손의 엄지와 검지를 맞닿게 하여 삼각형 모양을 만든다.

> **TIP**
>
> 다이아몬드 푸시업은 일반 푸시업보다 난이도가 높기 때문에 중급자에게 적합한 동작이다. 대흉근과 삼두근을 폭발적으로 강화시킬 수 있다. 손목에 무리가 가지 않도록 운동 전과 후에 스트레칭을 충분히 하도록 한다.

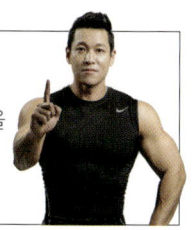

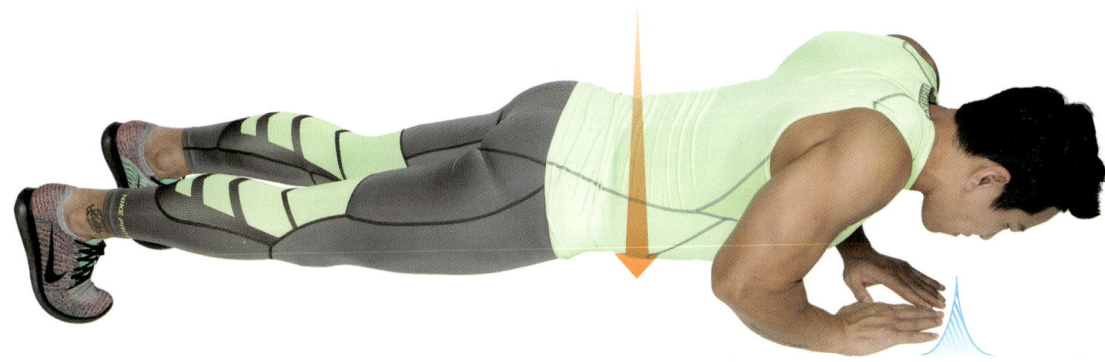

2 팔꿈치를 구부리면서 가슴을 바닥 쪽으로 내린다.

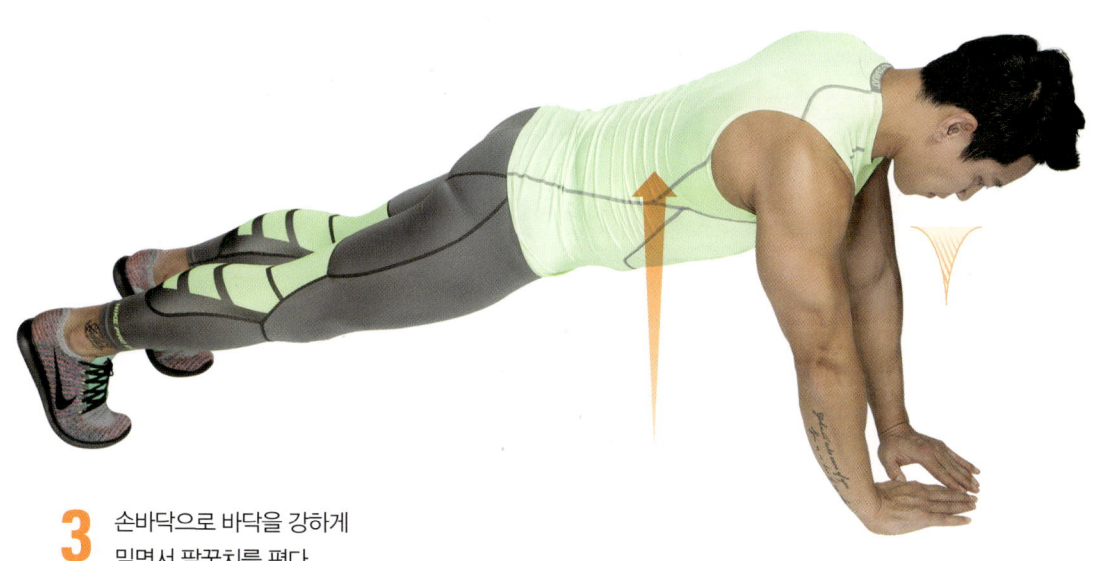

3 손바닥으로 바닥을 강하게 밀면서 팔꿈치를 편다.

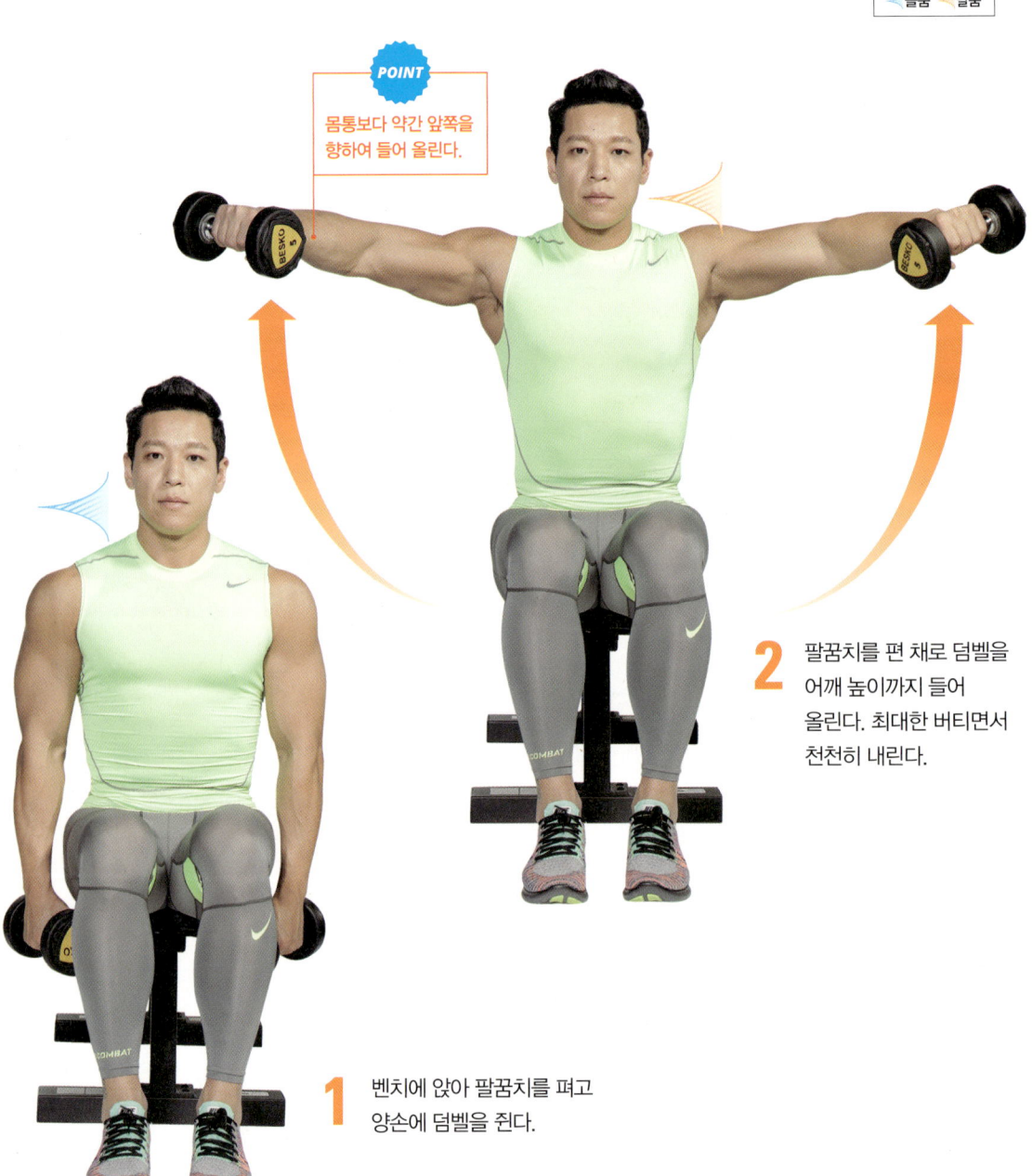

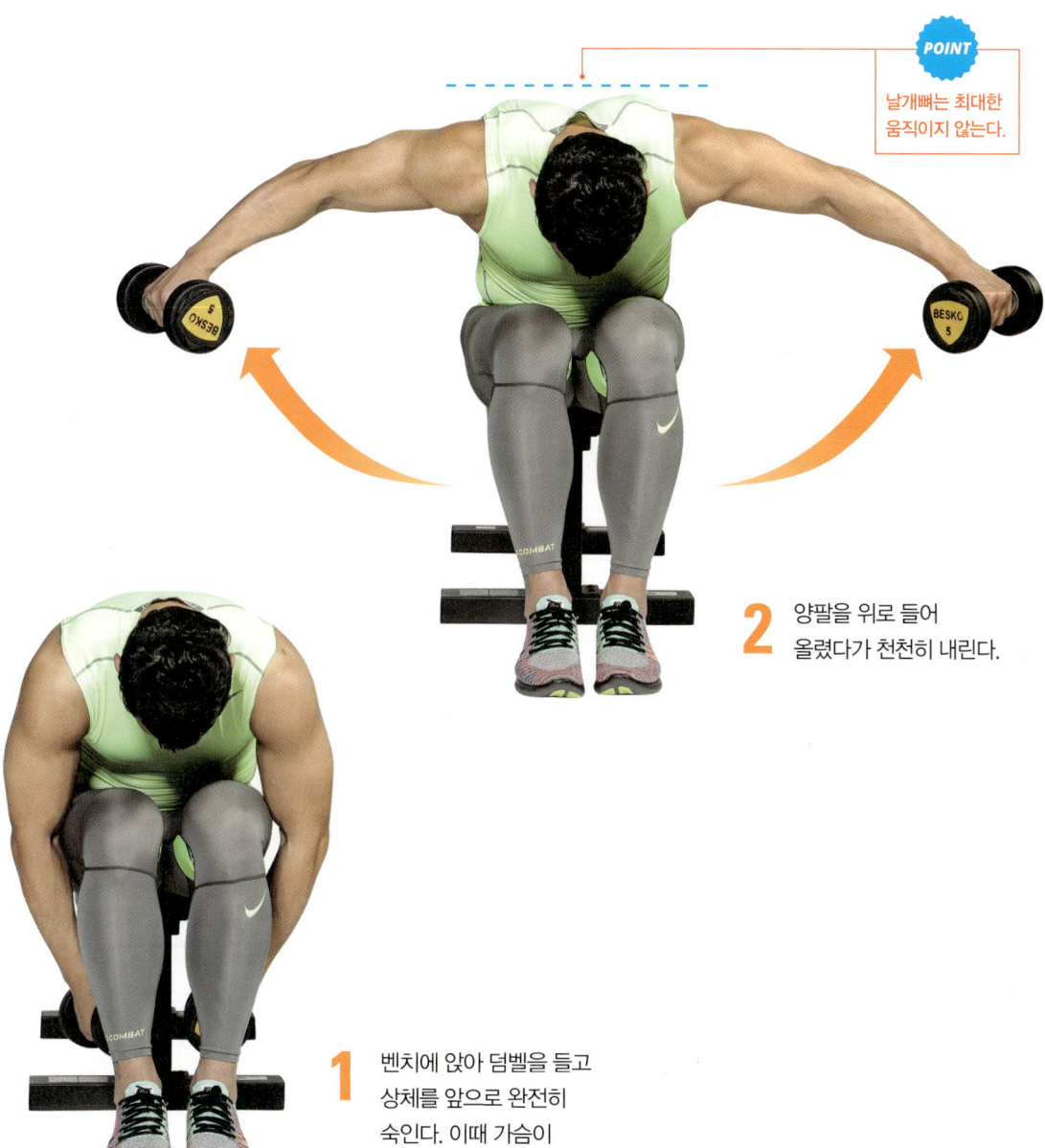

| 6주 차 수요일 WEDNESDAY | **덤벨 아놀드 프레스** | 운동횟수
12회씩
3세트 | 운동효과
삼각근 전체를 단련시켜 보다 더 강한 어깨를 만들어준다. | 운동부위
어깨 |

POINT 덤벨을 쥔 손바닥이 앞쪽을 향하도록 한다.

POINT 덤벨을 잡은 손등이 앞쪽을 향해야 한다.

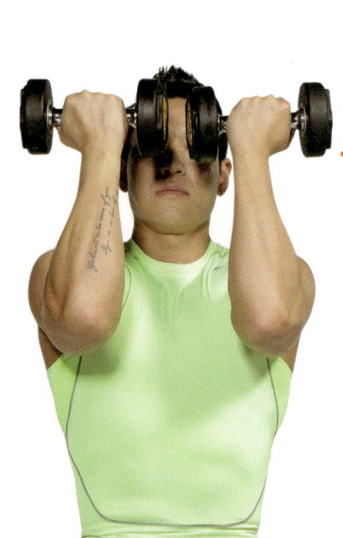

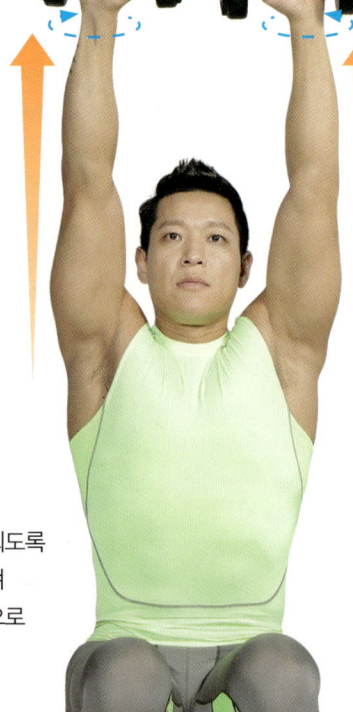

1 벤치에 앉아 양손으로 덤벨을 언더그립으로 잡고 팔꿈치를 90도 굽힌다. 덤벨을 눈높이에 위치시킨다.

2 오버그립이 되도록 손목을 비틀며 덤벨을 수직으로 밀어 올린다.

| 6주 차 수요일 WEDNESDAY | 바벨 비하인드 넥 프레스 | 운동횟수
12회씩
3세트 | 운동효과
삼각근 전체를 단련시켜 보다 더 강한 어깨를 만들어준다. | 운동부위
어깨 |

들숨 날숨

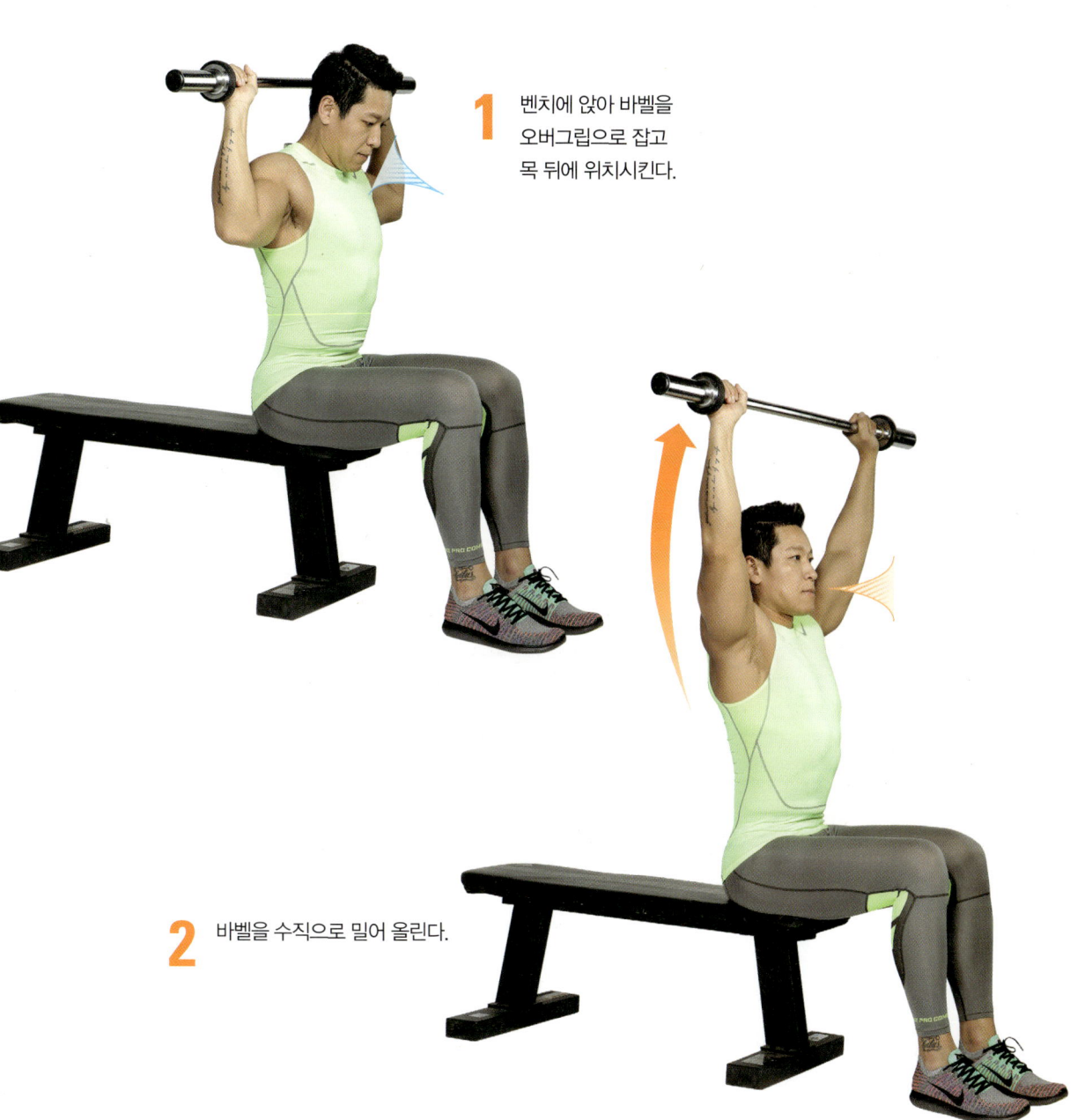

1 벤치에 앉아 바벨을 오버그립으로 잡고 목 뒤에 위치시킨다.

2 바벨을 수직으로 밀어 올린다.

바벨 스쿼트

6주 차 목요일 THURSDAY

운동횟수	운동효과	운동부위
10~15회씩 4세트	허벅지 전체 근육을 강하고 탄력 있게 만들어준다.	하체

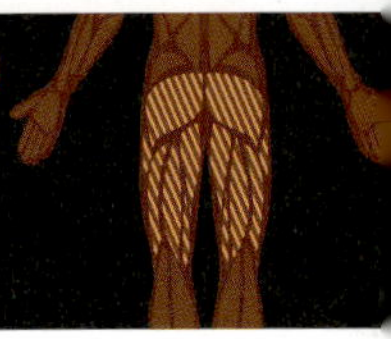

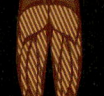

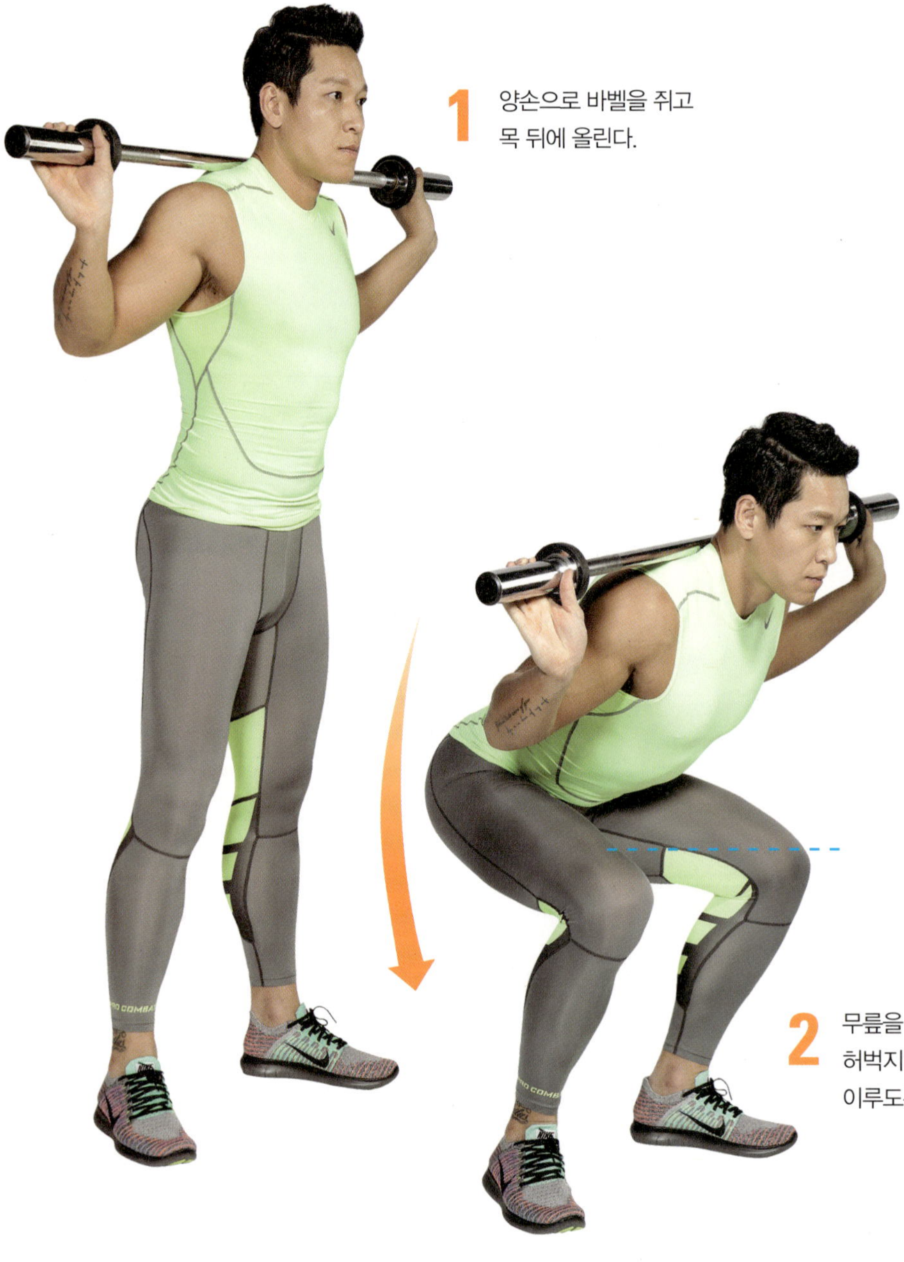

1 양손으로 바벨을 쥐고 목 뒤에 올린다.

2 무릎을 천천히 구부려 허벅지가 지면과 수평을 이루도록 한다.

| 6주 차 목요일 THURSDAY | 제자리 덤벨 런지 | 운동횟수
15회씩
4세트 | 운동효과
허벅지, 엉덩이의 근육을 강화시킨다. | 운동부위
하체 |

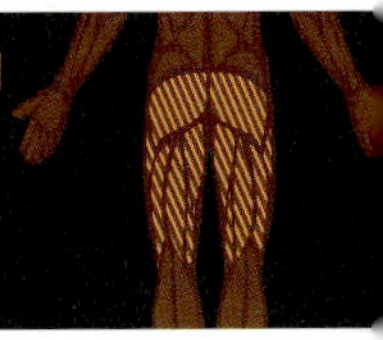

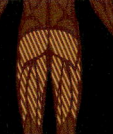

▶ 들숨 ◀ 날숨

1 다리를 앞뒤로 벌리고 선다. 이때 발끝은 정면을 향한다. 양손은 덤벨을 든다.

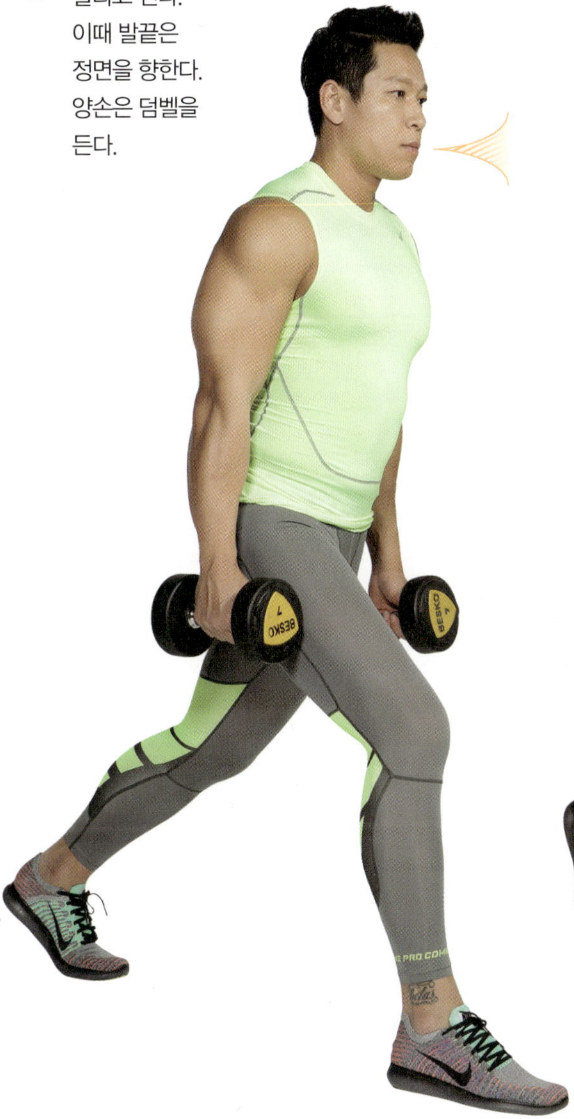

2 뒤쪽 다리의 무릎을 누르듯이 수직으로 구부렸다가, 다시 무릎을 펴며 일어선다. 반대쪽도 동일한 방법으로 실시한다.

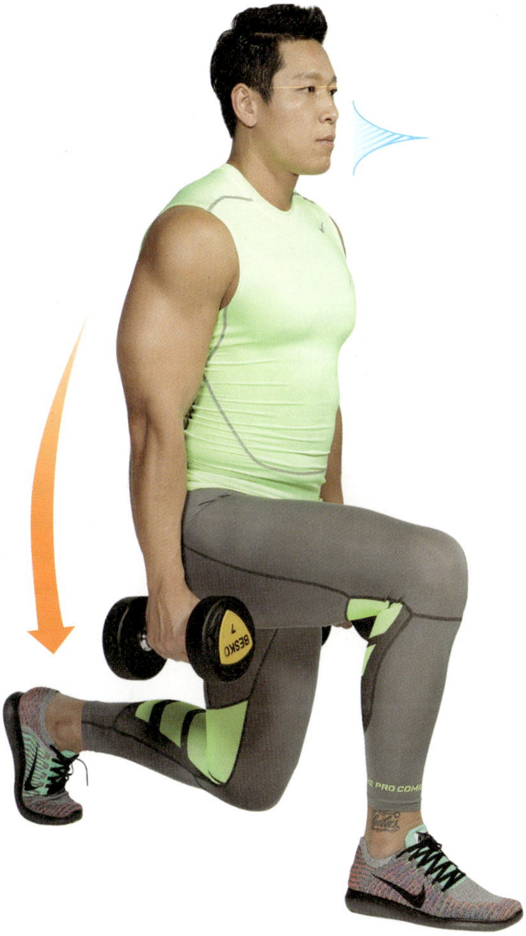

6주차 목요일 THURSDAY — 점핑 잭

운동횟수	운동효과	운동부위
20회씩 4세트	탄력 있는 허벅지를 만든다.	하체

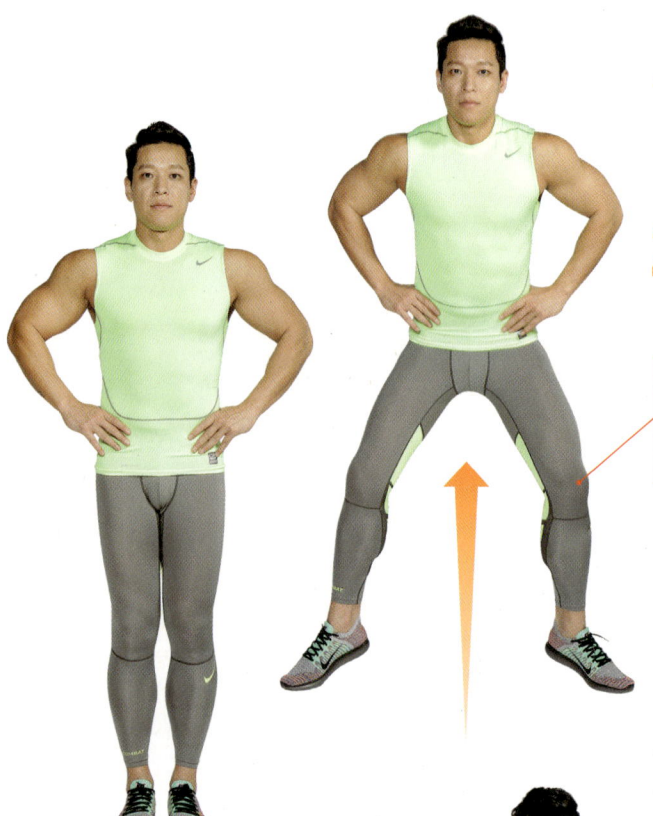

1 다리는 가지런히 모으고 손은 허리 위에 얹는다.

2 제자리에서 점프하며 동시에 다리를 넓게 벌린다.

POINT 무릎은 살짝 구부린다.

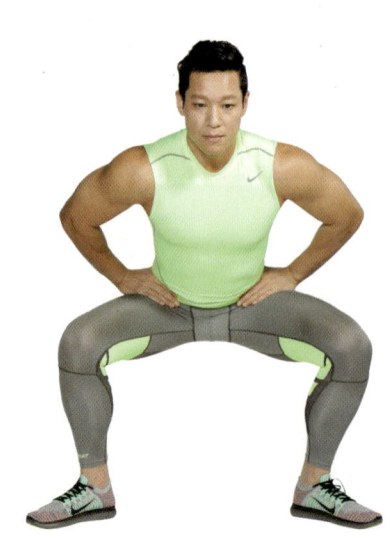
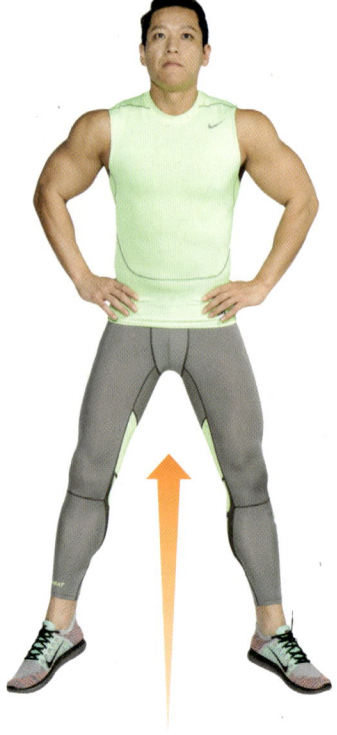

3 하체를 깊숙이 낮추어 무릎을 직각으로 구부린다.

4 손은 허리 위에 그대로 얹고 무릎을 펴며 힘차게 점프한다. 다리를 모으며 착지한다.

덤벨 스티프 데드리프트

6주 차 목요일 THURSDAY

운동횟수	운동효과	운동부위
15회씩 3세트	엉덩이, 허벅지 뒤쪽 근육을 발달시킨다.	하체

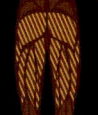

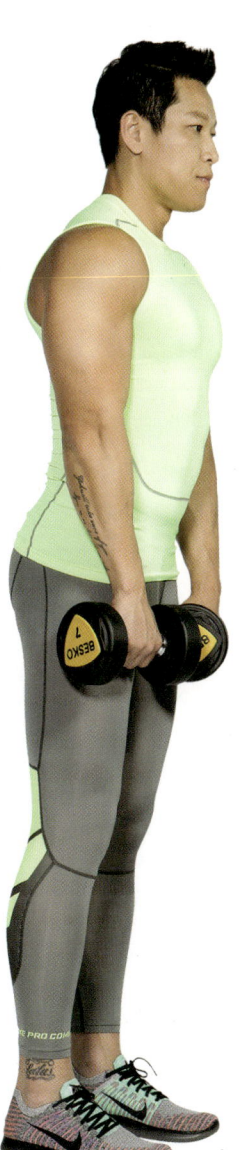

1 다리를 어깨너비로 벌리고 서서 덤벨을 든다. 덤벨을 몸 쪽에 붙이고 척추를 꼿꼿하게 편다.

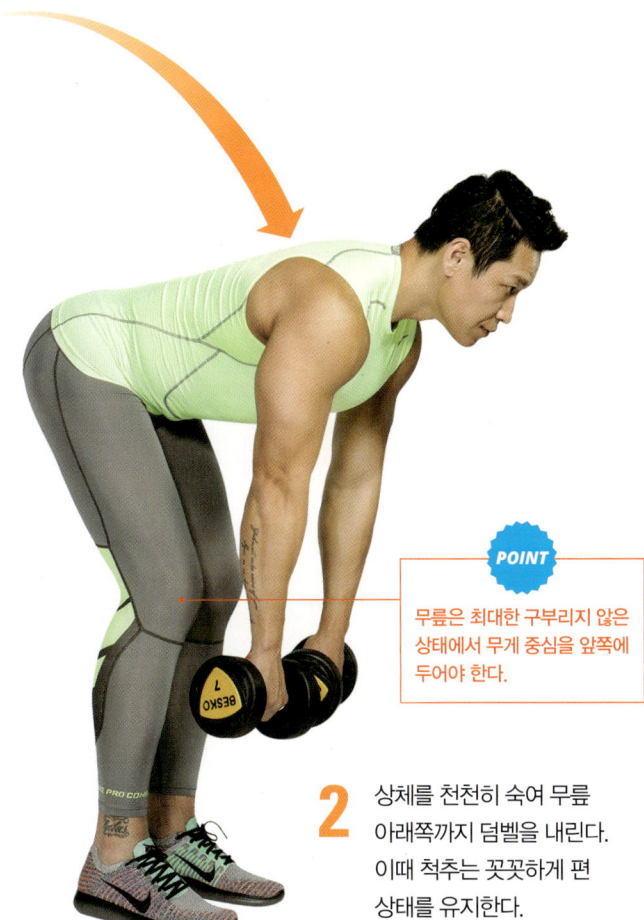

POINT 무릎은 최대한 구부리지 않은 상태에서 무게 중심을 앞쪽에 두어야 한다.

2 상체를 천천히 숙여 무릎 아래쪽까지 덤벨을 내린다. 이때 척추는 꼿꼿하게 편 상태를 유지한다.

6주 차 금요일 FRIDAY — 덤벨 숄더 프레스 + 스쿼트

운동횟수: 15회씩 3~4세트
운동효과: 허리 근육과 삼각근을 동시에 강화시킬 수 있다.
운동부위: 전신

1 덤벨을 들고 다리를 어깨너비로 벌리고 선다. 팔꿈치를 직각으로 굽혀 덤벨을 귀 옆에 위치시킨다.

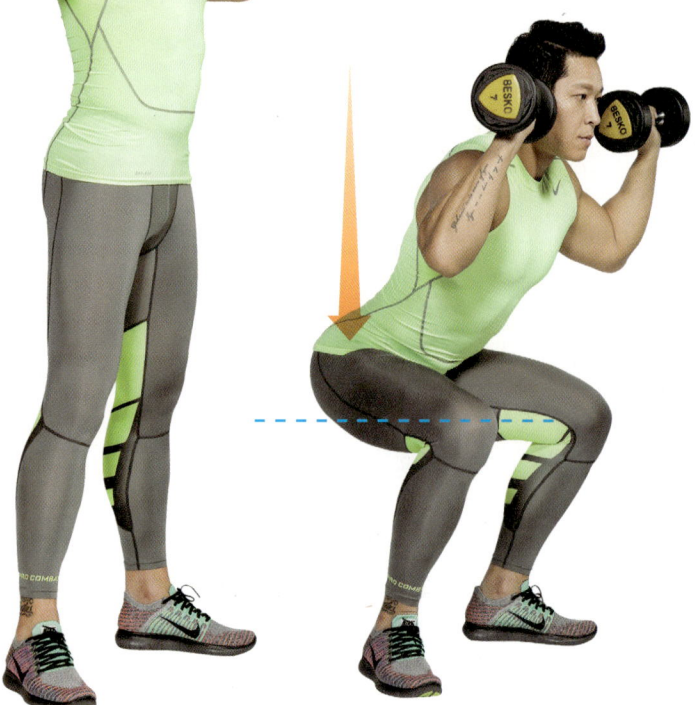

2 무릎을 천천히 구부려 허벅지가 지면과 수평을 이루도록 한다.

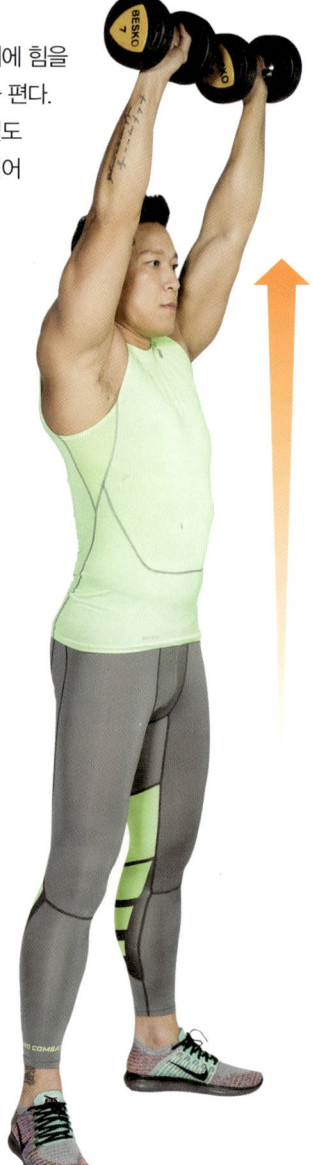

3 발바닥 전체에 힘을 주어 무릎을 편다. 동시에 덤벨도 수직으로 밀어 올린다.

| 6주 차 금요일 FRIDAY | 버피테스트 | 운동횟수 20회씩 3~4세트 | 운동효과 전신지구력, 심폐지구력 강화에 효과적이다. | 운동부위 전신  |

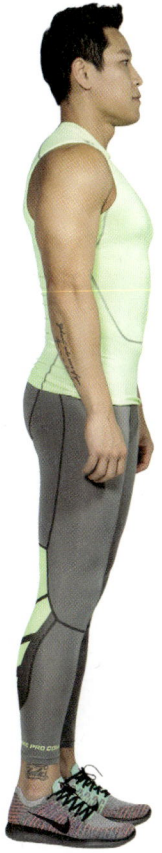

1 양쪽 다리를 어깨너비로 벌리고 선다.

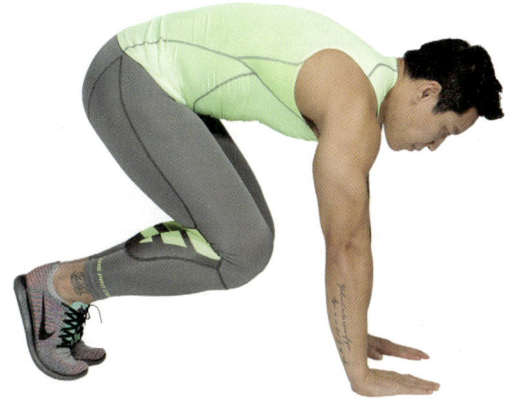

2 허리를 숙여 두 손으로 바닥을 짚는다.

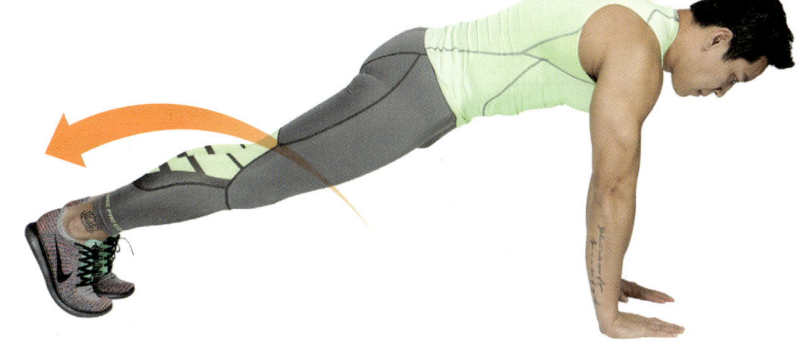

3 하반신만 점프하여 양쪽 다리를 뒤로 쭉 뻗는다.
다시 점프하여 양쪽 다리를 동시에 몸 쪽으로 끌어 당기고 일어난다.

| 6주 차 금요일 FRIDAY | 마운틴 클라이밍 | 운동횟수
15회씩
3~4세트 | 운동효과
팔, 엉덩이, 허벅지 근육을 동시에 단련시킨다. | 운동부위
전신 |

1 양손으로 벤치를 짚고 푸시업 자세를 취한 다음, 한쪽 다리를 가슴 방향으로 빠르게 끌어 당긴다.

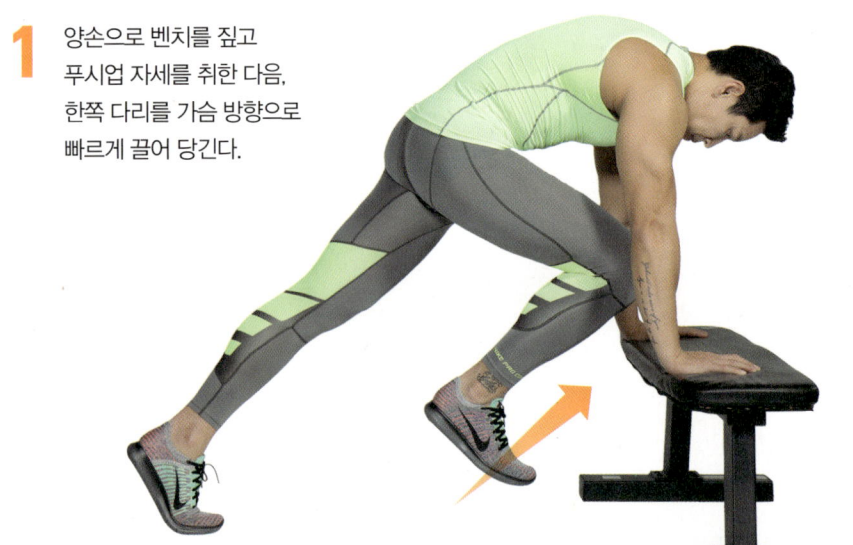

2 양팔로 몸을 지탱한 채 달리기를 하듯 양쪽 다리를 빠르게 교차시킨다.

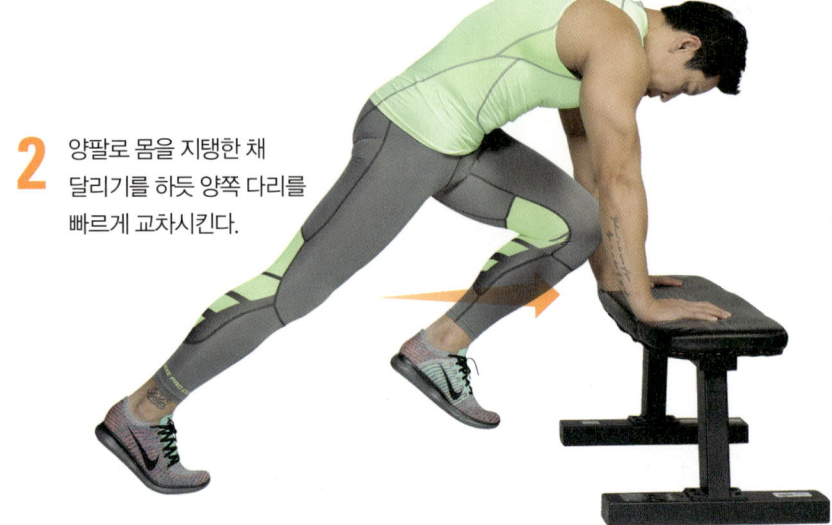

6주 차 금요일 FRIDAY — 리버스 크런치

운동횟수	운동효과	운동부위
20회씩 3~4세트	선명한 복근, 허리 힘을 길러준다.	복근

1 벤치에 누워 벤치 윗부분을 양손으로 잡는다. 다리를 들고 무릎을 살짝 구부린다.

POINT 초보자는 다리를 많이 내리지 말고, 들어 올리는 동작을 우선적으로 실시하도록 한다. 이후 서서히 강도를 높여준다.

2 복근에 강한 힘을 주어 다리를 들어 올린다. 허리가 벤치 바닥에서 10cm 정도 떨어질 때까지 골반을 둥글게 말아 올린다. 복부의 긴장을 유지하면서 다리를 천천히 내린다.

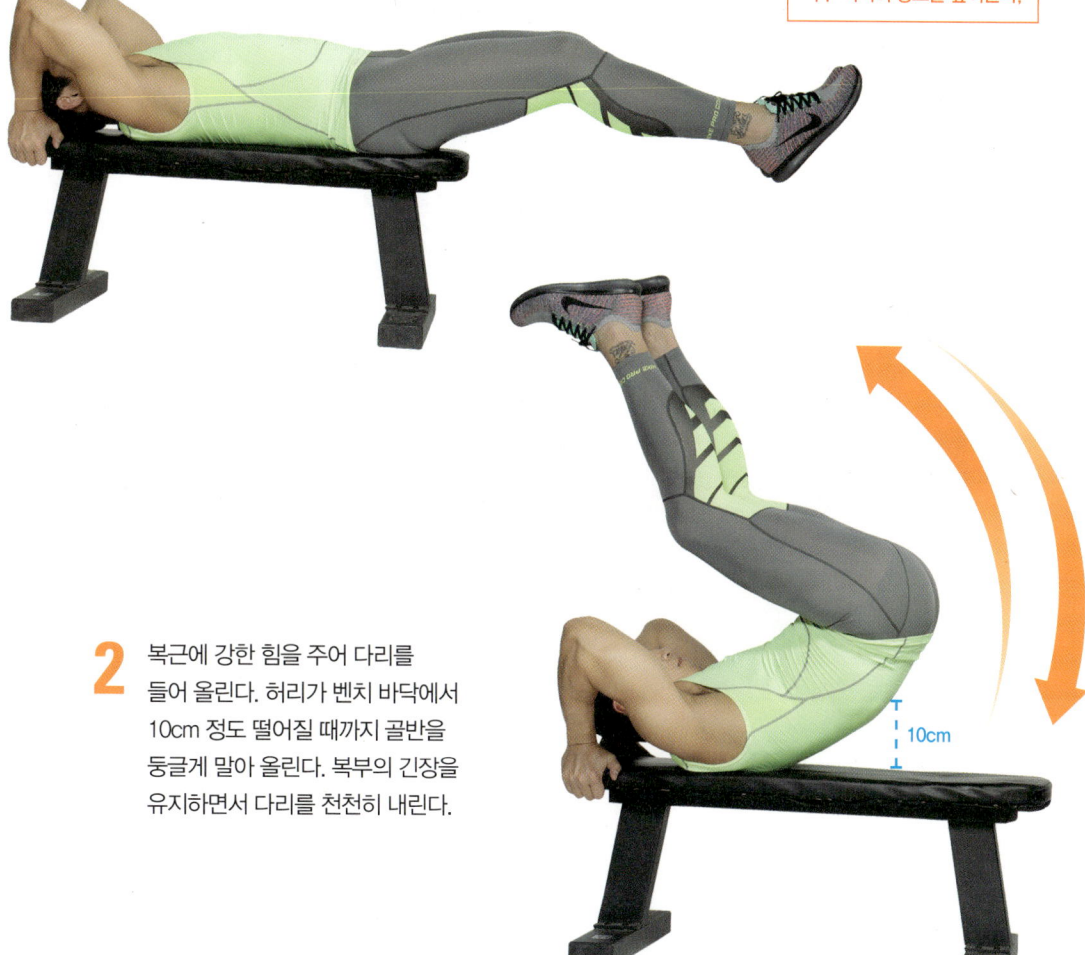

6주 차 금요일 FRIDAY
데드리프트 + 벤트 오버 로우

운동횟수: 15회씩 3~4세트
운동효과: 등과 팔 근육이 특히 발달된다.
운동부위: 전신

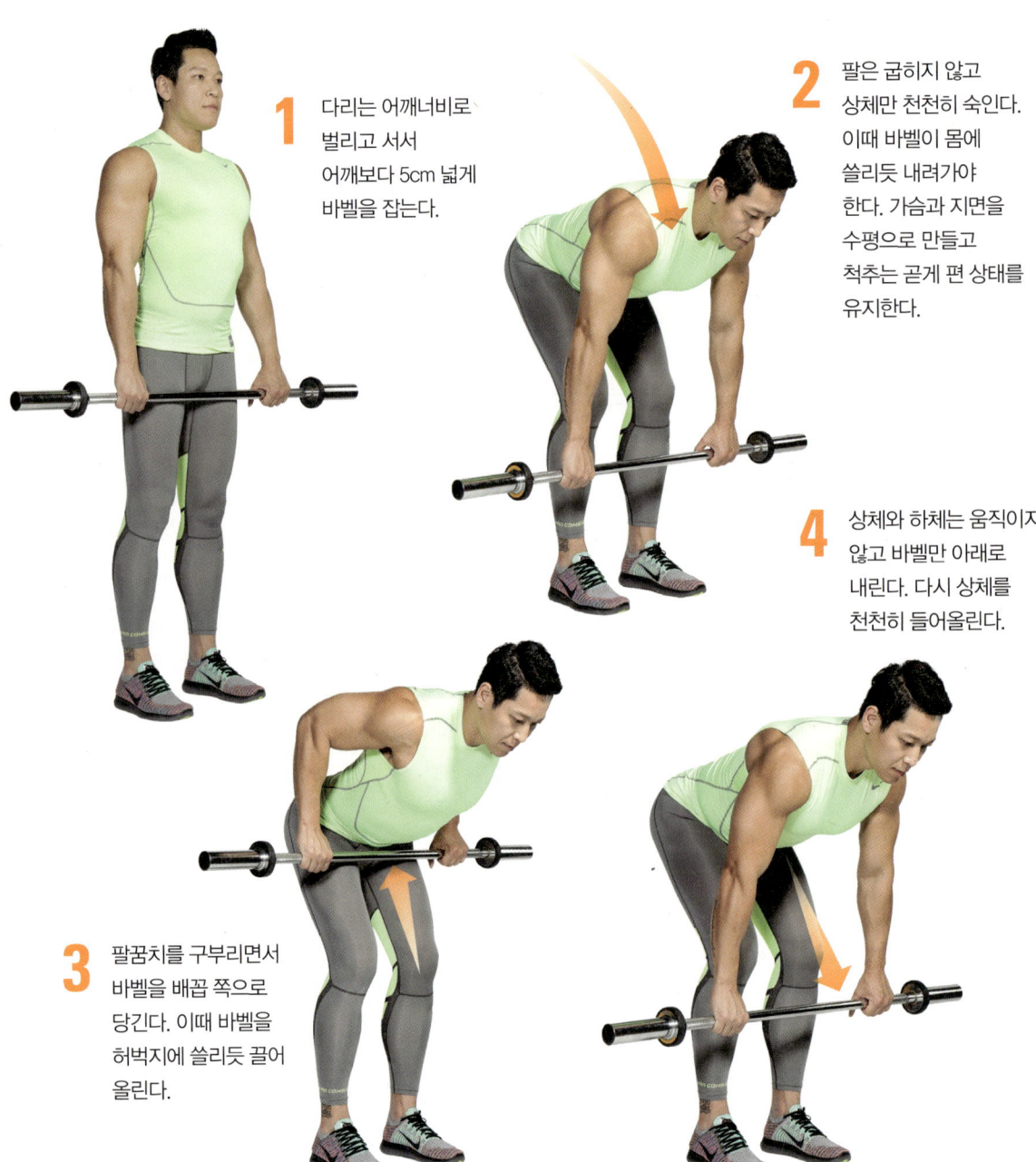

1. 다리는 어깨너비로 벌리고 서서 어깨보다 5cm 넓게 바벨을 잡는다.
2. 팔은 굽히지 않고 상체만 천천히 숙인다. 이때 바벨이 몸에 쓸리듯 내려가야 한다. 가슴과 지면을 수평으로 만들고 척추는 곧게 편 상태를 유지한다.
3. 팔꿈치를 구부리면서 바벨을 배꼽 쪽으로 당긴다. 이때 바벨을 허벅지에 쓸리듯 끌어 올린다.
4. 상체와 하체는 움직이지 않고 바벨만 아래로 내린다. 다시 상체를 천천히 들어올린다.

6주 차 금요일 FRIDAY — 덤벨 사이드 레이즈 + 런지

운동횟수	운동효과	운동부위
15회씩 3~4세트	어깨, 팔, 하체 근육을 골고루 단련시킨다.	전신

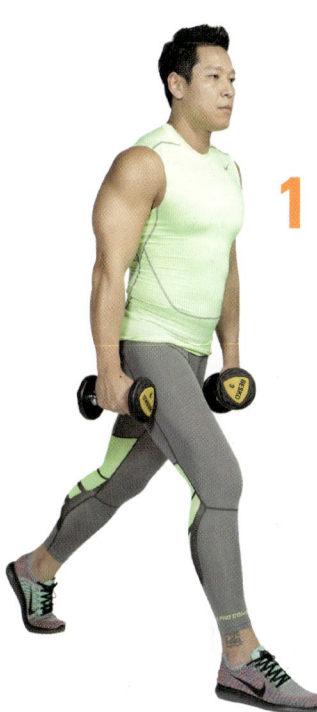

1 다리를 앞뒤로 벌리고 선다. 이때 발끝은 정면을 향한다. 양손은 덤벨을 든다.

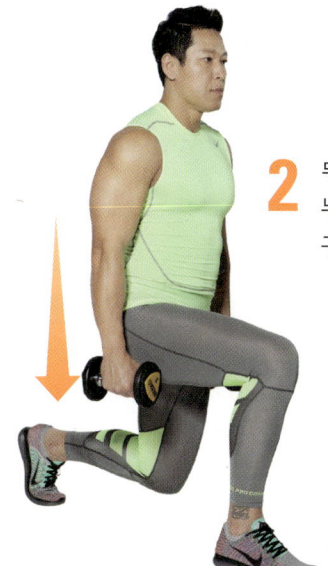

2 뒤쪽 다리의 무릎을 누르듯이 수직으로 구부린다.

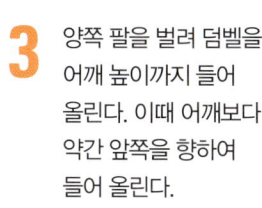

3 양쪽 팔을 벌려 덤벨을 어깨 높이까지 들어 올린다. 이때 어깨보다 약간 앞쪽을 향하여 들어 올린다.

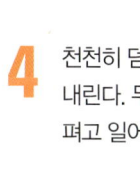

4 천천히 덤벨을 내린다. 무릎을 펴고 일어난다.

7th WEEK

7주 차 운동법

운동 목표

7주 차는 몸이 탄탄하게 다져지면서 근육의 라인이 살아나는 시기이다. 스스로에게 지속적인 동기를 부여하고, 난이도 높은 동작들에 집중하여 근지구력을 키우는 데 중점을 두자.

주의 사항

변화된 몸 상태를 오래 유지하고 싶다면 조급하게 생각하지 말고 꾸준히 운동하는 것이 중요하다. 올바른 운동 습관이 몸에 배도록 노력한다.

운동 포인트

변형 동작의 수가 늘어난 만큼 강한 체력과 근력이 필요하다. 동작 하나하나에 집중하고 올바른 식단을 지키는 것이 가장 중요하다.

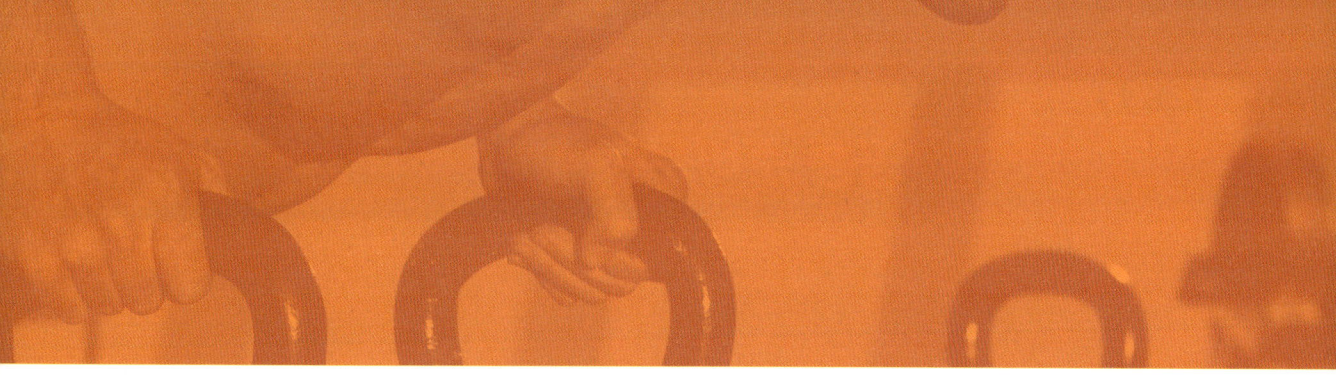

운동 플랜

요일	부위	종목	중량	1세트 횟수	세트 수
월요일	가슴	푸시업	맨몸운동	20~30회	3
		플랫 덤벨 프레스 + 스퀴즈 프레스	10kg	12~15회	4
		덤벨 풀오버	13kg	15회	3
		밴드 크로스 오버	밴드	20~30회	4
	이두	컨센트레이션 컬	3~5kg	12회	3
		인클라인 덤벨 해머 컬	5kg	15회	4
화요일	등	바벨 데드리프트	30kg	15~20회	4
		덤벨 벤트 오버 로우	10kg	20회	4
		밴드 하이풀리 다운	밴드	15회	3
		팔 펴고 백 익스텐션	맨몸운동	15~20회	4
	삼두	시티드 원 암 덤벨 오버헤드 익스텐션	5kg	15회	3
		밴드 프레스 다운	밴드	20회	4
수요일	어깨	밴드 프런트 래터럴 레이즈	밴드	20회	3
		밴드 사이드 래터럴 레이즈	밴드	20회	3
		벤트 오버 래터럴 레이즈	4kg	15회	4
		덤벨 아놀드 프레스	10kg	15회	3
목요일	하체	덤벨 프런트 스쿼트	10kg	20회	3
		원 레그 데드리프트	맨몸운동	20회	3
		사이드 런지	맨몸운동	20회	4
		점핑 잭	맨몸운동	20회	4
금요일	전신	암 워킹 + 푸시업	맨몸운동	12회	4
	어깨	프런트 레이즈 + 사이드 레이즈	3~5kg	15~20회	4
	복근	오블리크 크런치	맨몸운동	20~30회	4
	하체	워킹 런지	맨몸운동	15회	4
	전신	스파이더맨 푸시업	맨몸운동	15회	3
	가슴	클로즈 그립 푸시업	맨몸운동	15~20회	4

7주 차
준비운동
공통 준비운동

주의 사항
① 어려운 동작이 추가되었기 때문에 몸 상태를 수시로 체크한다.
② 매일매일 거르지 않고 실시한다.

① 바닥 짚고 버피테스트 + 바깥쪽 킥 + 스쿼트
BURPEE TEST + OUTSIDE KICK + SQUAT — 15회씩 3세트 / 참고 70p.

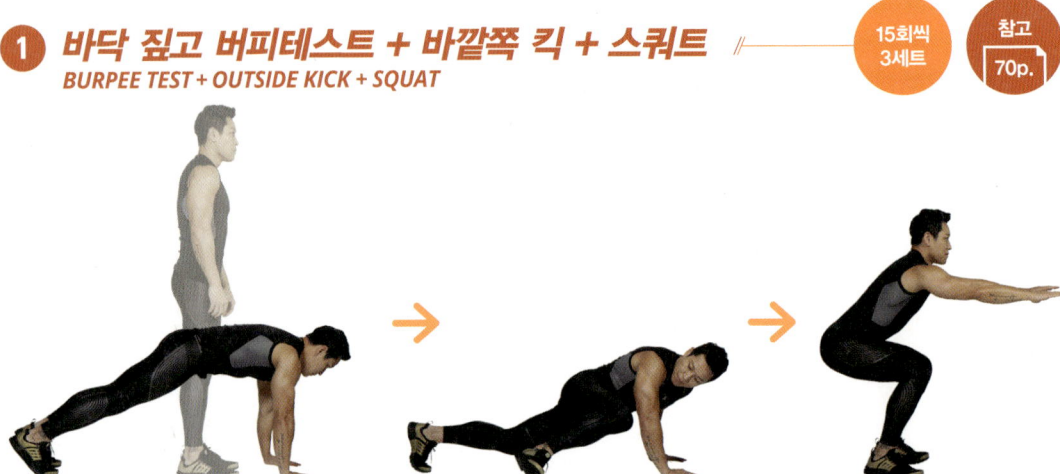

② 바닥에서 엘보우 플랭크
ELBOW PLANK — 1분씩 3세트 / 참고 74p.

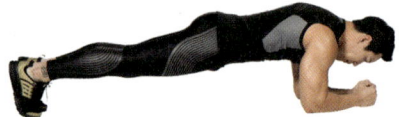

③ 바닥에서 푸시업
PUSH-UP

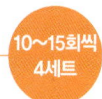 10~15회씩 4세트
 참고 79p.

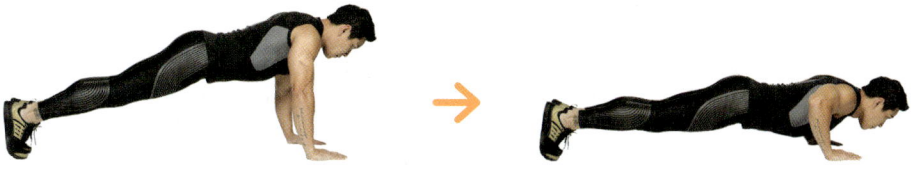

④ 팔, 다리 펴기 + 크런치
CRUNCH

 15회씩 3세트
 참고 83p.

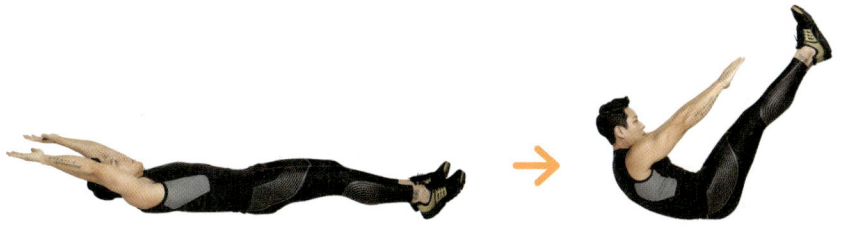

⑤ 오블리크 크런치
OBLIQUE CRUNCH

 15회씩 3세트
 참고 84p.

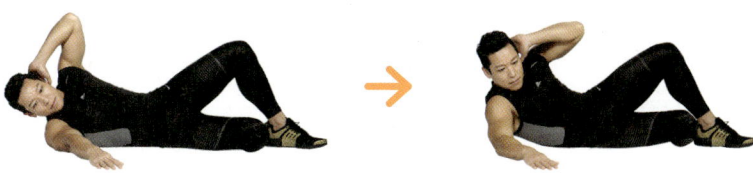

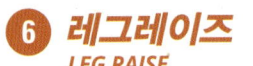 **6 레그레이즈**
LEG RAISE

 15회씩 3세트
 참고 85p.

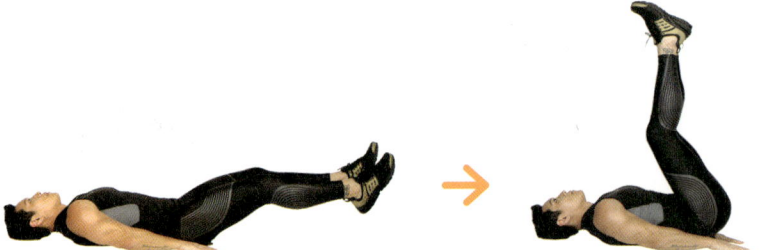

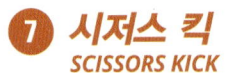 **7 시저스 킥**
SCISSORS KICK

 20회씩 3세트
 참고 86p.

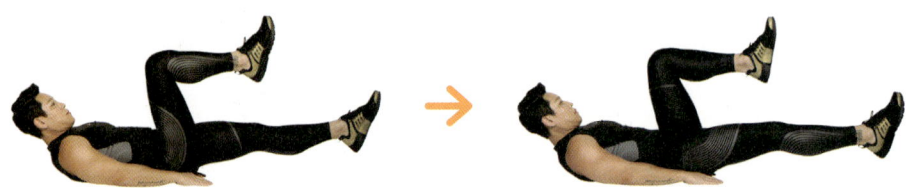

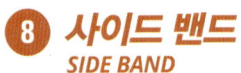 **8 사이드 밴드**
SIDE BAND

 20회씩 3세트
 참고 87p.

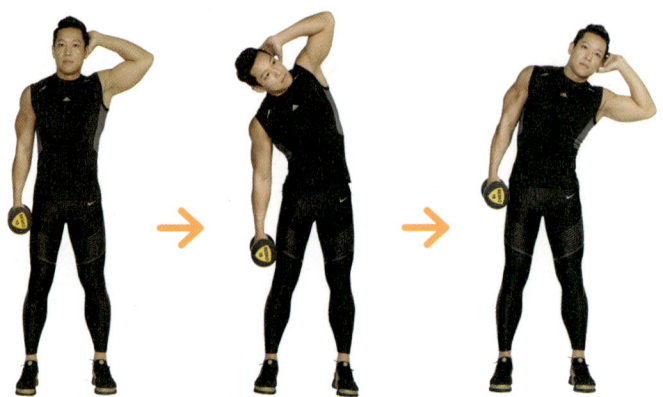

7주 차 준비운동
어깨, 가슴 운동 전 준비운동

주의 사항
1. 어깨, 가슴 운동 전에 반드시 실시하여 통증, 부상, 피로도를 줄인다.
2. 상체, 하체는 고정시킨 채 실시한다.

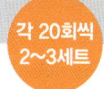 각 20회씩 2~3세트

 참고 56p.

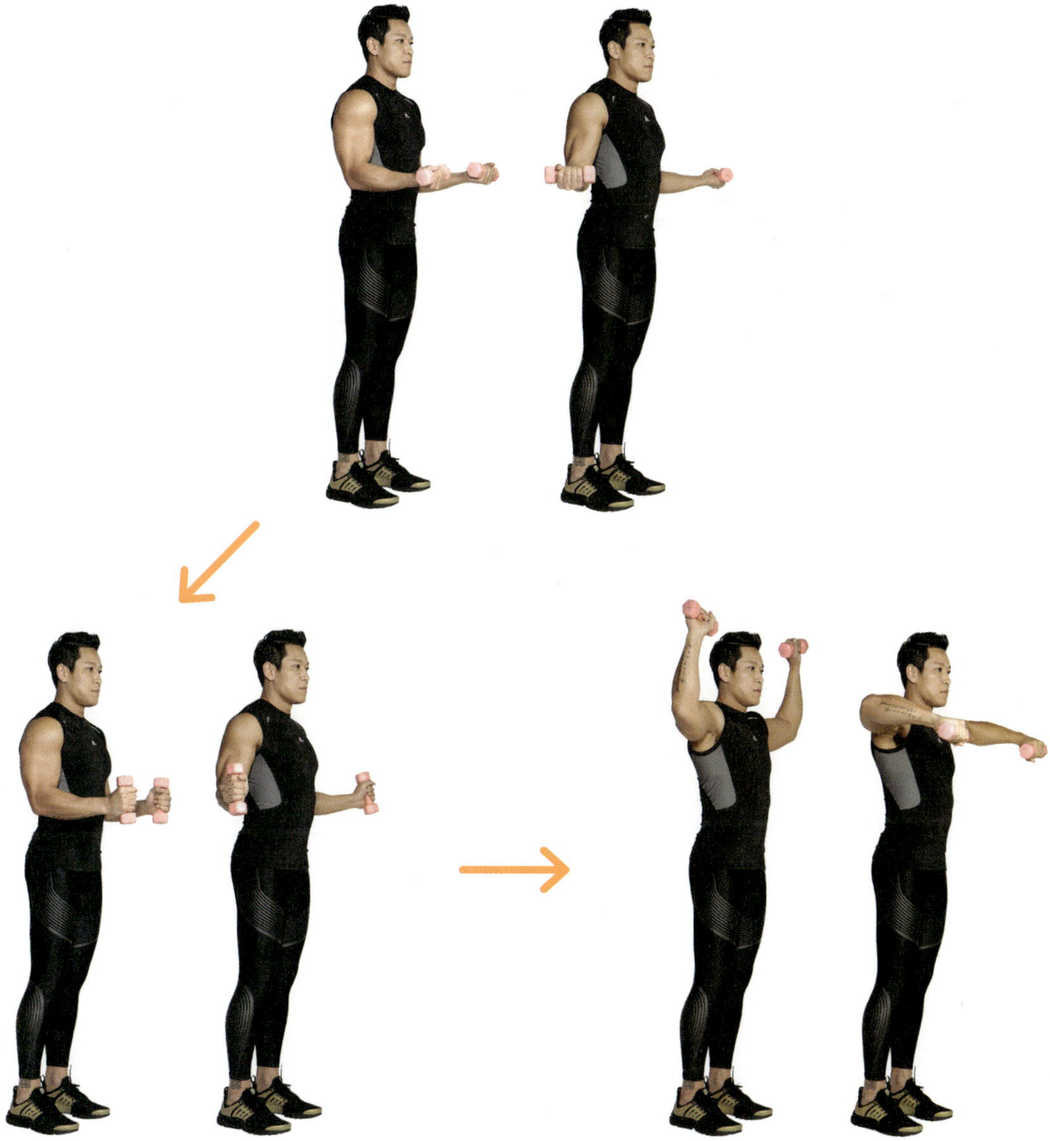

| 7주 차 월요일 MONDAY | 푸시업 | 운동횟수
20~30회씩
3세트 | 운동효과
가슴, 어깨 근육을
동시에 단련시킨다. | 운동부위
가슴 |

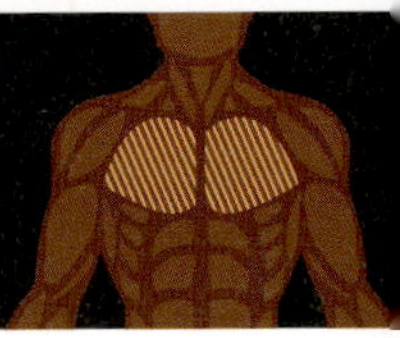

▼들숨 ▲날숨

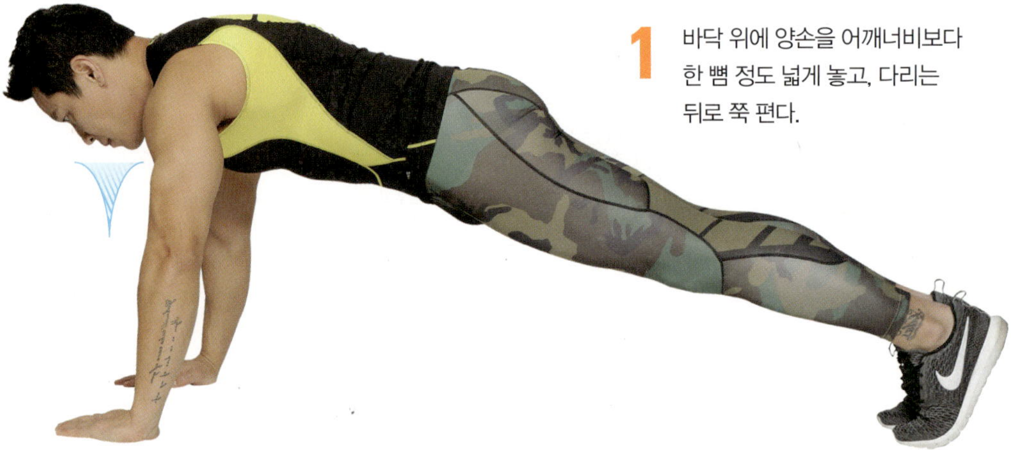

1. 바닥 위에 양손을 어깨너비보다 한 뼘 정도 넓게 놓고, 다리는 뒤로 쭉 편다.

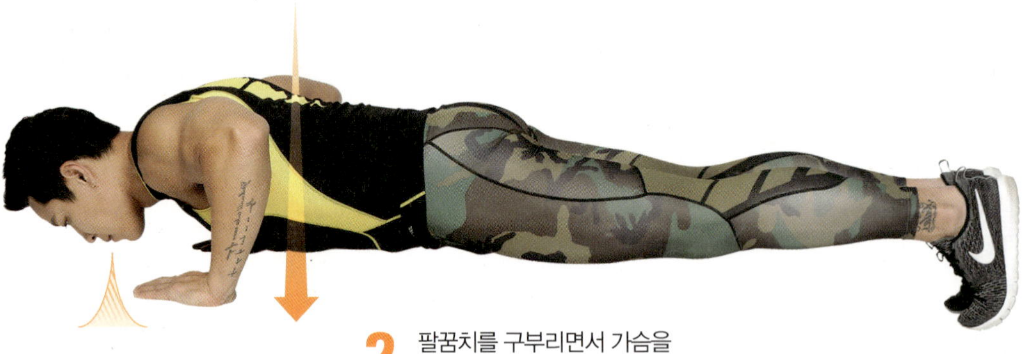

2. 팔꿈치를 구부리면서 가슴을 바닥 쪽으로 내린다.

7주 차 월요일 MONDAY

플랫 덤벨 프레스 + 스퀴즈 프레스

운동횟수	운동효과	운동부위
12~15회씩 4세트	가슴 근육이 전체적으로 발달한다.	가슴

🧍 들숨 Y 날숨

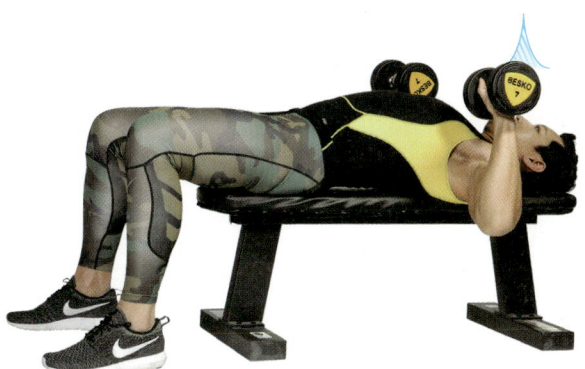

1 벤치에 덤벨을 들고 눕는다. 덤벨을 천천히 겨드랑이 쪽으로 내린다.

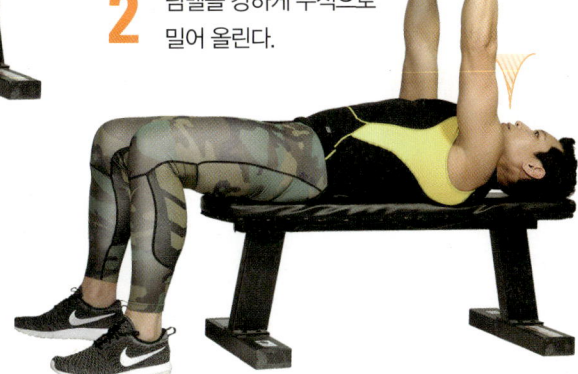

2 덤벨을 강하게 수직으로 밀어 올린다.

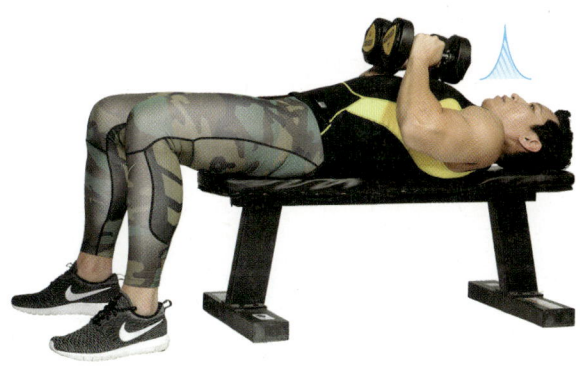

3 패러럴그립으로 바꾸어 덤벨을 천천히 명치 위로 내린다.

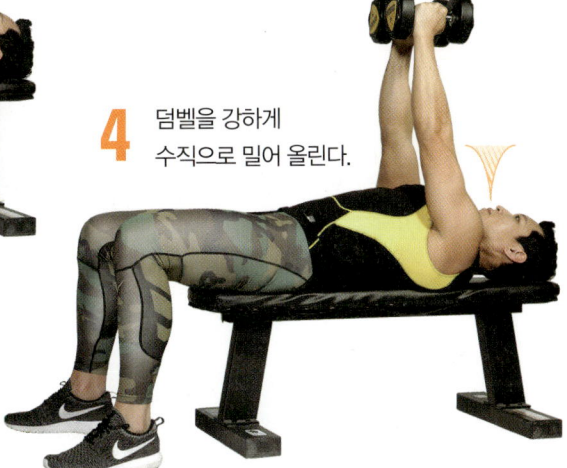

4 덤벨을 강하게 수직으로 밀어 올린다.

덤벨 풀오버

7주 차 월요일 MONDAY

운동횟수	운동효과	운동부위
15회씩 3세트	대흉근과 광배근이 동시에 발달된다.	가슴

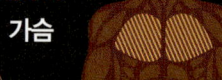

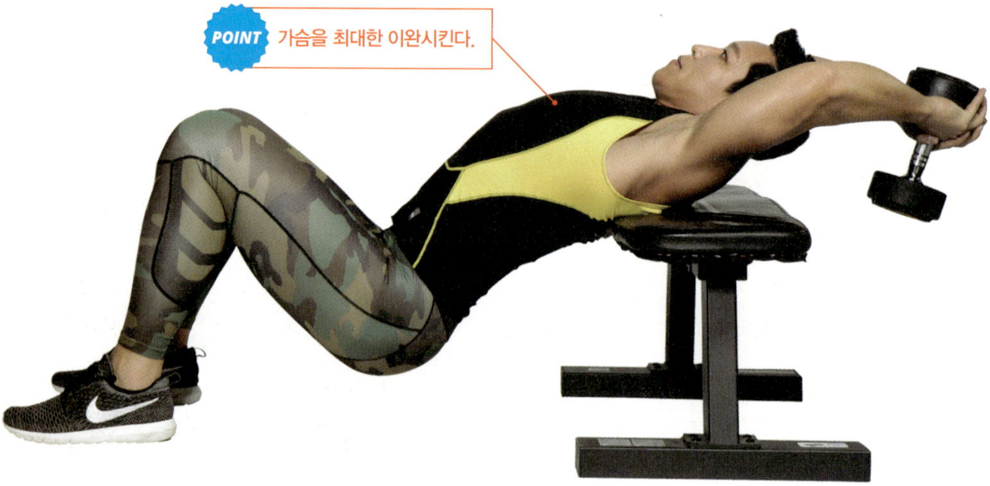

POINT 가슴을 최대한 이완시킨다.

1 벤치에 등을 대고 다리와 엉덩이는 낮춘 채 중심을 유지한다. 양손으로 덤벨 윗부분을 잡고 머리 뒤로 넘긴다.

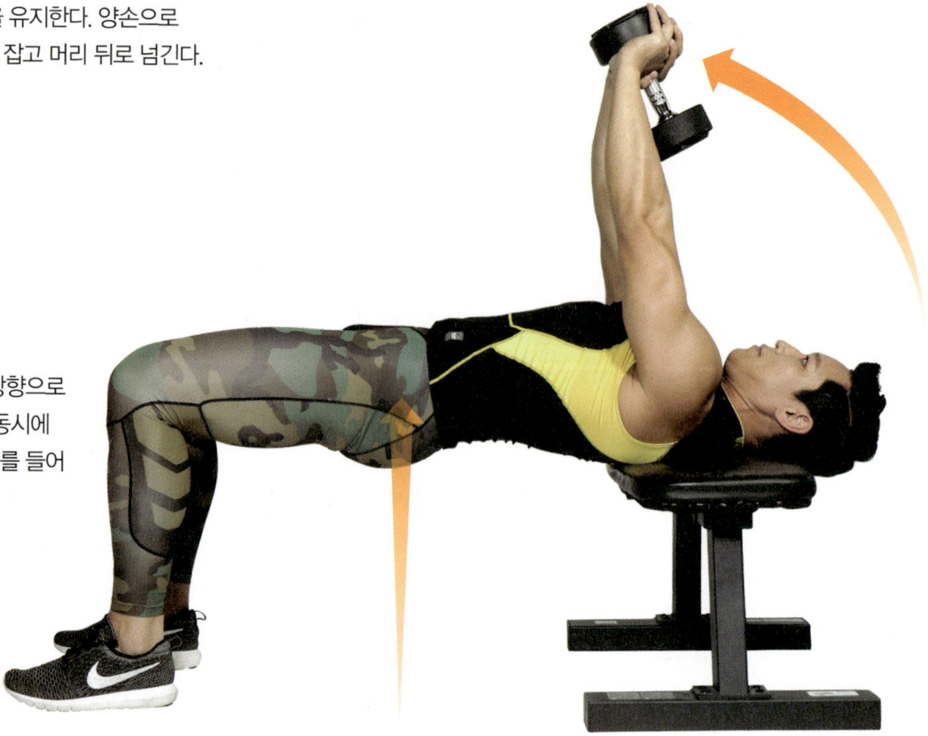

2 덤벨을 배꼽 방향으로 들어 올린다. 동시에 다리와 엉덩이를 들어 올린다.

밴드 크로스 오버

7주 차 월요일 MONDAY

운동횟수	운동효과	운동부위
20~30회씩 4세트	넓고 탄탄한 가슴 근육뿐만 아니라 속근육도 발달시켜준다.	가슴

들숨 ▶ 날숨 ◀

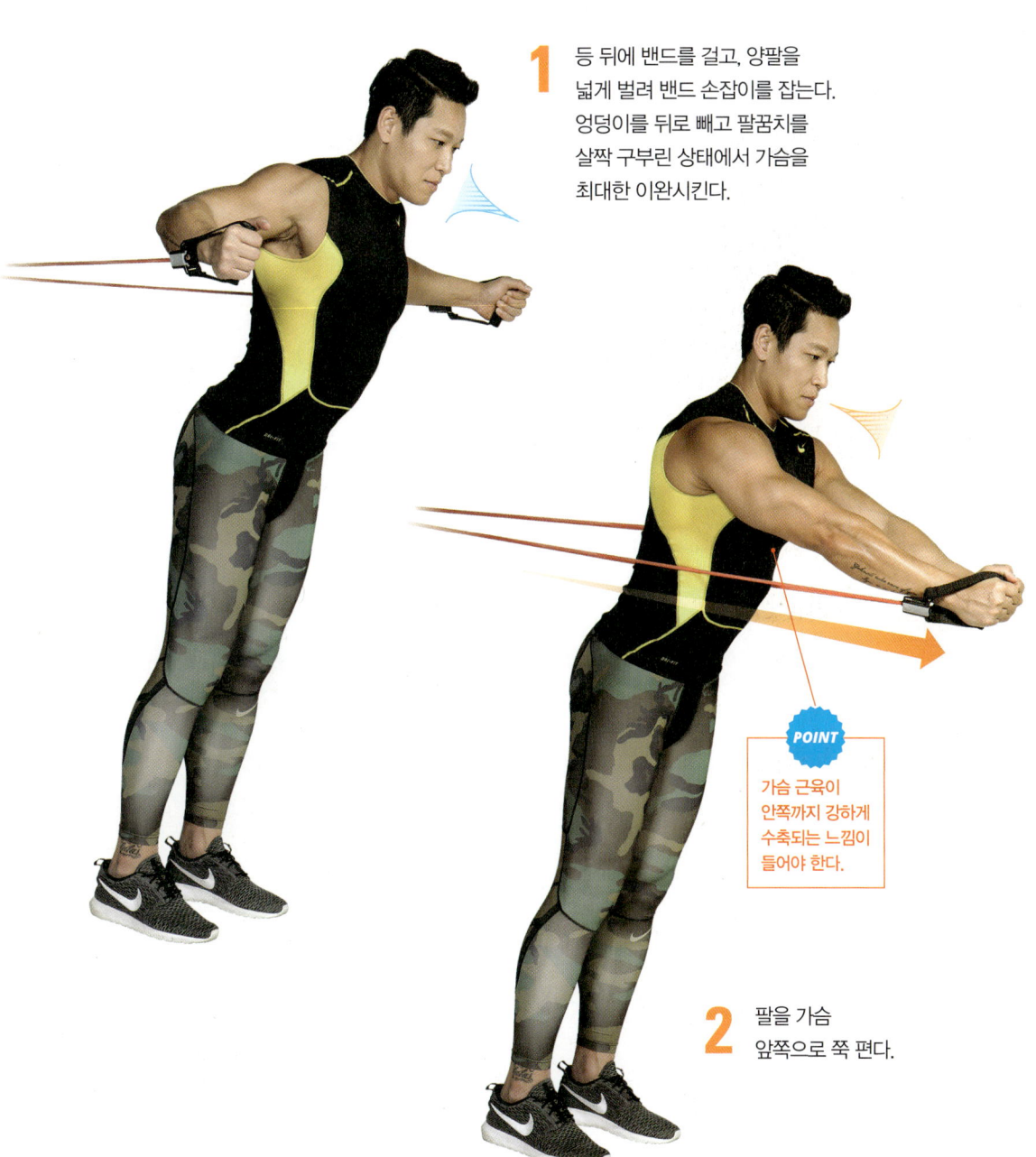

1 등 뒤에 밴드를 걸고, 양팔을 넓게 벌려 밴드 손잡이를 잡는다. 엉덩이를 뒤로 빼고 팔꿈치를 살짝 구부린 상태에서 가슴을 최대한 이완시킨다.

POINT 가슴 근육이 안쪽까지 강하게 수축되는 느낌이 들어야 한다.

2 팔을 가슴 앞쪽으로 쭉 편다.

컨센트레이션 컬

7주 차 월요일 MONDAY

운동횟수	운동효과	운동부위
12회씩 3세트	상완이두근을 더욱 볼록하게 만들어준다.	이두

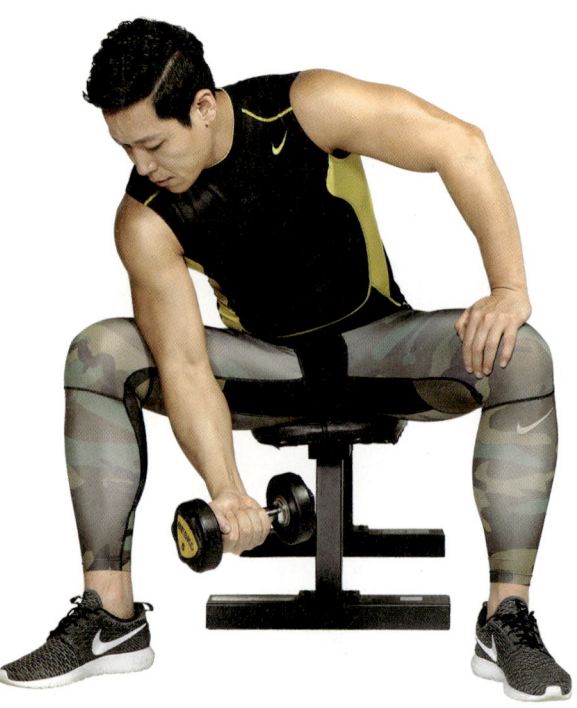

1 벤치 끝에 앉아서 허벅지 안쪽으로 팔을 지지시킨 상태로 덤벨을 든다.

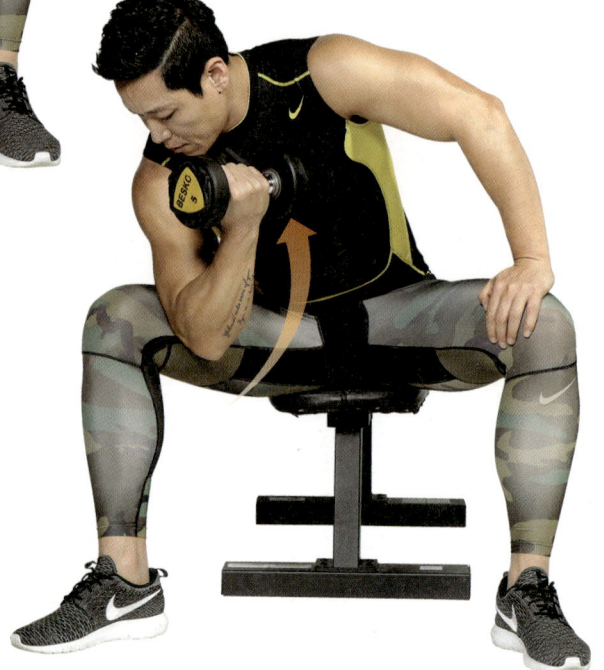

2 팔꿈치를 구부려 덤벨을 어깨까지 끌어 당긴다. 반대쪽도 동일한 방법으로 실시한다.

| 7주 차 월요일 MONDAY | 인클라인 덤벨 해머 컬 | 운동횟수: 15회씩 4세트 | 운동효과: 상완이두근과 상완요골근을 함께 단련시킨다. | 운동부위: 이두 |

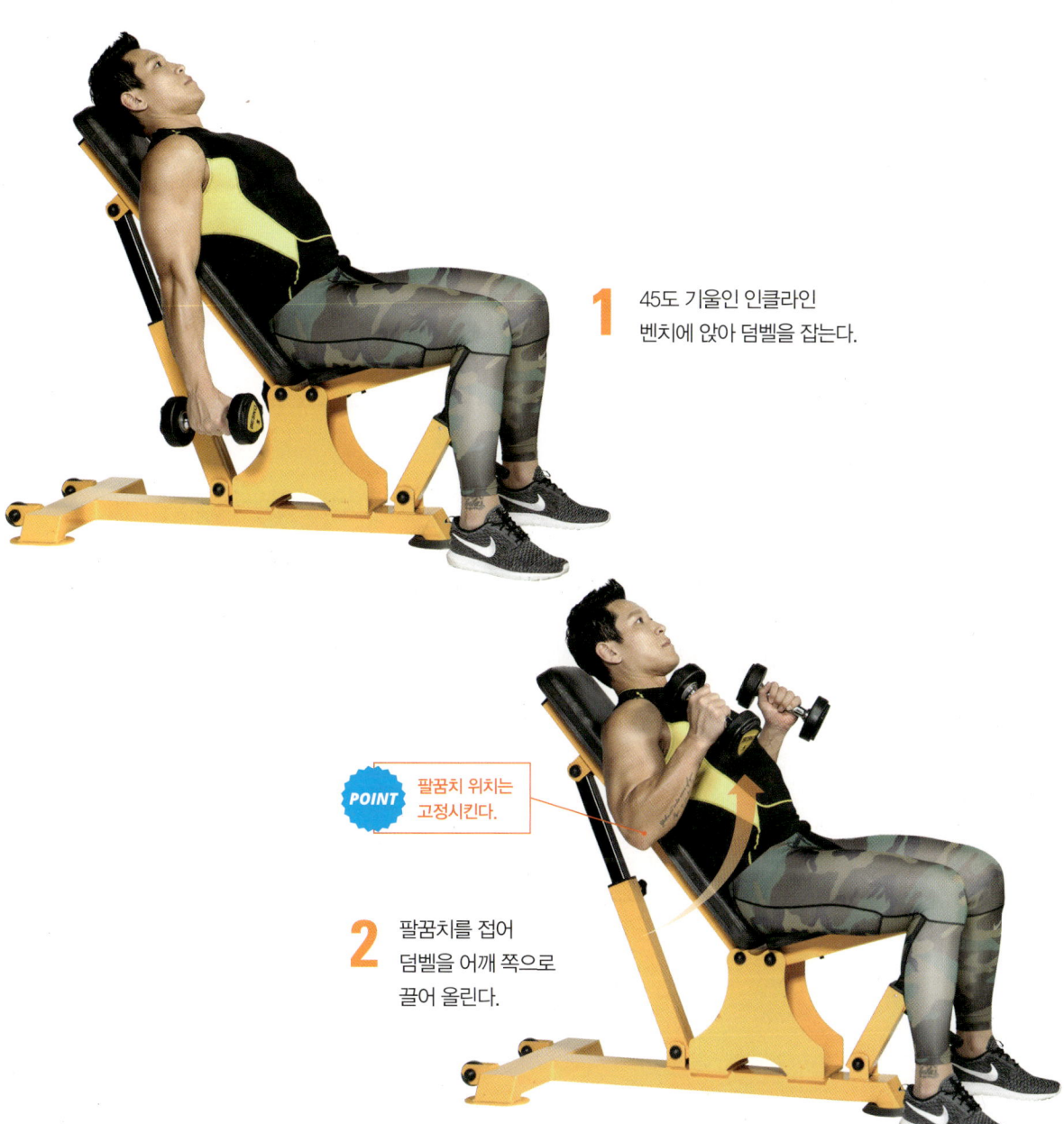

1 45도 기울인 인클라인 벤치에 앉아 덤벨을 잡는다.

POINT 팔꿈치 위치는 고정시킨다.

2 팔꿈치를 접어 덤벨을 어깨 쪽으로 끌어 올린다.

7주 차 화요일 TUESDAY — 바벨 데드리프트

운동횟수	운동효과	운동부위
15~20회씩 4세트	등, 엉덩이 근육을 함께 강화시킨다.	등

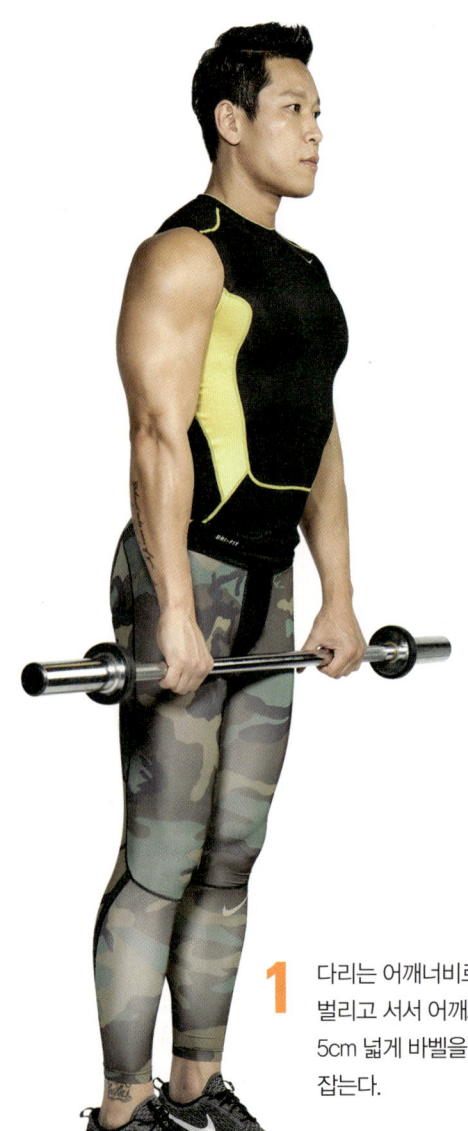

1 다리는 어깨너비로 벌리고 서서 어깨보다 5cm 넓게 바벨을 잡는다.

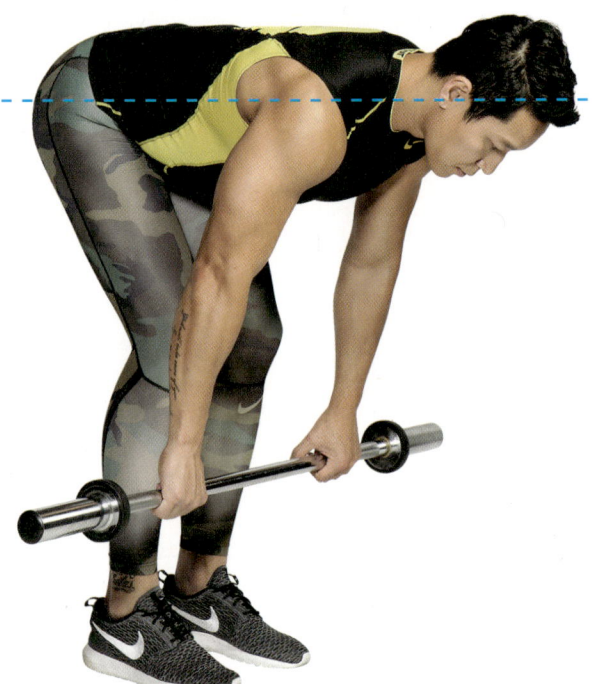

2 상체를 천천히 숙이며 무릎을 약간 구부린다. 이때 바벨이 몸에 쓸리듯 내려가야 한다. 가슴이 지면과 수평이 되면, 다시 척추를 펴면서 올라온다.

7주 차 화요일 TUESDAY — 덤벨 벤트 오버 로우

운동횟수	운동효과	운동부위
20회씩 4세트	상체 기울기에 따라 등 전체를 골고루 발달시킬 수 있다.	등

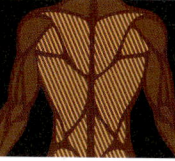

▽ 들숨 ▷ 날숨

POINT 등을 강하게 수축시킨다.

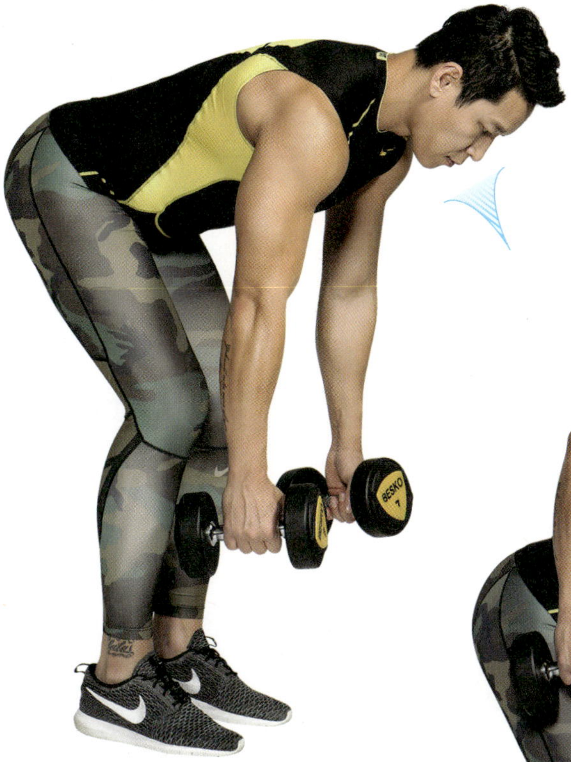

1 다리는 어깨너비로 벌리고 무릎은 살짝 구부린 채 상체는 45도 앞으로 숙인다. 덤벨은 무릎 높이에 위치한다.

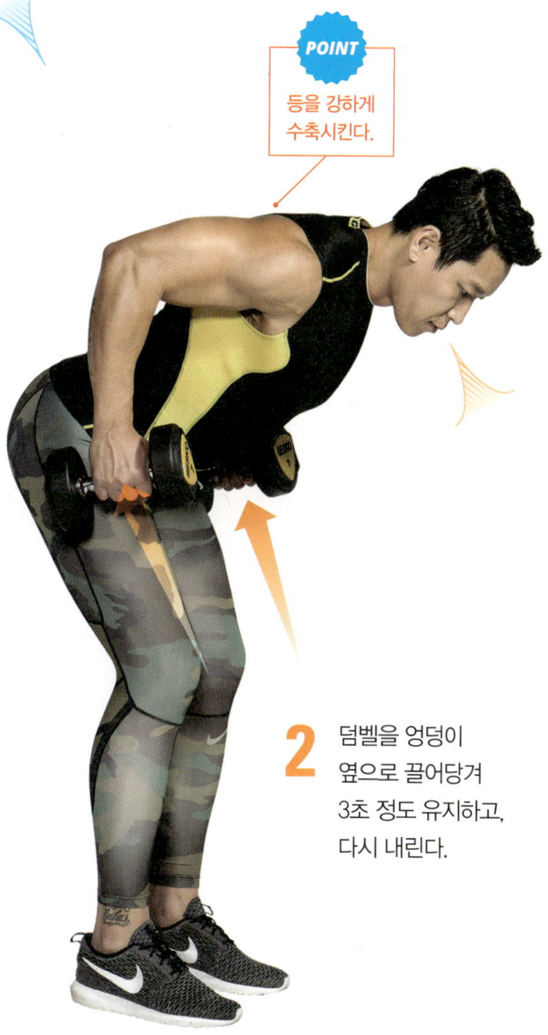

2 덤벨을 엉덩이 옆으로 끌어당겨 3초 정도 유지하고, 다시 내린다.

| 7주 차
화요일
TUESDAY | 밴드 하이풀리 다운 | 운동횟수
15회씩
3세트 | 운동효과
등 전체에 스트레칭 효과가 있으며, 삼두근도 자극된다. | 운동부위
등 |

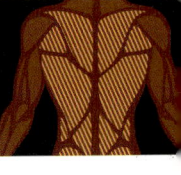

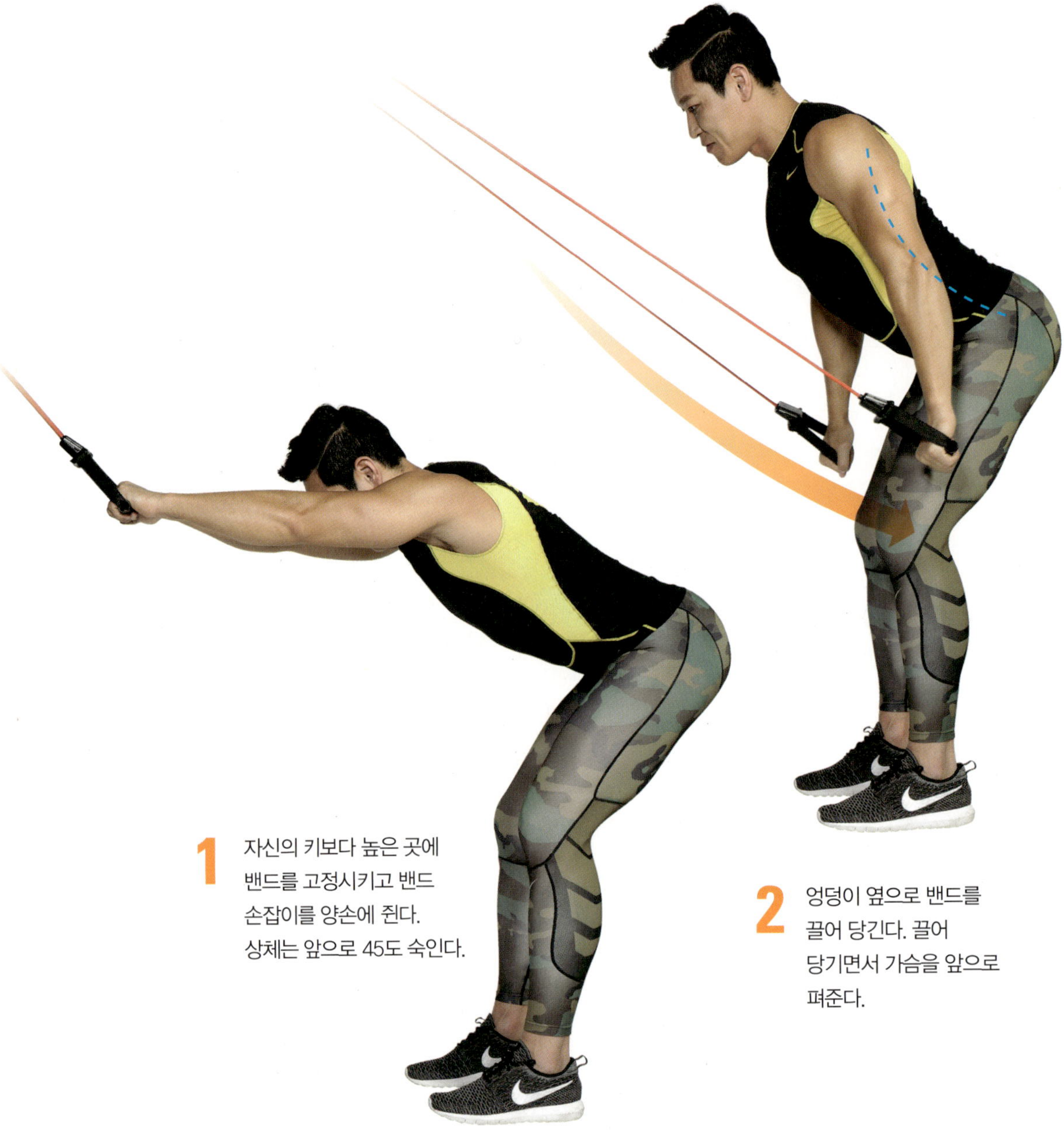

1 자신의 키보다 높은 곳에 밴드를 고정시키고 밴드 손잡이를 양손에 쥔다. 상체는 앞으로 45도 숙인다.

2 엉덩이 옆으로 밴드를 끌어 당긴다. 끌어 당기면서 가슴을 앞으로 펴준다.

7주 차 화요일 TUESDAY — 팔 펴고 백 익스텐션

운동횟수: 15~20회씩 4세트
운동효과: 척추기립근을 강화시킨다.
운동부위: 등

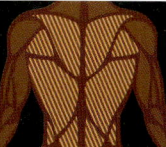

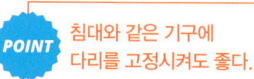

POINT 침대와 같은 기구에 다리를 고정시켜도 좋다.

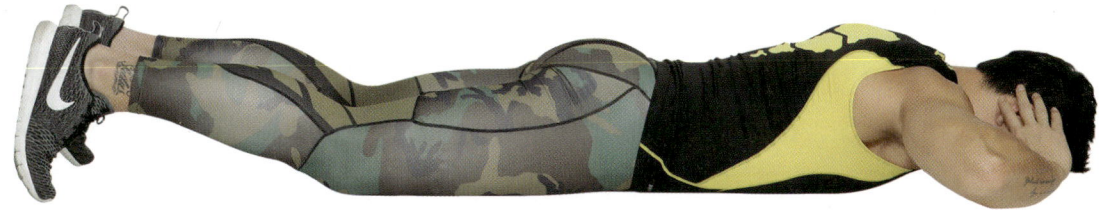

1 바닥에 엎드린 채 양손은 귀를 감싼다.

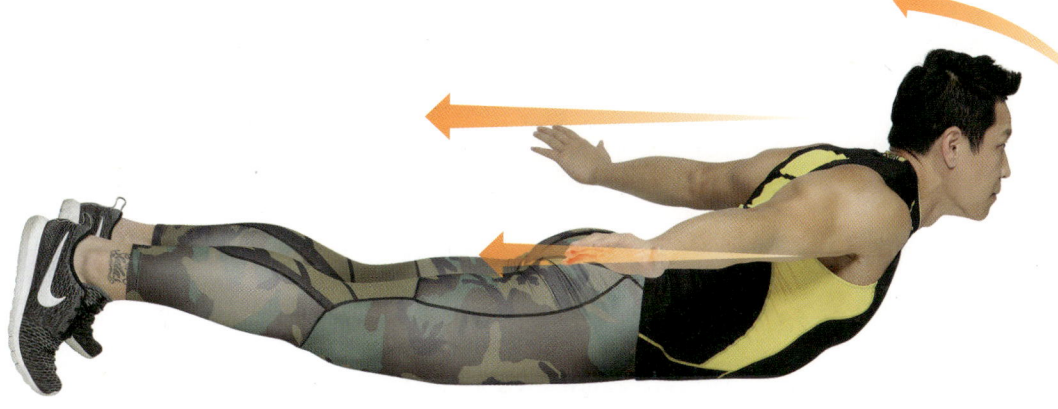

2 바닥에서 상체를 강하게 들어 올린다. 이때 팔을 뒤로 쭉 뻗어 등 근육을 강하게 수축시킨다.

시티드 원 암 덤벨 오버헤드 익스텐션

7주 차 화요일 TUESDAY

운동횟수	운동효과	운동부위
15회씩 3세트	상완삼두근을 크고 단단하게 만든다.	삼두

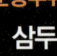

1 벤치에 앉아 덤벨을 수직으로 든다. 반대쪽 손으로 지지해주어도 좋다.

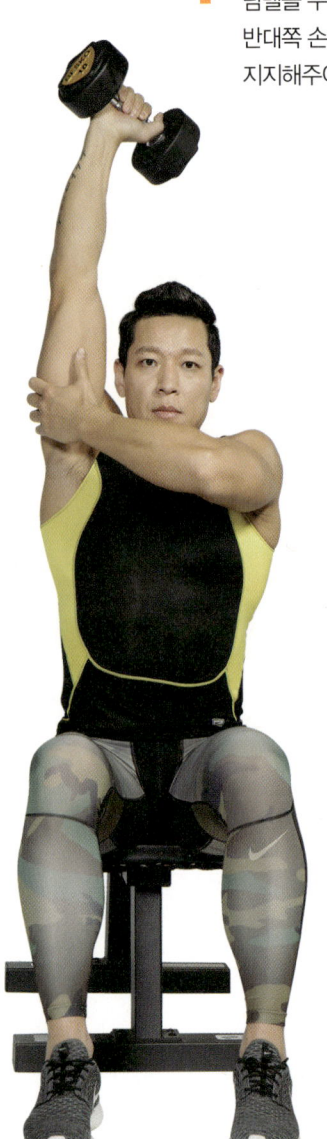

측면에서 본 모습
덤벨을 반대쪽 귀 뒤로 내린다.

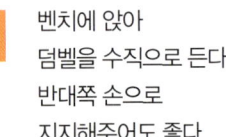

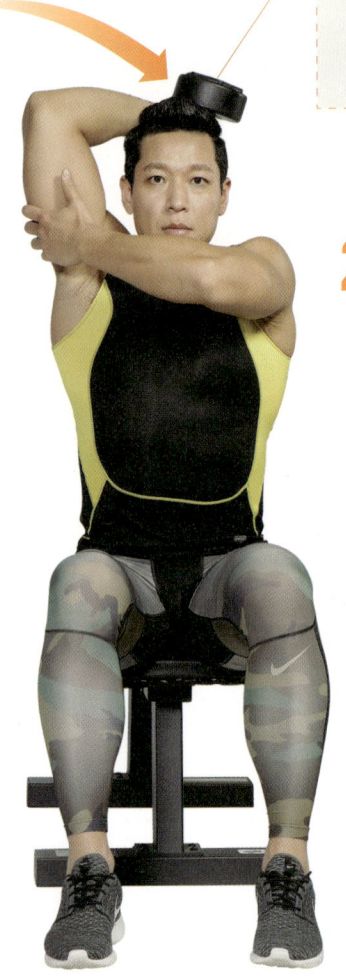

2 덤벨이 머리 뒤로 넘어가도록 팔꿈치를 직각으로 굽힌다. 반대쪽도 동일한 방법으로 실시한다.

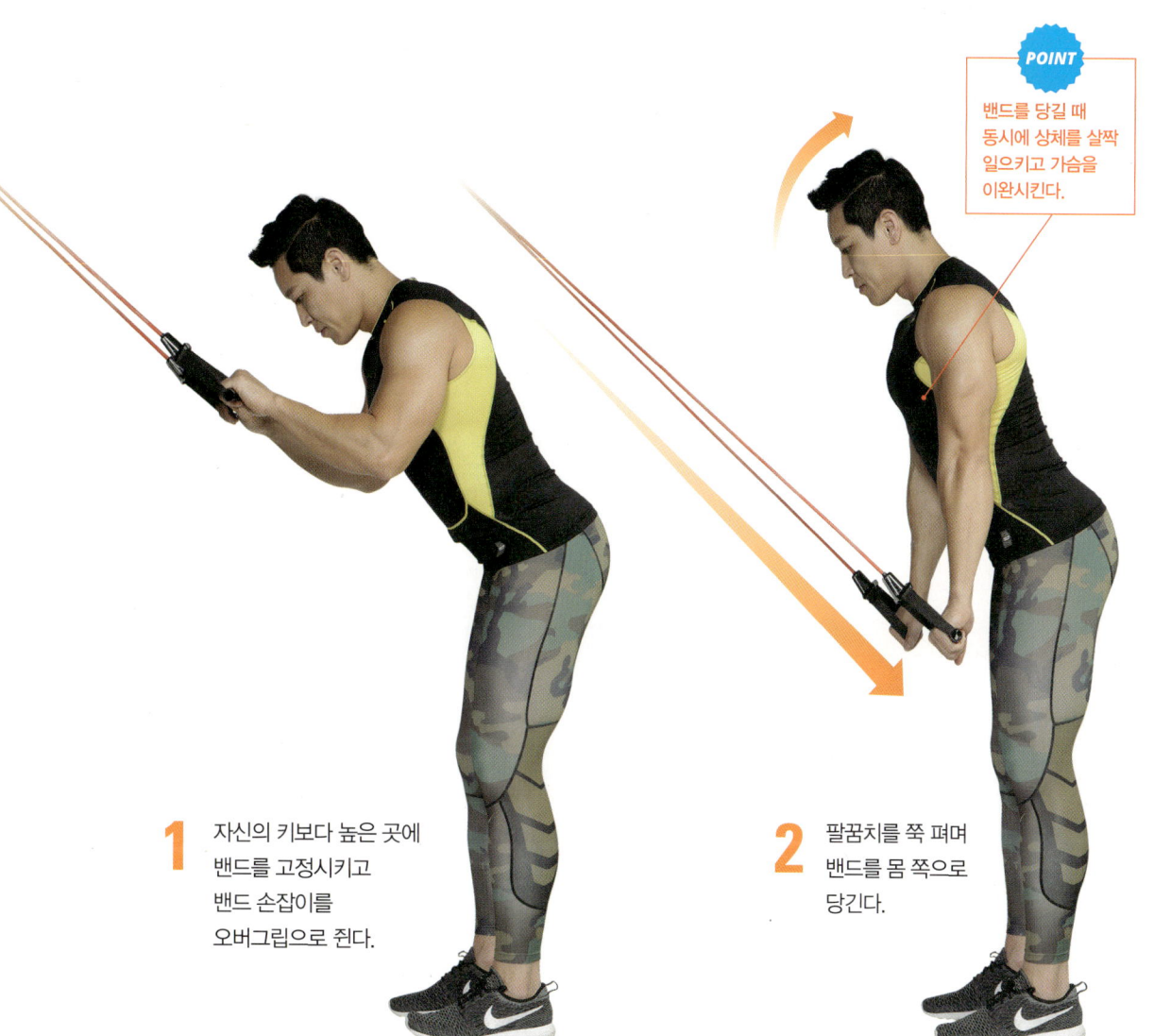

| 7주 차 수요일 WEDNESDAY | 밴드 프런트 래터럴 레이즈 | 운동횟수: 20회씩 3세트 | 운동효과: 전면 삼각근에 발달시킬 수 있다. | 운동부위: 어깨 |

▶ 들숨　◀ 날숨

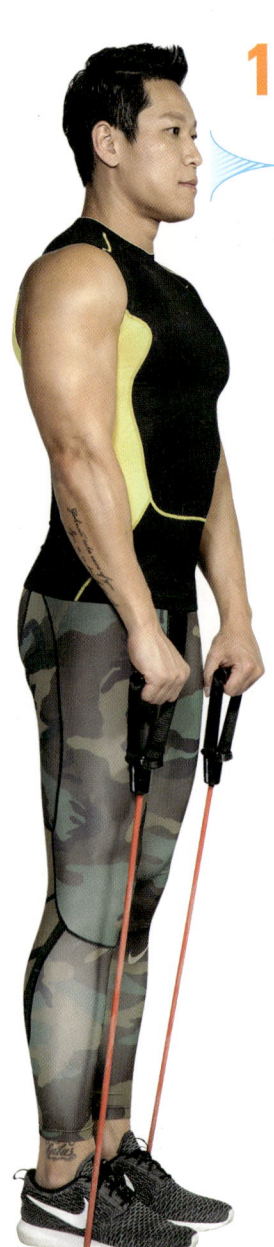

1 밴드 손잡이를 오버그립으로 쥔 채 밴드 한 가운데를 밟고 선다.

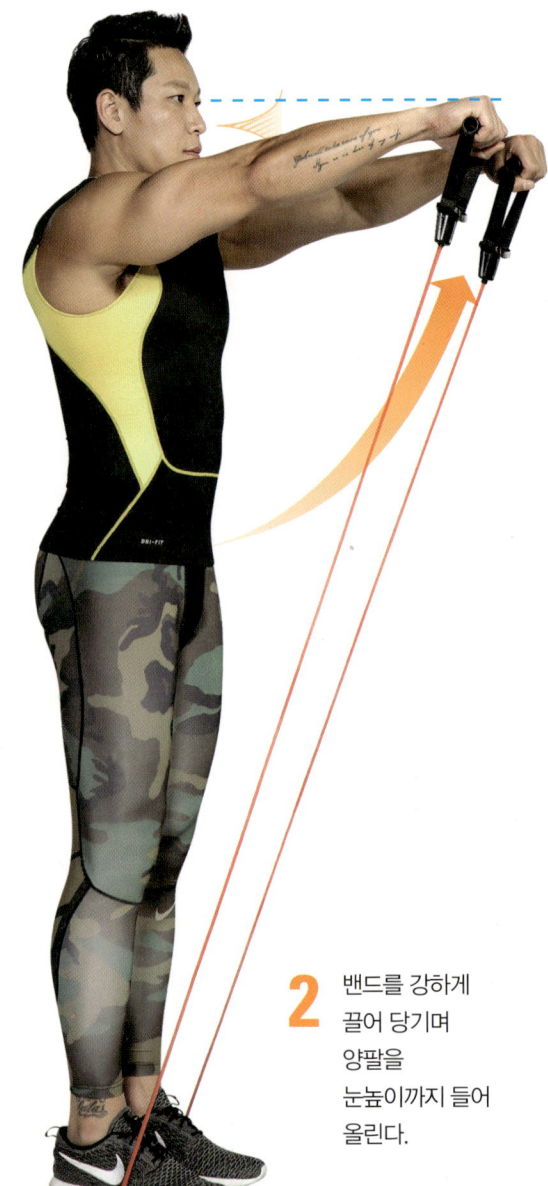

2 밴드를 강하게 끌어 당기며 양팔을 눈높이까지 들어 올린다.

7주 차 수요일 WEDNESDAY — 밴드 사이드 래터럴 레이즈

운동횟수 20회씩 3세트
운동효과 측면삼각근을 강화시켜 어깨가 더 넓고 볼록해진다.
운동부위 어깨

▶ 들숨　◀ 날숨

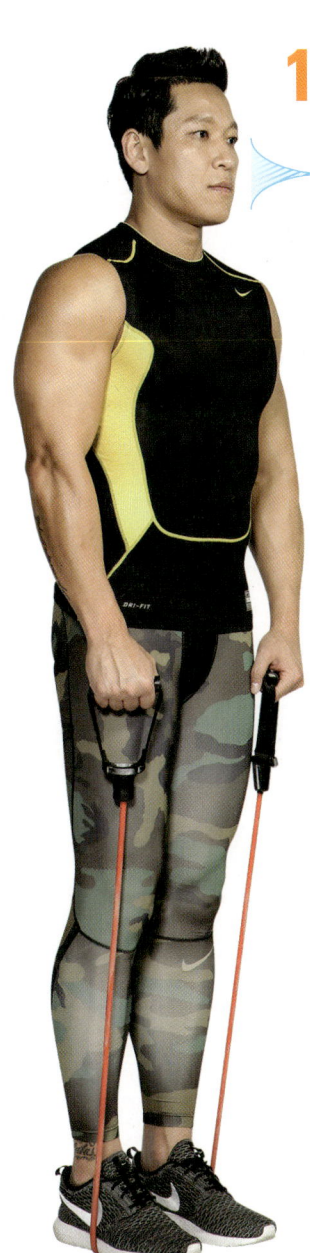

1 밴드 손잡이를 오버그립으로 쥔 채 밴드 한 가운데를 밟고 선다.

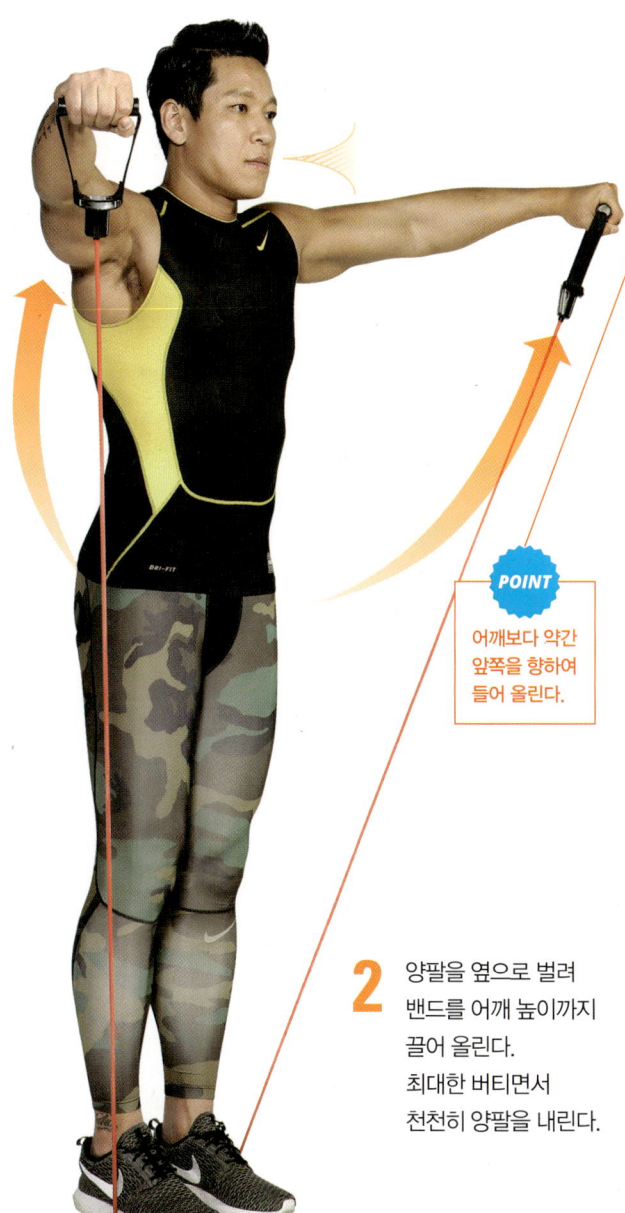

POINT 어깨보다 약간 앞쪽을 향하여 들어 올린다.

2 양팔을 옆으로 벌려 밴드를 어깨 높이까지 끌어 올린다. 최대한 버티면서 천천히 양팔을 내린다.

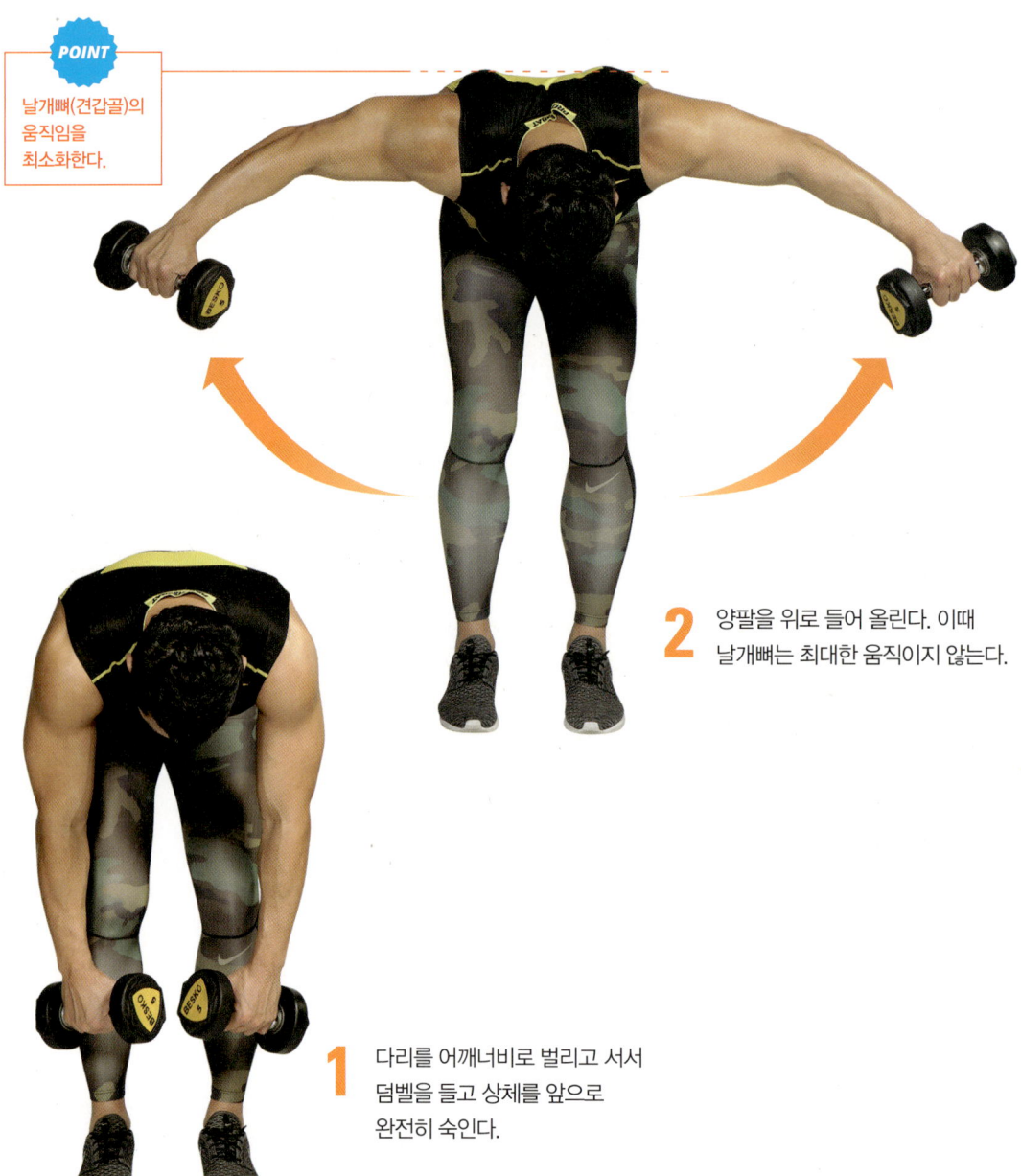

7주 차 수요일 WEDNESDAY

덤벨 아놀드 프레스

운동횟수	운동효과	운동부위
15회씩 3세트	삼각근 전체를 단련시켜 보다 더 강한 어깨를 만들어준다.	어깨

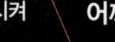

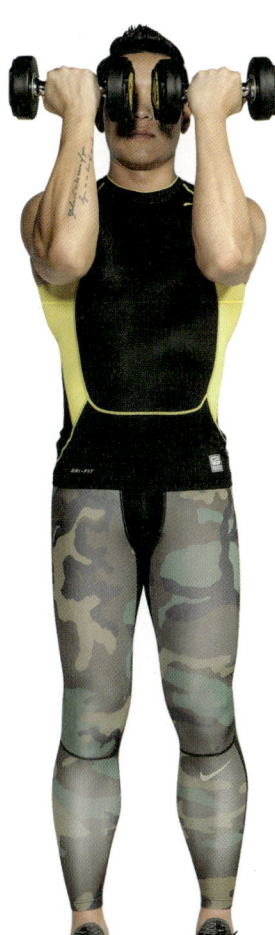

1 다리를 어깨너비로 벌리고 양손에 덤벨을 언더그립으로 든다. 덤벨을 눈높이에 위치시킨다.

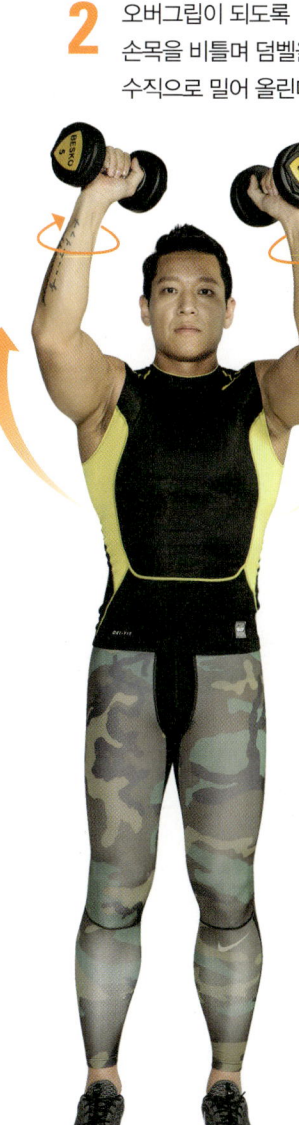

2 오버그립이 되도록 손목을 비틀며 덤벨을 수직으로 밀어 올린다.

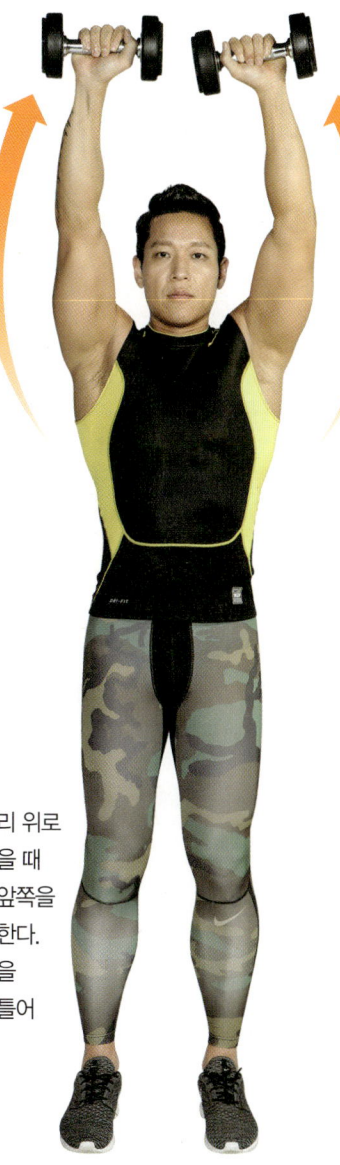

3 덤벨을 머리 위로 들어 올렸을 때 손바닥이 앞쪽을 향하도록 한다. 다시 손목을 반대로 비틀어 내린다.

| 7주 차 목요일 THURSDAY | 덤벨 프런트 스쿼트 | 운동횟수
20회씩 3세트 | 운동효과
허벅지 근력을 강화시킨다. | 운동부위
하체 |

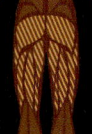

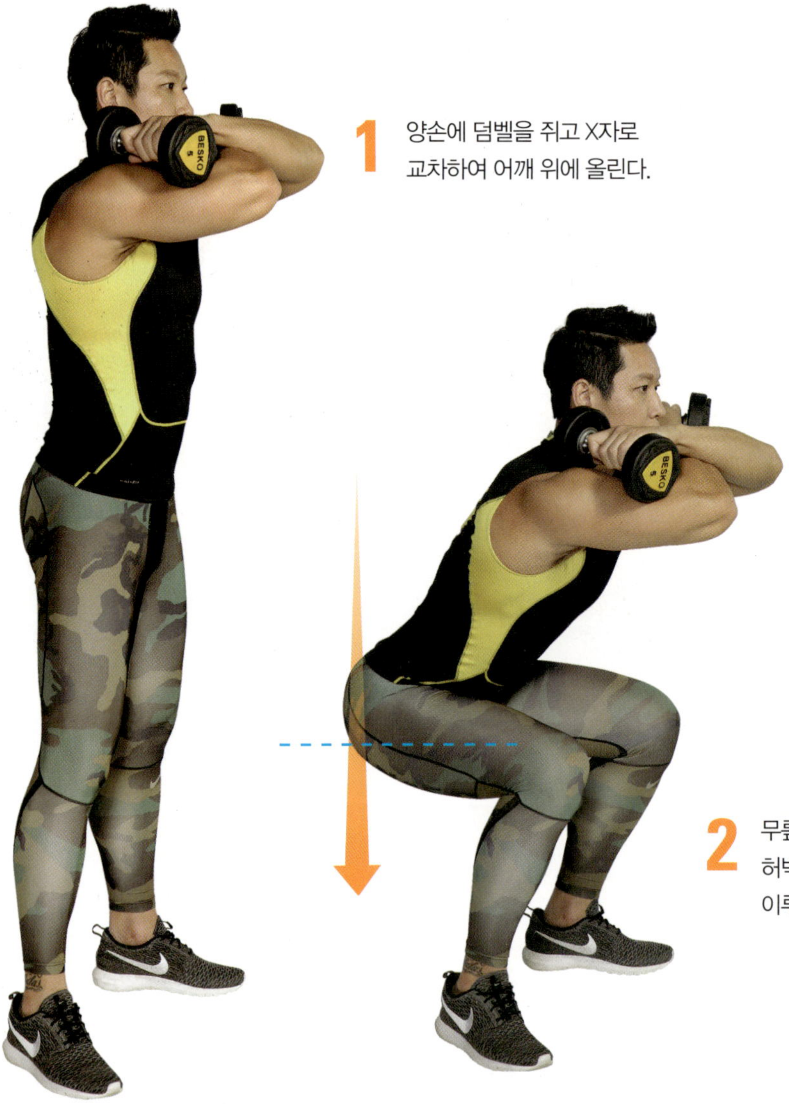

1 양손에 덤벨을 쥐고 X자로 교차하여 어깨 위에 올린다.

2 무릎을 천천히 구부린다. 허벅지가 지면과 수평을 이루도록 한다.

원 레그 데드리프트

7주 차 목요일 THURSDAY

운동횟수	운동효과	운동부위
20회씩 3세트	날씬한 하체, 탄력 있는 엉덩이 근육을 얻을 수 있다.	하체

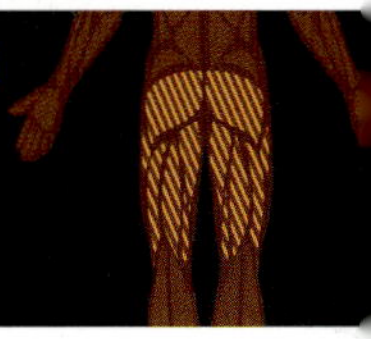

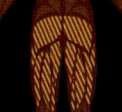

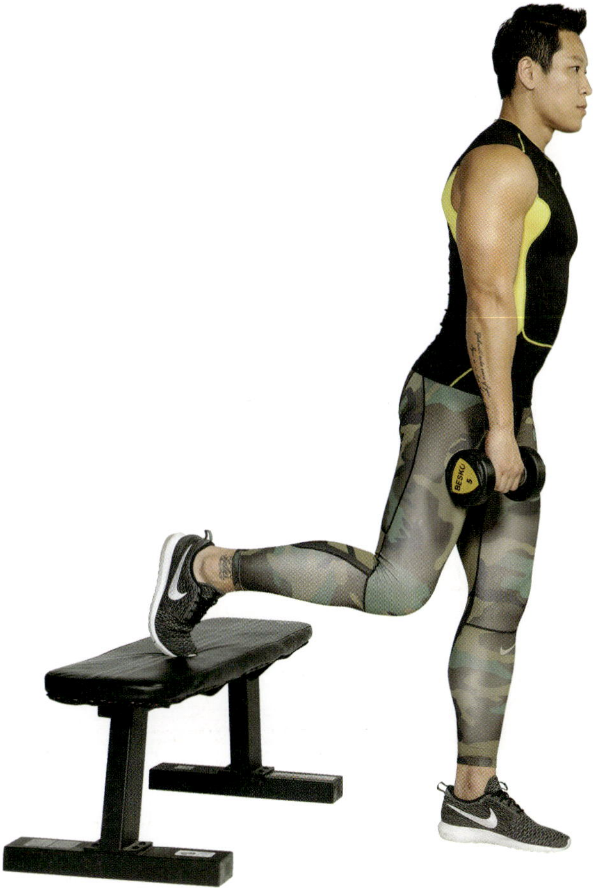

1 한쪽 다리는 뒤로 빼 벤치 위에 올리고, 같은 쪽 손에 덤벨을 든다. 반대쪽 다리는 무릎을 펴고 몸을 지탱한다.

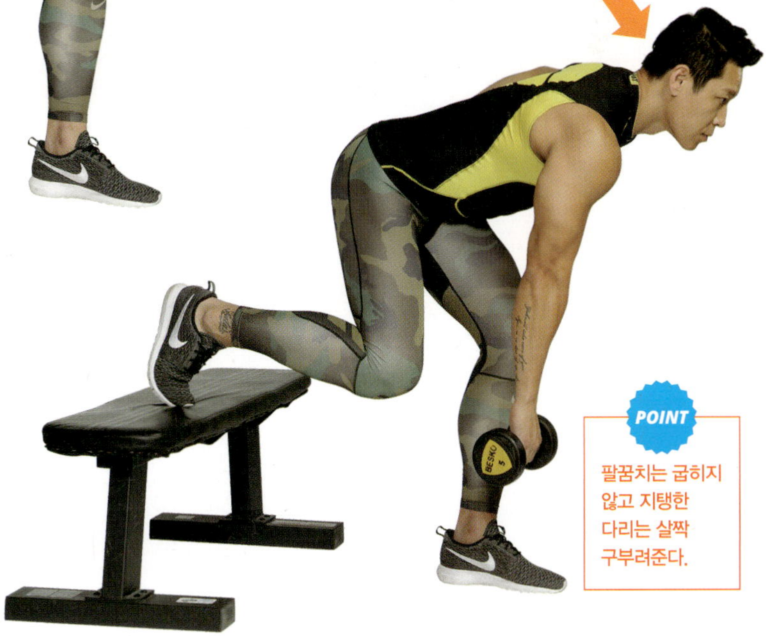

2 척추를 곧게 편 상태에서 상체를 천천히 낮추어 덤벨을 무릎 아래까지 내린다.

POINT 팔꿈치는 굽히지 않고 지탱한 다리는 살짝 구부려준다.

7주 차 목요일 THURSDAY — 사이드 런지

운동횟수 20회씩 4세트
운동효과 허벅지 군살을 제거할 수 있다.
운동부위 하체

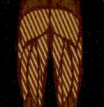

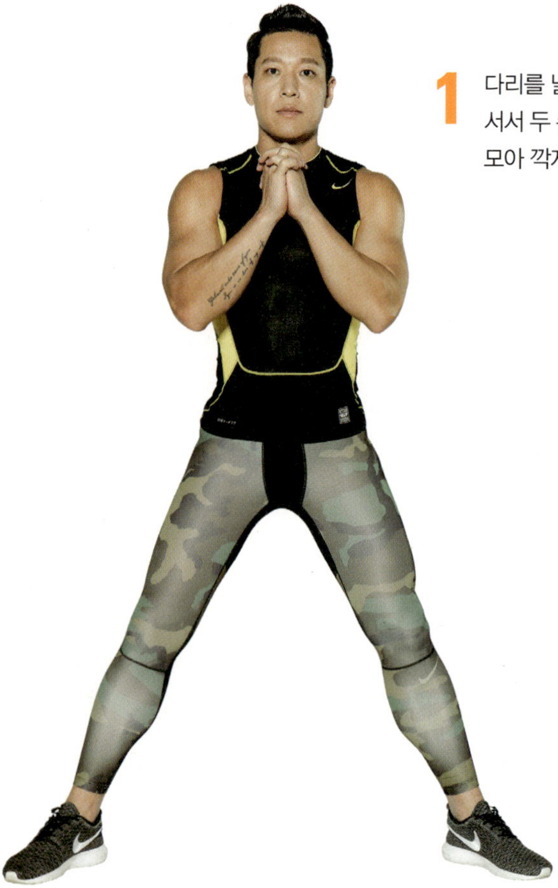

1 다리를 넓게 벌리고 서서 두 손을 앞으로 모아 깍지를 낀다.

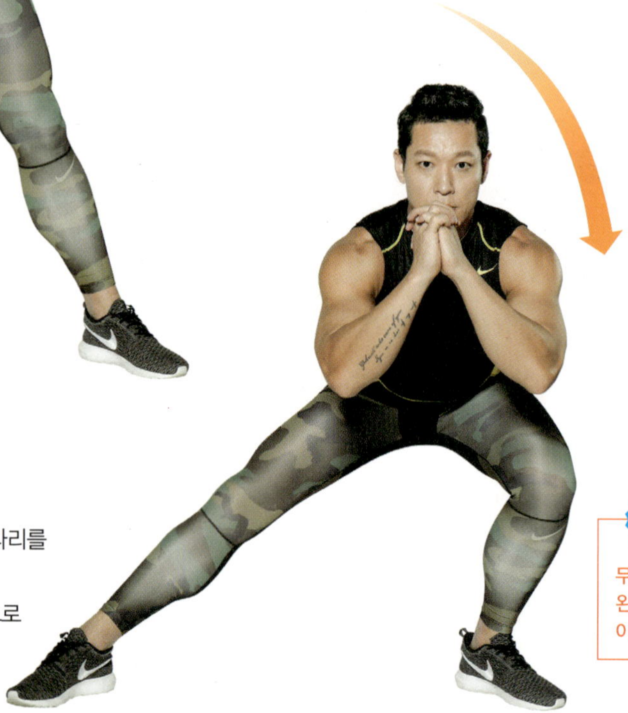

2 엉덩이를 빼면서 왼쪽 다리를 구부려 앉는다. 반대쪽도 동일한 방법으로 실시한다.

POINT 무게중심을 왼쪽으로 이동시킨다.

점핑 잭

7주 차 목요일 THURSDAY

운동횟수	운동효과	운동부위
20회씩 4세트	탄력 있는 허벅지를 만든다.	하체

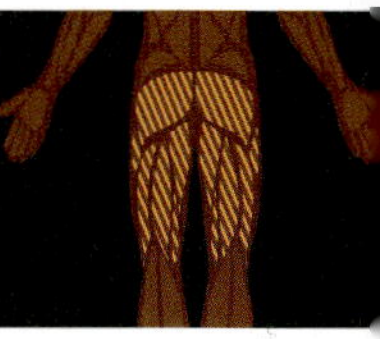

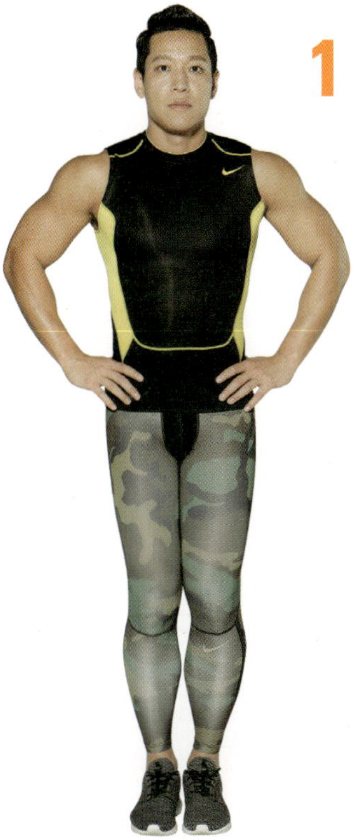

1 다리는 가지런히 모으고 손은 허리 위에 얹는다.

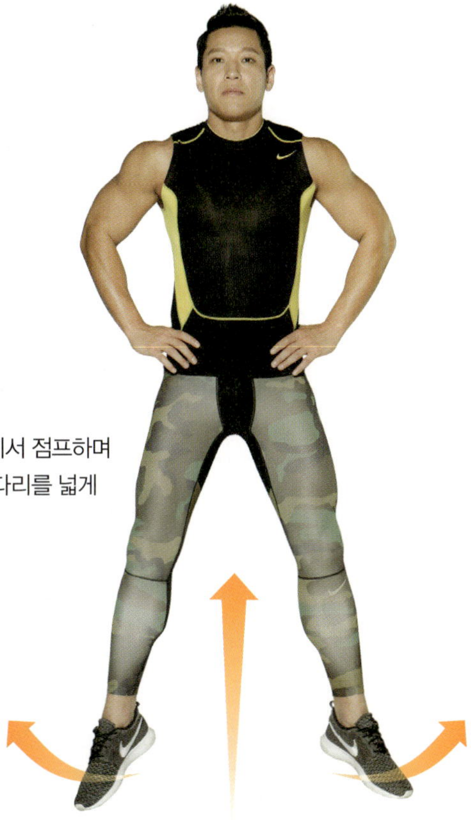

2 제자리에서 점프하며 동시에 다리를 넓게 벌린다.

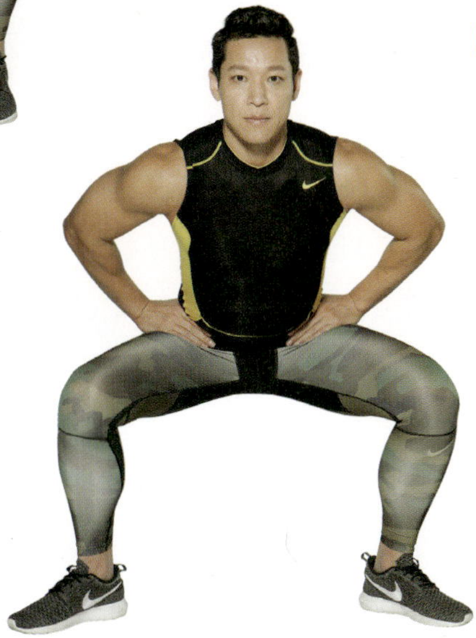

3 하체를 깊숙이 낮추어 무릎을 직각으로 구부렸다 다시 점프한다. 다리를 모으며 착지한다.

7주차 금요일 FRIDAY — 암 워킹 + 푸시업

운동횟수	운동효과	운동부위
12회씩 4세트	몸 전체 근육을 활성화시킨다.	전신

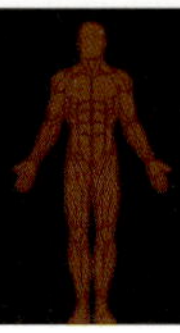

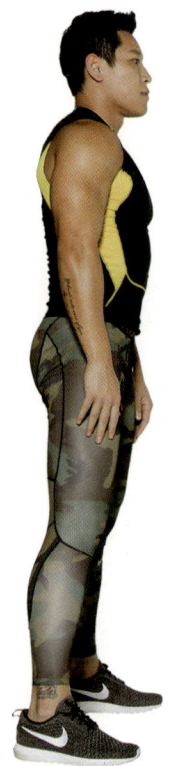

1 어깨너비로 다리를 벌리고 서서 정면을 바라본다.

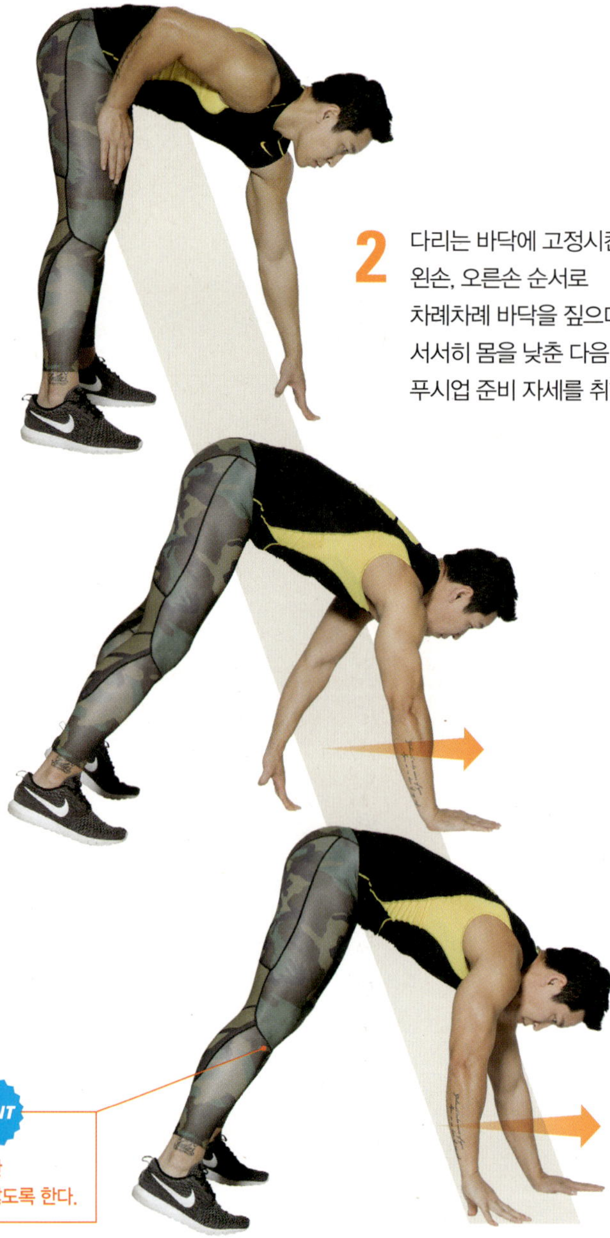

2 다리는 바닥에 고정시킨다. 왼손, 오른손 순서로 차례차례 바닥을 짚으며 서서히 몸을 낮춘 다음 푸시업 준비 자세를 취한다.

POINT 무릎이 최대한 구부러지지 않도록 한다.

3 푸시업을 실시한다.

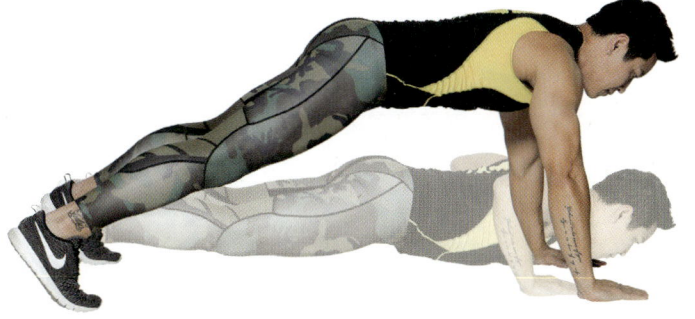

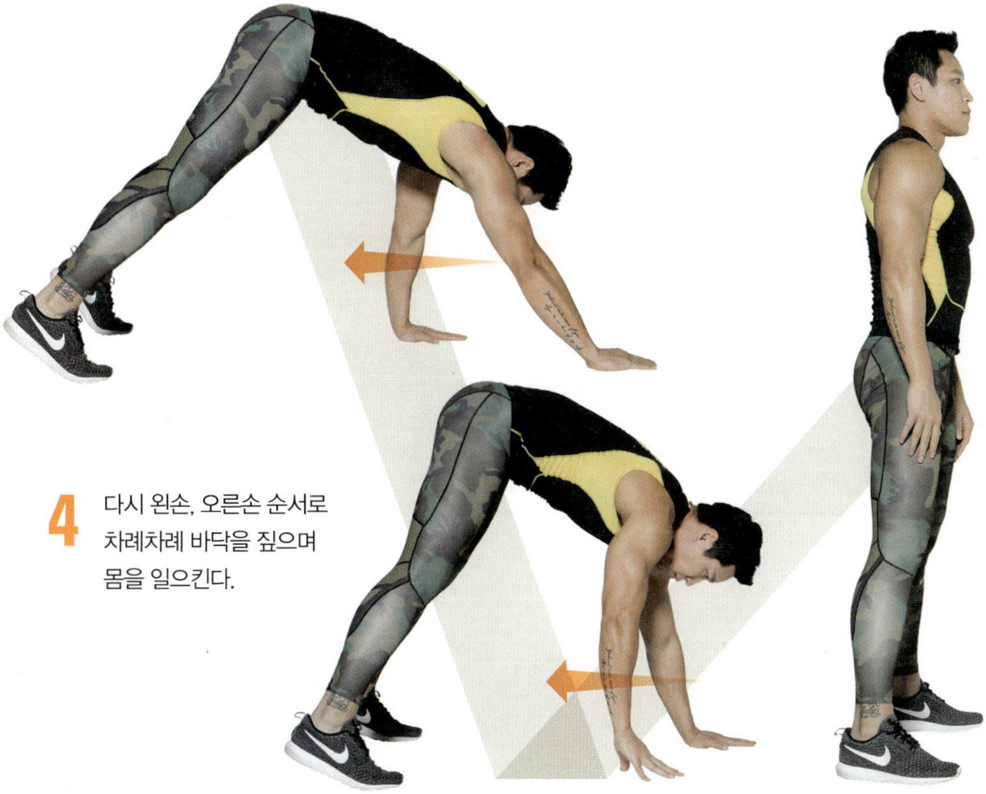

4 다시 왼손, 오른손 순서로 차례차례 바닥을 짚으며 몸을 일으킨다.

7주 차 금요일 FRIDAY

프런트 레이즈 + 사이드 레이즈

운동횟수	운동효과	운동부위
15~20회씩 4세트	삼각근을 활성화시킨다.	어깨

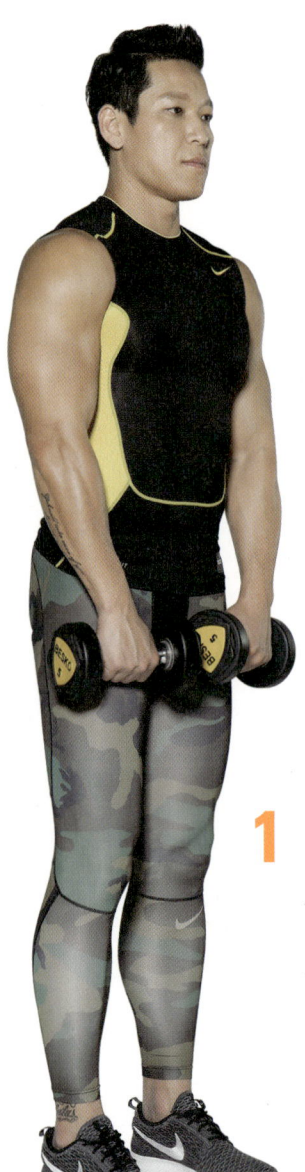

1 다리를 어깨너비로 벌리고 서서 덤벨을 오버그립으로 쥔다. 덤벨은 허벅지 위에 위치시킨다.

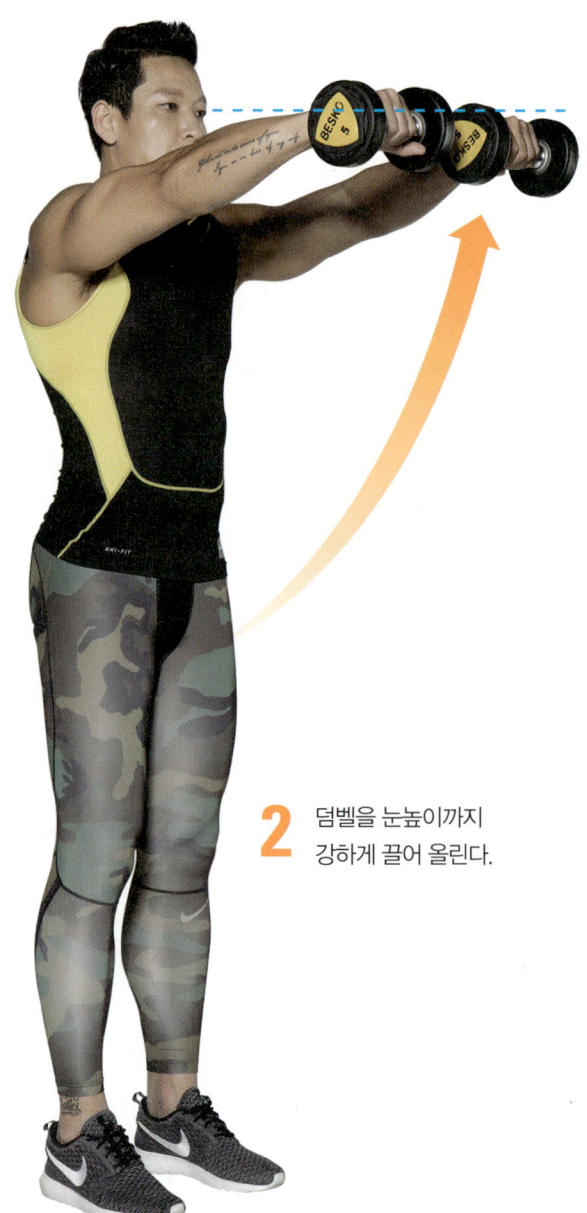

2 덤벨을 눈높이까지 강하게 끌어 올린다.

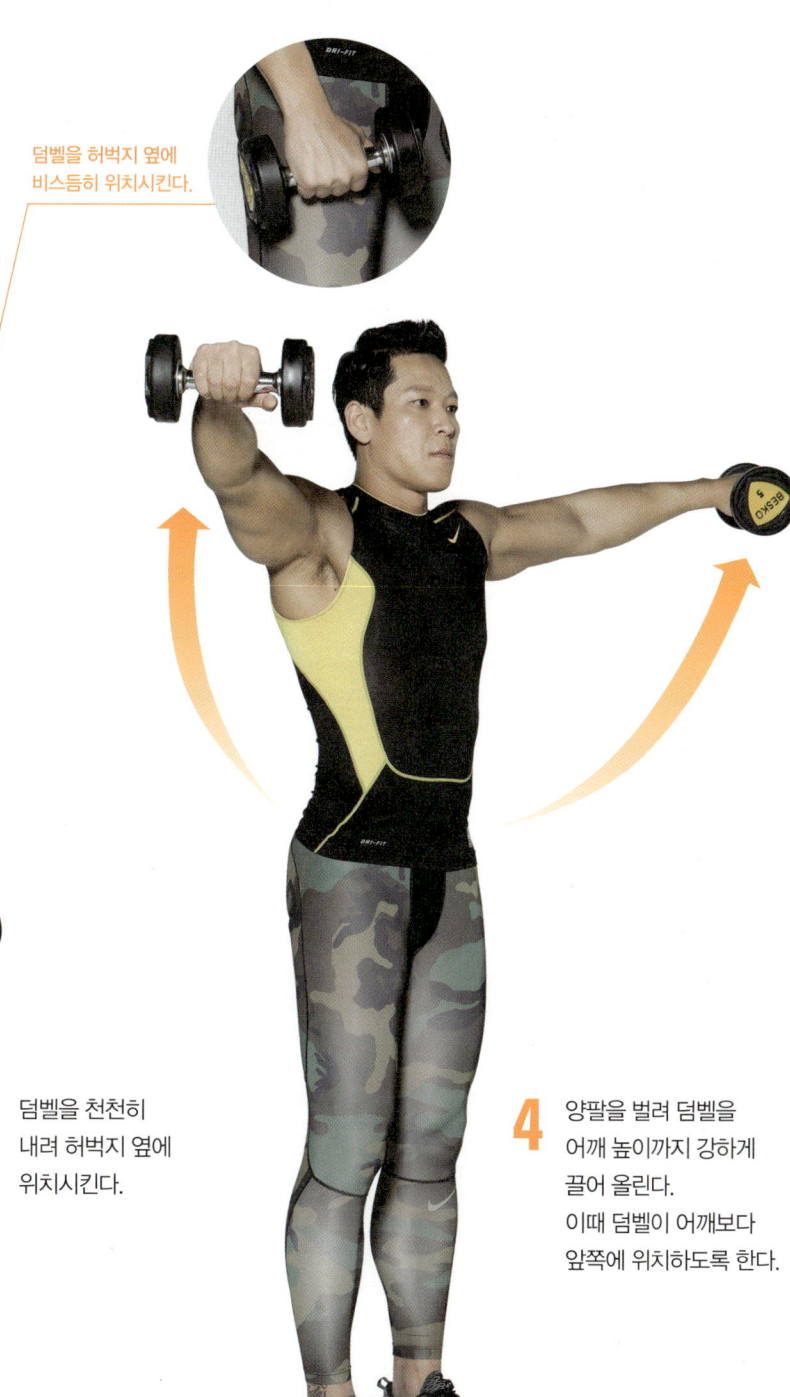

덤벨을 허벅지 옆에 비스듬히 위치시킨다.

3 덤벨을 천천히 내려 허벅지 옆에 위치시킨다.

4 양팔을 벌려 덤벨을 어깨 높이까지 강하게 끌어 올린다. 이때 덤벨이 어깨보다 앞쪽에 위치하도록 한다.

7주 차 금요일 FRIDAY — 오블리크 크런치

운동횟수	운동효과	운동부위
20~30회씩 4세트	바깥쪽 복근(외복사근) 강화에 효과적이다.	복근

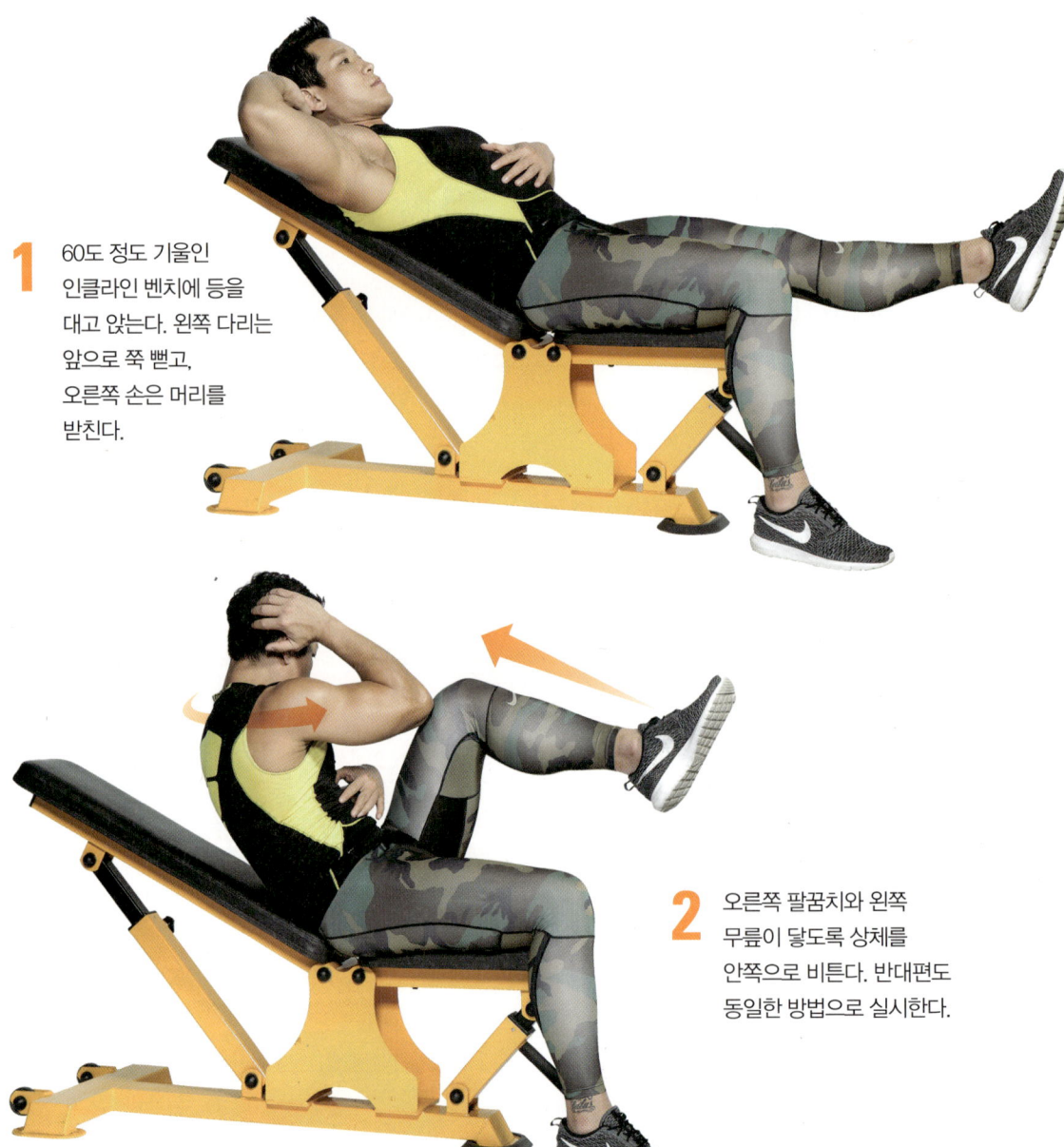

1 60도 정도 기울인 인클라인 벤치에 등을 대고 앉는다. 왼쪽 다리는 앞으로 쭉 뻗고, 오른쪽 손은 머리를 받친다.

2 오른쪽 팔꿈치와 왼쪽 무릎이 닿도록 상체를 안쪽으로 비튼다. 반대편도 동일한 방법으로 실시한다.

7주 차 금요일 FRIDAY — 워킹 런지

운동횟수	운동효과	운동부위
15회씩 4세트	허벅지, 엉덩이의 군살을 빼고 탄력을 만든다.	하체

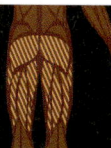

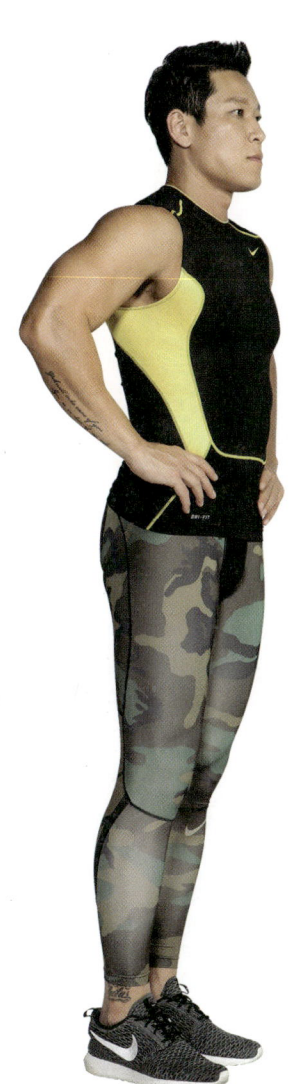

1 다리를 모으고 곧게 선다. 양손은 허리를 잡는다.

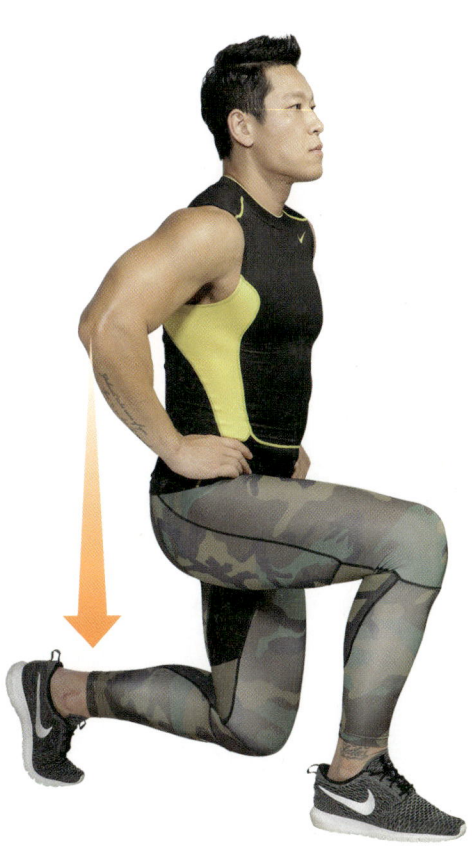

2 한쪽 발을 앞으로 내딛으며 무릎을 구부린다. 동시에 뒤쪽 다리의 무릎을 누르듯이 수직으로 구부린다. 반대쪽도 동일한 방법으로 실시한다.

스파이더맨 푸시업

7주 차 금요일 FRIDAY

운동횟수	운동효과	운동부위
15회씩 3세트	전신 근육을 동시에 활성화시키는 동작이다.	전신

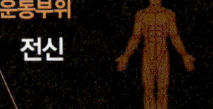

1 푸시업 준비 자세를 취한다.

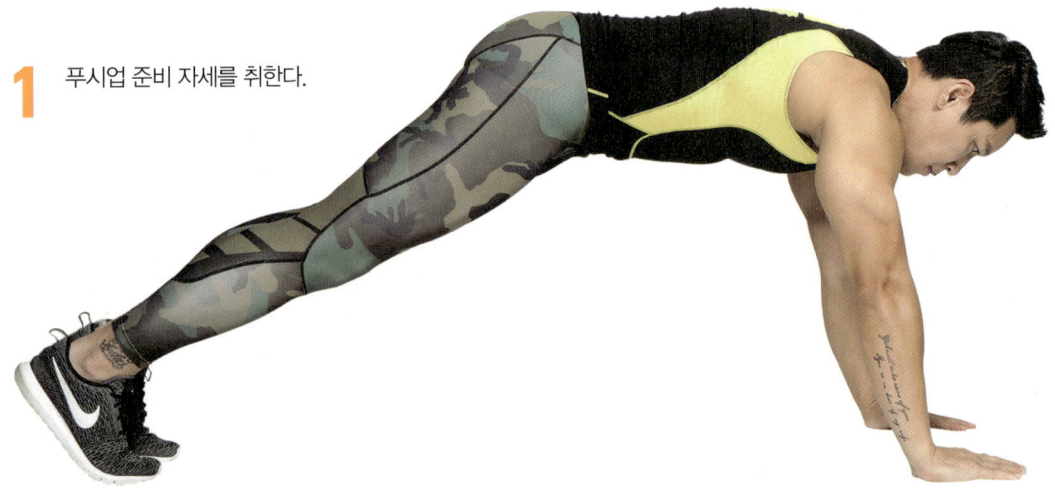

2 엉덩이를 서서히 낮추면서 동시에 한쪽 다리를 구부려 상체 쪽으로 밀어 올린다.
반대쪽도 동일한 방법으로 실시한다.

시선은 무릎을 향한다.

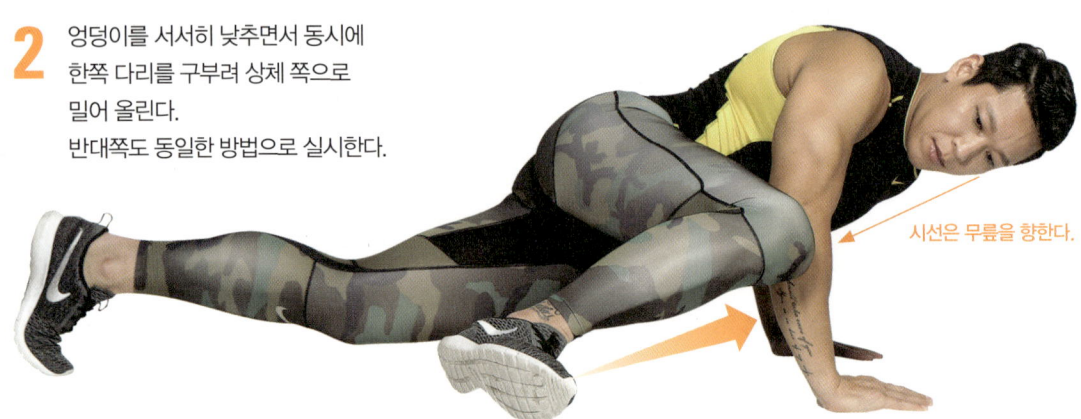

7주 차 금요일 FRIDAY — 클로즈 그립 푸시업

운동횟수	운동효과	운동부위
15~20회씩 4세트	일반적인 푸시업보다 상완삼두근을 더 강하게 기를 수 있다.	삼두

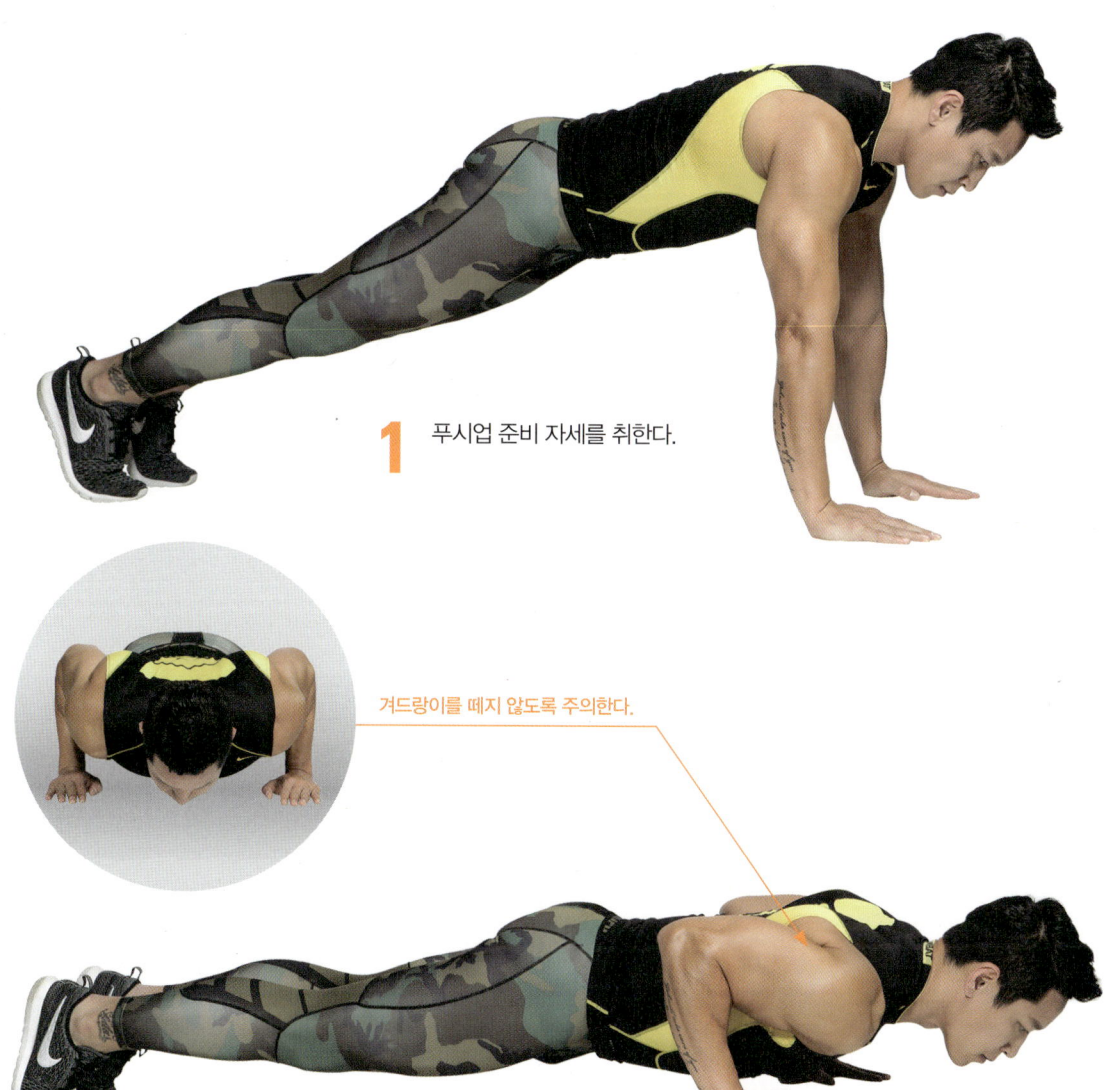

1 푸시업 준비 자세를 취한다.

겨드랑이를 떼지 않도록 주의한다.

2 겨드랑이를 붙인 채 팔꿈치를 굽혀 가슴을 바닥 쪽으로 내린다.

8th WEEK / 8주 차 운동법

운동 목표

마지막 8주는 올바른 운동 습관을 몸에 배게 하는 것이 중요하다.
8주간의 노력으로 얻은 몸의 밸런스, 유연성, 근력을 계속 유지할 수
있도록 '운동은 평생 해야 한다'는 생각을 갖고 프로그램을 실천하자.

주의 사항

조금만 방심해도 요요 현상이 올 수 있다.
초심을 기억하고 동작 하나하나를 성의 있게 실천하자.

운동 포인트

체지방, 근육량 등을 반드시 체크하고 운동 전과 비교해본 후,
자신의 부족한 부분을 파악하며 운동한다.

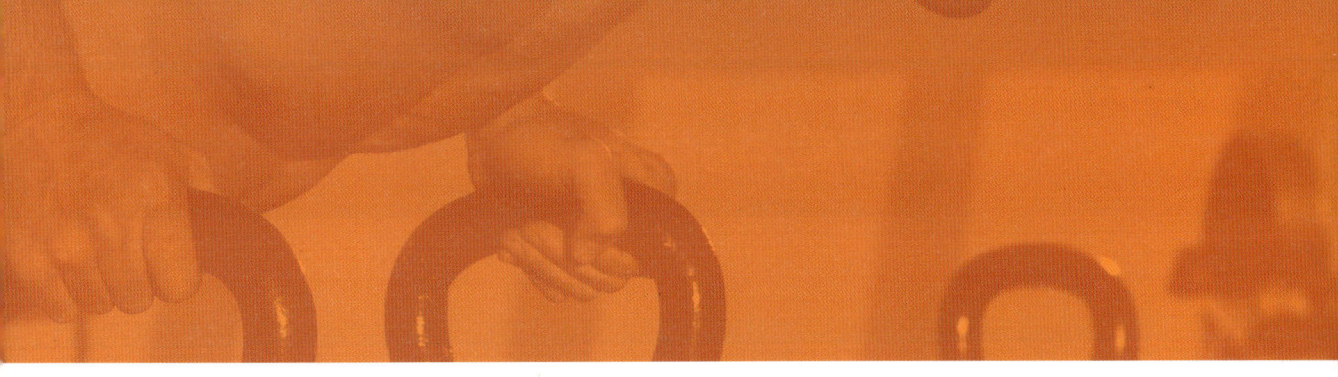

운동 플랜

요일	부위	종목	중량	1세트 횟수	세트 수
월요일	가슴	손 모아서 인클라인 푸시업	맨몸운동	20회	4
		인클라인 벤치 프레스	30~50kg	8~12회	4
		인클라인 덤벨 프레스	10~15kg	15회	3
		밴드 크로스 오버	밴드	20~30회	4
	이두	바벨 컬 + 팔꿈치 올리기	15kg	12회	3
		팔 모으고 덤벨 해머 컬	5kg	15~20회	4
화요일	등	바벨 데드리프트	50~80kg	10~15회	4
		바벨 벤트 오버 로우	15kg	15회	3
		원 암 덤벨 로우	10kg	20회	4
		슈퍼맨	맨몸운동	15회	5
	삼두	클로즈 그립 푸시업	맨몸운동	15회	4
		덤벨 킥백	6kg	15회	4
수요일	어깨	시티드 덤벨 숄더 프레스	15kg	12회	4
		시티드 바벨 숄더 프레스	15kg	20회	4
		시티드 덤벨 사이드 래터럴 레이즈	5kg	20회	4
	승모근	덤벨 슈러그	20kg	15회	3
		업라이트 덤벨 로우	10kg	20회	3
목요일	하체	스쿼트	맨몸운동	50회	4
		케틀벨 와이드 스쿼트	16kg	12회	4
		스텝박스 제자리 런지	맨몸운동	20회	4
		케틀벨 스윙	10~15kg	20회	4
금요일	전신	벤치 짚고 버피테스트 + 바깥쪽 킥	맨몸운동	15회	4
		덤벨 데드리프트 + 로우	10kg	15~20회	4
	등	덤벨 벤트 오버 레이즈 + 로우	10kg	15회	4
	삼두	벤치 딥스	맨몸운동	15회	4
	전신	스텝박스 위에서 제자리 뛰기	맨몸운동	12회	3

8주 차 준비운동

공통 준비운동

주의 사항
1. 운동량을 늘려서 실시한다.
2. 매일매일 거르지 않고 실시한다.

① 바닥 짚고 버피테스트 + 바깥쪽 킥 + 스쿼트
BURPEE TEST + OUTSIDE KICK + SQUAT

15회씩 3세트 / 참고 70p.

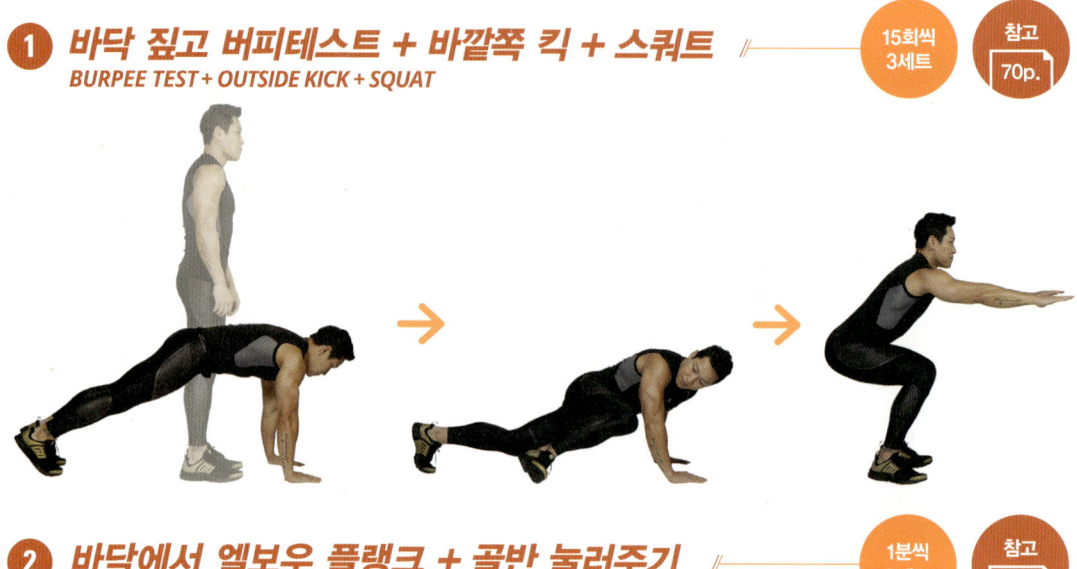

② 바닥에서 엘보우 플랭크 + 골반 눌러주기
ELBOW PLANK + HIP DROP PLANK

1분씩 3세트 / 참고 75p.

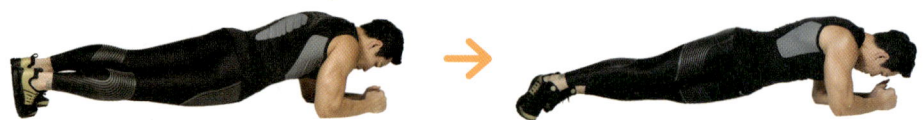

③ 바닥에서 푸시업
PUSH-UP

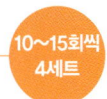

10~15회씩 4세트 / 참고 79p.

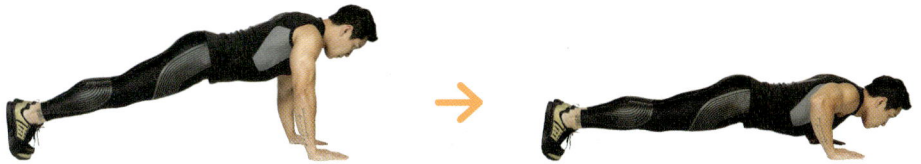

④ 팔, 다리 펴기 + 크런치
CRUNCH

15회씩 3세트 / 참고 83p.

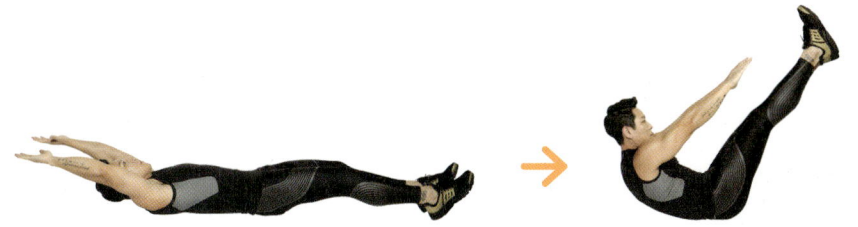

⑤ 오블리크 크런치
OBLIQUE CRUNCH

15회씩 3세트 / 참고 84p.

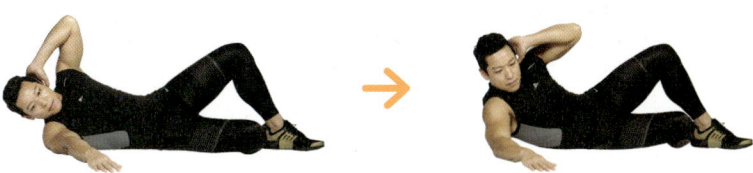

6 레그레이즈
LEG RAISE

15회씩 3세트 · 참고 85p.

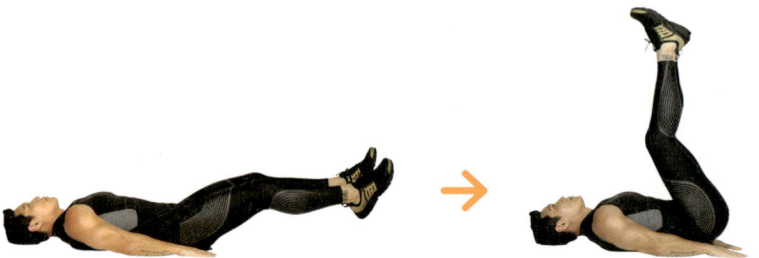

7 시저스 킥
SCISSORS KICK

20회씩 3세트 · 참고 86p.

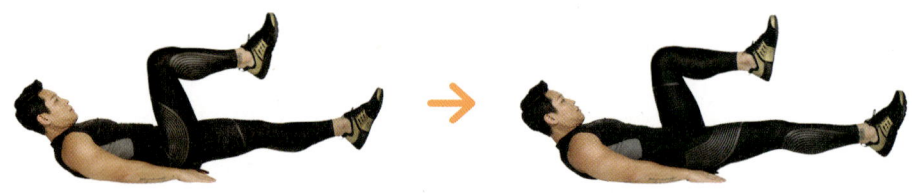

8 사이드 밴드
SIDE BAND

20회씩 3세트 · 참고 87p.

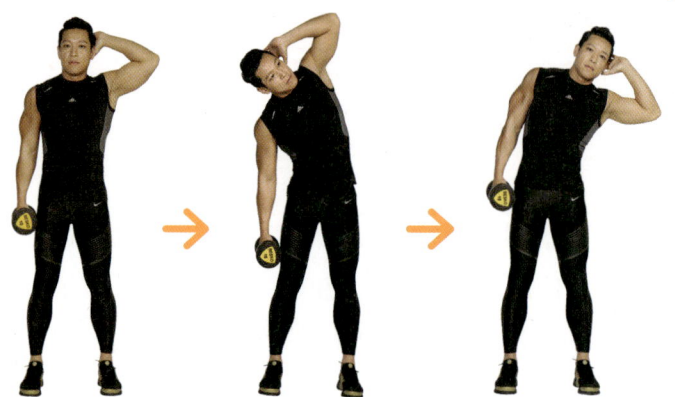

8주 차 준비운동
어깨, 가슴 운동 전 준비운동

주의 사항
1. 어깨, 가슴 운동 전에 반드시 실시하여 통증, 부상, 피로도를 줄인다.
2. 상체, 하체는 고정시킨 채 실시한다.

 각 20회씩 2~3세트

 참고 56p.

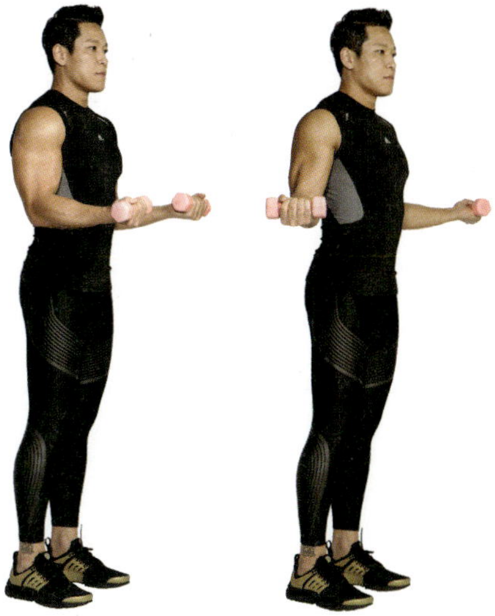

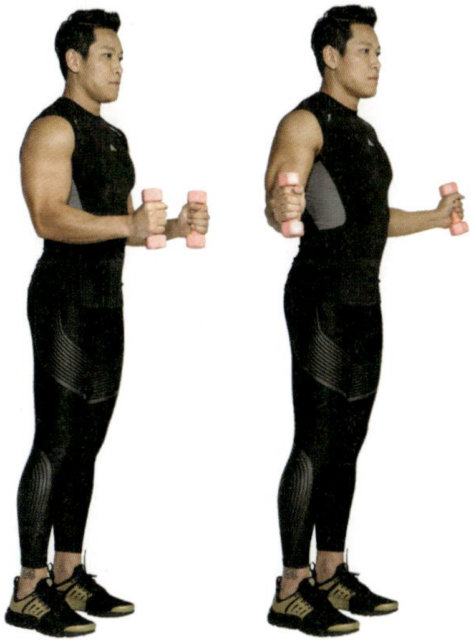

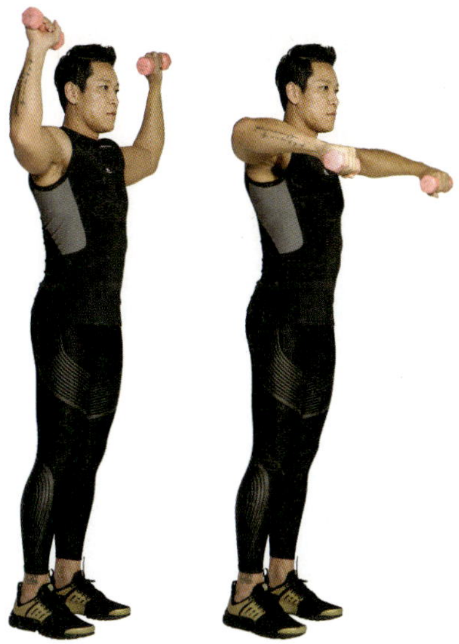

| 8주 차 월요일 MONDAY | 손 모아서 인클라인 푸시업 | 운동횟수
20회씩
4세트 | 운동효과
손을 모아서 푸시업 하면 가슴 안쪽 근육이 더 발달된다. | 운동부위
가슴 |

들숨 ▶ 날숨 ◀

1 양발은 어깨너비로 벌리고 양손을 모아 인클라인 벤치를 짚는다.

2 팔꿈치를 구부리면서 명치를 손 쪽으로 내린 뒤 가슴 위쪽 부분부터 끌어 올린다.

| 8주 차 월요일 MONDAY | 인클라인 벤치 프레스 | 운동횟수: 8~12회씩 4세트 | 운동효과: 가슴 위쪽 근육을 발달시킨다. | 운동부위: 가슴 |

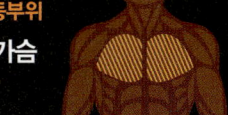

1 인클라인 벤치에 누워 어깨너비보다 넓게 바벨을 잡는다. 바벨을 천천히 어깨까지 내린다.

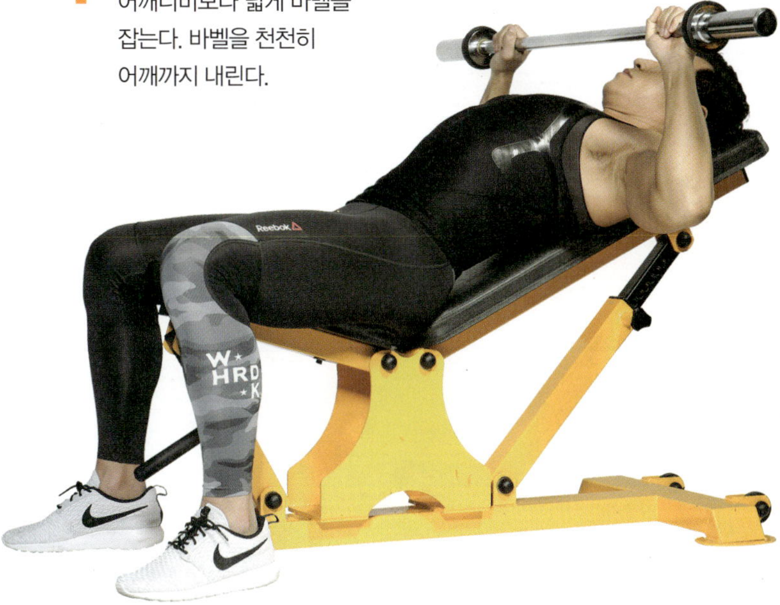

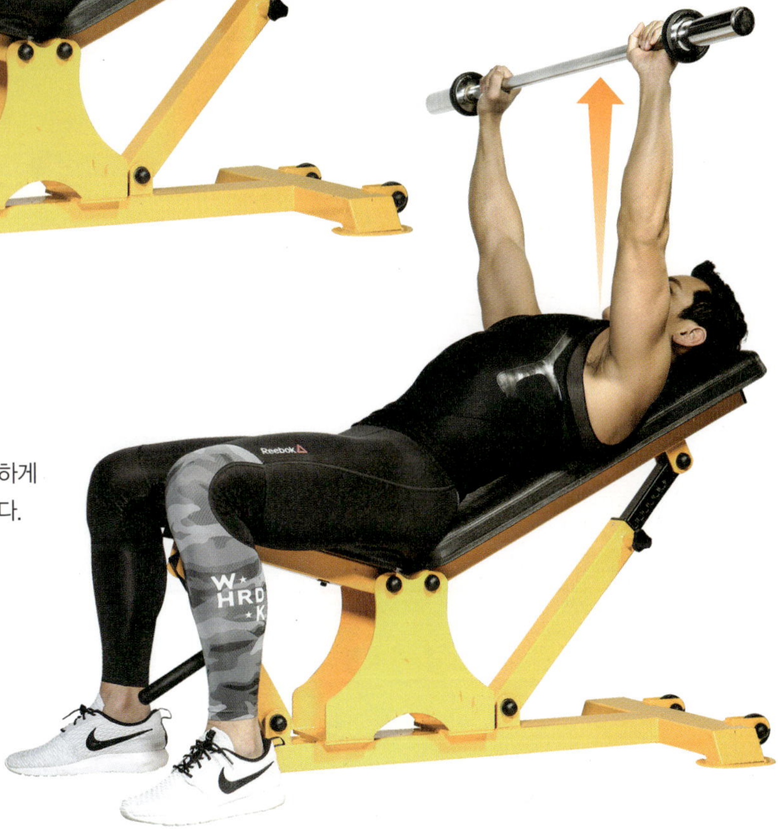

2 바벨을 강하게 밀어 올린다.

| 8주 차 월요일 MONDAY | 인클라인 덤벨 프레스 | 운동횟수
15회씩
3세트 | 운동효과
가슴 위쪽 근육이 전체적으로 발달한다. | 운동부위
가슴 |

들숨 날숨

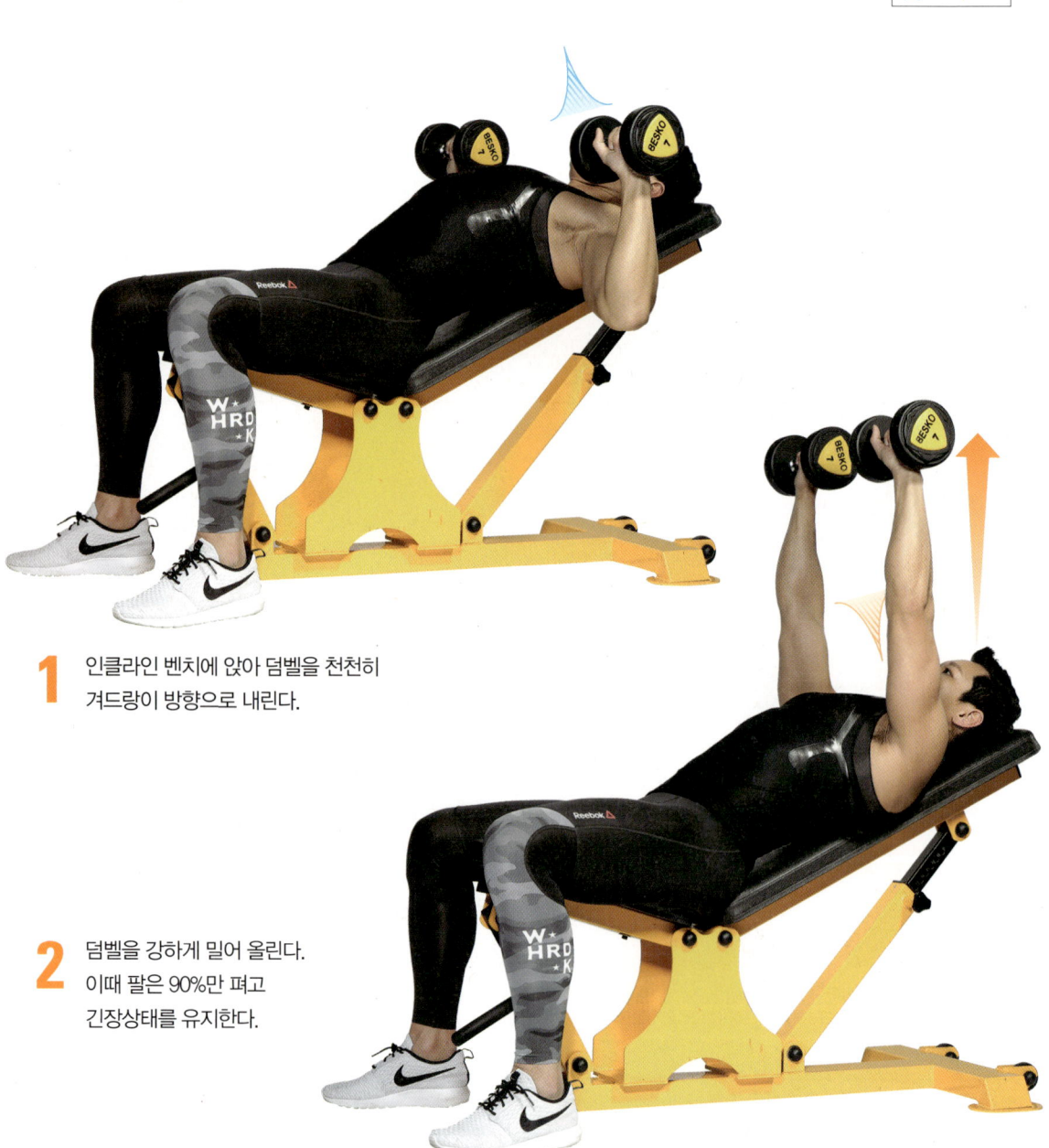

1 인클라인 벤치에 앉아 덤벨을 천천히 겨드랑이 방향으로 내린다.

2 덤벨을 강하게 밀어 올린다. 이때 팔은 90%만 펴고 긴장상태를 유지한다.

8주 차 월요일 MONDAY — 밴드 크로스 오버

운동횟수: 20~30회씩 4세트

운동효과: 넓고 탄탄한 가슴 근육뿐만 아니라 속근육도 발달시켜준다.

운동부위: 가슴

들숨 / 날숨

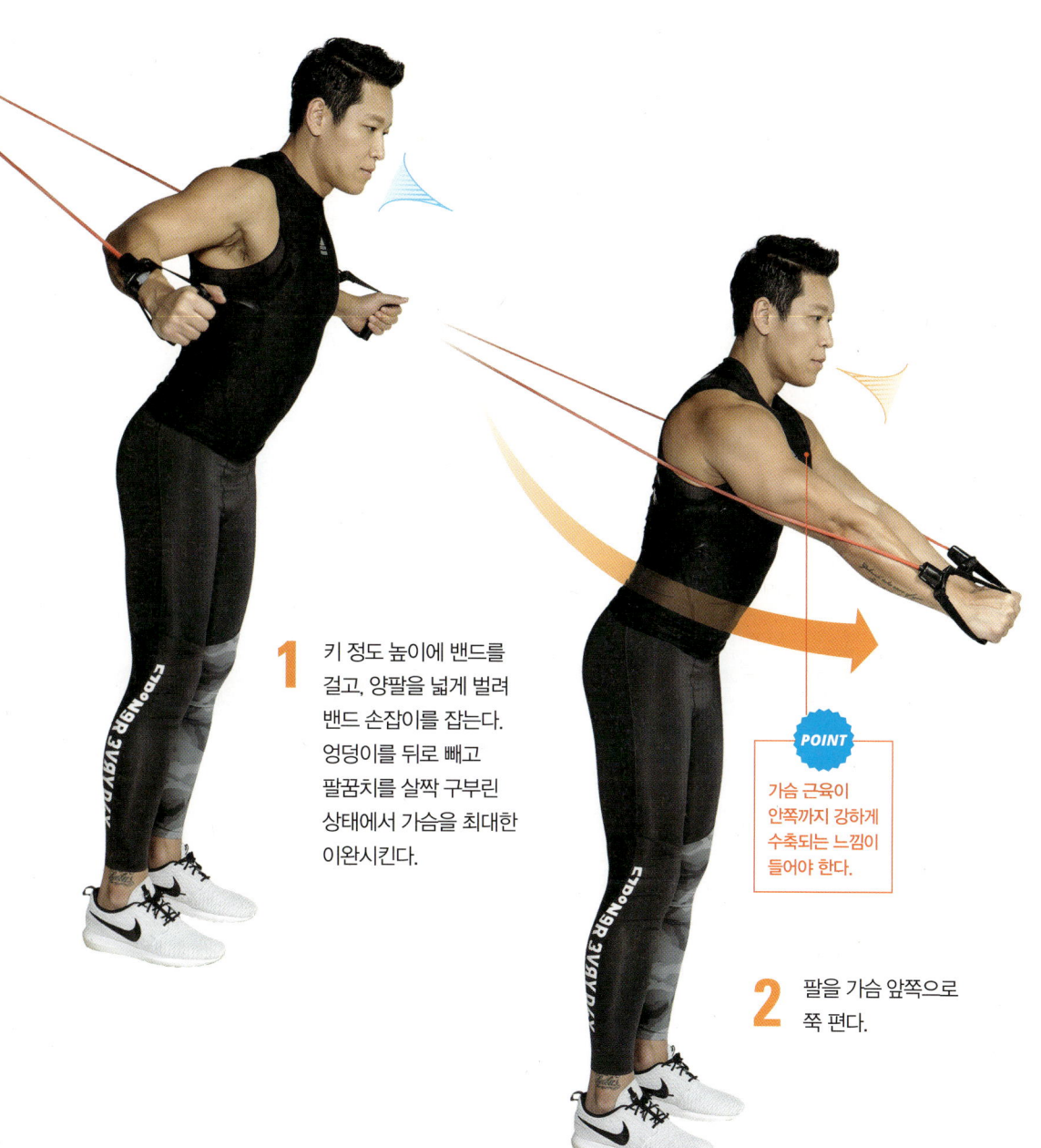

1 키 정도 높이에 밴드를 걸고, 양팔을 넓게 벌려 밴드 손잡이를 잡는다. 엉덩이를 뒤로 빼고 팔꿈치를 살짝 구부린 상태에서 가슴을 최대한 이완시킨다.

POINT 가슴 근육이 안쪽까지 강하게 수축되는 느낌이 들어야 한다.

2 팔을 가슴 앞쪽으로 쭉 편다.

바벨 컬 + 팔꿈치 올리기

8주 차 월요일 MONDAY

운동횟수	운동효과	운동부위
12회씩 3세트	위팔의 앞뒤 근육을 함께 강화시킨다.	이두

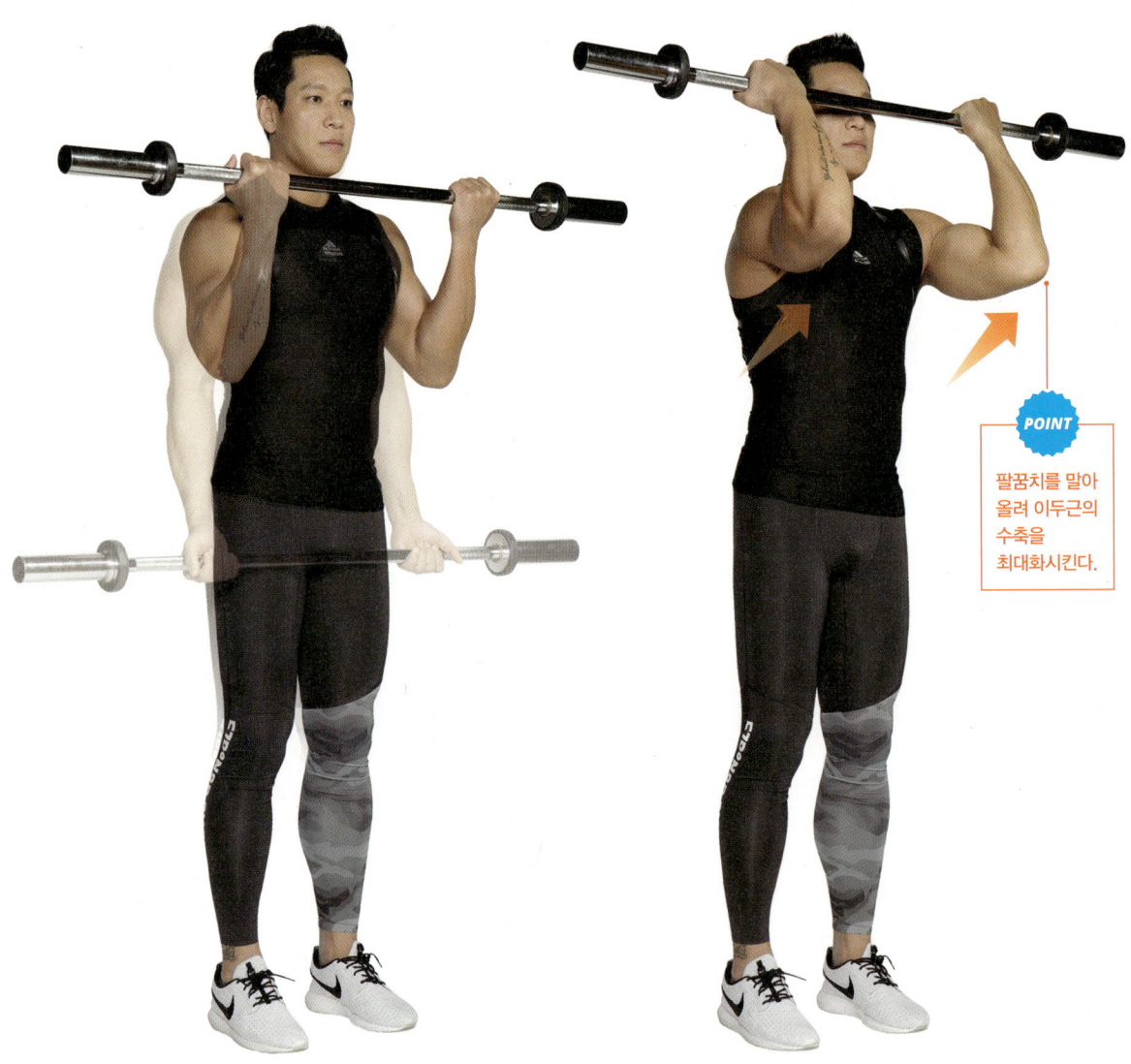

POINT 팔꿈치를 말아 올려 이두근의 수축을 최대화시킨다.

1 덤벨을 들고 다리는 어깨너비로 벌리고 서서 덤벨을 어깨 쪽으로 끌어 올린다.

2 팔꿈치를 직각으로 끌어 올린다.

8주 차 월요일 MONDAY
팔 모으고 덤벨 해머 컬

운동횟수	운동효과	운동부위
15~20회씩 4세트	상완이두근과 상완요골근을 함께 단련시킨다.	이두

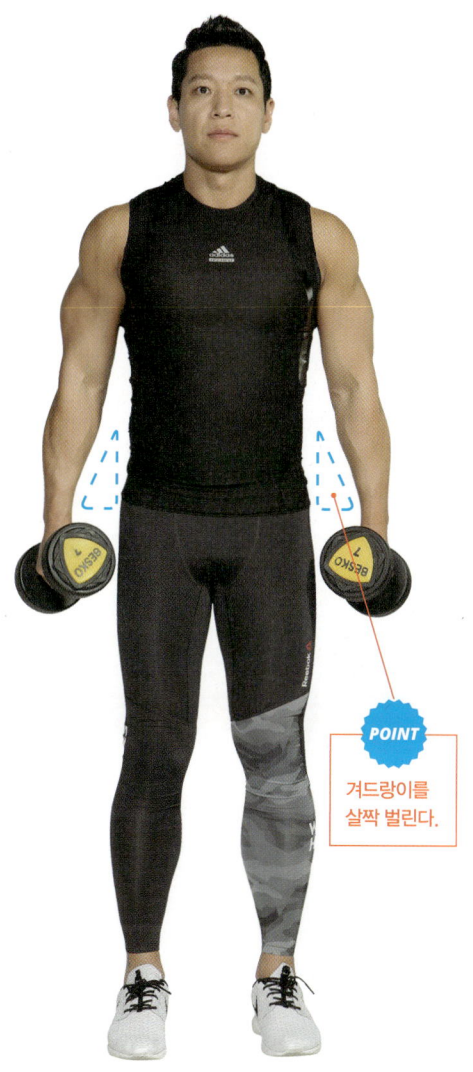

POINT 겨드랑이를 살짝 벌린다.

1 덤벨을 쥐고 다리는 어깨너비로 벌린다.

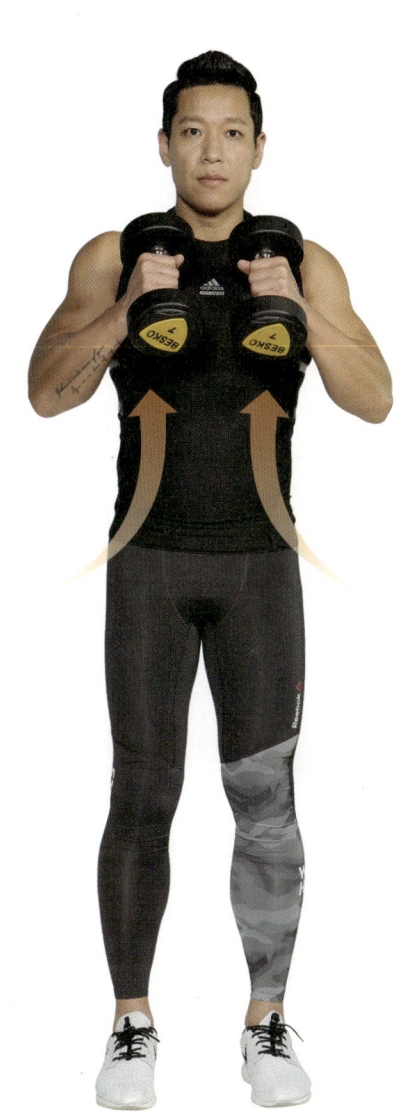

2 팔꿈치를 접어 덤벨을 어깨 쪽으로 끌어 올린다. 이때 덤벨을 쥔 양손을 안으로 모아 가슴 앞쪽에 위치하도록 한다. 긴장을 유지하며 천천히 내린다.

| 8주 차 화요일 TUESDAY | 바벨 데드리프트 | 운동횟수: 10~15회씩 4세트 | 운동효과: 등, 엉덩이 근육을 함께 강화시킨다. | 운동부위: 등 |

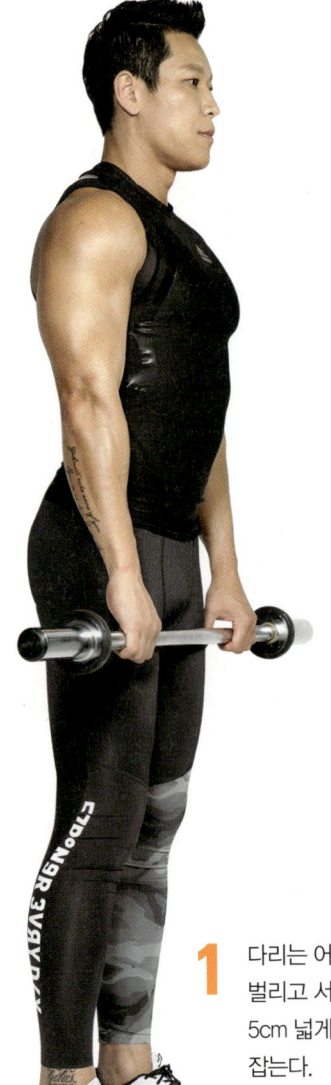

1. 다리는 어깨너비로 벌리고 서서 어깨보다 5cm 넓게 바벨을 잡는다.

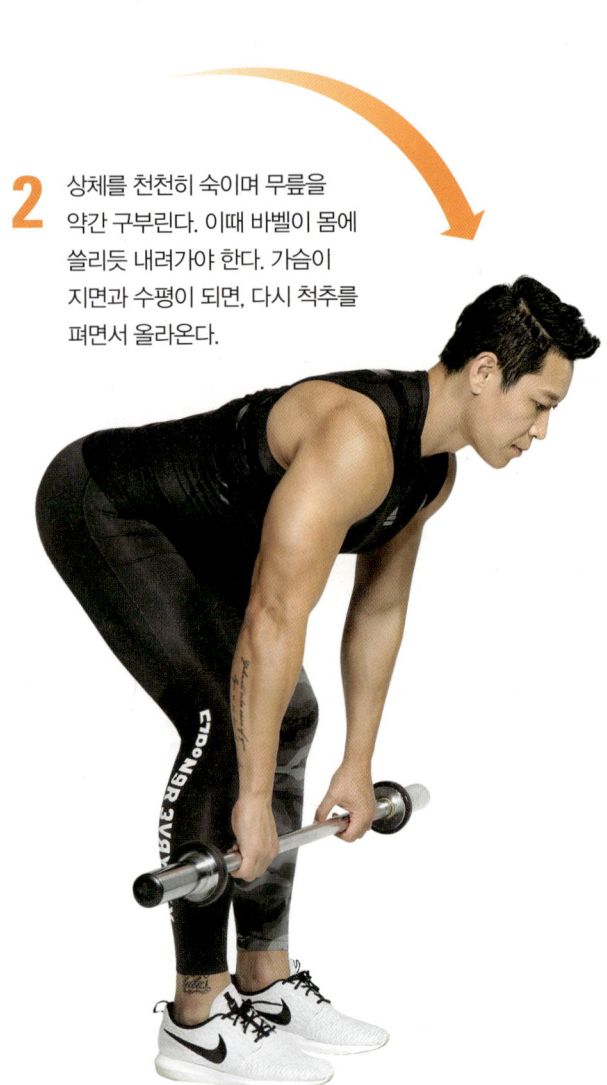

2. 상체를 천천히 숙이며 무릎을 약간 구부린다. 이때 바벨이 몸에 쓸리듯 내려가야 한다. 가슴이 지면과 수평이 되면, 다시 척추를 펴면서 올라온다.

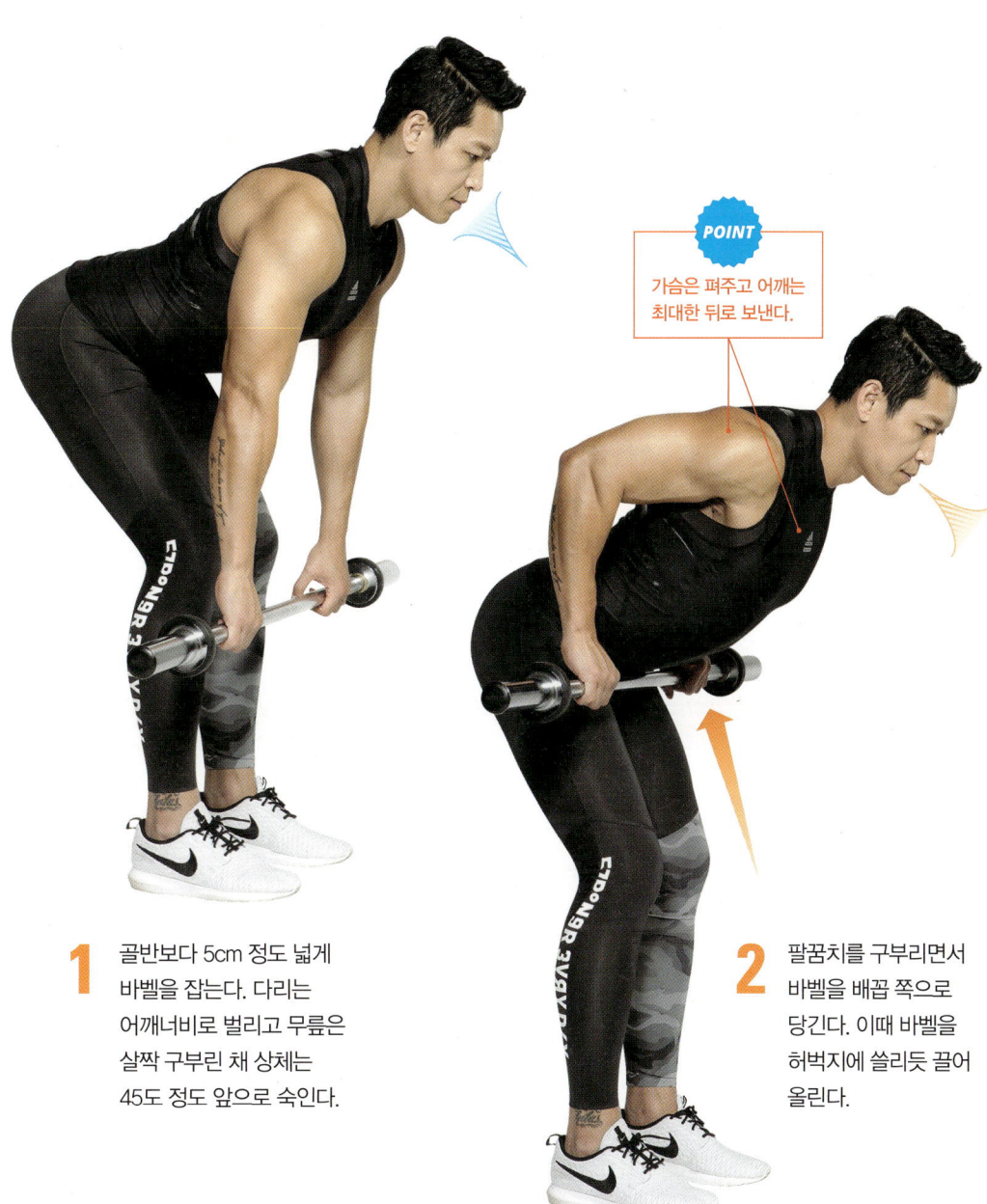

8주 차 화요일 TUESDAY — 바벨 벤트 오버 로우

운동횟수: 15회씩 3세트
운동효과: 상체 기울기에 따라 등 전체를 골고루 발달시킬 수 있다.
운동부위: 등

들숨 / 날숨

POINT 가슴은 펴주고 어깨는 최대한 뒤로 보낸다.

1 골반보다 5cm 정도 넓게 바벨을 잡는다. 다리는 어깨너비로 벌리고 무릎은 살짝 구부린 채 상체는 45도 정도 앞으로 숙인다.

2 팔꿈치를 구부리면서 바벨을 배꼽 쪽으로 당긴다. 이때 바벨을 허벅지에 쓸리듯 끌어 올린다.

8주 차 화요일 TUESDAY — 원 암 덤벨 로우

운동횟수	운동효과	운동부위
20회씩 4세트	등 근육은 물론 어깨 근육도 활성화시킨다.	등

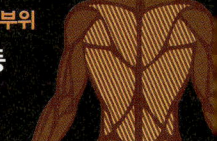

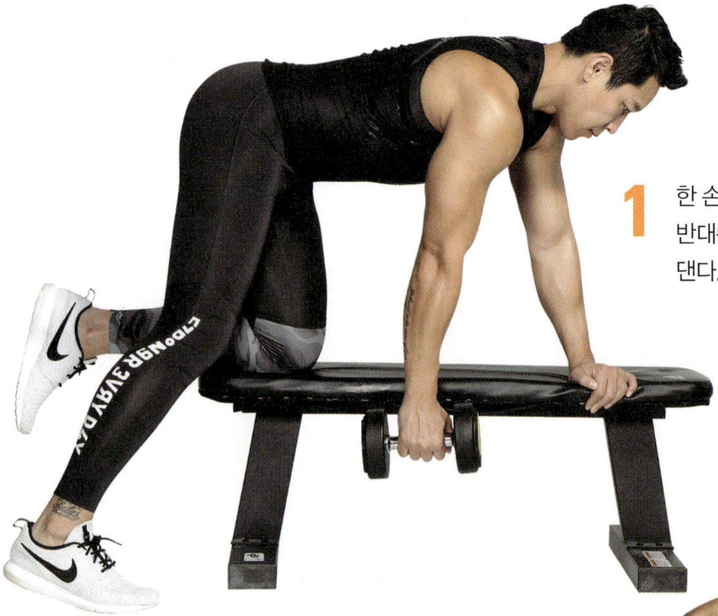

1 한 손으로 덤벨을 잡고 반대쪽 손과 무릎은 벤치에 댄다. 등을 곧게 지탱한다.

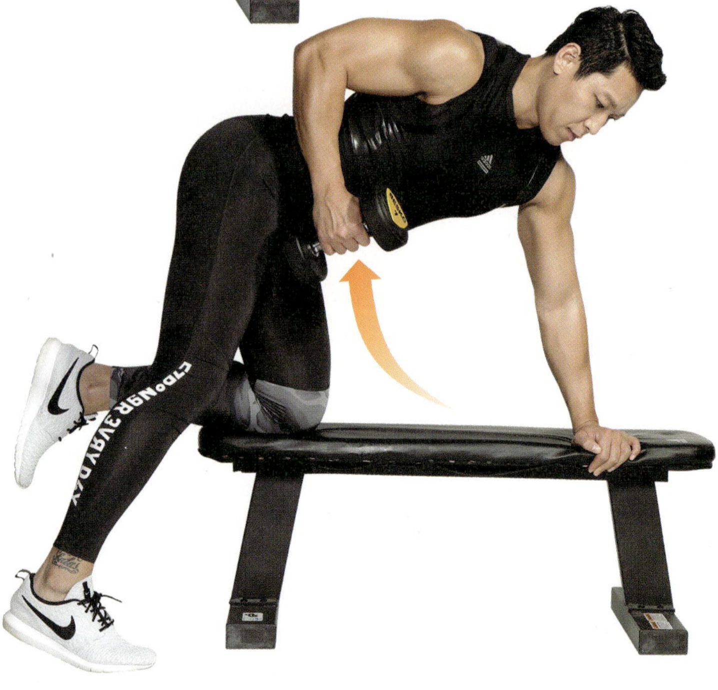

2 덤벨을 옆구리 쪽으로 끌어 당겼다가 천천히 내린다. 반대쪽도 동일한 방법으로 실시한다.

8주 차 화요일 TUESDAY — 슈퍼맨

운동횟수	운동효과	운동부위
15회씩 5세트	척추기립근을 강하게 강화시킨다.	등

TIP

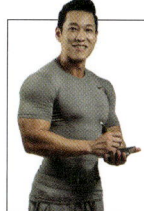

팔과 다리를 들어 올린 후 동작 유지시간은 보통 3~5초이고, 몸 상태에 따라 조절하도록 한다.

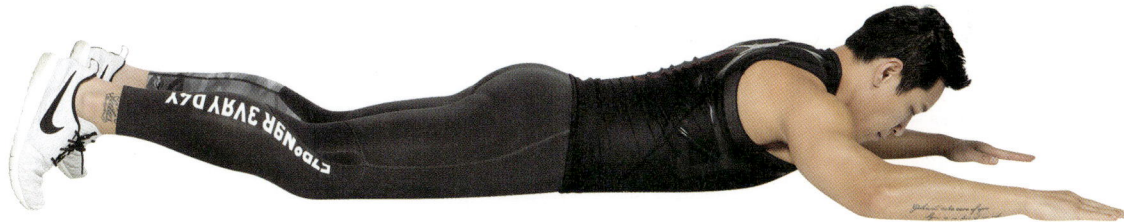

1 바닥에 엎드려 양손을 위로 쭉 펴준다.

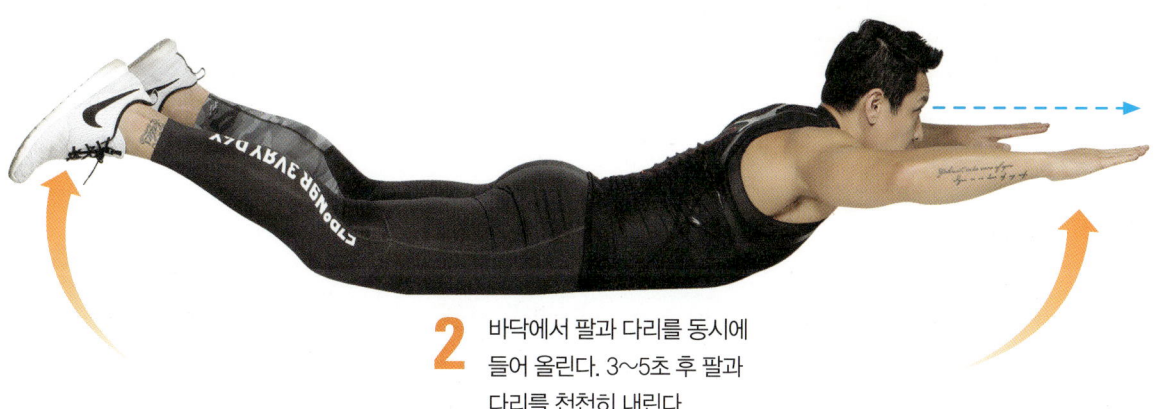

2 바닥에서 팔과 다리를 동시에 들어 올린다. 3~5초 후 팔과 다리를 천천히 내린다.

8주 차 화요일 TUESDAY — 클로즈 그립 푸시업

운동횟수: 15회씩 4세트
운동효과: 일반적인 푸시업보다 상완삼두근을 더 강하게 만들 수 있다.
운동부위: 삼두

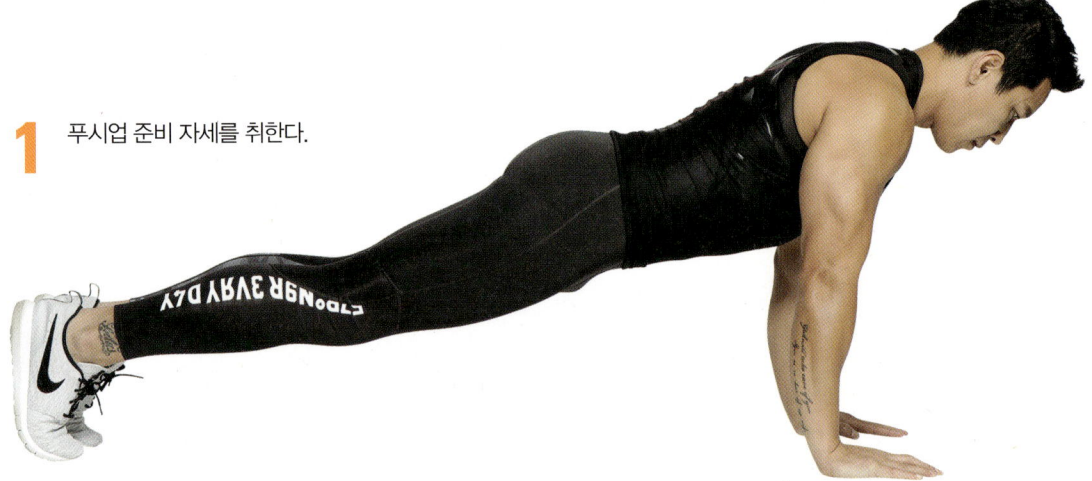

1 푸시업 준비 자세를 취한다.

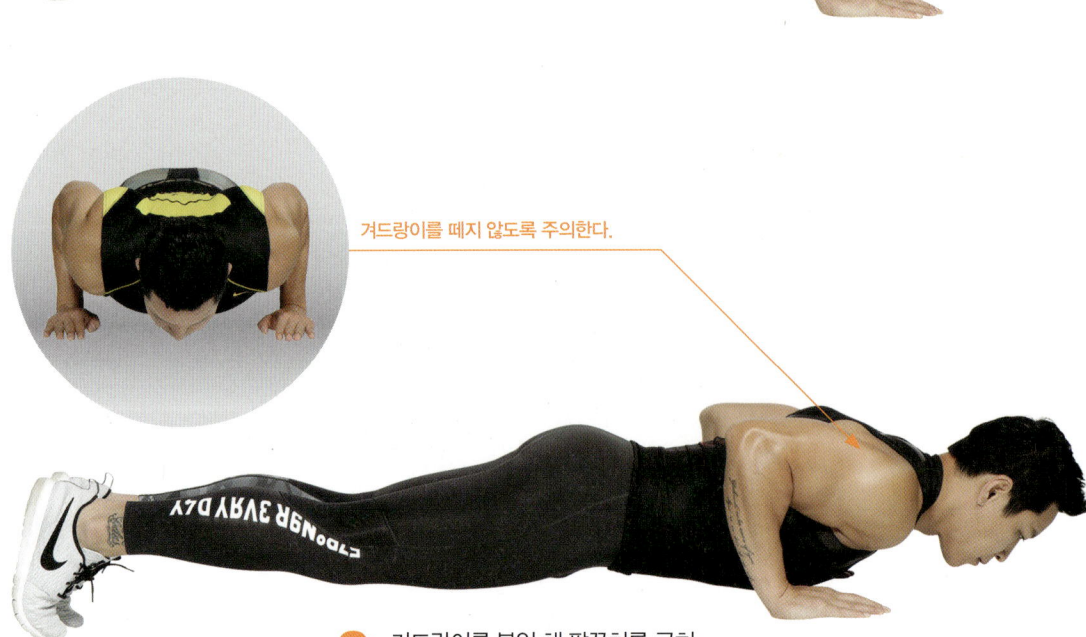

겨드랑이를 떼지 않도록 주의한다.

2 겨드랑이를 붙인 채 팔꿈치를 굽혀 가슴을 바닥 쪽으로 내린다.

덤벨 킥백

8주 차 화요일 WEDNESDAY

운동횟수	운동효과	운동부위
15회씩 4세트	상완삼두근을 단련시킨다.	삼두

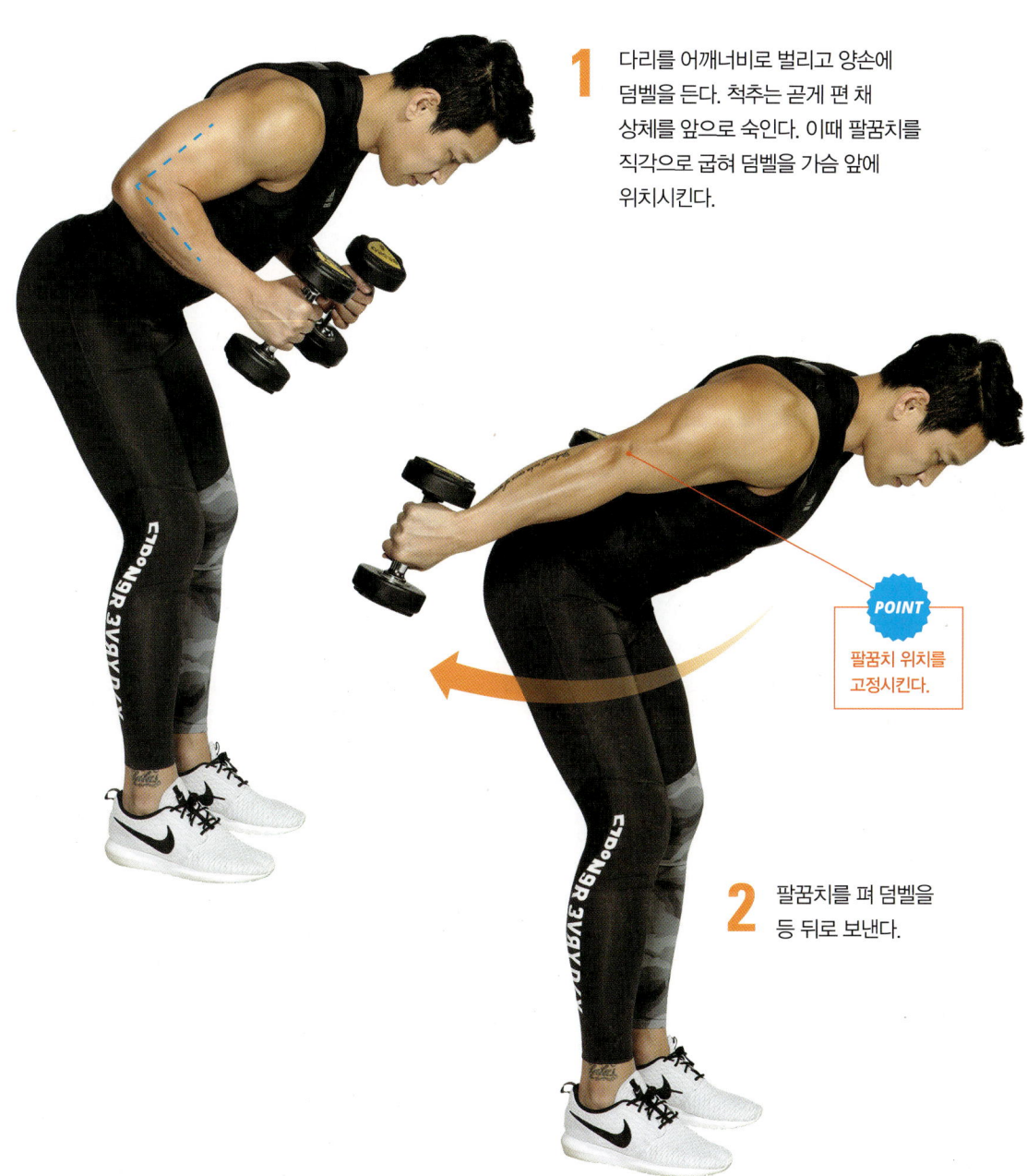

1. 다리를 어깨너비로 벌리고 양손에 덤벨을 든다. 척추는 곧게 편 채 상체를 앞으로 숙인다. 이때 팔꿈치를 직각으로 굽혀 덤벨을 가슴 앞에 위치시킨다.

POINT 팔꿈치 위치를 고정시킨다.

2. 팔꿈치를 펴 덤벨을 등 뒤로 보낸다.

8주 차 수요일 WEDNESDAY — 시티드 덤벨 숄더 프레스

운동횟수: 12회씩 4세트
운동효과: 삼각근 전체를 단련시켜 보다 더 강한 어깨를 만들어준다.
운동부위: 어깨

들숨 / 날숨

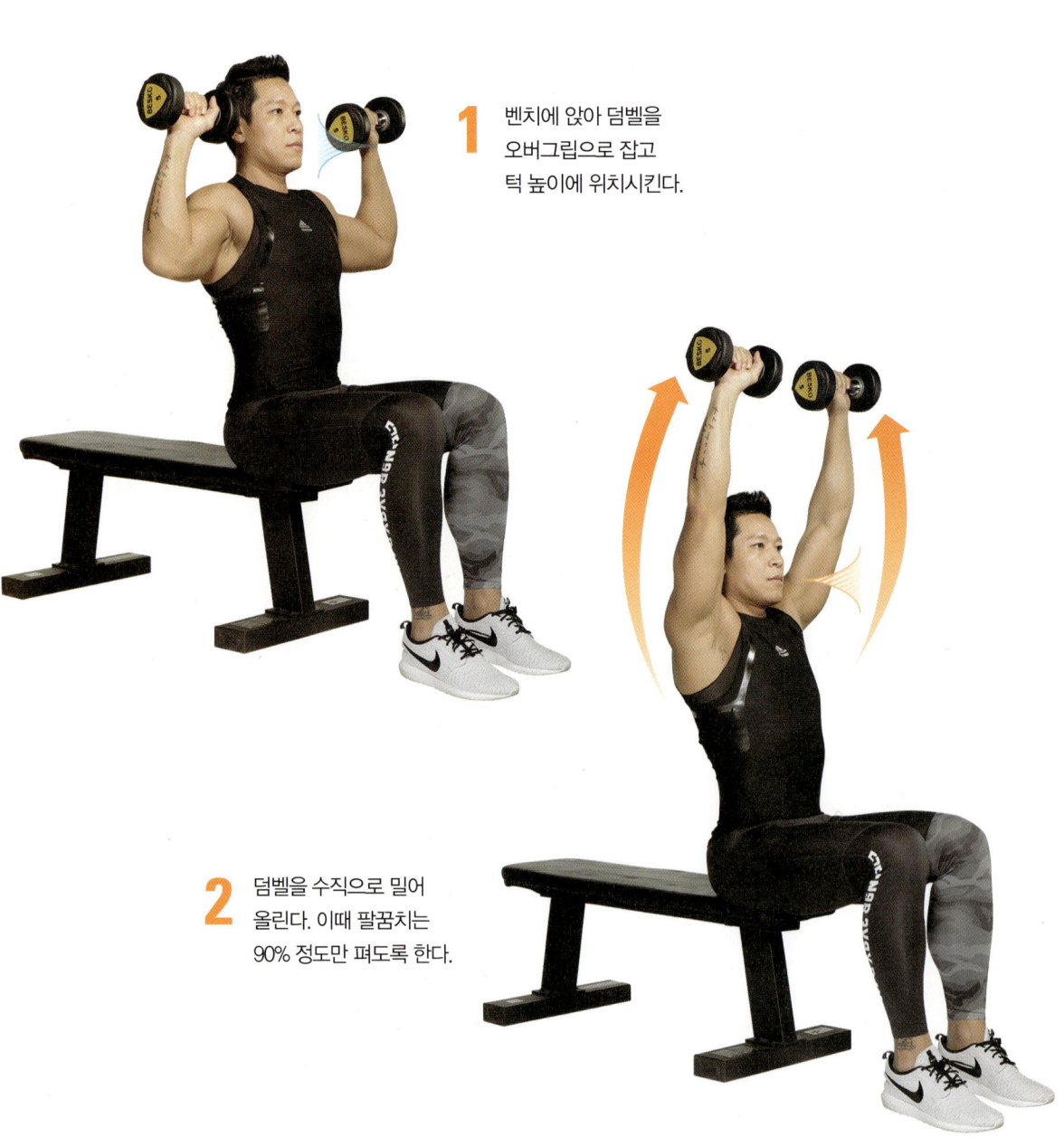

1 벤치에 앉아 덤벨을 오버그립으로 잡고 턱 높이에 위치시킨다.

2 덤벨을 수직으로 밀어 올린다. 이때 팔꿈치는 90% 정도만 펴도록 한다.

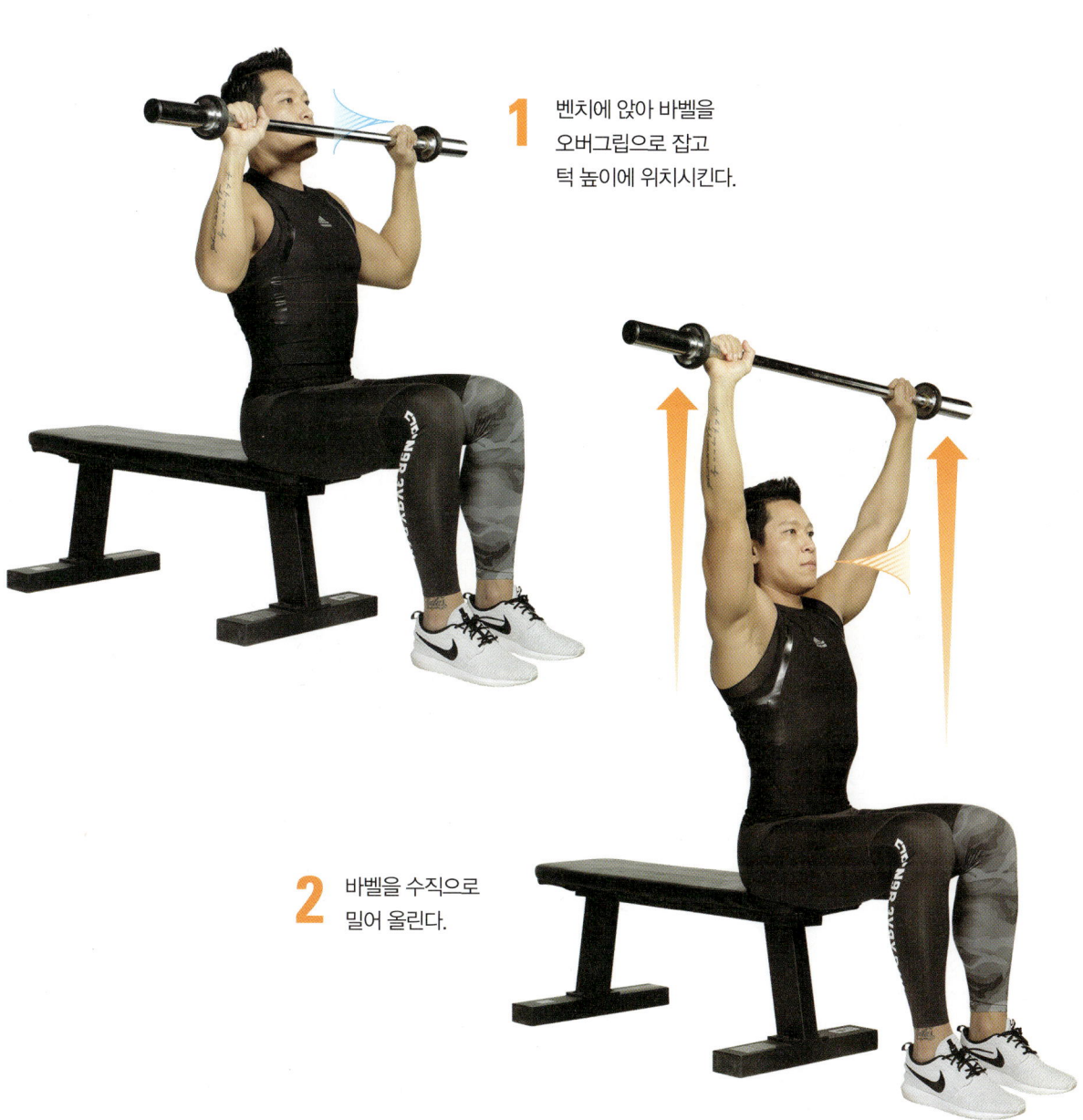

| 8주 차 **수요일** WEDNESDAY | # 시티드 덤벨 사이드 래터럴 레이즈 | 운동횟수: 20회씩 4세트 | 운동효과: 측면 삼각근을 발달시킨다. | 운동부위: 어깨 |

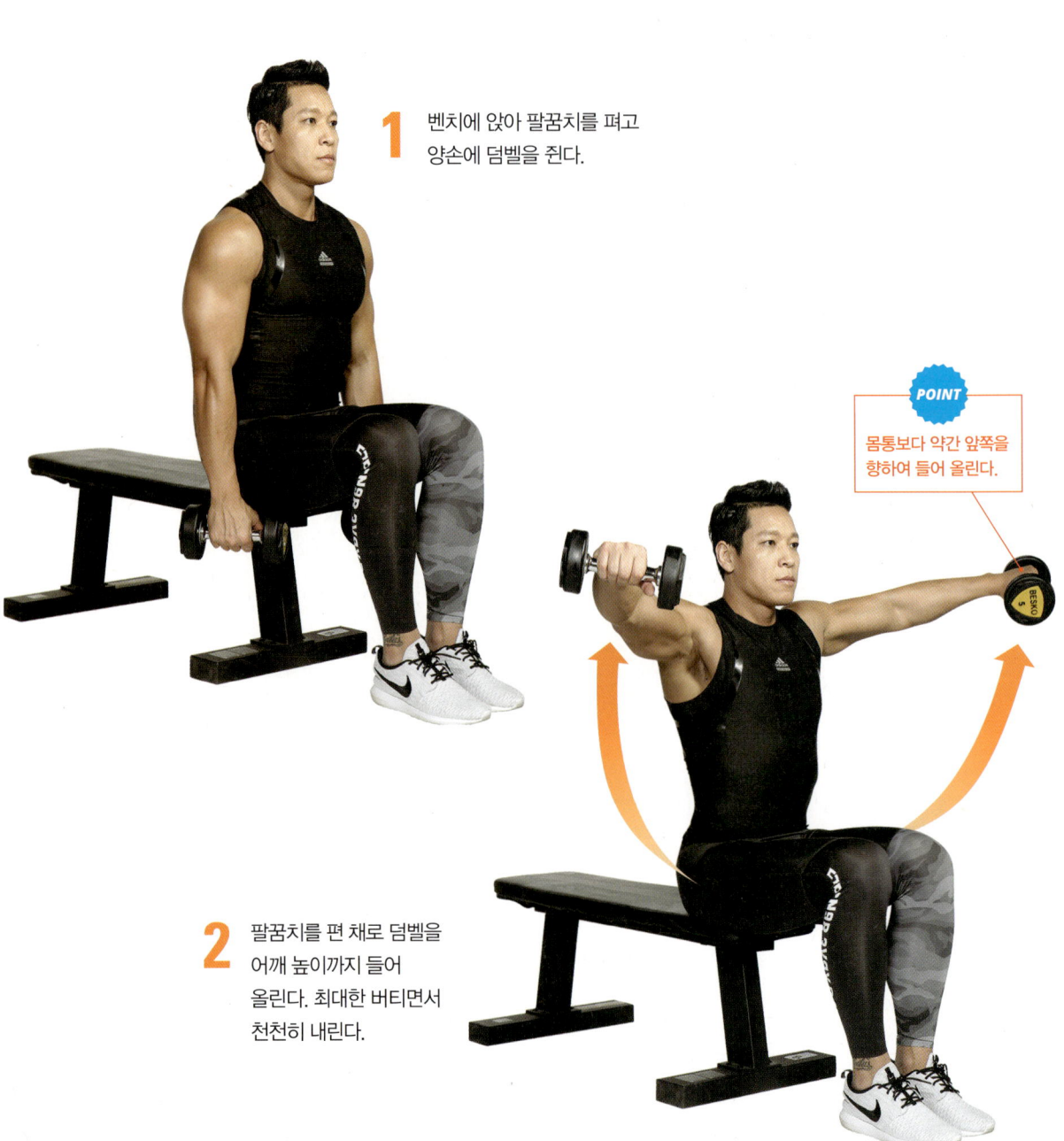

1 벤치에 앉아 팔꿈치를 펴고 양손에 덤벨을 쥔다.

POINT 몸통보다 약간 앞쪽을 향하여 들어 올린다.

2 팔꿈치를 편 채로 덤벨을 어깨 높이까지 들어 올린다. 최대한 버티면서 천천히 내린다.

8주 차 수요일 WEDNESDAY	덤벨 슈러그	운동횟수 15회씩 3세트	운동효과 승모근을 강하게 단련시킬 수 있다.	운동부위 승모근

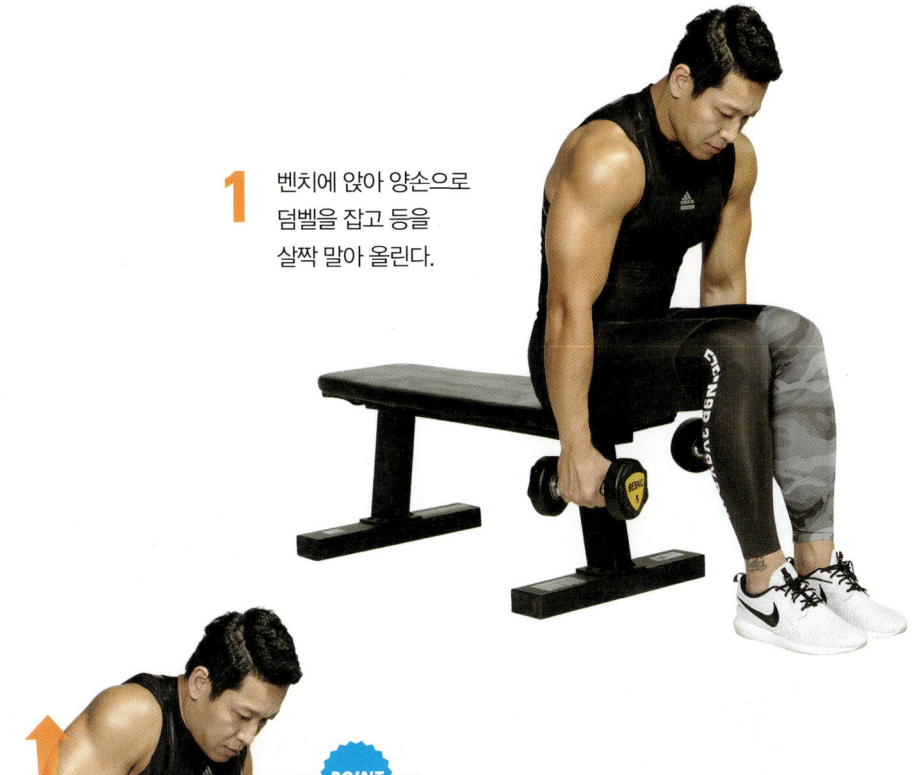

1 벤치에 앉아 양손으로 덤벨을 잡고 등을 살짝 말아 올린다.

POINT 어깨를 살짝 움츠린다.

2 한쪽 어깨를 위로 으쓱 끌어 올린다. 반대쪽도 동일한 방법으로 실시한다.

| 8주 차 수요일 WEDNESDAY | 업라이트 덤벨 로우 | 운동횟수: 20회씩 3세트 | 운동효과: 어깨, 승모근을 강인하게 만들어준다. | 운동부위: 승모근 |

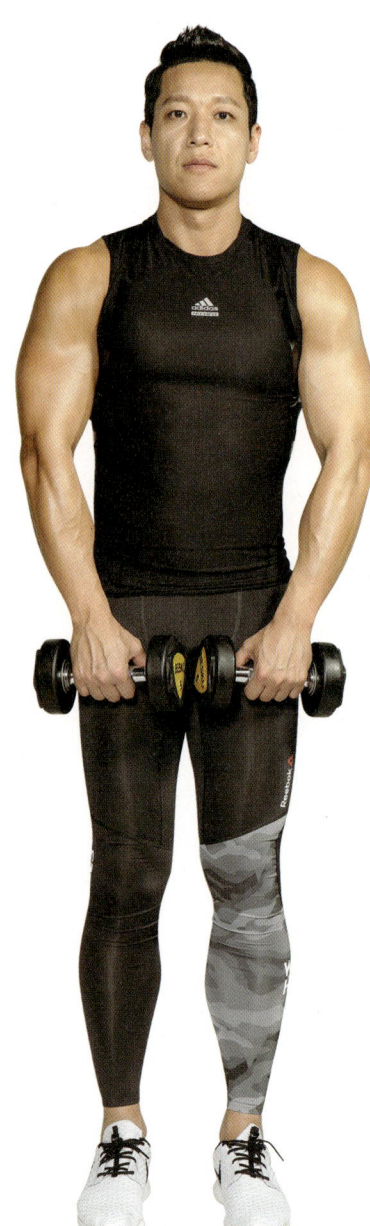
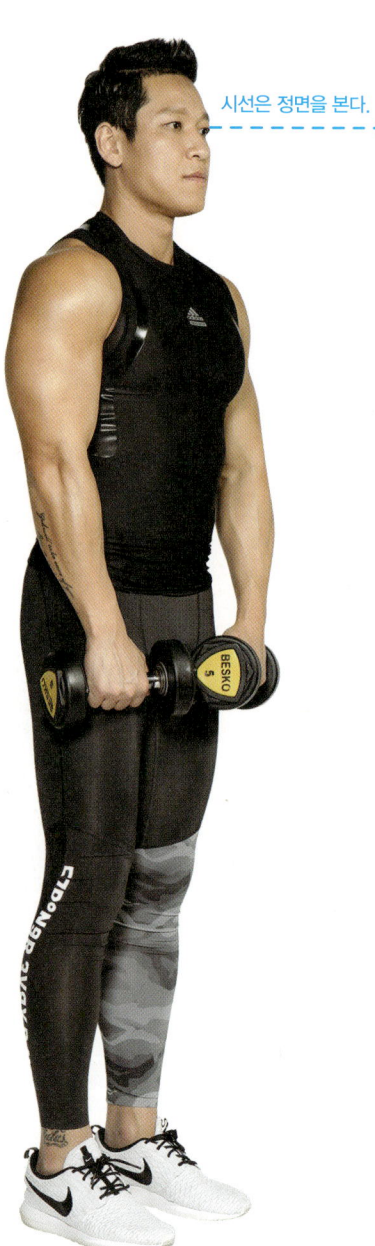

1

정면
양손에 덤벨을 들고, 허벅지 위에 위치시킨다.

측면
척추와 다리, 어깨가 구부러지지 않도록 주의한다. 다리는 자연스럽게 벌린다.

시선은 정면을 본다.

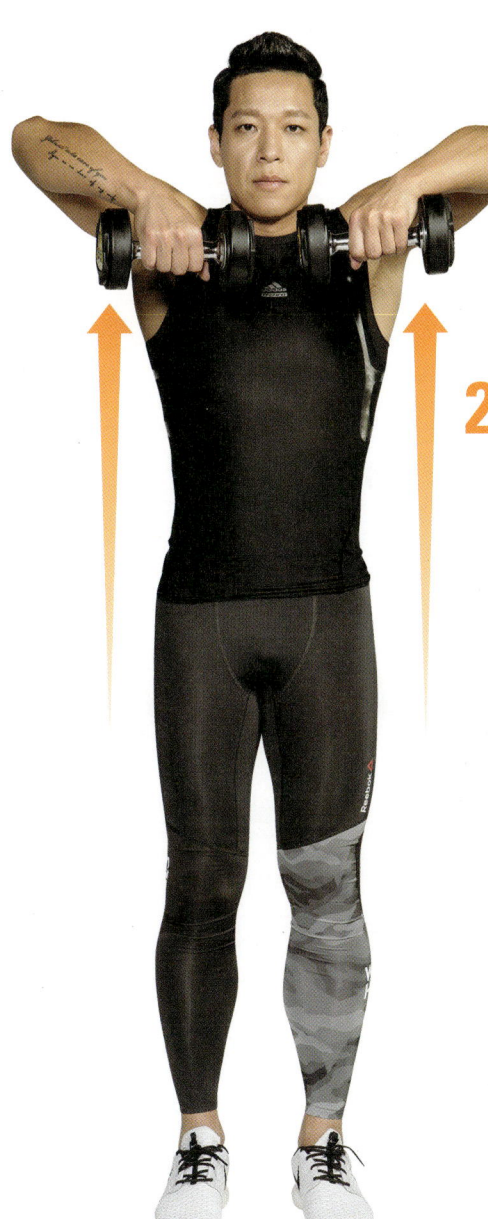
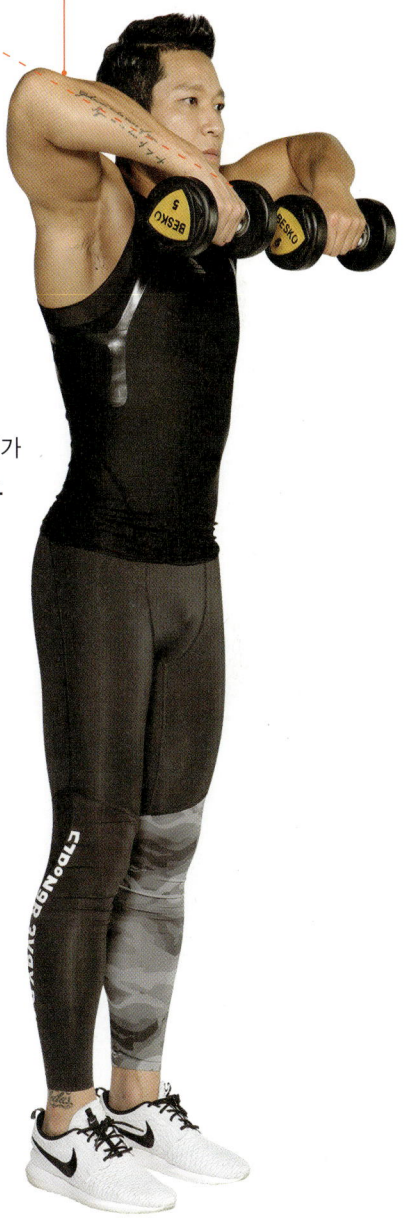

POINT 덤벨을 들어 올릴 때 손은 턱 높이에 위치시키고, 팔꿈치는 손보다 더 높게 끌어 올린다.

2 정면
덤벨을 가슴 높이까지 끌어 올린다. 팔과 다리가 'Y' 모양이 되도록 한다.

측면
덤벨을 끌어 올릴 때 어깨가 함께 올라가지 않도록 주의한다. 어깨는 최대한 낮추고 팔꿈치와 덤벨만 높이 끌어 올리는 것이 포인트다.

8주 차 목요일 THURSDAY — 스쿼트

운동횟수	운동효과	운동부위
50회씩 4세트	하체 근육을 발달시킬 수 있는 대표적인 운동이다.	하체

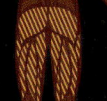

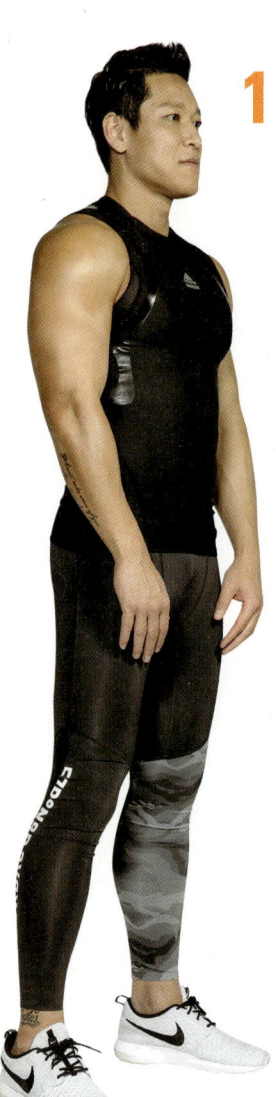

1 자연스럽게 다리를 어깨너비로 벌리고 선다. 이때 발끝을 바깥쪽으로 살짝 벌린다.

TIP

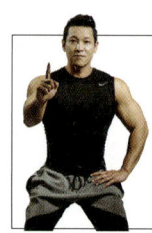

많이 힘들겠지만, 1세트당 운동횟수를 50회로 늘려서 실시한다. 8주 차에 접어든 만큼 운동량을 늘려 몸에 더 많은 자극을 주는 것이 중요하다.

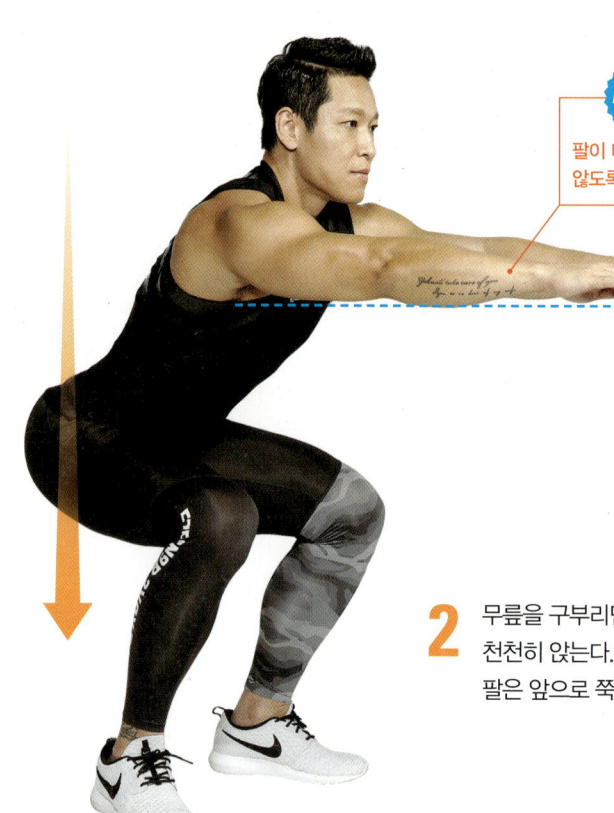

POINT 팔이 내려오지 않도록 주의한다.

2 무릎을 구부리면서 천천히 앉는다. 동시에 팔은 앞으로 쭉 뻗는다.

8주 차 목요일 THURSDAY

케틀벨 와이드 스쿼트

운동횟수 12회씩 4세트

운동효과 허벅지 안쪽 근육을 강하게 단련시킨다.

운동부위 하체

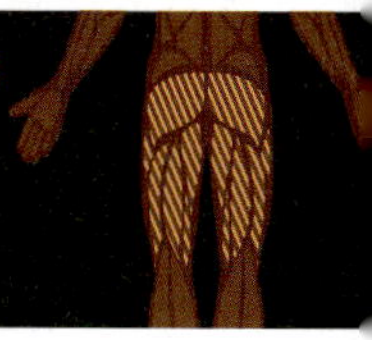

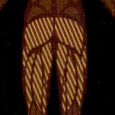

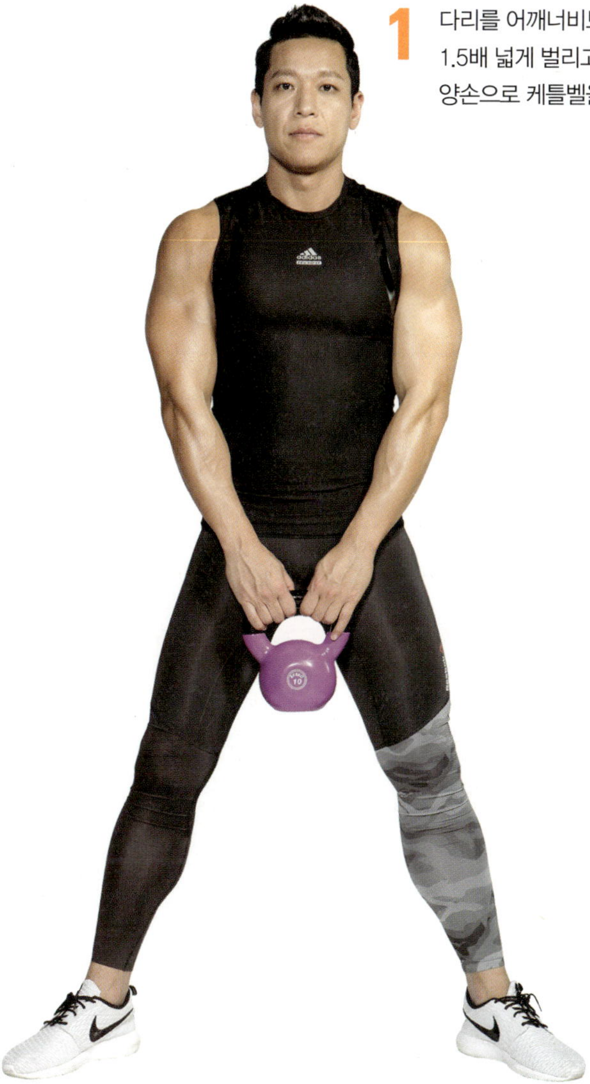

1 다리를 어깨너비보다 1.5배 넓게 벌리고 양손으로 케틀벨을 든다.

2 무릎을 천천히 바깥쪽으로 구부려 허벅지가 지면과 수평을 이루도록 한다.

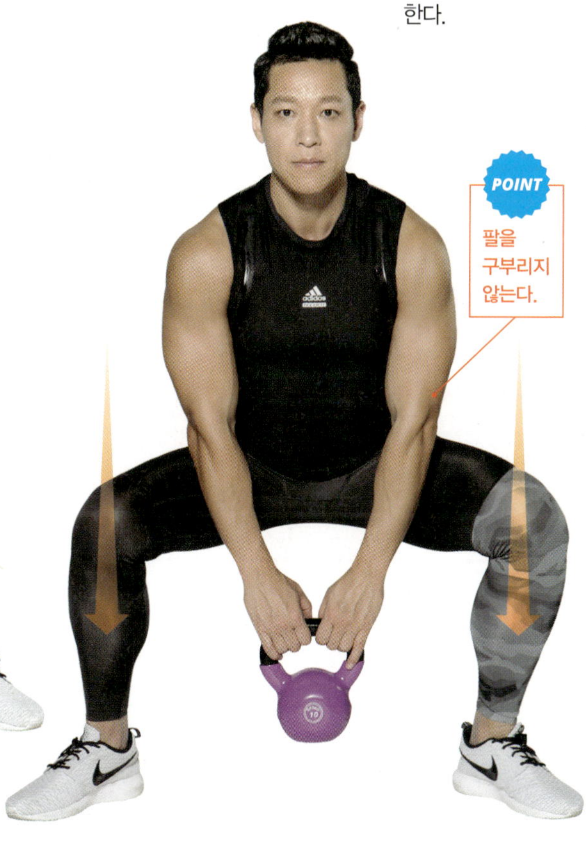

POINT 팔을 구부리지 않는다.

8주 차 목요일 THURSDAY — 스텝박스 제자리 런지

운동횟수	운동효과	운동부위
20회씩 4세트	허벅지 앞쪽 근육의 힘을 길러준다.	하체

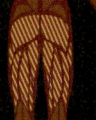

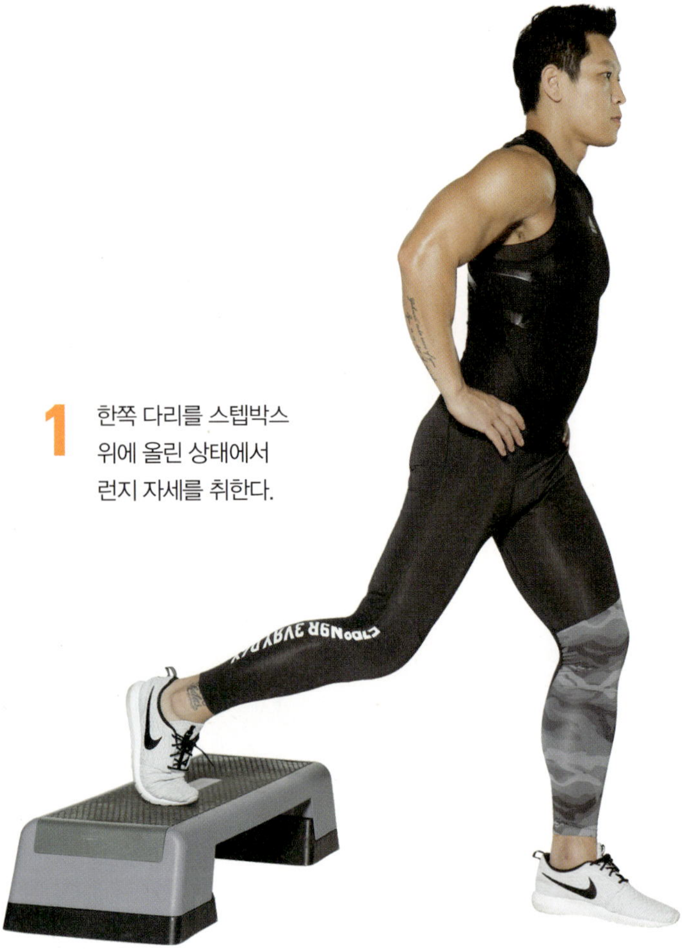

1 한쪽 다리를 스텝박스 위에 올린 상태에서 런지 자세를 취한다.

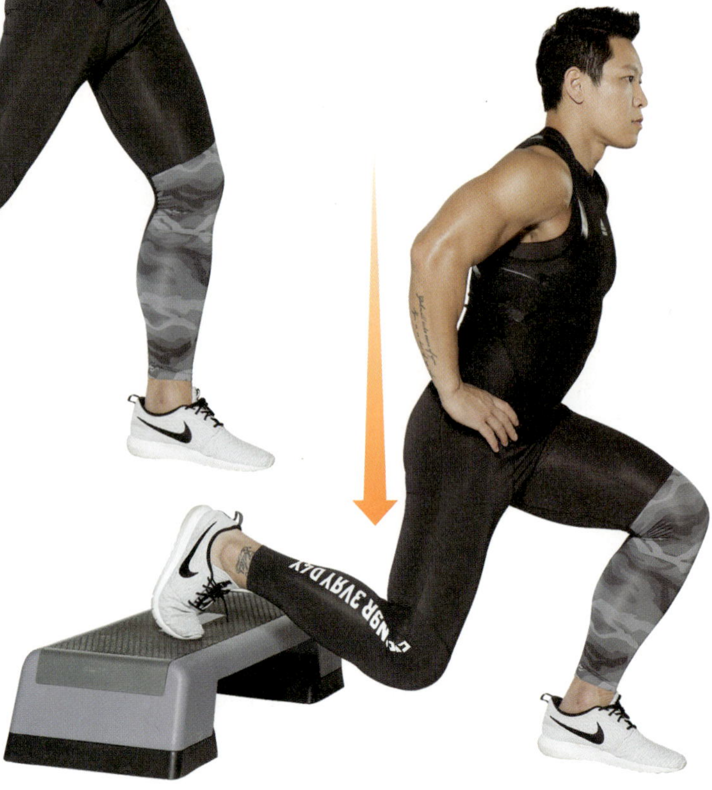

2 뒤쪽 다리의 무릎을 수직으로 누르듯이 구부린다. 반대쪽도 동일한 방법으로 실시한다.

| 8주 차 목요일 THURSDAY | 케틀벨 스윙 | 운동횟수: 20회씩 4세트 | 운동효과: 코어 근육을 강하게 만들어준다. | 운동부위: 전신 |

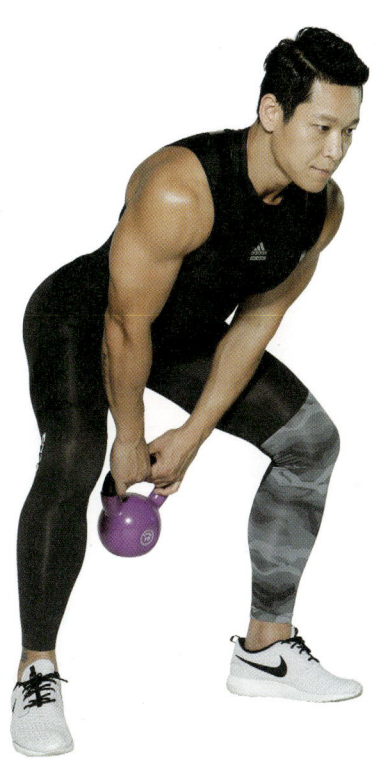

1 다리를 어깨너비로 벌리고 서서 양손으로 케틀벨을 잡는다. 상체와 무릎을 살짝 구부려 케틀벨이 무릎 사이 뒤쪽에 위치하도록 한다.

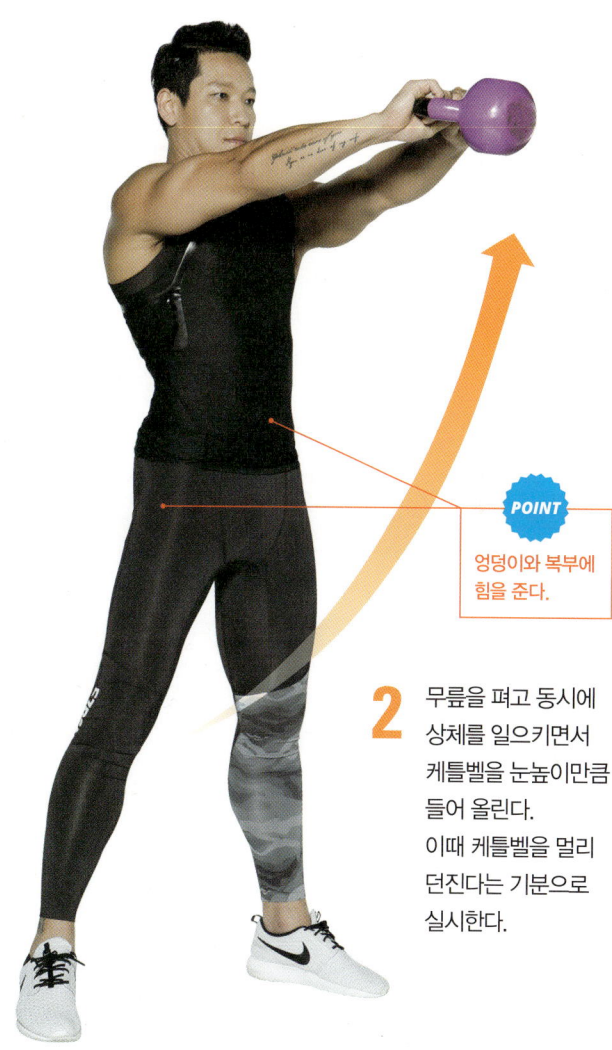

POINT 엉덩이와 복부에 힘을 준다.

2 무릎을 펴고 동시에 상체를 일으키면서 케틀벨을 눈높이만큼 들어 올린다. 이때 케틀벨을 멀리 던진다는 기분으로 실시한다.

| 8주 차 금요일 FRIDAY | 벤치 짚고 버피테스트 + 바깥쪽 킥 | 운동횟수
15회씩
4세트 | 운동효과
전신지구력, 심폐지구력을 동시에 발달시킨다. | 운동부위
전신 |

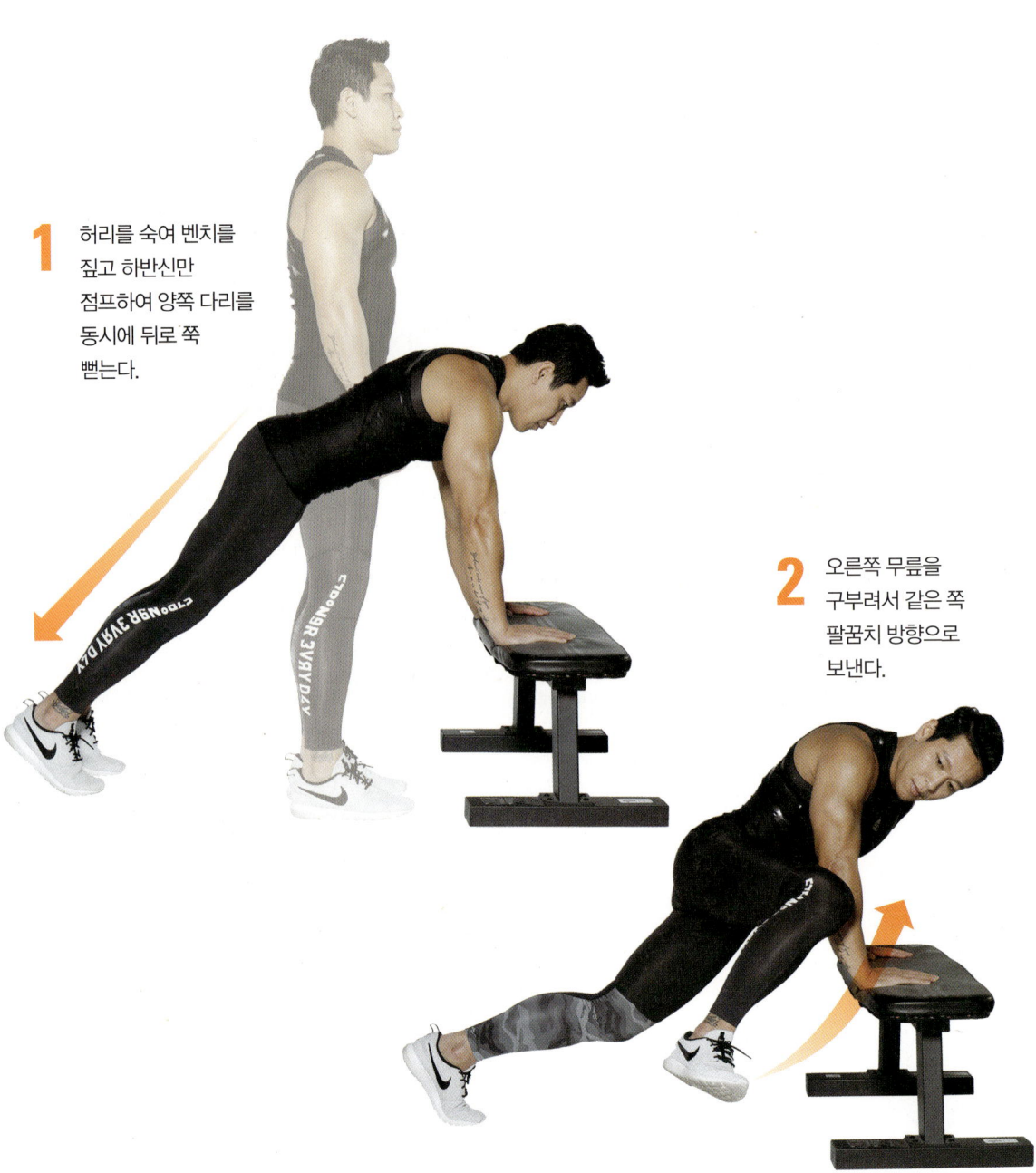

1 허리를 숙여 벤치를 짚고 하반신만 점프하여 양쪽 다리를 동시에 뒤로 쭉 뻗는다.

2 오른쪽 무릎을 구부려서 같은 쪽 팔꿈치 방향으로 보낸다.

TIP

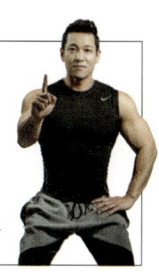

버피테스트는 '악마의 운동'이라 불릴 정도로 힘든 운동이지만, 그만큼 효과는 확실하다. 동작을 정확하게만 수행한다면 단기간에 살을 뺄 수 있고 전신 근력과 지구력을 동시에 키울 수 있다. 또한 별다른 도구가 필요 없기 때문에 집에서도 할 수 있다.

3 왼쪽 무릎도 동일한 방법으로 실시한다.

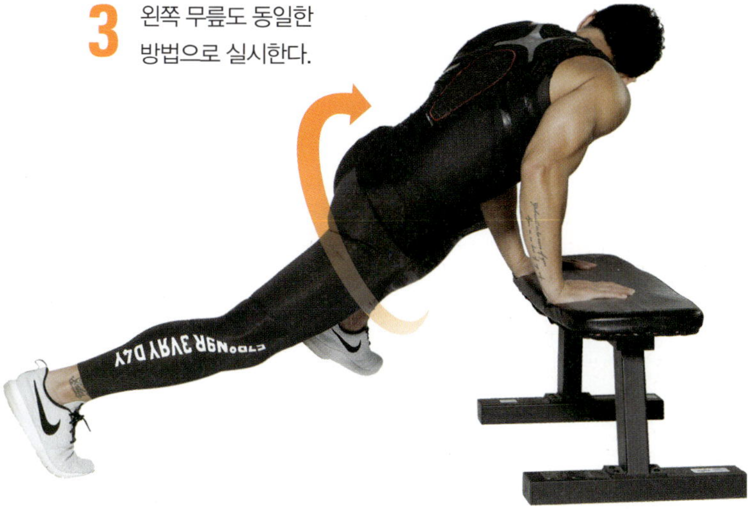

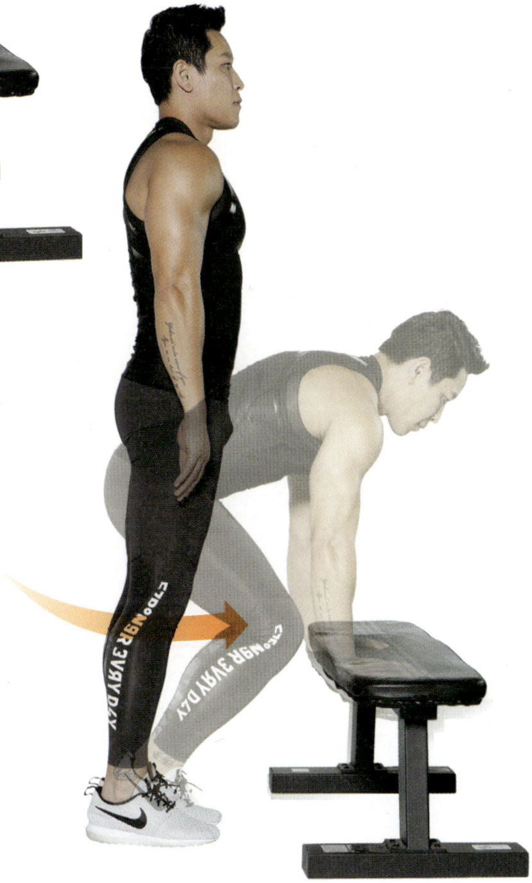

4 양쪽 다리를 동시에 점프하여 몸 쪽으로 무릎을 끌어 당긴다. 상체를 일으킨다.

8주 차 금요일 FRIDAY

덤벨 데드리프트 + 로우

운동횟수 15~20회씩 4세트
운동효과 등, 허벅지 근육을 강화시킨다.
운동부위 전신

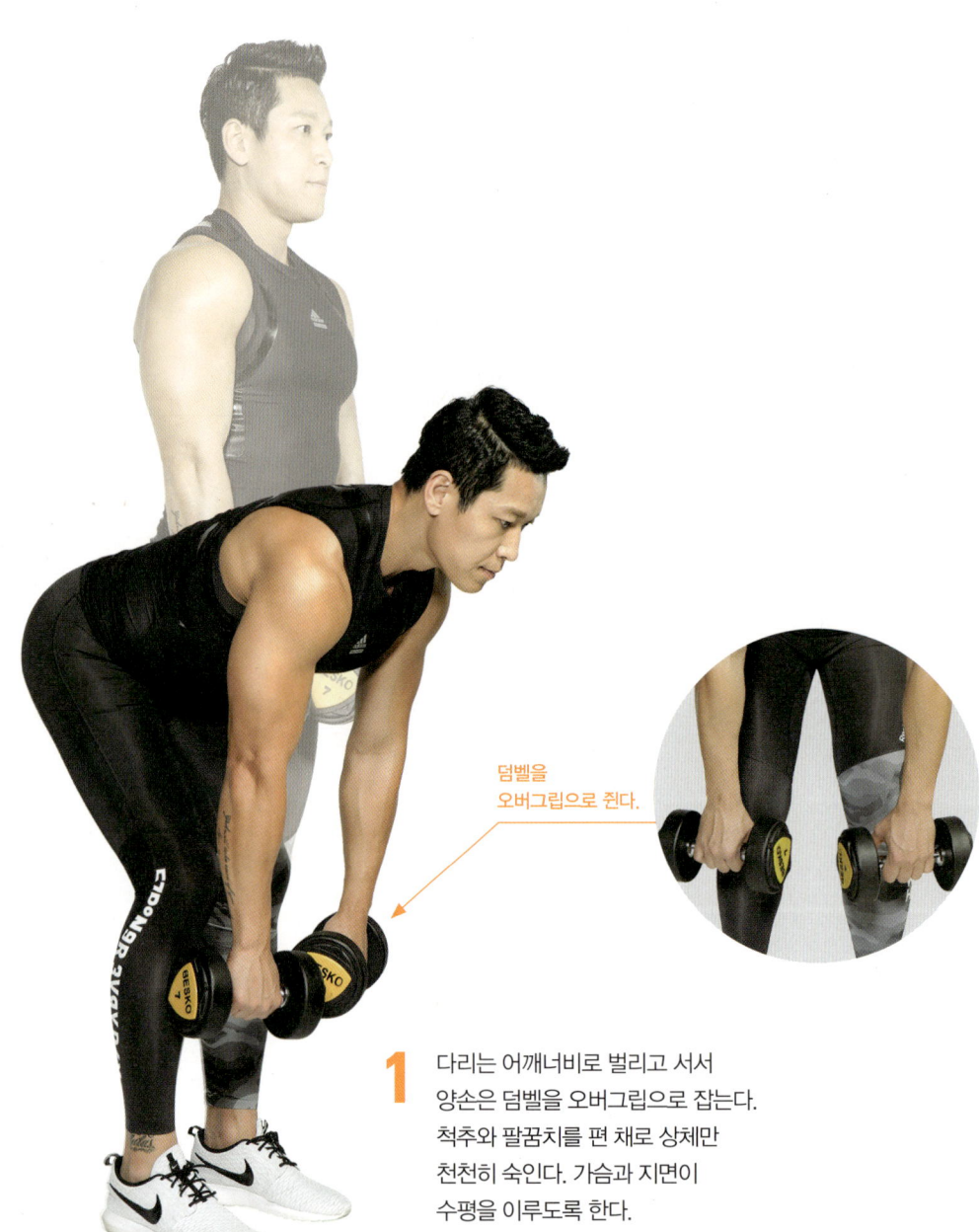

덤벨을 오버그립으로 쥔다.

1 다리는 어깨너비로 벌리고 서서 양손은 덤벨을 오버그립으로 잡는다. 척추와 팔꿈치를 편 채로 상체만 천천히 숙인다. 가슴과 지면이 수평을 이루도록 한다.

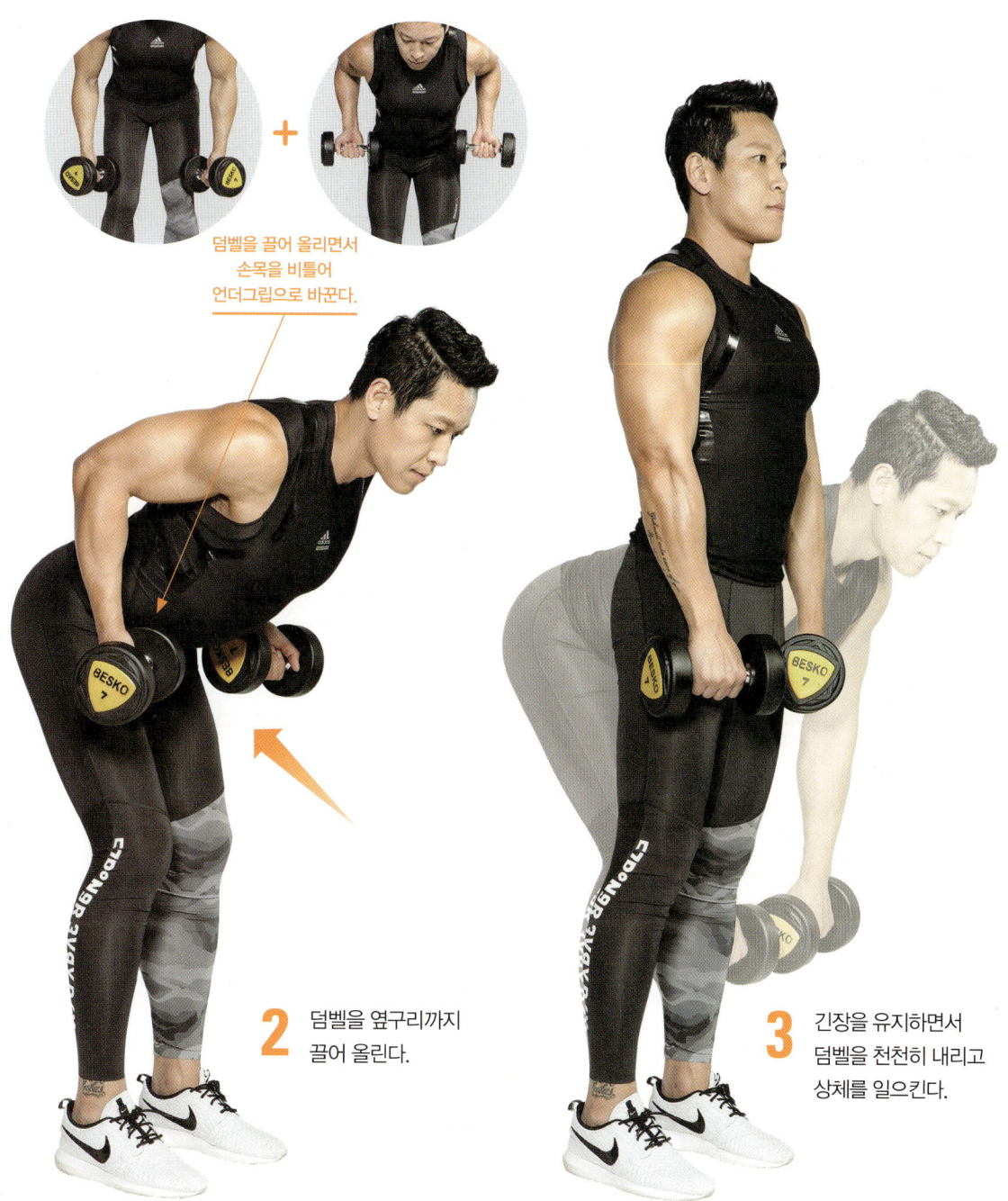

덤벨을 끌어 올리면서
손목을 비틀어
언더그립으로 바꾼다.

2 덤벨을 옆구리까지 끌어 올린다.

3 긴장을 유지하면서 덤벨을 천천히 내리고 상체를 일으킨다.

| 8주 차 금요일 FRIDAY | 덤벨 벤트 오버 레이즈 + 로우 | 운동횟수
15회씩
4세트 | 운동효과
팔, 어깨, 등 근육을 강화시킨다. | 운동부위
등 |

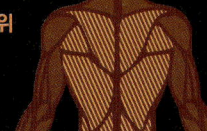

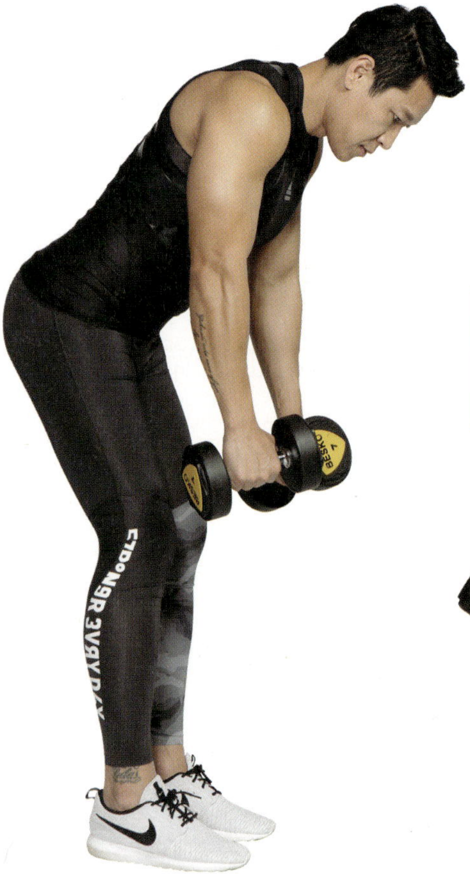

1 양손에 덤벨을 잡고 상체를 45도 숙인다. 이때 덤벨 위쪽이 몸 쪽으로 기울어지도록 손목을 살짝 비틀어준다.

POINT 팔꿈치는 살짝 구부린다.

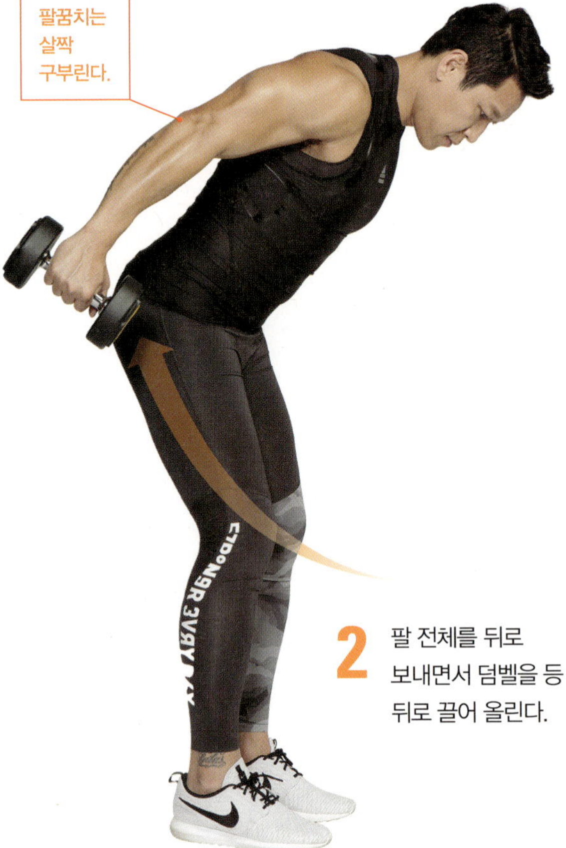

2 팔 전체를 뒤로 보내면서 덤벨을 등 뒤로 끌어 올린다.

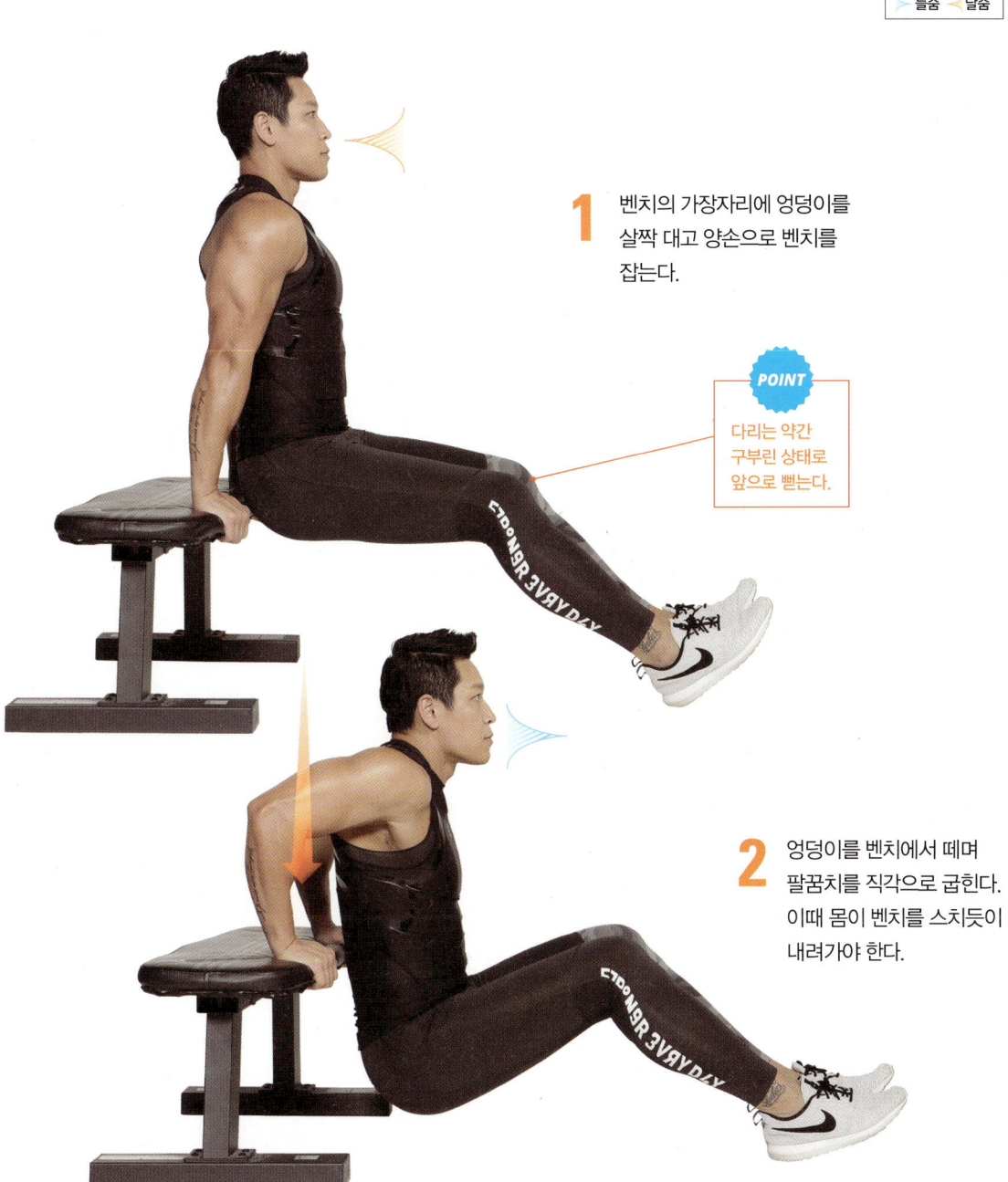

8주 차 금요일 FRIDAY — 스텝박스 위에서 제자리 뛰기

운동횟수 12회씩 3세트
운동효과 심폐지구력을 강화시킨다.
운동부위 전신

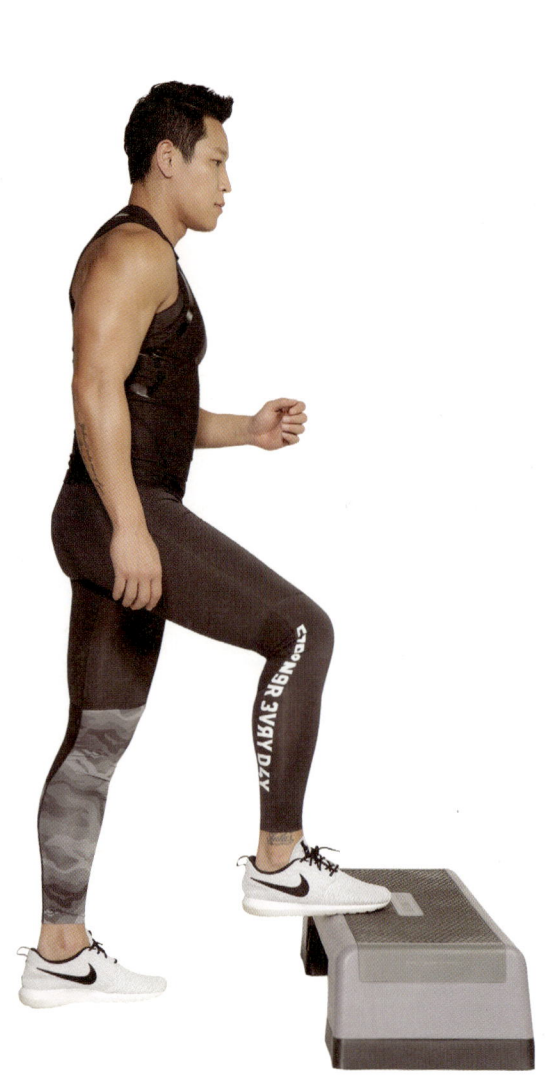

1 한쪽 다리를 스텝박스 위에 올려 놓고 달리기 자세를 취한다.

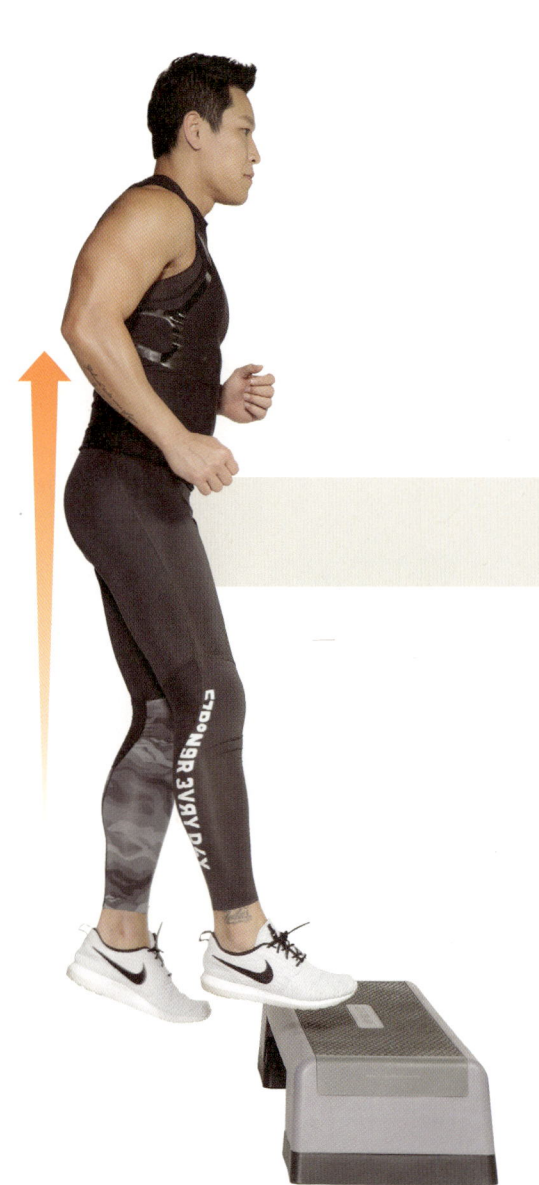

2 힘차게 점프하여 공중에서 두 발의 위치를 바꾼다.

TIP

8주간의 기적 프로그램의 마지막 마무리 운동이다. 심폐기능을 강화할 뿐만 아니라 전신 운동능력 향상, 스트레스 해소에도 도움을 준다. 쉽고 간편한 동작이기 때문에 수시로 실시하도록 하자.

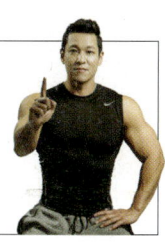

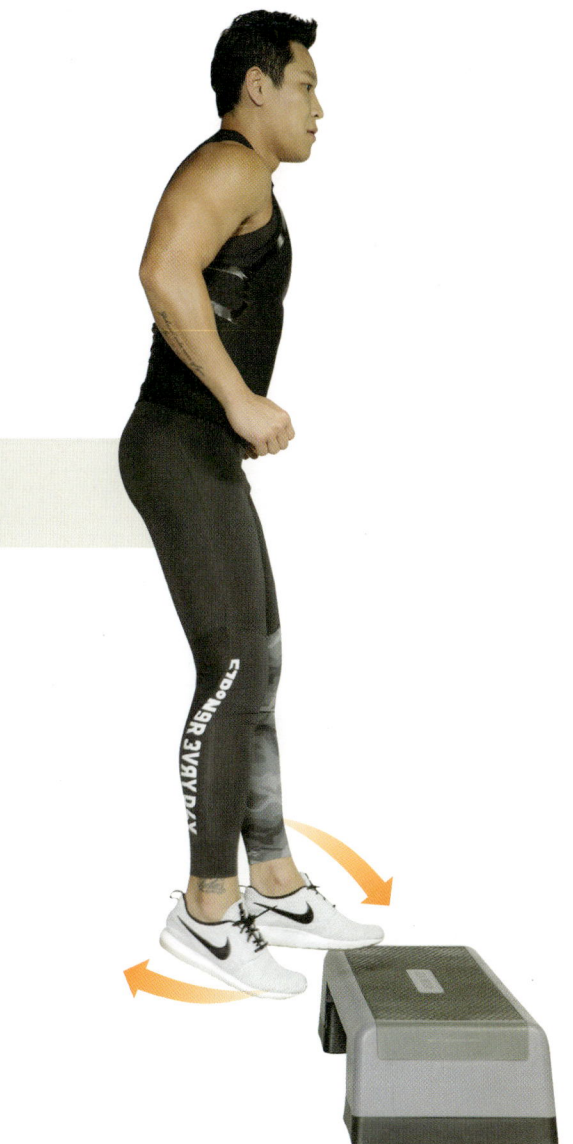

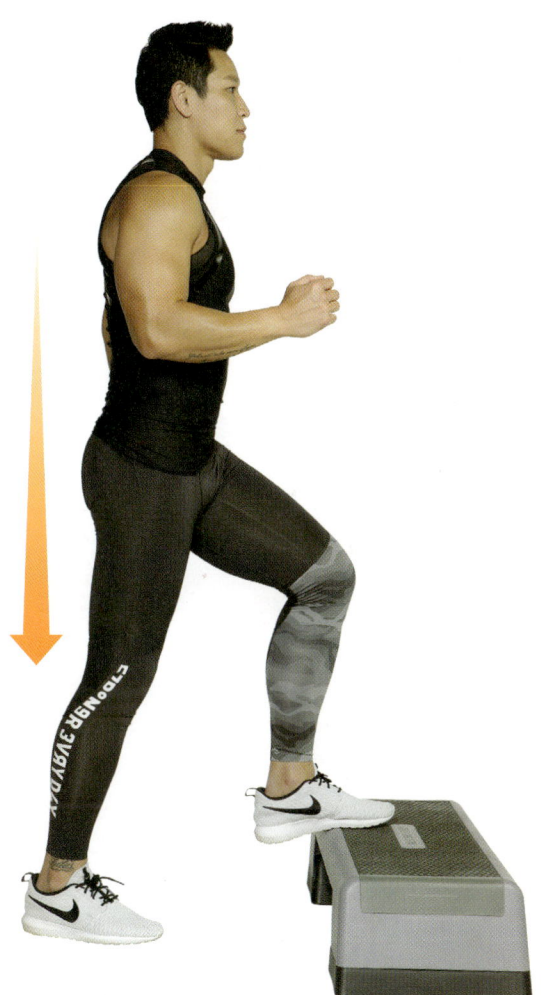

3 착지할 때 반대쪽 다리가 스텝박스 위에 올라오도록 한다. 반대쪽도 동일한 방법으로 빠르게 실시한다.

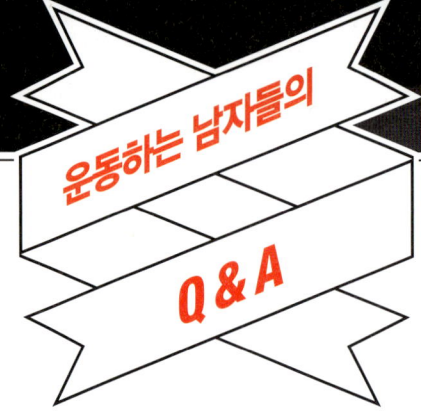

운동하는 남자들의 Q & A

Q1 운동 기간 중 술을 마셨는데, 어떻게 해야 할까요?

술을 마시면 수분을 빼앗긴다. 그럼 근육량이 줄면서 기초대사량이 줄어 들고, 곧 지방이 쌓이기 쉬운 체질이 된다. 악순환의 고리가 끊기지 않는 것이다. 따라서 술을 마신 다음날은 반드시 유산소운동으로 땀을 빼는 것이 좋다. 땀을 통해 불순물이 배출되기 때문이다.

Q2 수면 습관도 운동에 영향을 주나요?

저녁 10시에는 수면을 취해야 호르몬 분비가 잘 되는데, 새벽 3시경에 잔다면 피로가 몸에 축적된다. 이런 상태로 운동을 하면 운동 효과가 감소되는 것뿐만 아니라 부상을 당할 위험도 높아진다. 운동, 영양, 휴식의 3가지가 균형이 맞춰져야 다이어트도 효과적이다. 3가지 밸런스가 깨지면 기대한 효과가 잘 나오지 않는다.

Q3 많이 먹어도 살이 안 찌는 체질은 어떻게 만드나요?

많은 양의 음식을 먹으면 바로 살이 찌는 사람도 있고, 반대로 아예 안 찌는 사람도 있다. 비밀은 바로 '근육량'에 있다. 몸속에 근육이 많을수록 조금만 움직여도 살이 잘 빠지고, 많이 먹어도 살이 잘 찌지 않는 것이다. 근육은 같은 무게당 소비하는 열량이 지방보다 최대 50배 더 높다. 같은 활동을 해도 근육이 많으면 에너지 소모가 더 높고, 결과적으로 살이 더 많이 빠지게 된다. 근육량을 높이려면 하루 1시간 정도 꾸준히 근육 운동을 해주면 된다. 즉 살을 빼는 가장 효율적인 방법은 근육형 몸을 만드는 것이다.

Q4 내장지방, 어떻게 빼야 하나요?

내장지방은 장기 내부의 지방을 없애주는 것이 필요한데, 몸속에 충분한 산소를 받아들이는 유산소 운동이 좋다. 조깅, 오래 걷기, 수영 등 유산소 운동을 통해 근육이나 간, 장 등에 축적된 지방이 효율적으로 연소될 수 있다. 이런 운동을 매일 20~30분 정도 하는 것이 좋다. 생선, 콩 등 내장지방 제거에 도움이 되는 음식을 섭취하는 것도 필요하다.

Q5 운동할 때 짠 음식을 먹으면 안 되나요?

음식을 짜게 먹으면 신체는 물을 많이 축적하게 되고 이는 부종의 원인이 된다. 소금 섭취를 줄이면 몸에서도 같이 물이 빠져 나가는데, 수분이 몸 밖으로 배출되면 체중도 줄어든다. 저염식을 하면 근육을 선명하게 만드는 데 도움이 된다.

Q6 요요현상을 막고 싶어요.

살을 빼는 것보다 요요가 오지 않도록 관리하는 것이 더 힘들다고들 한다. 기껏 살을 빼도 몸이 원래 상태로 돌아가려는 요요를 방지하려면 주 3회 이상 1시간씩 꾸준한 운동과 식습관을 유지해주는 방법밖에 없다. 특히 폭식을 하지 않으려면 공복 상태가 되지 않도록 조금씩 음식을 공급해주는 게 좋다. 이때는 달거나 고소한 음식보다 삶은 달걀, 아몬드 10알 정도 등을 간단하게 섭취해서 뇌가 포만감을 유지할 수 있도록 하는 것이 좋다. 8주간의 프로그램을 하고 나면 기본 체력이 상승되고 운동 강도 조절 능력이 생기므로 스스로 조절하며 요요를 예방할 수 있다.

Q7 운동을 시작했더니 식욕이 더 좋아졌어요. 괜찮을까요?

체력에 비해 과도한 운동을 하게 되면 식욕이 증가하고, 소모된 열량보다 많은 칼로리를 섭취하게 되기 때문에 오히려 다이어트에 실패하는 경우가 많다. 하지만 적절한 강도로 운동을 하면 오히려 식욕이 감소하므로 체중 조절에 도움이 된다.

망가진 몸, 저질체력을
완전히 날려버리는
짐승 트레이닝

8주간의 기적 8근육의 부활

1판 1쇄 발행 2017년 5월 22일
1판 8쇄 발행 2023년 3월 3일

지은이 조명기
펴낸이 고병욱

기획편집실장 윤현주 **기획편집** 김지수
마케팅 이일권 김도연 김재욱 복다은
디자인 공희 진미나 백은주 **외서기획** 김혜은
제작 김기창 **관리** 주동은 **총무** 노재경 송민진

사진 전현호 박명호

펴낸곳 청림출판(주)
등록 제1989-000026호

본사 06048 서울시 강남구 도산대로38길 11 청림출판(주) (논현동 63)
제2사옥 10881 경기도 파주시 회동길 173 청림아트스페이스 (문발동 518-6)
전화 02-546-4341 **팩스** 02-546-8053
홈페이지 www.chungrim.com **이메일** life@chungrim.com
블로그 blog.naver.com/chungrimlife **페이스북** www.facebook.com/chungrimlife

ISBN 978-89-97195-07-7 (13690)

- 이 책은 저작권법에 따라 보호를 받는 저작물이므로 무단 전재와 무단 복제를 금합니다.
- 책값은 뒤표지에 있습니다. 잘못된 책은 구입하신 서점에서 바꿔드립니다.
- 청림Life는 청림출판(주)의 논픽션·실용도서 전문 브랜드입니다.
- 이 도서의 국립중앙도서관 출판예정도서목록(CIP)은 서지정보유통지원시스템 홈페이지(http://seoji.nl.go.kr)와 국가자료공동목록시스템(http://www.nl.go.kr/kolisnet)에서 이용하실 수 있습니다. (CIP제어번호 : CIP2017010014)

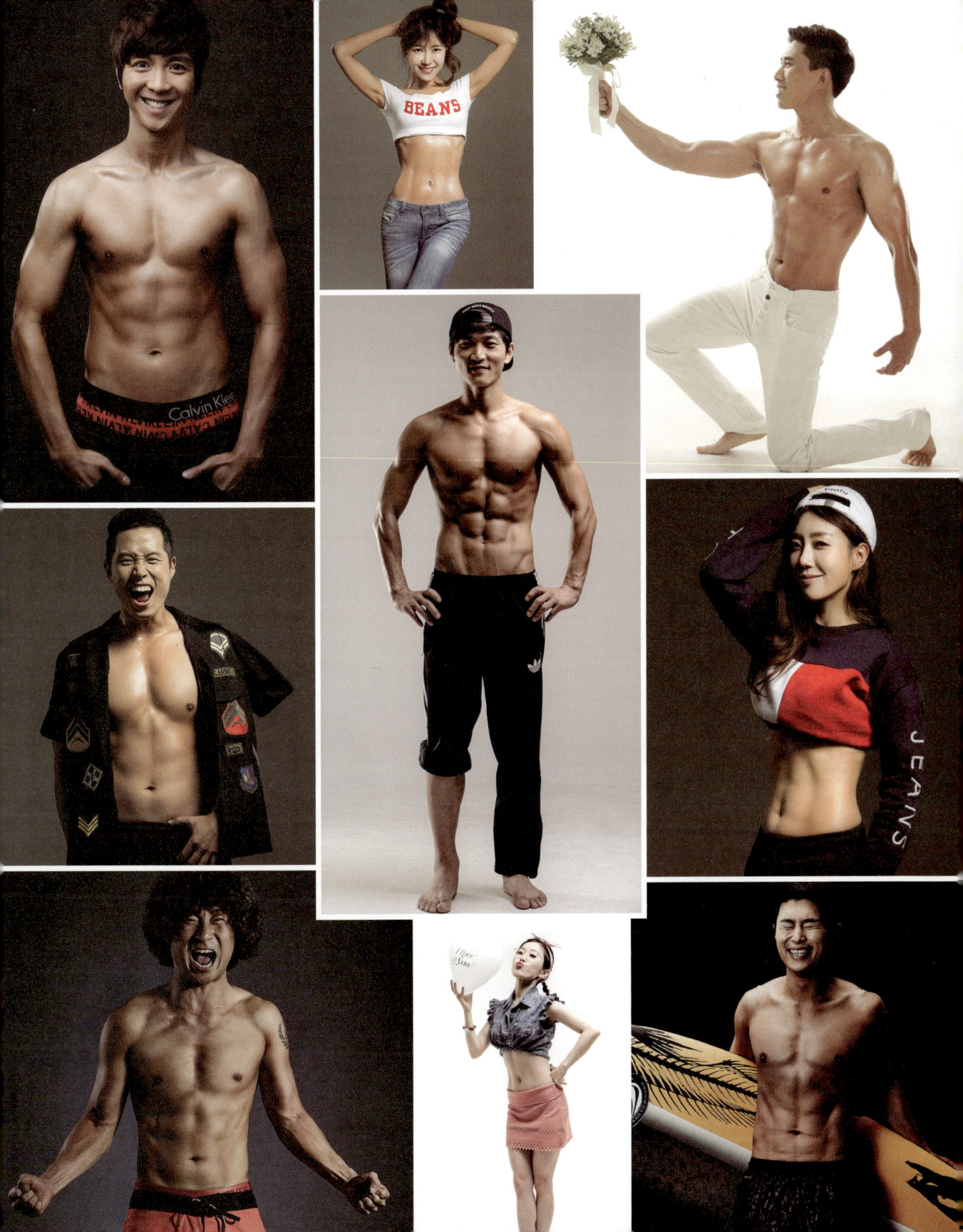

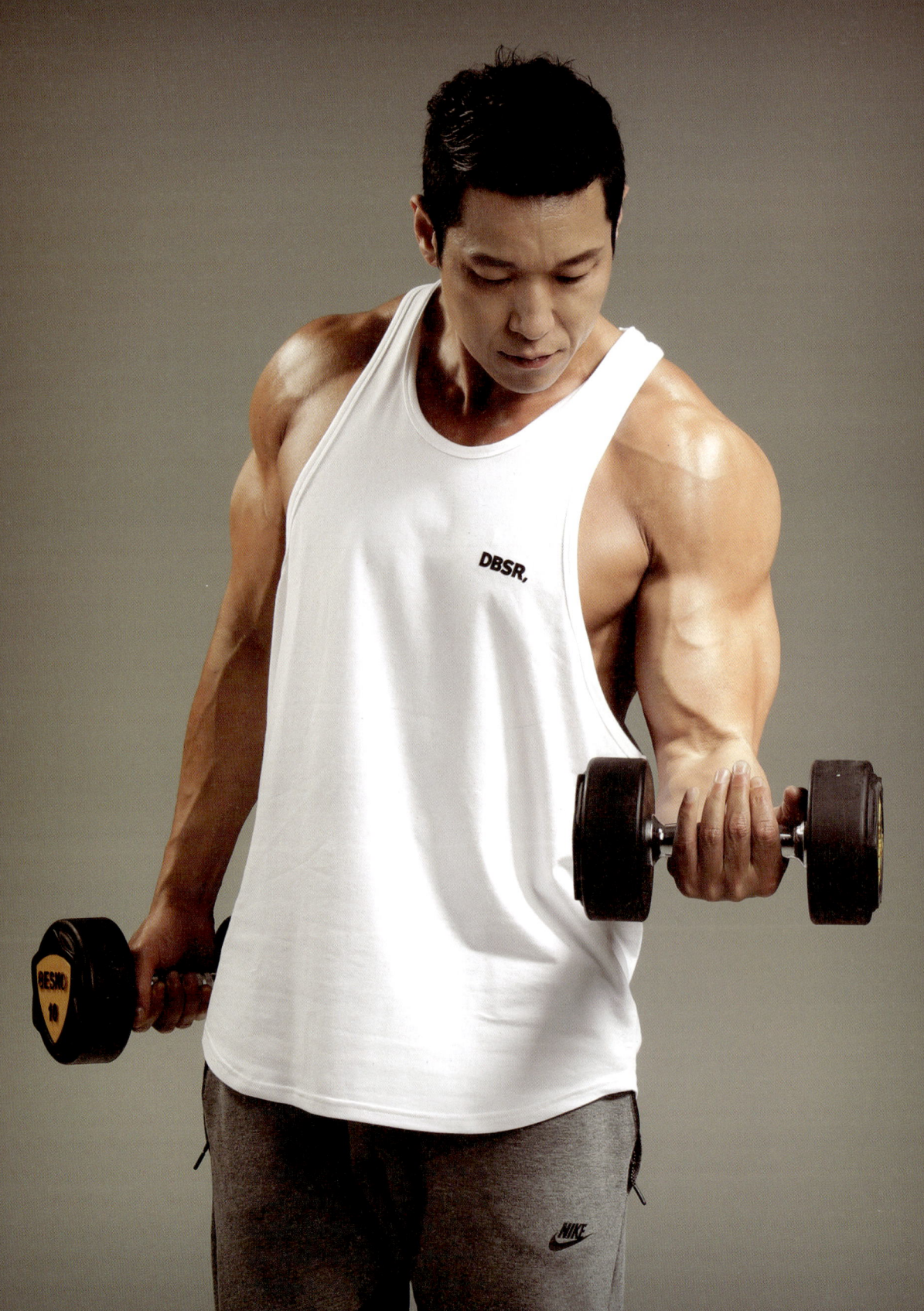